의학미생물학

보건학 박사 **최명식**

청구문화사

책을 열면서

우리는 수많은 미생물과 함께 살아가고 있습니다.

눈에 보이지 않지만, 우리의 피부 위, 공기 속, 음식과 물, 심지어 병원 환경 속까지 미생물은 우리 주변 어디에나 존재하며, 때로는 인체의 건강을 위협하기도 하고, 때로는 중요한 역할을 하기도 합니다. 『의학미생물학』은 이러한 미생물의 세계를 깊이 있게 탐구하며, 특히 의료 현장에서 반드시 이해하고 관리해야 할 병원성 미생물의 특성과 그 대응 방안을 중심으로 구성된 책입니다.

이 책은 미생물학의 역사적 기원과 발전 과정을 시작으로, 미생물을 관찰하는 다양한 현미경 기술, 도말과 염색 기법, 미생물의 구조와 대사작용 등 기초 이론을 충실히 다룹니다. 원핵세포의 복잡한 구조에서부터 효소 작용과 에너지 대사, 그리고 미생물 증식에 필요한 조건과 환경까지 체계적으로 설명하여, 기초 지식에 대한 탄탄한 이해를 돕습니다. 또한 감염 관리와 유전자 전달, 돌연변이, 플라스미드의 역할 등 병원 감염 및 항생제 내성과 관련된 현대적 주제들도 포함되어 있습니다.

더 나아가, 다양한 감염 질환과 그에 관련된 미생물의 종류 및 특징을 해부학적 계통에 따라 정리하여, 피부, 심장혈관계, 호흡기계, 소화기계, 비뇨생식기계, 중추신경계, 눈과 귀 등 인체 각 부위별 감염 질환과 병원체를 연결지어 이해할 수 있도록 구성하였습니다. 이를 통해 의료 종사자들이 실제 임상 현장에서 병원체를 빠르게 식별하고, 적절한 치료 및 감염 관리를 할 수 있도록 실질적인 도움을 주고자 합니다.

또한, 진균과 바이러스, 원충류 등 세균 외 병원체에 대한 자세한 설명은 다양한 감염 경로와 질환 양상을 폭넓게 이해하도록 도와주며, 최신 분류 체계와 유전학적 접근은 변화하는 의료 환경에 대응할 수 있는 과학적 사고 능력을 키우는 데 기여합니다. 임상미생물학의 기초 지식을 넘어서, 병원 감염의 예방과 제어를 위한 실질적 전략까지 폭넓게 담아냈습니다.

『병원미생물학』은 이론과 사례, 실험 기법과 진단, 최신 정보까지 아우르며, 보건학 및 의학을 공부하는 학생들뿐만 아니라 임상 현장의 전문가들에게도 유용한 지침서가 될 것입니다. 이 책이 독자 여러분에게 병원 감염을 이해하고, 환자의 안전을 지키며, 과학적 사고를 바탕으로 문제를 해결할 수 있는 힘을 길러주는 든든한 동반자가 되기를 바랍니다.

저자 최명식

목 차

1장. 병원미생물학의 역사

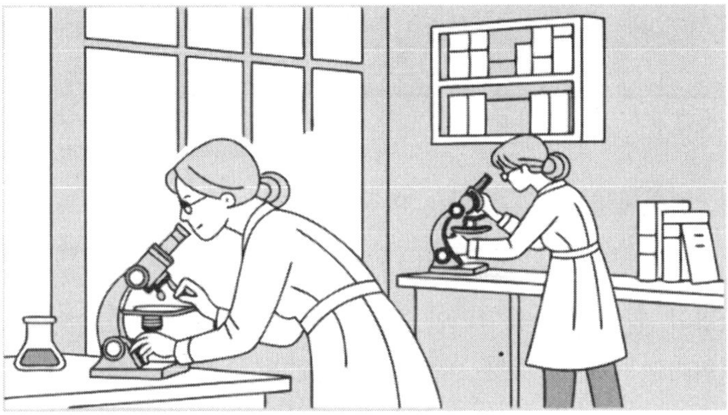

"질병 이해와 극복의 빛나는 여정, 병원미생물학의 혁신과 미래"

인류의 건강을 위협하는 감염병에 맞서 싸워온 병원미생물학은 과학 기술의 발전과 함께 눈부신 진보를 이루어 왔다. 17세기 레벤후크의 미생물 관찰은 질병의 원인에 대한 새로운 가능성을 제시했고, 19세기 파스퇴르의 세균설 확립과 코흐의 원칙 제정은 감염병 연구의 확고한 기반을 다졌다. 파스퇴르는 백신 개발에도 기여했으며, 코흐는 주요 병원균을 분리하여 감염병 진단과 치료법 개발의 초석을 놓았다.

20세기에 들어서 병원미생물학은 더욱 광범위한 영역으로 확장되었다. 플레밍의 페니실린 발견은 항생제 시대를 열어 세균 감염병 치료에 혁혁한 변화를 가져왔다. 전자현미경의 발명은 바이러스 연구에 기여했으며, 분자생물학 발전은 미생물의 유전적 특성 및 병원성 기전 이해를 심화시켰다. 유전자 재조합 기술을 활용한 백신 개발과 분자 진단법 발전은 감염병 예방과 진단의 효율성을 크게 향상시켰다.

오늘날 병원미생물학은 항생제 내성균, 신종 감염병 등 새로운 도전에 직면하고 있다. 이를 극복하기 위해 유전체학, 단백체학 등 첨단 기술을 융합한 연구가 활발히 진행되고 있으며, 공중보건학적 접근의 중요성이 강조되고 있다. 결론적으로 병원미생물학은 끊임없는 연구와 기술 발전을 통해 인류의 건강과 안전을 지키는 데 핵심적인 역할을 수행해 왔으며, 미래에도 그 중요성은 더욱 커질 것이다.

1. 병원미생물학의 개요

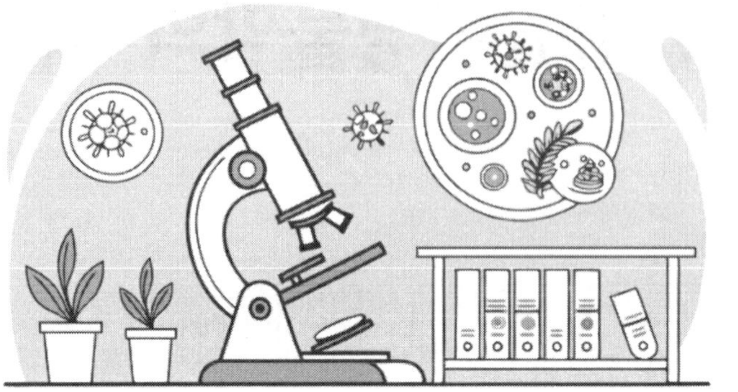

"질병의 이해와 극복, 병원미생물학의 빛나는 여정"

인류의 건강을 위협하는 감염병에 맞서 싸워온 병원미생물학은 과학 기술의 진보와 함께 눈부시게 발전해 왔다. 질병의 원인을 초자연적인 현상이나 체액 불균형으로 여겼던 과거에서 벗어나, 17세기 레벤후크의 현미경 관찰을 통해 미생물의 존재가 처음 확인되면서 병원미생물학은 새로운 전환점을 맞이했다.

19세기, 루이 파스퇴르는 발효와 부패 과정에서 미생물의 역할을 명확히 규명하고 저온 살균법을 개발했으며, 탄저병과 광견병 백신 개발을 통해 '질병의 세균설'을 확립하며 병원미생물학 발전의 확고한 토대를 마련했다. 또한, 로베르트 코흐는 '코흐의 원칙'을 제시하여 특정 질병과 특정 미생물 간의 인과관계를 과학적으로 입증했으며, 탄저균, 결핵균, 콜레라균 등 주요 질병의 원인균을 분리하고 배양하는 데 성공하여 감염병 진단과 치료법 개발의 초석을 놓았다.

코흐 이후 세균학은 비약적으로 발전하여 수많은 병원성 세균들이 새롭게 발견되었고, 그람 염색법과 같은 세균 분류 및 동정 기술이 개발되어 미생물 연구의 효율성을 높였다. 20세기에는 알렉산더 플레밍의 페니실린 발견이라는 혁명적인 사건이 일어났다. 이는 항생제 시대를 열어 이전에는 치명적이었던 세균 감염병 치료에 획기적인 변화를 가져왔으며, 인류의 평균 수명 연장에 크게 기여했다.

20세기에 접어들면서 병원미생물학의 연구 영역은 세균뿐만 아니라 바이러스, 진균, 기생충 등 다양한 미생물로 확장되었다. 특히 전자현미경의 발명은 이전까지 그 실체를 파악하기 어려웠던 바이러스의 구조와 형태를 명확하게 밝히는 데 결정적인 역할을 했다. 분자생물학의 발전은 미생물의 유전적 특성과 병원성 발현 기전을 심층적으로 이해하는 데 중요한 토대가 되었으며, 유전자 재조합 기술을 이용한 새로운 백신 개발과 고감도 분자 진단법의 발전은 감염병 예방과 진단의 정확성과 효율성을 크게 향상시켰다.

오늘날 병원미생물학은 새로운 도전에 직면하고 있다. 항생제 내성균의 출현과 확산, 예측 불가능한 신종 감염병의 등장, 그리고 만성 질환과 미생물 간의 복잡한 연관성 규명은 현대 병원미생물학이 해결해야 할 중요한 과제이다. 이러한 도전을 극복하기 위해 유전체학, 단백체학, 시스템 생물학과 같은 첨단 기술을 융합한 활발한 연구가 진행되고 있으며, 개인의 건강뿐만 아니라 사회 전체의 안전을 위한 공중보건학적 접근의 중요성이 더욱 강조되고 있다.

결론적으로, 병원미생물학은 끊임없는 과학적 탐구와 혁신적인 기술 발전을 통해 감염병의 진단, 치료, 예방에 핵심적인 역할을 수행해 왔다. 과거의 성과를 바탕으로 미래에도 병원미생물학은 새로운 위협에 능동적으로 대처하고 인류의 건강과 안전을 지키는 데 더욱 중요한 기여를 할 것으로 기대된다. 병원미생물학의 빛나는 여정은 현재진행형이며, 앞으로도 인류의 건강한 미래를 위한 끊임없는 혁신을 지속할 것이다.

2. 현미경과 미생물의 관찰

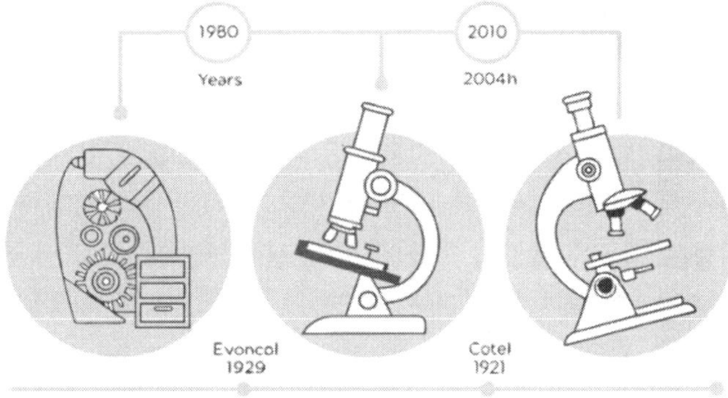

“보이지 않던 세계를 열다”

인류는 오랫동안 눈에 보이지 않는 작은 존재들이 질병을 일으킬 수 있다는 사실을 알지 못했다. 질병의 원인은 초자연적인 힘, 천체의 움직임, 혹은 체액의 불균형과 같은 추상적인 개념으로 설명되곤 했다. 이러한 상황에 혁명적인 변화를 가져온 것은 바로 현미경의 발명과 그를 통한 미생물의 관찰이었다. 현미경은 인간의 시각적 한계를 넘어 미지의 세계를 탐험할 수 있는 도구를 제공했고, 이를 통해 비로소 미생물의 존재가 확인되고 질병과의 연관성이 밝혀지기 시작했다.

17세기, 네덜란드의 아마추어 과학자 안톤 판 레이우엔훅은 렌즈를 갈아 만든 단순한 형태의 현미경을 제작하여 주변의 다양한 물질들을 관찰했다. 그는 빗물, 침, 치아 찌꺼기 등에서 이전에는 상상할 수 없었던 작은 생물체들을 발견하고 이를 "작은 동물들(animalcules)"이라고 묘사했다. 움직이는 이 작은 생물들의 모습은 당시 사람들에게 큰 충격을 주었으며, 눈에 보이지 않는 세계의 존재를 처음으로 인식하게 되는 계기가 되었다. 레이우엔훅은 자신이 관찰한 미생물들의 형태와 움직임을 상세하게 기록하고 그림으로 남겼으며, 이는 최초의 미생물학 연구 기록으로 평가받는다. 그의 꾸준한 관찰과 보고는 과학계에 새로운 지평을 열었지만, 당시에는 그의 발견이 질병과 직접적인 관련이 있다고 명확하게 인식되지는 못했다.

19세기에 들어서면서 현미경 기술은 더욱 발전했고, 복합 렌즈를 사용한 고성능 현미경이 등장하기 시작했다. 이러한 기술적 진보는 미생물의 형태뿐만 아니라 내부 구조까지 더욱 자세하게 관찰할 수 있도록 해주었다. 이 시기에 루이 파스퇴르와 로베르트 코흐와 같은 선구적인 과학자들은 개량된 현미경을 이용하여 질병의 원인을 밝히는 연구에 매진했다.

파스퇴르는 발효와 부패 과정에서 미생물의 역할을 현미경을 통해 직접 확인하고, 공기 중의 미생물이 식품을 오염시킨다는 것을 증명했다. 또한, 그는 동물 질병인 탄저병 연구에서 현미경을 사용하여 탄저균을 발견하고, 이 균을 배양하여 동물에 접종했을 때 동일한 질병이 발생하는 것을 관찰함으로써 특정 미생물이 특정 질병의 원인이라는 '질병의 세균설'을 확립하는 데 중요한 증거를 제시했다.

코흐 역시 현미경을 핵심적인 연구 도구로 활용했다. 그는 결핵 환자의 조직에서 특정한 형태의 세균을 발견하고, 이를 순수 배양하여 건강한 동물에 접종했을 때 결핵이 발생하는 것을 현미경으로 확인했다. 또한, 콜레라 연구에서도 콜레라균을 발견하고 그 특징을 상세하게 기술했다. 코흐는 현미경 관찰을 통해 얻은 결과를 바탕으로 '코흐의 원칙'을 제시하며 특정 질병과 특정 미생물 간의 인과관계를 과학적으로 입증하는 체계적인 방법을 제시했다.

19세기 후반과 20세기 초에 걸쳐 현미경 기술은 더욱 발전하여 염색법과 같은 다양한 기법들이 도입되었다. 염색법은 무색투명한 미생물의 구조를 더욱 명확하게 시각화하여 관찰할 수 있도록 도와주었다. 그람 염색법은 세균을 세포벽 구조에 따라 분류하는 데 중요한 역할을 했으며, 다양한 특수 염색법들은 특정 미생물의 특징적인 구조나 성분을 확인하는 데 활용되었다. 이러한 염색 기법과 현미경 관찰의 조합은 병원성 미생물의 식별과 분류, 그리고 질병 진단에 필수적인 정보를 제공했다.

20세기 중반, 전자현미경의 발명은 미생물학 연구에 또 다른 혁신을 가져왔다. 광학 현미경의 해상도 한계를 뛰어넘는 전자현미경은 바이러스와 같은 매우 작은 미생물의 형태와 구조를 상세하게 관찰할 수 있도록 해주었다. 이를 통해 이전에는 상상조차 할 수 없었던 미생물의 세계가 새롭게 펼쳐졌으며, 바이러스의 복잡한 생활사와 병원성 메커니즘을 이해하는 데 결정적인 기여를 했다.

오늘날에도 현미경은 병원미생물학 연구와 임상 진단에서 핵심적인 도구로 사용되고 있다. 다양한 종류의 광학 현미경, 형광 현미경, 공초점 현미경 등은 미생물의 형태, 운동성, 세포 내 구조, 생화학적 활성 등을 실시간으로 관찰하는 데 활용된다. 또한, 첨단 이미징 기술과 결합하여 미생물 감염 과정, 숙주-미생물 상호작용 등을 분자 수준에서 시각화하는 연구도 활발히 진행되고 있다.

결론적으로 현미경의 발명과 그를 통한 미생물의 관찰은 인류가 질병의 원인을 이해하고 극복하는 데 결정적인 전환점을 마련했다. 레이우엔훅의 최초 관찰에서 시작된 미생물 연구는 파스퇴르와 코흐를 거치며 질병의 세균설을 확립했고, 현대에 이르러서는 첨단 현미경 기술을 통해 미생물의 복잡한 세계를 더욱 깊이 있게 탐구하고 있다. 현미경은 앞으로도 병원미생물학 연구의 중요한 도구로서, 새로운 감염병에 대한 이해와 진단, 치료법 개발에 지속적으로 기여할 것이다.

3. 미생물과 자연발생설

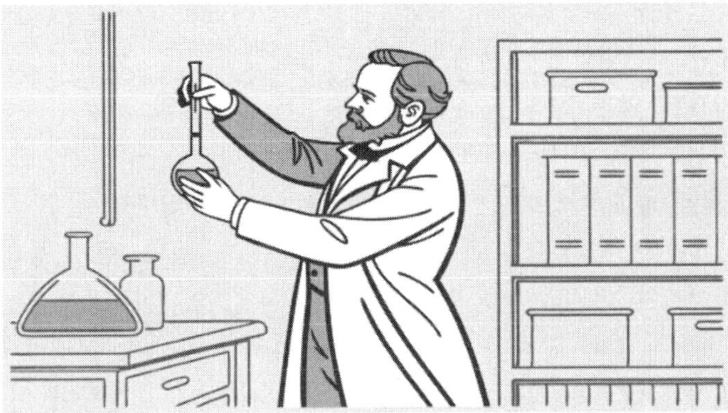

"생명의 기원에 대한 오랜 논쟁"

미생물의 존재가 인식되기 이전부터, 생명의 기원에 대한 질문은 인류의 오랜 숙제였다. 고대부터 사람들은 주변에서 흔히 관찰되는 현상들을 통해 생명이 무생물로부터 자연스럽게 발생할 수 있다고 믿었다. 이것이 바로 '자연발생설'이다. 아리스토텔레스는 썩은 고기에서 구더기가 생겨나거나, 진흙에서 벌레가 솟아나는 것을 예로 들며 생명은 특정한 조건 하에서 무생물로부터 자연적으로 발생한다고 주장했다. 이러한 생각은 오랫동안 과학적 의심 없이 받아들여졌으며, 심지어 17세기까지도 많은 학자들이 자연발생설을 굳게 믿었다.

17세기, 현미경의 발명은 보이지 않던 미생물의 세계를 열어주었지만, 아이러니하게도 초기에는 자연발생설을 더욱 강화하는 듯한 결과를 낳았다. 과학자들은 영양분이 풍부한 액체, 예를 들어 고기 육즙을 담아놓은 플라스크에서 시간이 지나면 미생물이 번성하는 것을 관찰했다. 당시의 기술로는 공기 중에 떠다니는 미생물의 존재를 알지 못했기 때문에, 이 현상은 액체 자체에서 미생물이 자연적으로 발생한 것으로 여겨졌다. 존 니덤과 같은 학자들은 끓인 육즙을 밀봉하지 않은 채로 두면 미생물이 다시 나타나는 실험 결과를 제시하며 자연발생설을 지지하기도 했다.

그러나 자연발생설에 대한 의문은 꾸준히 제기되었다. 17세기 이탈리아의 의사 프란체스코 레디는 썩은 고기에서 구더기가 생기는 현상에 대해 체계적인 실험을 수행했다. 그는 고기를 담은 여러 개의 병을 준비하여 일부는 열어두고, 일부는 천으로 덮었으며, 일부는 완전히 밀봉했다. 그 결과, 파리가 접근할 수 있었던 열린 병에서만 구더기가 발생한 반면, 천으로 덮거나 밀봉한 병에서는 구더기가 생기지 않았다. 레디의 실험은 적어도 파리와 구더기와 같은 비교적 큰 생물에게는 자연발생이 일어나지 않는다는 것을 명확히 보여주었다. 하지만 당시에는 미생물의 존재가 완전히 이해되지 않았기 때문에, 레디 역시 미생물에 대해서는 자연발생의 가능성을 완전히 부정하지 못했다.

18세기 이탈리아의 라자로 스팔란차니는 니덤의 실험에 반박하며 더욱 정교한 실험을 수행했다. 그는 육즙을 담은 플라스크를 완전히 밀봉한 후 가열하여 멸균했다. 그 결과, 밀봉이 유지된 플라스크에서는 미생물이 발생하지 않았지만, 밀봉을 풀거나 깨뜨린 플라스크에서는 미생물이 번성하는 것을 관찰했다. 스팔란차니는 공기 중에 미생물이 존재하며, 이것이 육즙을 오염시켜 미생물이 자라게 하는 원인이라고 주장했다. 그러나 자연발생설을 지지하는 학자들은 밀봉 과정에서 공기가 차단되어 '생명력' 또한 차단되었기 때문에 미생물이 발생하지 못한 것이라고 반박했다.

자연발생설에 종지부를 찍은 결정적인 실험은 19세기 프랑스의 과학자 루이 파스퇴르에 의해 이루어졌다. 파스퇴르는 '백조목 플라스크'라는 독창적인 실험 도구를 고안했다. 그는 플라스크에 영양분이 풍부한 액체를 넣고 가열하여 멸균한 후, 플라스크의 입구를 길고 구불구불한 S자 모양의 유리관으로 만들었다. 이 S자 관은 공기는 자유롭게 통과시키되, 공기 중의 먼지나 미생물 입자는 중력에 의해 플라스크 내부로 들어가지 못하도록 설계되었다. 파스퇴르는 이 플라스크를 오랫동안 방치했지만, 액체는 전혀 부패하거나 미생물이 자라지 않았다. 그러나 플라스크의 목을 부러뜨려 공기 중의 먼지가 액체와 직접 접촉하게 하자, 며칠 만에 미생물이 번성하는 것을 확인할 수 있었다.

파스퇴르의 백조목 플라스크 실험은 공기 중에 미생물이 존재하며, 이 미생물이 외부로부터 유입되어 액체를 오염시키고 번식하는 것이지, 액체 자체에서 자연적으로 발생하는 것이 아니라는 것을 명확하게 증명했다. 이 실험 결과는 과학계에 큰 충격을 주었고, 오랫동안 지속되었던 자연발생설 논쟁에 마침표를 찍었다. 파스퇴르의 연구는 '생물은 기존의 생물로부터만 발생한다'는 '생물속생설'의 확고한 증거가 되었으며, 이는 현대 미생물학의 중요한 기초가 되었다.

결론적으로, 미생물의 존재가 인식된 이후에도 자연발생설은 한동안 강력한 지지를 받았으나, 현미경 기술의 발전과 체계적인 실험 연구를 통해 점차 그 허점이 드러났다. 특히 파스퇴르의 elegant한 실험은 자연발생설을 과학적으로 부정하고 생물속생설을 확립하는 데 결정적인 역할을 했다. 이 과정은 과학적 사고의 중요성과 실험적 증명의 힘을 보여주는 대표적인 사례로 남아 있으며, 병원미생물학을 비롯한 생명과학 발전에 중요한 토대가 되었다.

4. 미생물학 발달의 황금시대

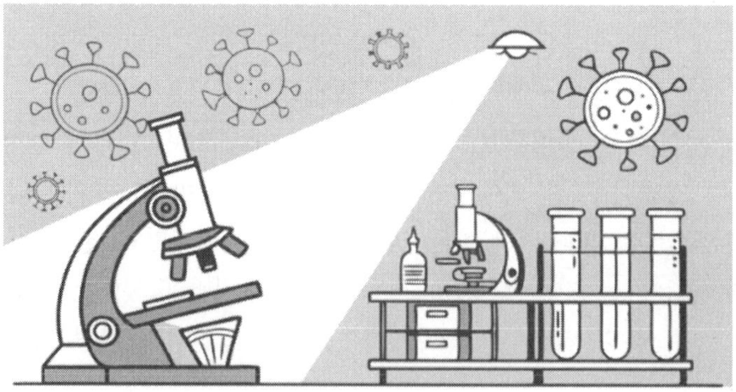

"질병의 비밀을 풀고 인류의 건강을 증진하다"

20세기 초에 이르는 시기는 '미생물학 발달의 황금시대'로 불린다. 이 시기는 현미경 기술의 발전, 순수 배양 기술의 확립, 백신과 항생제의 발견 등 획기적인 과학적 성과들이 연이어 등장하면서 인류의 오랜 숙원이었던 감염병의 원인을 밝히고 이를 통제할 수 있는 가능성을 제시한 혁명적인 시기였다. 이전까지 미지의 영역이었던 미생물의 세계가 과학의 빛 아래 드러나기 시작하며, 질병에 대한 이해와 대응 방식에 근본적인 변화가 일어났다.

이 시대를 대표하는 두 명의 거인은 바로 루이 파스퇴르와 로베르트 코흐이다. 앞서 자연발생설을 부정하고 생물속생설을 확립하는 데 결정적인 기여를 한 파스퇴르는 발효와 부패의 원인이 미생물임을 밝히고 저온 살균법을 개발하여 식품의 안전성을 확보하는 데 공헌했다. 더욱 중요한 업적은 탄저병, 광견병과 같은 심각한 질병의 원인균을 밝히고 백신 개발에 성공함으로써 감염병 예방의 새로운 시대를 열었다는 점이다. 그의 연구는 미생물이 특정 질병을 일으킬 수 있다는 '질병의 세균설'을 확고히 하며 병원미생물학의 기초를 다졌다.

로베르트 코흐는 파스퇴르와 함께 미생물학 발달의 중요한 축을 이루었다. 그는 '코흐의 원칙'이라는 과학적 방법론을 제시하여 특정 미생물과 특정 질병 간의 인과관계를 명확하게 입증하는 기준을 마련했다. 코흐는 탄저균, 결핵균, 콜레라균 등 당시 인류를 괴롭혔던 주요 질병의 원인균을 순수 배양하는 데 성공했으며, 이는 특정 질병의 진단과 치료법 개발에 결정적인 토대를 제공했다. 그의 연구실은 수많은 뛰어난 제자들을 배출하며 초기 미생물학 연구의 중심지 역할을 수행했다.

파스퇴르와 코흐의 업적은 다른 과학자들에게 큰 영감을 주었고, 다양한 감염병의 원인균을 밝히고 그 특성을 연구하는 경쟁적인 분위기가 형성되었다. 디프테리아균(에밀 폰 베링), 장티푸스균(칼 프라엔켈), 페스트균(알렉상드르 예르생) 등 수많은 병원성 세균들이 속속들이 발견되었고, 이들의 형태, 생리, 병원성이 자세히 연구되었다. 현미경 기술과 함께 세균을 염색하여 관찰하는 기술이 발전하면서 미생물의 식별과 분류가 더욱 용이해졌다. 특히 그람 염색법은 세균을 세포벽 구조에 따라 분류하는 중요한 방법으로 자리매김했다.

미생물학 발달의 황금시대는 질병의 원인을 밝히는 데 그치지 않고, 질병을 예방하고 치료하는 새로운 방법을 모색하는 데에도 집중되었다. 파스퇴르의 백신 개발은 예방접종의 가능성을 제시했고, 이후 다양한 백신들이 개발되어 소아마비, 홍역 등 심각한 감염병으로부터 수많은 사람들을 보호하는 데 기여했다. 또한, 20세기 초 에밀 폰 베링은 디프테리아와 파상풍 치료에 효과적인 항독소 요법을 개발하여 면역학 분야의 발전에 중요한 발자취를 남겼다.

이 시기에는 세균뿐만 아니라 바이러스에 대한 연구도 초기 단계이지만 중요한 진전을 보였다. 비록 당시의 기술로는 바이러스를 직접 관찰하기 어려웠지만, 특정 질병이 세균이 아닌 더 작은 병원체에 의해 유발될 수 있다는 사실이 밝혀지기 시작했다. 담배 모자이크병 연구를 통해 바이러스의 존재가 간접적으로 증명되었고, 이후 바이러스학이라는 새로운 학문 분야가 탄생하는 계기가 되었다.

미생물학 발달의 황금시대는 과학적 발견뿐만 아니라 공중보건의 개념이 확립되는 중요한 시기이기도 했다. 감염병의 원인이 미생물이라는 사실이 밝혀지면서, 위생의 중요성이 강조되고 깨끗한 물 공급, 하수 처리 시스템 개선 등 공중위생 정책이 시행되기 시작했다. 이러한 노력은 감염병 발생률을 현저히 감소시키고 인류의 평균 수명을 연장하는 데 크게 기여했다.

이 시기의 과학자들은 끊임없는 호기심과 열정, 그리고 과학적인 방법론을 통해 인류를 괴롭혀 왔던 감염병의 비밀을 하나씩 풀어냈으며, 이는 현대 의학 발전의 중요한 토대가 되었다. 미생물학 발달의 황금시대에 이루어진 획기적인 발견과 발전은 오늘날 우리가 누리는 건강한 삶의 밑거름이 되었으며, 감염병과의 싸움에서 인류에게 강력한 무기를 제공했다.

결론적으로 19세기 후반부터 20세기 초는 미생물학이 비약적으로 발전하여 감염병의 원인을 규명하고 예방 및 치료법 개발의 가능성을 제시한 황금시대였다. 파스퇴르와 코흐를 비롯한 수많은 과학자들의 헌신적인 연구와 혁신적인 발견들은 인류의 건강 증진에 지대한 공헌을 했으며, 현대 미생물학과 의학 발전의 중요한 토대가 되었다. 이 시기의 업적은 오늘날에도 감염병에 대한 우리의 이해와 대응 전략에 깊은 영향을 미치고 있다.

5. 미생물과 질병

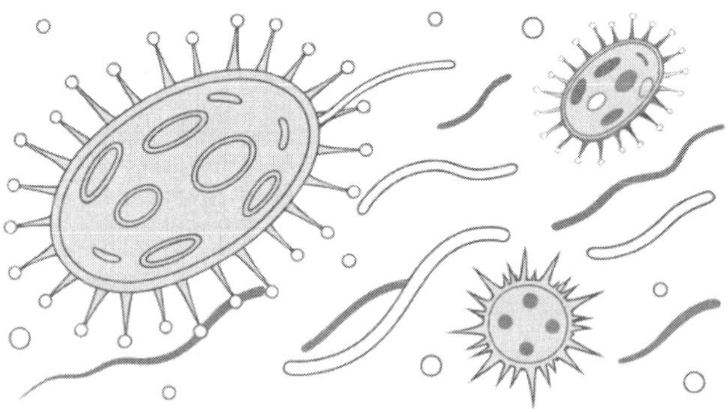

"숙명적인 만남과 끊임없는 투쟁"

인류의 역사는 질병과의 끊임없는 싸움의 역사라고 해도 과언이 아니다. 고대로부터 수많은 사람들이 원인 모를 역병에 쓰러져 갔고, 질병은 공포와 고통, 그리고 죽음을 드리우는 불가항력적인 존재로 여겨졌다. 하지만 19세기, 미생물의 존재가 밝혀지고 이들이 질병의 원인이 될 수 있다는 '질병의 세균설'이 확립되면서 인류는 비로소 질병의 실체를 이해하고 맞설 수 있는 과학적인 무기를 갖게 되었다.

미생물은 지구상 어디에나 존재하는 아주 작은 생물체로, 세균, 바이러스, 진균, 원생생물 등 매우 다양한 종류가 있다. 이들 중 일부는 인간과 공생하며 건강 유지에 필수적인 역할을 수행하기도 하지만, 다른 일부는 인체에 침입하여 질병을 유발하는 병원성을 지닌다. 병원성 미생물은 다양한 경로를 통해 인체 내로 침입할 수 있다. 공기를 통해 호흡기로, 오염된 음식이나 물을 통해 소화기로, 상처나 성 접촉을 통해 직접적으로 체내로 침투하기도 한다.

미생물이 인체에 침입하면, 다양한 방식으로 질병을 일으킨다. 세균은 독성 물질을 분비하거나,

인체 조직을 파괴하면서 질병을 유발한다. 예를 들어, 콜레라균은 장 점막에 작용하는 독소를 분비하여 심한 설사를 유발하고 탈수를 일으킨다. 결핵균은 폐 조직을 서서히 파괴하며 만성적인 호흡기 질환을 일으킨다. 바이러스는 스스로 복제할 수 없는 존재이기 때문에, 숙주 세포 내로 침입하여 세포의 유전 물질을 이용하여 자신의 유전 물질을 복제하고 새로운 바이러스 입자를 만들어낸다.

이 과정에서 숙주 세포는 파괴되거나 기능 이상을 일으켜 다양한 질병 증상을 나타낸다. 인플루엔자 바이러스는 호흡기 세포를 감염시켜 발열, 기침, 근육통 등의 증상을 유발하며, HIV 바이러스는 면역 세포를 파괴하여 면역 결핍 상태를 초래한다. 진균은 피부, 점막, 내부 장기 등 다양한 부위에 감염을 일으킬 수 있으며, 면역력이 약한 사람들에게는 심각한 전신 감염을 유발하기도 한다. 기생충은 인체 내외부에 서식하며 영양분을 빼앗거나 조직 손상을 일으켜 질병을 유발한다. 말라리아 원충은 적혈구를 파괴하여 빈혈과 발열을 일으키고, 회충은 장내에 서식하며 영양 흡수를 방해한다.

미생물과 질병 간의 관계가 명확히 밝혀지기까지는 오랜 시간이 걸렸다. 과거에는 질병의 원인을 악령, 천벌, 혹은 불균형한 체액과 같은 비과학적인 개념으로 설명했다. 하지만 19세기 루이 파스퇴르와 로베르트 코흐와 같은 선구적인 과학자들의 끈질긴 연구를 통해 특정 미생물이 특정 질병의 원인이라는 '질병의 세균설'이 확립되었다. 파스퇴르는 발효와 부패 과정에서 미생물의 역할을 밝히고, 탄저병과 광견병 백신 개발을 통해 감염병 예방의 가능성을 제시했다. 코흐는 '코흐의 원칙'을 통해 특정 미생물과 특정 질병 간의 인과관계를 과학적으로 입증하는 방법을 제시했으며, 탄저균, 결핵균, 콜레라균 등 주요 질병의 원인균을 분리하고 배양하는 데 성공했다.

질병의 세균설이 확립된 이후, 미생물학은 급속도로 발전하여 수많은 병원성 미생물들이 발견되고 그 특성이 밝혀졌다. 세균을 분류하고 동정하는 다양한 방법들이 개발되었으며, 미생물의 생리, 유전, 병원성에 대한 이해가 깊어졌다. 20세기에는 알렉산더 플레밍의 페니실린 발견을 시작으로 다양한 항생제가 개발되어 세균 감염병 치료에 혁혁한 공을 세웠다. 또한, 백신 개발은 소아마비, 홍역, 풍진 등 과거에 많은 어린 생명을 앗아갔던 감염병들을 예방하는 데 결정적인 역할을 했다.

하지만 미생물과 질병 간의 싸움은 아직 끝나지 않았다. 항생제 내성균의 출현은 기존 항생제의 효과를 감소시켜 새로운 치료법 개발의 필요성을 증대시키고 있다. 또한, 사스, 메르스, 코로나19와 같은 신종 감염병의 등장은 인류의 건강을 심각하게 위협하며, 예측 불가능한 감염병에 대한 지속적인 연구와 대비의 중요성을 강조한다. 기후 변화, 인구 이동, 도시화 등 환경적인 요인들은 새로운 감염병의 출현과 확산을 더욱 부추길 수 있다는 우려도 제기되고 있다.

미생물과 질병의 관계는 단순한 적대적인 관계를 넘어선 복잡하고 역동적인 상호작용이다. 인체 내에는 수많은 미생물이 공존하며, 이들은 인체의 생리 기능 유지에 중요한 역할을 수행한다. 이러한 미생물 군집의 불균형은 오히려 질병을 유발할 수도 있다는 사실이 밝혀지면서, '마이크로바이옴' 연구가 활발히 진행되고 있다. 또한, 일부 미생물은 암 치료와 같은 새로운 의학적 응용 가능성을 보여주기도 한다.

결론적으로 미생물은 인류의 건강과 질병에 깊숙이 관여하는 존재이다. 병원성 미생물은 다양한 방식으로 질병을 유발하며, 인류는 과학 기술의 발전을 통해 이들과 싸워왔다. 질병의 세균설 확립, 항생제와 백신 개발은 감염병 통제에 큰 기여를 했지만, 항생제 내성, 신종 감염병의 출현 등 새로운 도전 과제에 직면하고 있다. 미래에는 미생물과 인간의 복잡한 상호작용에 대한 깊이 있는 이해를 바탕으로, 감염병 예방과 치료뿐만 아니라 인류의 건강 증진에 기여하는 새로운 전략들이 모색될 것이다.

6. 감염성 질병의 조절

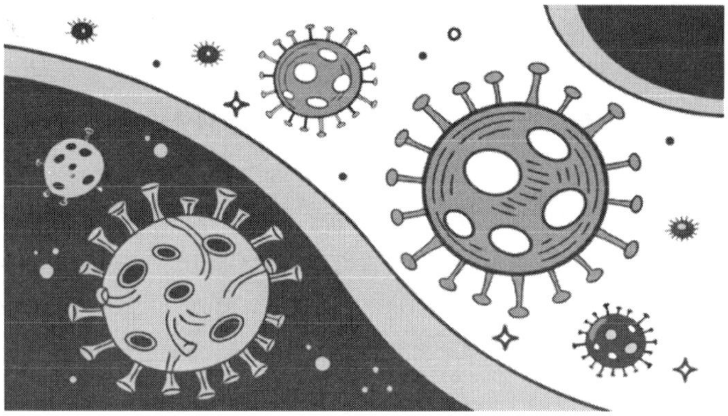

"감염성 질병은 병원성 미생물의 침입과 증식으로 인해 발생하는 질환으로, 인류"

감염성 질병 조절은 병원성 미생물로부터 인류를 보호하기 위한 다각적인 노력이다. 핵심 전략은 감염원 관리, 감염 경로 차단, 숙주 방어력 강화, 효과적인 치료 제공이다. 감염원 관리는 위생 관리, 환자 격리 등을 통해 병원체 노출을 줄인다. 감염 경로 차단은 공기, 물, 매개체 등을 통한 전파를 막는 것을 목표로 한다. 예방접종과 건강한 생활 습관은 숙주의 면역력을 높여 감염에 대한 저항력을 강화한다. 신속하고 정확한 진단과 적절한 치료는 질병 진행을 막고 전파력을 감소시킨다.

효과적인 감염병 조절을 위해서는 강력한 공중보건 시스템이 필수적이다. 감시 및 예측 시스템, 역학 조사, 예방 프로그램 시행 등 국가적인 역량 강화가 중요하다. 또한, 빈곤, 불결한 환경 등 사회경제적 요인은 감염병에 취약한 인구를 늘리므로, 사회적 불평등 해소 노력도 병행되어야 한다.

국경을 넘어 확산될 수 있는 감염병에 대응하기 위한 국제적인 협력 또한 필수적이다. 정보 공유, 연구 협력, 방역 공조 체계 구축 등을 통해 글로벌 보건 안보를 강화해야 한다.

결론적으로 감염성 질병의 조절은 개인의 노력뿐만 아니라 사회 전체의 시스템, 국제적인 협력이 융합된 총체적인 접근 방식을 요구한다. 지속적인 연구와 투자, 그리고 전 세계적인 공조를 통해 감염병으로부터 더욱 안전한 미래를 만들어나가야 할 것이다.

1) 화학요법

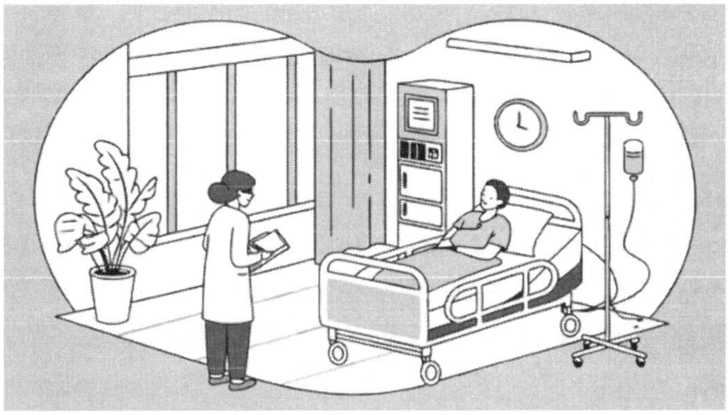

"화학 물질로 질병을 치료하는 길"

화학요법(化學療法, chemotherapy)은 화학적 합성 물질이나 자연에서 유래한 화학 물질을 사용하여 질병을 치료하는 방법이다. 이는 단순히 증상을 완화하는 대증요법과는 달리, 질병의 원인이 되는 특정 세포나 병원체를 선택적으로 파괴하거나 기능을 억제하는 것을 목표로 한다. 현대 의학에서 화학요법은 암 치료의 중요한 축을 담당하고 있으며, 세균, 바이러스, 진균, 기생충 감염증과 같은 다양한 질병의 치료에도 활용되고 있다.
화학요법의 역사는 20세기 초로 거슬러 올라간다. 현대 화학요법의 선구자로 여겨지는 파울 에를리히는 '마법의 탄환(magic bullet)'이라는 개념을 제시하며, 특정 병원체에만 선택적으로 작용하여 인체에는 해를 끼치지 않는 치료제를 개발하고자 노력했다. 그의 연구는 매독 치료제인 살바르산(Salvarsan) 개발로 결실을 맺었는데, 이는 최초의 성공적인 화학요법 치료제로서 감염병 치료에 새로운 가능성을 열었다.

제1차 세계대전 중에는 겨자가스에 노출된 병사들에게서 백혈구 감소증이 나타나는 것이 관찰되었고, 이를 통해 암세포와 같이 빠르게 분열하는 세포를 억제하는 화학 물질의 가능성이 시사되었다. 이러한 관찰을 바탕으로 항암 화학요법 연구가 시작되었고, 1940년대에는 백혈병 치료에 효과적인 메토트렉세이트(methotrexate)가 개발되면서 항암 화학요법의 중요한 첫걸음을 내딛게 되었다.

이후 화학요법은 비약적인 발전을 거듭했다. 다양한 작용 기전을 가진 항암 화학 물질들이 개발되었으며, DNA 복제나 세포 분열 과정에 관여하는 효소를 억제하거나, 암세포의 DNA 자체를 손상시키는 등 암세포의 성장과 증식을 효과적으로 막는 약물들이 등장했다. 또한, 호르몬을 이용하여 암세포의 성장을 억제하는 호르몬 요법, 특정 암세포 표면에 발현되는 단백질을 표적으로 하는 표적 치료제 등 더욱 정교하고 선택적인 치료법들이 개발되면서 암 치료의 성공률을 높이고 환자의 삶의 질을 향상시키는 데 기여하고 있다. 최근에는 환자 개개인의 유전적 특성이나 암세포의 특정 유전자 변이에 기반한 맞춤형 치료 전략이 활발히 연구되고 있으며, 이는 화학요법의 미래를 더욱 밝게 전망하게 한다.

감염병 치료 분야에서도 화학요법은 중요한 역할을 수행하고 있다. 항생제는 세균의 특정 생화학적 경로를 방해하거나 세포벽 합성을 억제하여 세균을 사멸시키거나 성장을 억제하는 화학 물질이다. 페니실린을 시작으로 다양한 종류의 항생제가 개발되어 세균 감염으로 인한 사망률을 획기적으로 감소시켰다. 항바이러스제는 바이러스의 복제 과정에 관여하는 특정 효소를 억제하거나 바이러스의 숙주 세포 침입을 막아 바이러스 감염증을 치료하는 데 사용된다. 에이즈 치료제, 인플루엔자 치료제 등이 대표적인 예이다. 항진균제는 진균 세포의 특징적인 구조나 대사 경로를 표적으로 하여 진균 감염증을 치료하며, 항기생충제는 기생충의 생존에 필수적인 특정 기능을 억제하여 기생충 감염증을 치료하는 데 활용된다.

화학요법은 강력한 치료 효과를 나타내는 반면, 정상 세포에도 영향을 미쳐 다양한 부작용을 유발할 수 있다는 단점을 지닌다. 특히 항암 화학요법의 경우, 빠르게 분열하는 골수 세포, 소화기 점막 세포, 모낭 세포 등에 영향을 미쳐 백혈구 감소, 혈소판 감소, 빈혈, 구토, 설사, 탈모 등의 부작용이 나타날 수 있다. 이러한 부작용은 환자의 삶의 질을 저하시키고 치료를 어렵게 만들기도 한다. 따라서 화학요법 치료 시에는 부작용을 최소화하고 환자의 불편함을 덜어주기 위한 지지 요법이 병행되는 것이 중요하다.

최근 화학요법 연구는 치료 효과를 극대화하고 부작용을 최소화하는 방향으로 활발히 진행되고 있다. 약물 전달 시스템 개선을 통해 약물이 목표하는 질병 부위에만 선택적으로 작용하도록 유도하는 연구, 여러 종류의 화학 물질을 병용하여 치료 효과를 높이는 병용 화학요법 연구, 그리고 환자 개개인의 특성에 맞춘 개인 맞춤형 화학요법 연구 등이 활발히 이루어지고 있다. 또한, 면역체계를 활성화시켜 암세포를 공격하도록 유도하는 면역항암요법과의 병용을 통해 치료 효과를 더욱 높이려는 시도도 활발하다.

결론적으로 화학요법은 화학 물질을 이용하여 질병을 치료하는 중요한 의학적 접근 방식이다. 파울 에를리히의 선구적인 연구에서 시작되어 항암 화학요법과 항균 화학요법 분야에서 눈부신 발전을 이루어왔으며, 수많은 생명을 구하고 삶의 질을 향상시키는 데 크게 기여했다. 부작용 관리 및 치료 효과 극대화를 위한 지속적인 연구 개발을 통해 화학요법은 앞으로도 다양한 질병 치료에 중요한 역할을 수행할 것으로 기대된다.

2) 면역학

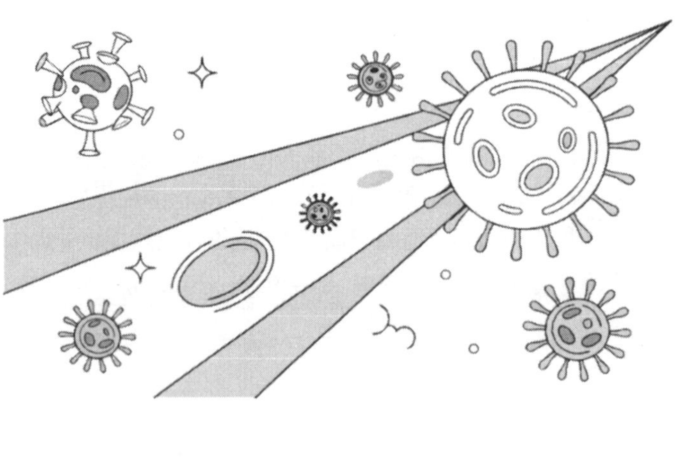

"생체 방어 시스템의 정교한 세계"

면역학(免疫學, immunology)은 외부 침입자인 병원체(세균, 바이러스, 진균, 기생충 등)와 비자기 물질로부터 생체를 보호하는 면역 시스템의 구조와 기능, 그리고 그와 관련된 모든 현상을 연구하는 학문이다. 이는 단순한 방어 작용을 넘어, 자기와 비자기를 정확하게 식별하고, 외부 침입자에 대해 특이적인 반응을 유도하며, 한번 침입했던 병원체에 대해서는 기억 능력을 갖추는 매우 정교하고 복잡한 시스템을 다룬다.

면역 시스템은 크게 선천성 면역(innate immunity)과 적응성 면역(adaptive immunity)으로 나뉜다. 선천성 면역은 태어날 때부터 갖추고 있는 비특이적인 방어 시스템으로, 외부 침입자를 즉시 인지하고 빠르게 반응하는 특징을 지닌다. 피부, 점막과 같은 물리적 장벽, 백혈구의 일종인 식세포 작용, 염증 반응 등이 선천성 면역에 속한다. 이러한 방어 작용은 특정 병원체에 국한되지 않고 광범위한 침입자에 대해 작동한다.

반면, 적응성 면역은 후천적으로 특정 병원체에 노출되거나 예방 접종 등을 통해 획득되는 특이적인 방어 시스템이다. B 림프구와 T 림프구가 주축을 이루며, 항원이라는 특정 병원체의 구성 성분을 인식하여 그에 맞춤형 항체나 세포성 면역 반응을 유도한다. 적응성 면역의 가장 큰 특징은 면역 기억 능력이다. 한번 특정 병원체에 노출되면 기억 세포가 형성되어 동일한 병원체가 재침입했을 때 훨씬 빠르고 강력하게 방어 작용을 수행할 수 있다. 이것이 백신 접종의 근본적인 원리이다.

면역학 연구는 감염병의 예방과 치료에 혁혁한 공을 세웠다. 에드워드 제너의 종두법 개발은 인류 최초의 성공적인 백신 접종 사례로 기록되며, 이후 파스퇴르, 코흐 등의 연구를 통해 백신 개발의 과학적 토대가 마련되었다. 현대에 이르러서는 유전자 재조합 기술, 단백질 공학 등 첨단 기술을 이용하여 더욱 안전하고 효과적인 백신들이 개발되고 있다.

또한, 면역학은 암 치료 분야에서도 중요한 역할을 담당하고 있다. 면역 시스템이 암세포를 비정상적인 자기 세포로 인식하여 공격할 수 있다는 개념을 바탕으로 면역항암요법이 개발되어 큰 성과를 거두고 있다. 면역관문억제제, CAR-T 세포 치료 등이 대표적인 예로, 환자 자신의 면역 세포를 이용하여 암을 치료하는 혁신적인 접근 방식이다.

뿐만 아니라, 면역학은 자가면역질환, 알레르기 질환, 이식 거부 반응 등 다양한 질병의 병태 생리를 이해하고 치료법을 개발하는 데 필수적인 학문이다. 자가면역질환은 자신의 면역 시스템이 정상적인 신체 조직을 외부 침입자로 오인하여 공격하는 질환으로, 류마티스 관절염, 루푸스 등이 대표적이다. 알레르기 질환은 특정 비유해성 물질에 대해 과도한 면역 반응이 일어나는 현상이며, 이식 거부 반응은 이식된 장기에 대한 면역 시스템의 공격으로 발생한다. 면역학 연구는 이러한 질병들의 발생 기전을 밝히고, 면역 반응을 조절하는 치료법 개발에 기여하고 있다.

최근 면역학 연구는 더욱 심오하고 다각적인 방향으로 발전하고 있다. 인체 내 다양한 면역 세포들의 상호작용, 면역 반응을 조절하는 신호 전달 경로, 장내 미생물과 면역 시스템 간의 복잡한 관계 등 새로운 연구 주제들이 활발히 탐구되고 있다. 특히, 단일 세포 분석 기술, 유전체학, 시스템 생물학 등 첨단 기술의 발전은 면역 반응의 복잡한 네트워크를 이해하는 데 중요한 도구를 제공하고 있다.

결론적으로 면역학은 생명의 유지에 필수적인 방어 시스템을 연구하는 핵심적인 학문 분야이다. 감염병 예방과 치료는 물론, 암, 자가면역질환, 알레르기 질환 등 다양한 질병의 이해와 치료법 개발에 중추적인 역할을 수행하고 있다. 끊임없는 연구와 기술 발전을 통해 면역학은 인류의 건강과 복지에 더욱 크게 기여할 것으로 기대된다.

3) 바이러스학

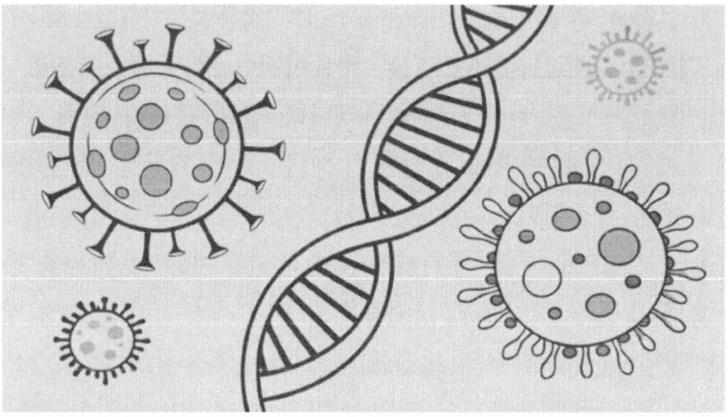

"생명과 무생물의 경계에서 질병을 일으키는 존재를 탐구하다"

바이러스학(Virology)은 생물과 무생물의 경계에 존재하는 독특한 존재인 바이러스의 구조, 분류, 진화, 숙주 세포 내에서의 복제 메커니즘, 그리고 이들이 유발하는 질병 등을 연구하는 학문이다. 세균보다 훨씬 작고 스스로 물질대사를 할 수 없어 살아있는 숙주 세포 내에서만 증식할 수 있다는 특징 때문에, 바이러스는 오랫동안 생명의 범주에 포함해야 할지에 대한 논쟁의 대상이 되어왔다. 하지만 다양한 질병의 원인체로서 인류의 건강에 막대한 영향을 미치기 때문에, 바이러스학은 의학, 생명과학 분야에서 매우 중요한 위치를 차지하고 있다.

바이러스의 존재는 19세기 말 식물 질병 연구를 통해 처음으로 알려졌다. 1892년 러시아의 식물학자 드미트리 이바노프스키는 담배 모자이크병의 병원체가 세균 여과기를 통과하는 것을 발견했고, 1898년 네덜란드의 미생물학자 마르티뉘스 베이링크는 이를 '여과성 병원체(contagium vivum fluidum)'라고 명명하며 바이러스의 개념을 확립했다. 이후 동물의 질병에서도 유사한 여과성 병원체가 발견되면서 바이러스 연구가 본격적으로 시작되었다. 20세기 중반 전자현미경의 발명은 바이러스의 형태를 직접적으로 관찰할 수 있게 해주었고, 분자생물학의 발전은 바이러스의 유전체와 복제 메커니즘을 밝히는 데 결정적인 기여를 했다.

바이러스는 기본적인 구조로 유전 물질인 핵산(DNA 또는 RNA 중 하나)과 이를 둘러싸는 단백질 껍질인 캡시드(capsid)로 구성된다. 일부 바이러스는 캡시드 외부를 지질막으로 된 외피(envelope)가 둘러싸고 있기도 하다. 바이러스의 유전체는 매우 다양하며, 단일 가닥 또는 이중 가닥의 DNA나 RNA로 이루어질 수 있다. 캡시드는 여러 개의 단백질 소단위체인 캡소미어(capsomere)로 구성되며, 바이러스의 종류에 따라 다양한 형태(구형, 나선형, 정이십면체형 등)를 가진다.

바이러스는 살아있는 숙주 세포에 부착하여 침투한 후, 자신의 유전 물질을 숙주 세포 내로 주입한다. 바이러스 유전 물질은 숙주 세포의 복제 및 단백질 합성 기구를 이용하여 자신의 RNA 또는 DNA를 복제하고 바이러스 단백질을 합성한다. 새로 합성된 바이러스 유전 물질과 단백질은 조립되어 새로운 바이러스 입자(virion)를 형성하고, 숙주 세포를 파괴하거나 변형시켜 세포 밖으로 방출된다. 방출된 바이러스 입자는 다른 숙주 세포를 감염시키는 과정을 반복하며 질병을 확산시킨다.

바이러스는 숙주의 종류, 유전체의 종류, 복제 방식, 형태 등에 따라 다양하게 분류된다. 볼티모어 분류법은 바이러스의 유전체 종류와 mRNA 생성 메커니즘에 따라 바이러스를 7가지 그룹으로 분류하는 널리 사용되는 방식이다. 또한, 국제 바이러스 분류 위원회(ICTV)는 계(Realm), 아계(Subrealm), 문(Phylum), 아문(Subphylum), 강(Class), 아강(Subclass), 목(Order), 아목(Suborder), 과(Family), 아과(Subfamily), 속(Genus), 종(Species)의 계층 구조를 사용하여 바이러스를 분류한다.

바이러스학 연구는 인류에게 큰 위협이 되는 다양한 감염병의 원인을 밝히고, 이를 예방하고 치료하는 방법을 개발하는 데 필수적이다. 인플루엔자 바이러스, HIV, 코로나바이러스, 간염 바이러스, 헤르페스 바이러스 등 수많은 바이러스들이 인간에게 질병을 유발하며, 때로는 전 세계적인 유행병(pandemic)을 일으키기도 한다. 바이러스학 연구를 통해 개발된 백신은 홍역, 소아마비, 풍진 등 심각한 바이러스성 질환을 예방하는 데 결정적인 역할을 수행했으며, 항바이러스제 개발은 에이즈, 간염, 인플루엔자 등의 치료에 기여하고 있다.

최근 바이러스학 연구는 새로운 바이러스의 출현 및 변이 감시, 바이러스-숙주 상호작용 규명, 새로운 백신 및 치료제 개발, 바이러스를 이용한 유전자 치료 등 다양한 분야에서 활발히 진행되고 있다. 특히, 신종 감염병의 팬데믹 상황은 바이러스학 연구의 중요성을 더욱 부각시키고 있으며, 미래 사회의 건강과 안전을 위해 지속적인 연구 투자가 요구되고 있다.

4) 분자생물학

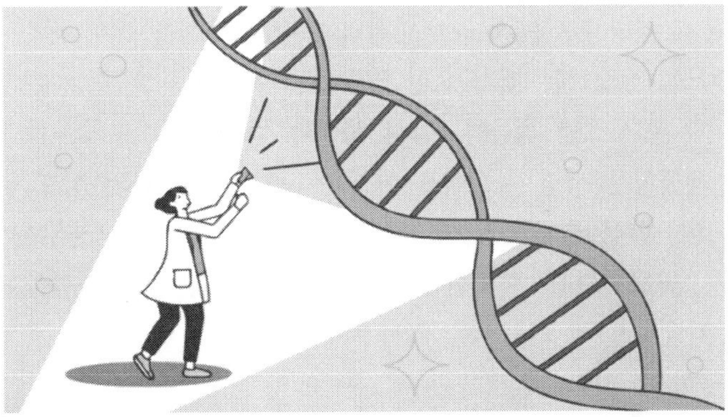

"생명의 비밀을 분자 수준에서 파헤치다"

분자생물학(分子生物學, molecular biology)은 생명 현상을 분자 수준에서 이해하고자 하는 학문 분야이다. 이는 생명체의 기본 구성 단위인 DNA, RNA, 단백질과 같은 생체 분자들의 구조, 기능, 상호 작용을 연구하고, 이를 바탕으로 유전, 복제, 전사, 번역과 같은 생명 현상의 근본적인 원리를 밝히는 것을 목표로 한다. 물리학, 화학, 생화학, 유전학 등 다양한 기초 과학 분야의 지식을 융합하여 생명의 본질을 탐구하는 학제적인 성격을 지닌다.

분자생물학의 역사는 20세기 중반, 획기적인 발견들과 함께 본격적으로 시작되었다. 1953년 제임스 왓슨과 프랜시스 크릭은 로잘린드 프랭클린과 모리스 윌킨스의 X선 회절 데이터를 바탕으로 DNA의 이중 나선 구조를 밝혀냄으로써 분자생물학의 혁명을 이끌었다. 이 발견은 유전 정보가 어떻게 저장되고 복제되는지에 대한 근본적인 이해를 제공했으며, 현대 생명과학의 발전에 결정적인 토대가 되었다.

DNA 구조 규명 이후, 유전 정보가 DNA에서 RNA로 전달되고(전사), RNA로부터 단백질이 합성되는(번역) 중심 원리(central dogma)가 밝혀졌다. 이는 생명 현상의 핵심적인 정보 흐름을 설명하는 이론으로, 분자생물학 연구의 중요한 틀을 제공했다. 또한, 유전자 발현 조절 메커니즘, DNA 복제 및 수리 과정, 단백질의 구조와 기능 등 다양한 생명 현상들이 분자 수준에서 속속들이 밝혀지기 시작했다.

분자생물학의 발전은 유전학 분야에 큰 영향을 미쳤다. 유전자 재조합 기술의 개발은 DNA 조작을 가능하게 하여 특정 유전자의 기능을 분석하거나 새로운 유전자 조합을 만들어내는 등 생명 현상을 연구하는 강력한 도구를 제공했다. 유전자 시퀀싱 기술의 발전은 생물체의 유전체 전체를 해독하는 것을 가능하게 했으며, 이는 유전 질환의 원인 규명, 생물의 진화 연구, 맞춤형 의료 등 다양한 분야에 응용되고 있다.

분자생물학은 의학 분야에도 혁신적인 기여를 하고 있다. 유전 질환의 분자적 메커니즘 규명을 통해 질병의 진단, 예측, 치료에 새로운 가능성을 제시하고 있다. 암의 발생과 진행 과정에서 유전자 변이의 역할을 밝히고, 이를 표적으로 하는 표적 치료제 개발에 기여하고 있다. 또한, 유전자 치료는 유전적 결함을 교정하거나 치료 유전자를 도입하여 질병을 근본적으로 치료하는 새로운 접근 방식을 제시하고 있다. 감염병 분야에서도 병원체의 유전체 분석을 통해 진단 기술을 개발하고, 백신 및 치료제 개발 전략을 수립하는 데 중요한 역할을 수행한다.

최근 분자생물학 연구는 시스템 생물학, 합성 생물학 등 새로운 분야와의 융합을 통해 더욱 확장되고 있다. 시스템 생물학은 생명 시스템을 이루는 다양한 분자들의 상호 작용을 전체적으로 이해하고자 하는 학문이며, 합성 생물학은 생명체의 기능을 모방하거나 새로운 생물학적 기능을 설계하고 구축하는 것을 목표로 한다. 이러한 융합 연구는 복잡한 생명 현상을 더욱 깊이 있게 이해하고, 새로운 바이오 기술 개발의 가능성을 열어주고 있다.

결론적으로 분자생물학은 생명의 본질을 분자 수준에서 탐구하는 핵심적인 학문 분야이다. DNA 구조 규명 이후 눈부신 발전을 거듭하며 유전, 발생, 진화, 질병 등 다양한 생명 현상의 근본 원리를 밝혀왔다. 유전학, 의학 등 다양한 분야에 혁신적인 기여를 하고 있으며, 시스템 생물학, 합성생물학 등 새로운 분야와의 융합을 통해 미래 생명과학 연구의 중요한 동력이 될 것으로 기대된다.

5) 간호학과 나이팅게일

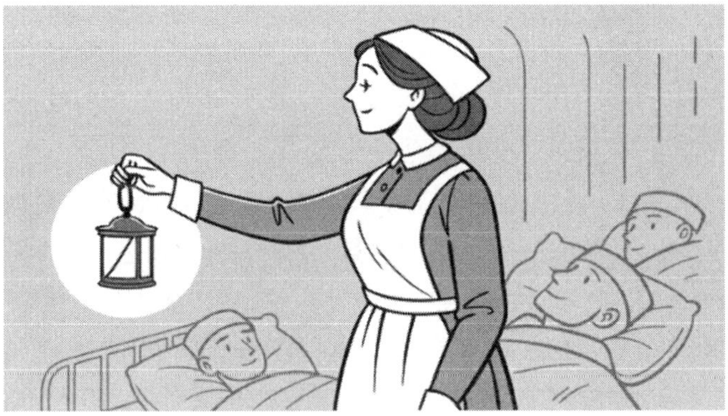

"간호학과, 나이팅게일의 숭고한 정신을 계승하다"

간호학과는 인간의 건강과 안녕을 증진하는 데 필수적인 전문 의료인을 양성하는 학문 분야이다. 그 역사 속에서 간호는 단순한 돌봄 행위를 넘어 과학적 지식과 헌신적인 봉사 정신을 요구하는 전문직으로 발전해 왔다. 이러한 간호의 발전에 지대한 영향을 미친 인물이 바로 '크림 전쟁의 천사' 플로렌스 나이팅게일이다. 간호학과에서 나이팅게일은 단순한 역사 속 인물을 넘어, 간호의 근본적인 가치와 정신을 상징하는 존재로 깊이 각인되어 있다.

플로렌스 나이팅게일(1820-1910)은 영국의 부유한 귀족 가문에서 태어났지만, 사회적 통념을 깨고 간호사의 길을 선택했다. 당시 간호는 체계적인 교육 없이 이루어지는 단순 노동으로 여겨졌고, 상류층 여성에게는 천한 직업으로 인식되었다. 그러나 나이팅게일은 간호를 신의 소명으로 여기고 과학적이고 체계적인 간호 교육의 필요성을 절실히 느꼈다.

그녀의 헌신적인 노력은 크림 전쟁(1853-1856)에서 빛을 발했다. 열악한 환경과 비위생적인 상태로 인해 부상병보다 질병으로 사망하는 병사가 더 많았던 야전 병원에서 나이팅게일은 38명의 여성 간호사들과 함께 혁신적인 변화를 이끌어냈다. 철저한 위생 관리, 환자 중심의 간호, 효율적인 병원 시스템 구축 등을 통해 그녀가 부임한 지 불과 6개월 만에 병사 사망률을 42%에서 2%로 획기적으로 감소시킨 것은 놀라운 업적이었다. 밤마다 등불을 들고 환자들을 살피던 그녀의 모습은 '등불을 든 여인(The Lady with the Lamp)'이라는 불멸의 상징으로 남아, 간호사의 헌신적인 이미지를 전 세계에 각인시켰다.

크림 전쟁 이후 나이팅게일은 간호 개혁을 위한 끊임없는 노력을 펼쳤다. 그녀는 통계학적 지식을 바탕으로 군 병원의 비효율적인 관리 시스템과 비위생적인 환경의 심각성을 과학적으로 입증하고, 정부와 사회에 강력한 변화를 촉구했다. 1860년에는 세인트 토마스 병원에 세계 최초의 근대적인 간호 교육 기관인 '나이팅게일 간호학교'를 설립하여 과학적이고 체계적인 간호 교육의 토대를 마련했다. 이곳에서 배출된 간호사들은 전 세계로 파견되어 간호의 질을 향상시키고 전문직으로서의 위상을 확립하는 데 기여했다.

나이팅게일의 업적은 단순히 간호 기술의 발전을 넘어, 간호의 철학과 가치를 정립하는 데까지 미쳤다. 그녀는 환자의 존엄성을 존중하고, 개별적인 요구에 맞는 맞춤형 간호를 제공하는 것의 중요성을 강조했다. 또한, 간호사는 의사의 지시에 따르는 보조적인 역할에 머무는 것이 아니라, 독립적인 판단과 전문적인 지식을 바탕으로 환자의 건강 회복을 위해 적극적으로 노력해야 한다고 주장했다. 이러한 그녀의 철학은 오늘날 간호학 교육의 핵심 가치로 이어져 내려오고 있다.

간호학과 학생들은 입학 후 나이팅게일의 생애와 업적을 배우며 간호의 역사적 의미와 전문직으로서의 책임감을 깨닫게 된다. 임상 실습을 앞두고 거행되는 '나이팅게일 선서식'은 학생들에게 간호사로서의 숭고한 정신을 되새기고 헌신과 봉사를 다짐하는 중요한 의식이다. 촛불을 밝히고 선서를 낭독하는 이 과정을 통해 학생들은 나이팅게일의 숭고한 정신을 이어받아 환자의 안녕을 최우선으로 생각하는 전문 간호인으로 성장할 것을 다짐한다. 나이팅게일 선서문에는 인간의 생명 존중, 헌신적인 봉사, 전문직으로서의 책임과 의무, 동료와의 협력 등 간호사가 지녀야 할 핵심 가치들이 담겨 있다.

나이팅게일은 간호학 학생들에게 단순한 과거의 위인이 아닌, 끊임없이 추구해야 할 이상적인 간호사의 모델이다. 그녀의 헌신, 지성, 리더십, 그리고 사회 개혁을 향한 열정은 오늘날의 간호사들에게도 깊은 영감을 주고 있다. 간호학과 교육은 나이팅게일의 정신을 바탕으로 과학적 지식과 숙련된 기술뿐만 아니라, 환자에 대한 공감 능력, 윤리적 책임감, 그리고 사회적 옹호자로서의 역할을 강조하며 미래의 간호 전문가를 양성하고 있다.

결론적으로 간호학과에서 나이팅게일은 간호의 역사와 철학을 이해하는 데 필수적인 인물이며, 학생들이 전문 간호인으로서 가져야 할 가치관과 태도를 형성하는 데 중요한 영향을 미친다. 그녀의 숭고한 정신은 시대를 초월하여 오늘날의 간호학과 학생들에게도 깊은 울림을 주며, 인류의 건강과 행복 증진에 기여하는 헌신적인 간호 전문가로 성장하도록 이끌고 있다.

2장. 미생물의 관찰

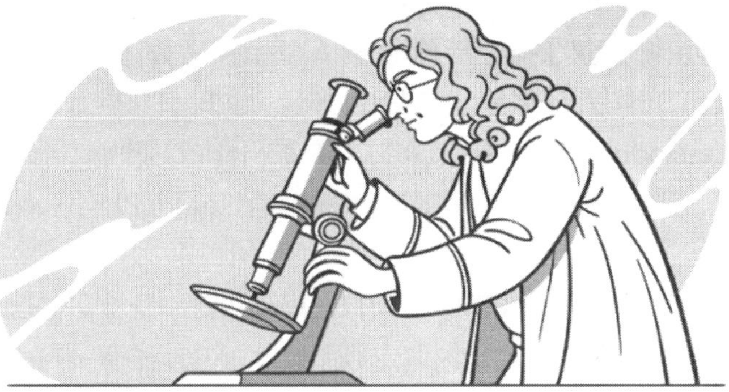

"미생물 관찰의 역사, 질병 이해의 혁신적인 시작"

질병의 원인을 탐구하는 여정은 17세기 네덜란드의 과학자 안톤 판 레이우엔훅의 혁신적인 현미경 관찰에서 시작되었다. 그가 직접 제작한 고성능 현미경을 통해 이전에는 상상조차 할 수 없었던 '작은 동물', 즉 미생물의 존재가 처음으로 세상에 알려진 것이다. 이는 질병을 초자연적인 현상이나 체액의 불균형으로 설명하던 기존의 관념을 완전히 뒤엎는 충격적인 발견이었다.

레이우엔훅의 세밀한 관찰 기록과 정교한 그림들은 다양한 형태와 움직임을 가진 미생물의 존재를 생생하게 보여주었다. 비록 당시에는 이 미지의 생명체들이 질병과 어떤 관련이 있는지 명확히 규명되지는 않았지만, 그의 발견은 보이지 않는 세계에 대한 과학적인 탐구의 문을 활짝 열었다는 점에서 그 의미가 매우 크다.

이후 과학자들은 레이우엔훅의 업적을 바탕으로 미생물 연구에 매진하게 되었고, 이는 19세기 파스퇴르와 코흐와 같은 위대한 과학자들의 등장과 함께 질병의 세균설이라는 혁명적인 이론으로 이어졌다. 레이우엔훅의 현미경 관찰은 단순한 과학적 발견을 넘어, 인류가 질병의 실체를 파악하고 효과적으로 대응할 수 있는 지식 기반을 마련한 역사적인 사건이었다고 평가할 수 있다. 그의 선구적인 연구는 병원미생물학이라는 중요한 학문 분야의 탄생을 알리는 빛나는 시작이었던 것이다.

1. 미생물의 개요

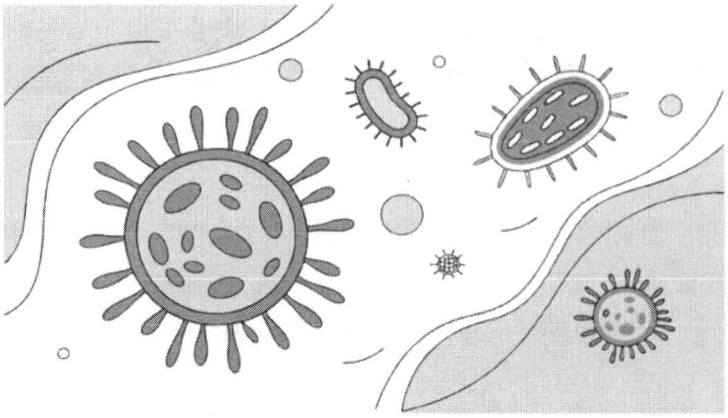

"눈에 보이지 않던 작은 세계의 발견과 이해"

미생물은 세균, 바이러스, 진균, 원생생물 등 눈에 보이지 않는 작은 생물체들의 총칭으로, 지구상 거의 모든 환경에 존재하며 생태계 물질 순환과 다른 생물과의 관계에 깊숙이 관여한다. 인류에게 유익하기도 하지만, 질병의 원인이 되기도 했다.

미생물의 존재는 17세기 현미경 발명으로 과학적으로 인식되기 시작했다. 레이우엔훅은 자작 현미경으로 '작은 동물들'을 관찰하여 새로운 세계를 알렸으나, 당시 질병과의 연관성은 명확하지 않았다.

19세기 현미경 기술 발전과 함께 파스퇴르는 발효와 부패의 원인이 미생물임을 밝히고 저온 살균법과 백신 개발로 감염병 예방 가능성을 제시했다. 코흐는 '코흐의 원칙'으로 특정 미생물과 특정 질병 간 인과관계를 입증하고, 주요 질병의 원인균을 분리 배양하여 '질병의 세균설' 확립에 기여했다.

미생물은 핵 유무, 형태, 생리적 특성, 유전 물질 등에 따라 분류된다. 세균은 핵 없는 원핵생물로 다양한 형태와 세포벽을 가지며, 바이러스는 핵산과 단백질 껍질로 이루어진 감염성 입자이다. 진균은 핵 있는 진핵생물로 단세포 효모와 다세포 곰팡이로 나뉘며, 원생생물은 핵 있는 단세포 진핵생물로 다양하다.

미생물은 생태계에서 유기물 분해 및 원소 순환, 질소 고정, 셀룰로스 분해, 광합성 등을 통해 중요한 역할을 수행한다. 하지만 일부는 인간, 동물, 식물에 질병을 일으키는 병원성을 지니며, 다양한 경로로 전파되는 감염병은 인류에게 큰 고통을 주었고, 현대에도 새로운 감염병과 항생제 내성균 문제가 남아있다.

미생물 연구는 질병 원인 규명 및 치료법 개발뿐 아니라 생명 현상 기본 원리 이해에도 기여한다. 세균과 바이러스는 유전 연구 모델 생물로 활용되어 분자생물학 핵심 개념 정립에 도움을 주었고, 다양한 대사 경로는 생명 공학 분야에서 유용한 물질 생산에 이용된다.

결론적으로 미생물은 지구상 모든 생명체와 환경에 깊숙이 관여하는 중요한 존재들이다. 현미경을 통한 관찰은 질병 통제와 생명 현상 이해에 결정적 역할을 했으며, 앞으로도 감염병 대응, 생물 자원 발굴, 생명 공학 발전 등 다양한 분야에서 인류에게 긍정적 영향을 미칠 것으로 기대된다.

2. 측정단위

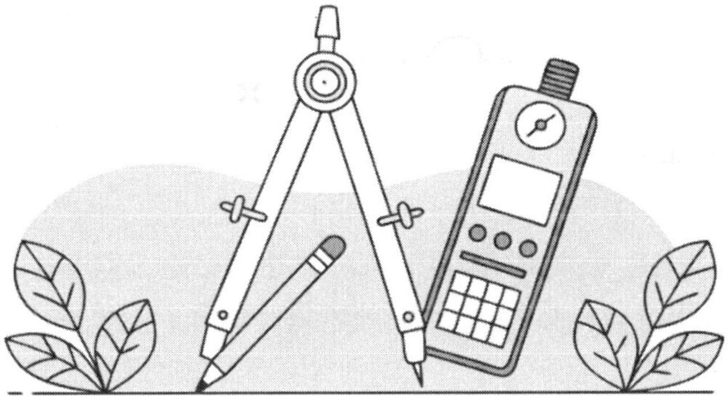

"세상을 이해하고 소통하는 공통의 언어"

우리가 살아가는 세상은 다양한 물리량으로 이루어져 있으며, 이러한 양들을 정확하게 기술하고 비교하며 소통하기 위해서는 공통으로 이해할 수 있는 기준, 즉 측정 단위가 필수적이다. 측정 단위는 단순히 숫자에 붙는 꼬리표가 아니라, 우리가 경험하는 현실을 객관적으로 표현하고 과학 기술의 발전을 가능하게 하는 근본적인 토대이다. 고대부터 인류는 주변의 자연 현상이나 신체 부위를 기준으로 측정 단위를 만들어 사용해 왔지만, 사회가 복잡해지고 과학 기술이 발전하면서 더욱 정확하고 보편적인 측정 단위의 필요성이 절실해졌다.

초기의 측정 단위는 매우 다양하고 지역마다 달랐다. 길이를 측정할 때 팔꿈치부터 손끝까지의 길이인 '큐빗', 발의 길이인 '피트', 손가락 너비인 '인치' 등이 사용되었고, 무게를 측정할 때는 곡물의 무게나 특정 물체의 무게가 기준이 되었다. 이러한 단위들은 편리하게 사용할 수 있었지만, 개인의 신체 크기나 지역적인 차이로 인해 정확성과 일관성이 떨어지는 문제점을 안고 있었다. 이는 상업적인 거래에서 혼란을 야기하고, 과학적인 연구 결과를 공유하고 비교하는 데 큰 어려움을 초래했다.

과학 혁명 이후, 정확하고 보편적인 측정 단위에 대한 필요성이 더욱 커졌다. 과학자들은 자연 법칙을 수학적으로 기술하고 실험 결과를 정량적으로 분석하기 위해 표준화된 측정 시스템을 요구했다. 이러한 요구에 부응하여 18세기 말 프랑스에서 미터법(metric system)이 탄생했다. 미터법은 지구 자오선 길이의 1/10,000,000을 1미터(m)로 정의하고, 이를 기반으로 넓이(제곱미터, m^2), 부피(세제곱미터, m^3), 질량(킬로그램, kg) 등의 단위를 십진법 체계로 통일한 혁신적인 시스템이었다. 십진법 체계는 계산과 단위 변환을 용이하게 하여 과학 기술 발전에 크게 기여했다.

미터법은 시간이 흐르면서 전 세계적으로 널리 채택되었고, 과학, 산업, 상업 등 다양한 분야에서 표준 측정 시스템으로 자리 잡았다. 그러나 과학 기술이 더욱 정밀해짐에 따라 기존의 미터법 단위들의 정의에도 한계가 드러나기 시작했다. 예를 들어, 초기 1미터의 기준이었던 백금-이리듐 합금으로 만들어진 표준 원기는 시간이 지남에 따라 변질될 가능성이 있었고, 1킬로그램의 기준이었던 국제 킬로그램 원기 역시 미세한 질량 변화가 감지되었다.

이러한 문제점을 해결하고 더욱 정확하고 안정적인 측정 기준을 마련하기 위해 국제 도량형국(BIPM)을 중심으로 국제적인 노력이 지속되었다. 그 결과, 20세기 후반부터 21세기 초에 걸쳐 국제단위계(SI, Système International d'Unités)로 알려진 현대적인 측정 시스템이 확립되었다. SI는 길이(미터), 질량(킬로그램), 시간(초), 전류(암페어), 열역학적 온도(켈빈), 물질량(몰), 광도(칸델라)의 7개 기본 단위를 기반으로 하며, 이들 기본 단위는 변하지 않는 물리 상수, 즉 자연의 기본 법칙에 의해 정의된다. 예를 들어, 1미터는 진공에서 빛이 1/299,792,458초 동안 진행한 거리로 정의되며, 1킬로그램은 플랑크 상수, 1초는 세슘-133 원자의 특정 에너지 준위 사이의 전이에 필요한 특정 진동수로 정의되는 등 매우 정밀하고 안정적인 기준을 사용한다.

SI 단위는 과학 기술의 발전에 필수적인 정밀하고 일관된 측정 기준을 제공하며, 전 세계적으로 통용됨으로써 국제적인 협력과 교류를 증진하는 데에도 중요한 역할을 한다. 과학 연구, 공학 설계, 산업 생산, 국제 무역 등 다양한 분야에서 SI 단위를 사용함으로써 측정 결과의 정확성과 신뢰성을 확보하고, 오해와 혼란을 줄이며 효율성을 높일 수 있다.

물론, 아직도 일부 국가나 특정 분야에서는 SI 단위가 아닌 고유의 측정 단위를 사용하는 경우도 있다. 예를 들어, 미국에서는 길이 단위로 피트, 야드, 마일 등을 여전히 사용하고, 무게 단위로는 파운드, 온스 등을 사용한다. 이러한 단위들은 일상생활이나 특정 산업 분야에서 익숙하게 사용되지만, 과학 기술 분야에서는 SI 단위를 사용하는 것이 일반적이다.

결론적으로 측정 단위는 우리가 세상을 이해하고 기술하며 소통하는 데 없어서는 안 될 기본적인 도구이다. 고대부터 시작된 측정 단위의 역사는 정확성과 보편성을 향한 끊임없는 노력의 과정이었으며, 현대의 SI 단위 체계는 과학 기술 발전의 토대가 되는 가장 정밀하고 안정적인 측정 시스템으로 자리 잡았다. 앞으로도 과학 기술이 더욱 발전하고 새로운 측정 요구가 발생함에 따라 측정 단위 또한 지속적으로 발전하고 변화해 나갈 것이다. 측정 단위는 단순한 약속을 넘어, 우리가 공유하는 현실을 더욱 정확하게 이해하고 미래를 향해 나아가는 데 필수적인 공통의 언어이다.

3. 현미경 사용법

1) 광학 현미경

"미시 세계 탐험의 필수 도구"

광학 현미경은 생명과학, 재료 과학, 의학 등 다양한 분야에서 핵심적인 도구로 사용된다. 복잡한 기계부와 정교한 광학부로 구성되어 있으며, 사용자는 각 부품의 기능과 조작 방법을 정확히 이해해야 원하는 관찰 결과를 얻을 수 있다.

기계부는 현미경의 안정적인 골격을 형성한다. 재물대는 시료를 놓는 공간이며, 조동 나사와 미동 나사는 초점을 조절한다. 조동 나사는 빠른 초점 조절을, 미동 나사는 정밀한 초점 조절을 담당한다. 경통은 접안렌즈와 대물렌즈 사이의 광학적 거리를 유지하고, 회전판은 다양한 배율의 대물렌즈를 선택할 수 있게 한다.

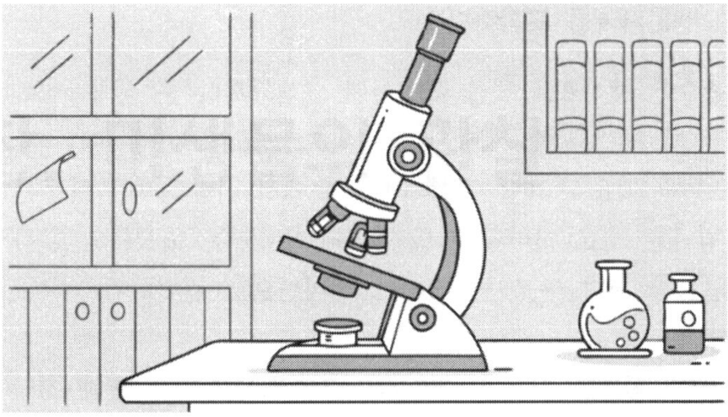

광학부는 빛의 경로를 제어하고 확대된 이미지를 생성한다. 광원은 빛을 공급하며, 집광기는 빛을 모아 시료에 집중시킨다. 조리개는 빛의 양을 조절하여 이미지의 대비와 해상도를 최적화한다. 대물렌즈는 시료를 일차적으로 확대하며, 접안렌즈는 이를 다시 확대하여 최종 이미지를 제공한다. 총 확대 배율은 대물렌즈 배율과 접안렌즈 배율의 곱으로 계산된다.

효과적인 사용을 위해서는 체계적인 단계를 따른다. 현미경을 안정된 곳에 두고 광원을 켠 후, 저배율 대물렌즈를 맞추고 재물대를 내린다. 시료를 슬라이드 글라스에 놓고 재물대에 고정한다. 접안렌즈를 보면서 조동 나사로 대략적인 초점을 맞춘 후, 미동 나사로 정밀하게 초점을 조정한다. 필요에 따라 집광기와 조리개를 조절한다. 고배율 관찰 시에는 해당 대물렌즈로 회전시키고 미동 나사로 재초점을 맞춘다. 100배율 유침 렌즈 사용 시에는 오일을 도포하고 관찰 후 렌즈를 깨끗이 닦는다. 재물대 조절 나사로 시료의 다른 영역을 관찰할 수 있다. 관찰 후에는 저배율 대물렌즈로 되돌리고 재물대를 내린 후 슬라이드를 제거한다. 광원을 끄고 현미경을 청소 후 덮개를 씌워 보관한다.

정확한 광학 현미경 사용법 숙지는 선명한 이미지 획득뿐만 아니라 장비의 안전과 수명 연장에 중요하다. 꾸준한 연습과 관리를 통해 광학 현미경은 미시 세계 탐구와 생명 현상 이해를 심화시키는 데 강력한 도구가 될 것이다.

2) 암시야 현미경

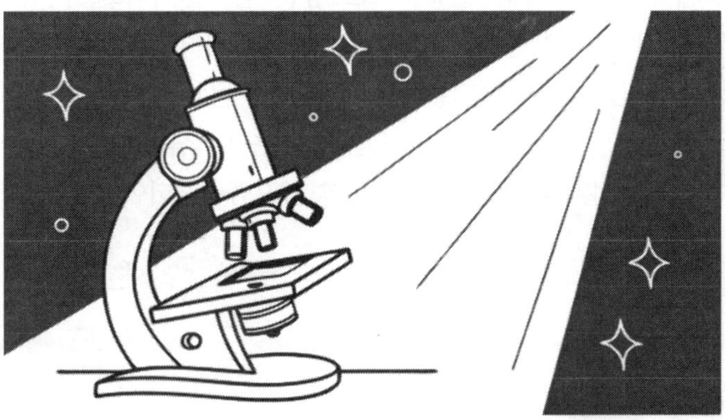

"어둠 속에서 빛나는 미세 세계를 포착하다"

암시야 현미경은 특수한 방식으로 빛을 활용하여 염색되지 않은 생체 시료나 투명한 미세 입자를 높은 대비로 선명하게 시각화하는 광학 현미경이다. 명시야 현미경이 투과광을 이용하는 반면, 암시야 현미경은 비스듬한 각도로 빛을 조사하여 시료에서 산란되거나 회절된 빛만을 포착해 어두운 배경 위에 밝게 빛나는 시료 이미지를 생성한다. 살아있는 미생물의 운동성, 혈액 세포 형태, 콜로이드 입자, 광물 결정 표면 구조 등 명시야 현미경으로 관찰하기 어려운 대상을 효과적으로 시각화하는 데 유용하다.

핵심 작동 원리는 특수 설계된 집광기와 불투명 조리개의 조화를 통해 직사광선을 차단하고, 빛이 낮은 각도로 시료를 스치듯 지나가게 유도하는 것이다. 시료의 미세 구조나 경계면에서 산란/회절된 빛의 일부가 대물렌즈에 포착되어 어둠 속에서 빛나는 듯한 이미지를 제공하며, 미세한 세부 사항까지 선명하게 드러낸다.

주요 구성 요소는 암시야 집광기(중앙 차광 디스크 내장 또는 특수 렌즈 설계), 중앙 차광막(명시야 집광기에 탈부착), 고성능 광원(할로겐 램프, LED), 유침 대물렌즈(고배율 시) 등이다. 암시야 집광기는 원뿔 형태의 빛으로 시료를 조명하고, 중앙 차광막은 직사광선 유입을 차단한다.

사용 방법은 현미경 설치 후 저배율 대물렌즈로 초점을 맞춘다. 암시야 집광기의 높낮이를 미세 조정하여 배경이 어둡고 시료가 밝게 보이도록 최적화한다. 조리개 크기로 밝기와 대비를 조절한다. 고배율 관찰 시 해당 대물렌즈로 교체하고 재초점을 맞춘다. 유침 대물렌즈 사용 시 오일을 도포한다. 관찰 후 결과를 기록하고, 현미경을 청소 후 덮개로 덮어 보관한다. 유침 렌즈는 오일 잔여물을 깨끗이 제거해야 한다.

암시야 현미경은 명시야 현미경으로 보기 어려웠던 미세 세계를 밝혀주는 강력한 도구이다. 올바른 사용법을 통해 살아있는 미생물의 움직임, 미세 입자의 향연, 결정 구조의 아름다움 등을 생생하게 관찰할 수 있다.

3) 형광 현미경

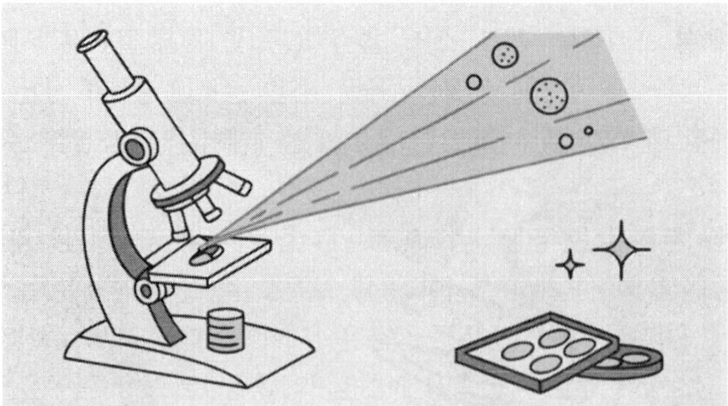

"빛으로 생명의 비밀을 밝히는 첨단 기술"

형광 현미경은 형광이라는 광학 현상을 이용하여 생체 시료 내 특정 성분을 고감도, 고선택성으로 시각화하는 혁신적인 현미경 기술이다. 일반 광학 현미경과 달리, 형광 물질로 표지된 관심 영역에 특정 파장의 여기광을 조사하여 유도된 형광만을 선택적으로 감지하고 증폭함으로써 분자 수준의 생명 현상 분석에 필수적인 도구로 자리매김했다. 세포 소기관 분포, 단백질 발현 및 상호작용, 유전자 발현 패턴, 병원체 존재 유무 등을 명확히 파악하는 데 광범위하게 활용된다.

작동 원리는 형광 물질이 특정 파장의 빛 에너지를 흡수하여 들뜬 상태가 된 후, 안정된 상태로 돌아가면서 더 긴 파장의 형광을 방출하는 특성을 이용한다. 형광 현미경은 여기광 조사, 형광 방출, 신호 감지 및 증폭 과정을 정밀하게 제어하여 고해상도 이미지를 얻는다.

주요 구성 요소로는 특정 파장의 빛을 제공하는 광원 (고압 방전 램프, LED, 레이저), 여기광 파장을 선택하는 여기 필터, 여기광을 시료로 반사시키고 형광을 투과시키는 이색성 거울, 불필요한 빛을 차단하고 특정 형광 파장만 통과시키는 방출 필터, 시료를 확대하는 대물렌즈와 접안렌즈, 그리고 형광 신호를 감지하는 고감도 검출기 (CCD 카메라, 광전자 증배관) 등이 있다.

사용 방법은 다음과 같다. 현미경 설치 후 형광 물질의 스펙트럼에 맞는 필터 큐브를 장착하고, 표지된 시료를 재물대에 고정한다. 낮은 배율로 초점을 맞춘 후 형광 모드로 전환하고, 광원 강도를 조절한다. 접안렌즈나 모니터를 통해 형광 이미지를 확인하며 초점, 밝기, 대비 등을 조정한다. 이미지 획득 소프트웨어를 사용하여 노출 시간 등을 최적화한다. 고배율 관찰 시에는 해당 대물렌즈로 교체하고 정밀하게 초점을 맞춘다. 유침 렌즈 사용 시에는 오일을 도포하고 사용 후 깨끗이 닦아야 한다. 관찰 후에는 광원을 끄고 현미경을 청소하여 보관한다.

결론적으로, 형광 현미경은 복잡한 작동 원리와 정밀한 구성 요소를 바탕으로 생명과학 연구에 혁신적인 발전을 가져온 핵심 기술이다. 올바른 사용법 숙지를 통해 분자 수준의 생명 현상에 대한 심오한 통찰력을 얻을 수 있다.

4) 전자 현미경

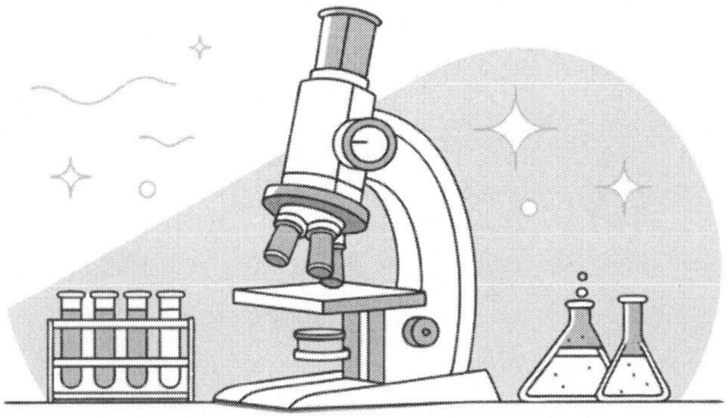

“나노 세계를 탐험하는 혁신적인 도구”

전자 현미경은 가시광선 대신 파장이 매우 짧은 전자 빔을 광원으로 사용하여 광학 현미경의 해상도 한계를 넘어 나노미터 수준의 극미세 세계를 탐구하는 혁신적인 현미경이다. 짧은 파장의 전자를 이용해 물체를 비추고, 투과하거나 표면에서 방출되는 전자를 검출하여 극도로 확대된 이미지를 형성함으로써 원자 수준의 미세 구조까지 분석할 수 있다. 생명과학, 재료과학, 나노기술 등 첨단 분야에서 물질의 근본적인 이해와 혁신적인 응용 연구에 필수적인 역할을 한다.

작동 원리는 빛 대신 전자를 광원으로 활용하는 것이다. 전자 빔은 가속 전압에 따라 파장이 매우 짧아지며, 이는 현미경의 분해능을 크게 향상시킨다. 전자 빔의 이동 경로와 시료 주변은 고진공 상태로 유지되어야 하며, 전자 빔을 집속하고 제어하는 데에는 전자기 렌즈가 사용된다.

전자 현미경은 투과 전자 현미경(TEM)과 주사 전자 현미경(SEM)으로 나뉜다. TEM은 전자 빔을 극히 얇은 시료에 투과시켜 시료 내부 구조 정보를 높은 분해능으로 제공하며, 세포 내부, 바이러스 구조, 단백질 3차원 구조, 나노 물질 원자 배열 관찰에 주로 활용된다. SEM은 전자 빔을 시료 표면에 주사하여 표면에서 방출되는 신호를 검출해 표면 형태, 질감, 화학적 조성 등 입체적인 정보를 얻는 데 사용되며, 금속 파단면, 세라믹 입자 표면, 생물 조직 표면 구조 분석 등에 활용된다. 최근에는 TEM과 SEM의 장점을 융합한 주사 투과 전자 현미경(STEM)도 개발되었다.

전자 현미경은 기초 과학 연구뿐만 아니라 첨단 산업 분야에서도 중요한 역할을 한다. 생명과학에서는 세포 미세 구조 시각화, 단백질 구조 규명, 미생물 연구, 질병 메커니즘 이해에 기여한다. 재료과학 및 나노기술에서는 신소재 개발, 나노 입자 구조 분석, 재료 미세 조직 연구, 반도체 결함 분석 등에 활용된다. 의학 분야에서는 질병 원인 규명, 병변 분석, 약물 전달 시스템 평가 등에 사용된다. 이 외에도 화학, 물리학, 환경 과학, 식품 과학 등 다양한 분야에서 활용되며, 지속적인 기술 개발을 통해 더욱 정밀하고 다양한 분석 기능을 제공할 것으로 기대된다.

4. 도말 및 염색

1) 도말 표준준비와 염색

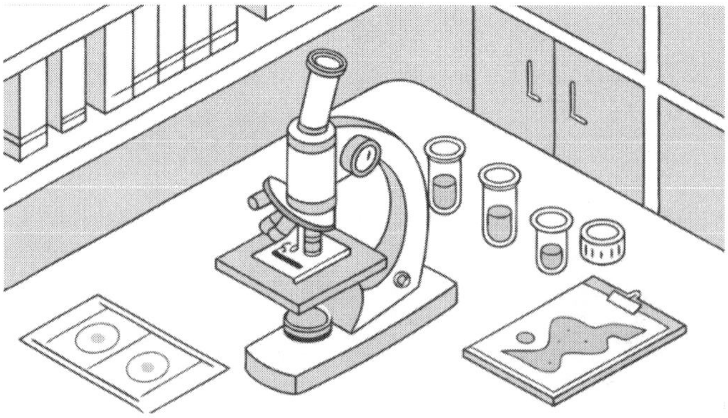

“도말 및 염색 표본 제작, 미시 세계 관찰의 첫 단계”

도말 표본 제작은 액체 또는 반고체 검체를 슬라이드 글라스 위에 얇게 펴 바르는 기본적인 과정으로, 현미경을 통해 세포의 형태, 배열, 염색성 등을 확인하기 위한 필수 단계이다. 균일하고 얇은 세포층을 형성하는 것이 핵심이며, 이를 통해 개별 세포를 명확하게 관찰할 수 있다. 검체의 종류에 따라 제작 방법은 다소 차이가 있지만, 일반적으로 깨끗하고 기름기 없는 슬라이드 글라스를 준비하는 것으로 시작한다. 액체 검체의 경우 멸균된 도구를 사용하여 소량을 슬라이드 중앙에 떨어뜨린 후 다른 슬라이드 글라스로 부드럽게 펴 바른다. 점성이 있는 검체는 슬라이드 글라스를 기울여 밀어 얇게 도말한다. 혈액 도말은 슬라이드 글라스 끝에 혈액 방울을 놓고 다른 슬라이드 글라스로 밀어 얇고 균일한 혈액 막을 형성하는 특별한 기술이 필요하다. 도말된 슬라이드는 공기 중이나 찬 바람으로 완전히 건조시킨다.

염색은 무색투명한 세포 및 조직 성분에 다양한 색깔을 부여하여 현미경 관찰 시 형태학적 특징을 명확하게 구분할 수 있도록 돕는 중요한 과정이다. 단순 염색은 단일 염색액을 사용하여 모든 세포 성분을 동일한 색상으로 염색하며, 세포의 기본적인 형태와 크기를 파악하는 데 유용하다. 감별 염색은 두 가지 이상의 염색액을 순차적으로 사용하여 세포 내 다양한 성분이나 서로 다른 종류의 미생물을 구별한다. 대표적인 예가 그람 염색으로, 세균을 세포벽 구조에 따라 그람 양성균(보라색)과 그람 음성균(붉은색)으로 분류한다. 항산성 염색은 마이콜산을 다량 함유한 특정 세균을 특별히 염색하는 방법이며, 특수 염색은 세포 내 특정 구조나 성분을 선택적으로 염색하여 상세한 관찰을 가능하게 한다. 예를 들어 Wright-Giemsa 염색은 혈액 세포 감별에, PAS 염색은 특정 당 성분 확인에 사용된다.

일반적인 염색 과정은 건조된 도말 표본에 1차 염색액 처리, 필요에 따른 매염제 처리, 탈색, 대조 염색 순으로 진행된다. 각 단계 사이에는 흐르는 물로 슬라이드를 세척하여 불필요한 염색액이나 시약을 제거한다. 모든 염색 과정이 완료된 슬라이드는 건조 후 현미경으로 상세하게 관찰한다.

결론적으로, 체계적인 도말 및 염색 표본 제작은 미생물학, 세포학, 조직학 등 다양한 생명과학 분야에서 질병 진단 및 심도 깊은 연구를 위한 필수적인 기초 기술이다. 정확한 도말과 적절한 염색은 미시 세계의 구조와 특징을 명확하게 드러내어 과학적 이해를 증진시키는 데 중요한 역할을 한다.

2) 단순 염색

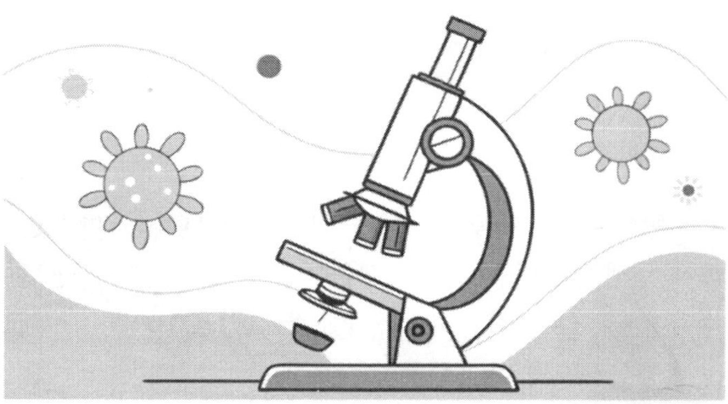

"미생물 관찰의 첫걸음"

단순 염색은 단일 종류의 염색액을 사용하여 미생물이나 세포의 형태와 크기를 전반적으로 파악하는 기본적인 현미경 염색 방법이다. 복잡한 감별 염색과 달리 간단한 절차로 세포 전체에 색을 입혀 윤곽을 명확히 드러내 미생물 존재 유무나 기본적인 형태학적 특징을 빠르게 확인하는 데 유용하다.

주로 염기성 색소를 사용하며, 이는 세포 내 음전하를 띤 성분(핵산, 단백질)과 강하게 결합하여 색을 나타낸다. 대표적인 염기성 색소로는 메틸렌 블루(푸른색), 크리스탈 바이올렛(보라색), 사프라닌(붉은색), 푸크신(붉은색) 등이 있다. 염색 원리는 염색액의 양전하 부분이 세포 표면이나 내부의 음전하 분자와 정전기적 인력으로 결합하는 것이다. 세균 세포 표면은 음전하를 띠어 염기성 색소와 결합이 용이하다.

단순 염색 과정은 다음과 같다. 건조된 도말 표본을 염색대에 놓고 염색액을 충분히 떨어뜨려 덮는다. 염색 시간은 염색액 종류와 농도, 미생물 종류에 따라 다르지만 보통 30초~1분이다. 시간이 너무 짧으면 염색이 불충분하고, 너무 길면 세포 구조가 흐려질 수 있다. 염색 후 슬라이드를 기울여 염색액을 버리고 흐르는 물로 뒷면까지 깨끗이 씻어 여분의 염색액을 제거한다. 이때 물줄기가 표본에 직접 닿지 않도록 주의한다. 물기를 제거하고 자연 건조하거나 여과지로 조심스럽게 흡수시킨다. 완전히 건조된 슬라이드는 현미경으로 관찰 준비가 완료된다.

현미경 관찰 시 저배율로 전체 도말 상태를 확인하고 초점을 맞춘 후 고배율로 전환하여 염색된 미생물이나 세포의 형태, 크기, 배열 등을 자세히 관찰한다. 단순 염색은 모든 세포 성분을 같은 색으로 염색하므로 내부 구조나 다른 종류 미생물 구별은 어렵지만, 세균의 기본적인 형태(구균, 간균, 나선균)나 효모 형태 등을 파악하고 다수의 미생물 존재 여부, 특정 배열 등을 빠르게 확인하는 데 효과적이다.

예를 들어 메틸렌 블루는 세균 형태를 푸른색으로, 크리스탈 바이올렛은 보라색으로 보여준다. 사프라닌과 푸크신은 붉은색으로 일부 세균 형태 관찰에 사용될 수 있다.

단순 염색은 과정이 간단하고 결과가 빠르기 때문에 임상 미생물학 실험실이나 교육 현장에서 기본적인 미생물학 기술 습득에 중요하며, 복잡한 염색 전 표본 질 평가나 예비 검사에도 유용하다. 세포 세부 구조나 다양한 미생물 감별에는 한계가 있지만, 미생물학 연구와 진단의 기초가 되는 중요한 기법이다.

3) 감별 염색

"미생물 식별의 핵심 기술"

감별 염색은 두 가지 이상의 염색액을 사용하여 서로 다른 종류의 미생물, 세포, 또는 세포 내 구조와 성분을 구별하여 염색하는 기술이다. 미생물학 및 세포학에서 질병 원인균 식별이나 조직병리학적 진단에 필수적이며, 서로 다른 화학적/구조적 특성을 가진 세포 구성 요소들이 다양한 염색액에 대해 보이는 반응성 차이를 이용한다.

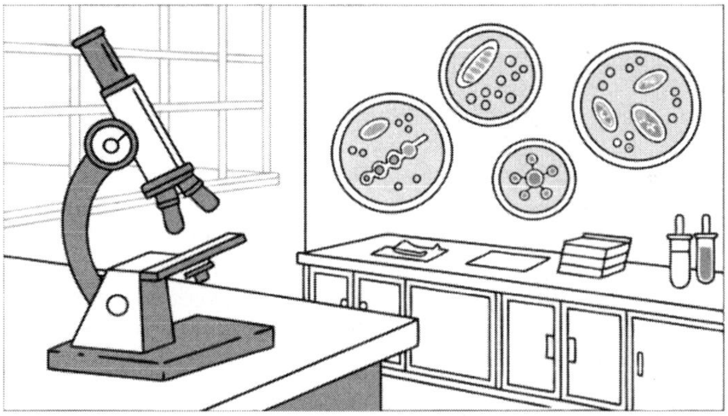

대표적인 감별 염색법인 그람 염색은 세균을 세포벽 구조 차이에 따라 그람 양성균(두꺼운 펩티도글리칸층, 보라색)과 그람 음성균(얇은 펩티도글리칸층과 외막, 붉은색)으로 분류한다. 과정은 크리스탈 바이올렛 1차 염색, 아이오딘 매염, 알코올 탈색, 사프라닌 대조 염색 순이다.

항산성 염색은 마이콜산을 다량 함유하여 그람 염색이 어려운 마이코박테리아 식별에 사용된다. Ziehl-Neelsen 염색법은 가열 후 카르볼푸크신 염색, 산성 알코올 탈색, 메틸렌 블루 대조 염색으로 항산성균은 붉게, 비항산성균은 푸르게 염색한다. Kinyoun 염색법은 가열 없이 고농도 카르볼푸크신과 계면활성제를 사용한다.

이 외에도 편모 염색은 세균 편모 관찰에, 내생포자 염색은 바실러스나 클로스트리디움 속 세균의 내생포자 관찰에 사용된다. Schaeffer-Fulton 염색법은 말라카이트 그린으로 내생포자를 녹색으로, 사프라닌으로 영양 세포를 붉은색으로 염색한다.

감별 염색은 미생물 분류 및 동정, 임상 검체에서 병원성 미생물 검출 및 감별에 중요한 도구이다. 폐렴 환자 객담의 그람 염색으로 폐렴구균과 클렙시엘라 폐렴균을 구별하고, 결핵 환자 객담의 항산성 염색으로 결핵균 존재 여부를 확인하는 것이 대표적인 예이다.

감별 염색은 미생물의 형태학적 특징뿐 아니라 세포벽 구조, 특정 화학 성분 유무, 특수 세포 구조 존재 여부 등 다양한 정보를 제공하여 미생물학 연구와 임상 진단에 필수적이다. 다양한 감별 염색법의 원리와 적용 방법 이해는 관련 분야 연구자에게 중요한 역량이다.

4) 특수 염색

"미생물의 숨겨진 특징을 드러내다"

특수 염색은 일반적인 염색법으로 관찰하기 어려운 미생물이나 세포의 특정 구조나 성분을 선택적으로 염색하여 명확하게 시각화하는 다양한 염색 방법이다. 단순/감별 염색이 세포 전체나 세포벽 차이에 기반하는 반면, 특수 염색은 편모, 협막, 내생포자, 핵산, 특정 세포 소기관 등 구체적인 대상에 초점을 맞춘다. 이는 특정 미생물 동정, 병원성 기전 연구, 세포 기능 이해에 중요한 정보를 제공한다.

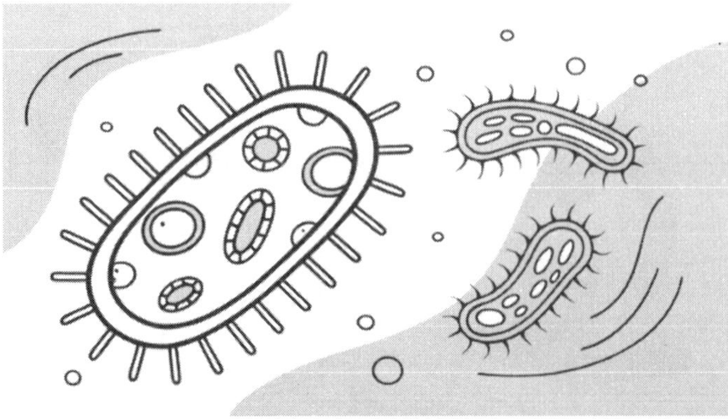

편모 염색은 세균 운동성과 분류에 중요한 편모를 염색하는 방법이다. 가늘고 염색이 잘 안 되는 편모 주변에 매염제로 염색 물질을 침착시킨 후 특수 염색액으로 염색하여 편모 유무, 개수, 배열 방식을 명확히 확인한다. 이는 세균 종 분류의 중요한 기준이 된다.

협막 염색은 일부 세균의 세포벽 외부 다당류/폴리펩타이드 층인 협막을 염색하는 방법이다. 협막은 병원성에 기여하고 식균 작용을 방어한다. 직접 염색과 배경 염색을 조합하여 관찰하며, 음성 염색(인도 잉크, 니그로신)으로 배경을 검게 하고 협막을 밝은 테두리처럼 보이게 하거나, 양성 염색으로 협막 성분을 특이적으로 염색한다.

내생포자 염색은 열악한 환경에서 세균이 생존을 위해 형성하는 휴면 상태 구조인 내생포자를 염색하는 방법이다. 안정적인 내생포자에 염색액 침투를 위해 가열/장시간 염색 등의 특별한 처리를 하고, 탈색 후 내생포자만 선택적으로 염색하고 영양 세포는 다른 색으로 대조 염색한다. Schaeffer-Fulton 염색법은 말라카이트 그린으로 내생포자를 녹색으로, 사프라닌으로 영양 세포를 붉은색으로 염색한다.

이 외에도 핵산을 특이적으로 염색하는 Feulgen 염색법, 특정 세포 소기관/물질을 염색하는 다양한 조직 화학적 염색법이 특수 염색에 포함된다. 이러한 특수 염색법은 특정 미생물 특징 구조 시각화 및 세포 특정 성분 분석에 필수적인 도구로, 미생물학, 세포 생물학, 병리학 등 다양한 분야 연구와 진단에 기여한다. 예를 들어 편모 유무/배열은 세균 운동 방식/병원성 메커니즘 이해에, 협막 존재는 세균 숙주 내 생존 전략/면역 회피 기전 연구에, 내생포자 염색은 멸균 효과 평가 및 특정 세균 감염 진단에 중요한 역할을 한다.

3장. 미생물의 구조

1. 개요

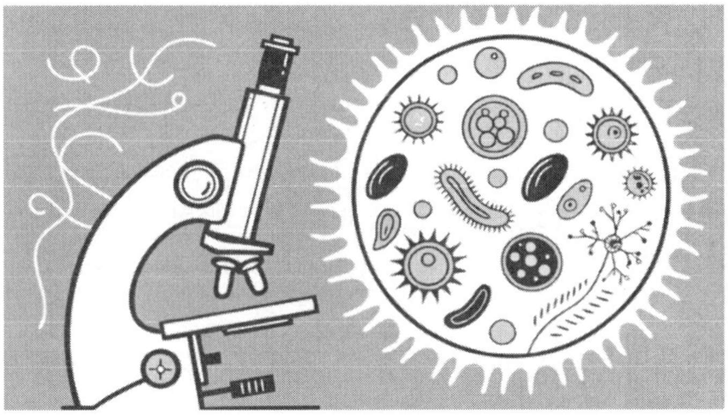

"미생물, 경이로운 복잡성"

미생물의 세계는 겉보기의 단순함 뒤에 숨겨진 놀라울 정도의 다양성과 복잡한 구조를 자랑한다. 가장 기본적인 생명 단위인 세균은 핵막 없는 원핵세포로, 견고한 세포벽이 형태 유지와 외부 보호를 담당한다. 세포벽 성분은 그람 염색 분류의 핵심이며, 세포막은 물질 이동을 통제한다. 세포질 속 DNA와 리보솜은 생명 활동의 필수 요소다. 일부 세균은 운동을 위한 편모나 숙주 부착을 돕는 섬모를 가진다.

진핵생물인 진균류는 핵을 비롯한 다양한 세포 소기관을 갖춰 세균보다 훨씬 정교한 구조를 지닌다. 키틴질 세포벽을 가지며, 단세포 효모부터 균사로 이루어진 곰팡이까지 다양한 형태로 존재한다. 각 소기관은 특정 기능을 수행하며 복잡한 생명 활동을 가능하게 한다.

스스로 증식할 수 없는 바이러스는 유전 물질(DNA 또는 RNA)을 단백질 껍질인 캡시드가 감싸는 단순하지만 효과적인 구조를 가진다. 일부는 외피를 둘러 숙주 세포와의 상호작용을 강화한다. 바이러스는 숙주 세포를 이용하여 자신의 유전 정보를 복제하고 새로운 입자를 생성한다. 이처럼 다채로운 미생물의 고유한 구조적 특징은 그들의 생존 전략, 병원성 발현 방식, 그리고 주변 환경과의 관계를 결정짓는 핵심 요소로 작용한다.

2. 원핵세포

1) 세균의 형태와 배열

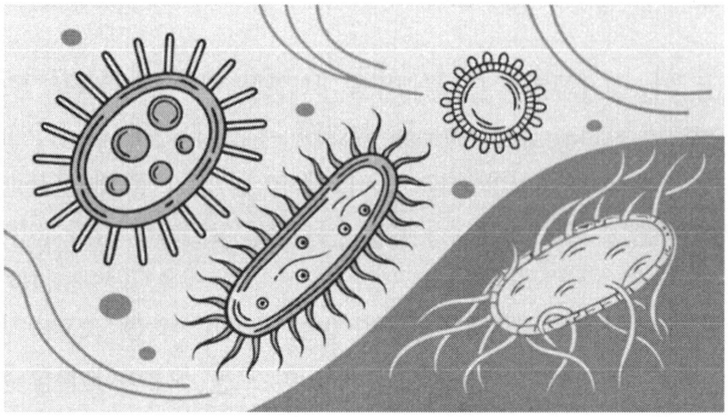

세균은 단세포 생물로서 매우 다양한 형태와 특정한 배열 방식을 나타낸다. 세균의 형태는 크게 세 가지 기본형으로 분류할 수 있는데, 구형의 구균(coccus), 막대 모양의 간균(bacillus), 그리고 나선형의 나선균(spirillum)이 그것이다. 이러한 기본적인 형태 외에도 콤마 모양의 비브리오(vibrio)나 실처럼 긴 사상균 등 다양한 변형된 형태가 존재한다. 세균의 형태는 세포벽의 구조와 기능에 의해 결정되며, 이는 세균의 생존 방식과 병원성에 중요한 영향을 미친다.

구균은 공 모양 또는 약간 타원형의 형태를 띠는 세균을 총칭한다. 구균은 분열 후 세포들이 어떻게 배열되느냐에 따라 다양한 양상을 나타낼 수 있다. 분열 후 각각의 세포가 독립적으로 존재하는 경우 단구균(monococcus)이라고 하며, 두 개의 구균이 쌍으로 붙어 있는 형태는 쌍구균(diplococcus)이라고 부른다. 연쇄상구균(streptococcus)은 구균들이 사슬 모양으로 길게 연결된 형태이며, 포도상구균(staphylococcus)은 불규칙한 평면으로 분열하여 포도송이처럼 덩어리를 이루는 배열을 보인다. 또한, 네 개의 구균이 정사각형으로 배열된 4련구균(tetracoccus)이나 여덟 개의 구균이 입방체 모양으로 배열된 8련구균(sarcina)과 같은 특정한 배열 형태도 관찰된다.

간균은 막대 모양 또는 원통형의 세균을 일컫는다. 간균 역시 분열 후 배열 방식에 따라 다양한 형태를 나타낼 수 있다. 하나의 간균이 독립적으로 존재하는 경우 단간균이라고 하며, 두 개의 간균이 나란히 붙어 있는 형태는 쌍간균(diplobacillus)이라고 한다. 여러 개의 간균이 사슬처럼 길게 연결된 형태는 연쇄상간균(streptobacillus)이라고 부른다. 또한, 간균의 양 끝이 뾰족한 방추형 간균(fusiform bacillus)이나 짧고 둥근 형태의 구간균(coccobacillus)과 같은 변형된 형태도 존재한다.

나선균은 나선형으로 꼬여 있는 형태의 세균을 말한다. 나선균은 나선의 굽어진 정도나 형태에 따라 다시 세부적으로 분류될 수 있다. 비브리오는 콤마와 같이 짧고 굽은 형태를 가지며, 스피릴룸은 비교적 짧고 뻣뻣한 나선 형태를 띤다. 스피로헤타는 길고 유연한 나선 형태를 가지며, 축사

(axial filament)라는 독특한 구조를 이용하여 운동성을 나타낸다.

세균의 형태와 배열은 그람 염색성과 함께 세균을 분류하고 동정하는 데 중요한 특징으로 활용된다. 예를 들어, 특정 질병의 원인균을 진단할 때 현미경 관찰을 통해 세균의 형태와 배열을 파악하는 것은 초기 단서를 제공하며, 추가적인 생화학적 검사나 유전자 분석 등을 통해 정확한 균종을 동정하는 데 기여한다. 또한, 세균의 형태와 배열은 세균이 특정 환경에 적응하거나 숙주 세포와 상호작용하는 방식과 관련이 있을 수 있어, 미생물 생태학 및 병원성 연구에서도 중요한 연구 대상이다.

2) 세포벽 외부구조

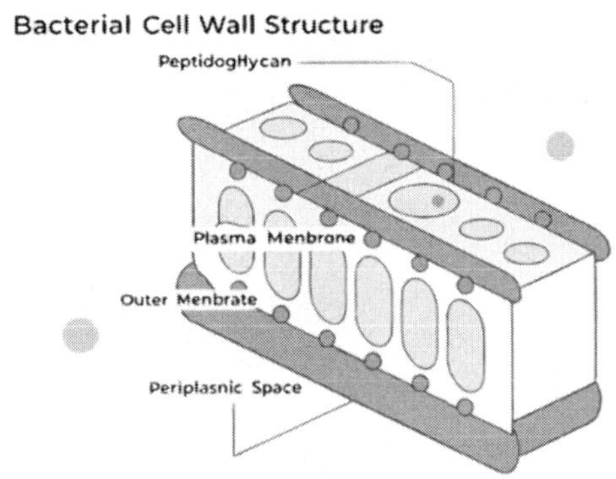

세균의 세포벽 외부에는 다양한 구조물들이 존재하며, 이는 세균의 생존, 운동성, 숙주와의 상호작용 등에 중요한 역할을 한다. 이러한 외부 구조는 세균의 종류에 따라 다르게 나타나며, 크게 협막, 편모, 섬모 등으로 나눌 수 있다.

협막(capsule)은 일부 세균의 세포벽 바깥쪽을 둘러싸고 있는 끈적끈적한 다당류 또는 단백질로 이루어진 층이다. 협막은 세균이 건조나 포식 작용으로부터 스스로를 보호하고, 숙주 세포에 부착하는 데 도움을 준다. 또한, 협막을 가진 세균은 숙주의 면역 시스템을 회피하여 병원성을 나타내는 데 유리하다. 협막의 구성 성분은 세균의 종류에 따라 다양하며, 예를 들어 폐렴구균의 협막은 다당류로 이루어져 있고, 탄저균의 협막은 폴리펩타이드로 구성되어 있다. 협막은 일반적인 염색법으로는 잘 염색되지 않기 때문에, 음성 염색법이나 특수 협막 염색법을 이용하여 관찰한다.

편모(flagella)는 세균의 운동성을 담당하는 길고 실 모양의 부속 구조이다. 편모는 플라젤린이라는 단백질로 구성되어 있으며, 세포 표면에 부착된 기저체라는 모터를 통해 회전 운동을 하여 세균이 액체 환경 속에서 이동할 수 있도록 한다. 세균은 편모의 개수와 배열 방식에 따라 단모성, 양모성, 총모성 등으로 분류된다. 편모는 화학 주성성(chemotaxis)과 같은 환경 자극에 대한 세균의 이동 반응에도 중요한 역할을 한다. 편모는 매우 가늘어 일반적인 염색으로는 관찰하기 어렵기 때문에, 편모의 두께를 증가시키는 매염제와 특수 염색법을 이용하여 관찰한다.

섬모(fimbriae)는 편모보다 짧고 가늘며, 세포 표면에 여러 개 존재하는 털과 같은 부속 구조이다. 섬모는 주로 세균이 숙주 세포나 다른 표면에 부착하는 역할을 한다. 일부 섬모는 접합섬모(sex pili)라고 불리며, 세균 간의 유전 물질 교환, 즉 접합(conjugation)에 관여한다. 섬모의 존재는 세균의 병원성 발현에 중요한 요소로 작용할 수 있다. 예를 들어, 요로 감염을 일으키는 대장균은 섬모를 이용하여 요로 상피 세포에 부착하여 감염을 용이하게 한다. 섬모 역시 특수 염색법을 통해 관찰할 수 있다.

그람 음성 세균의 경우, 세포벽의 가장 바깥쪽에 외막(outer membrane)이라는 독특한 구조를 가지고 있다. 외막은 인지질 이중층으로 이루어져 있으며, 내층은 일반적인 인지질로 구성되어 있지만, 외층은 리포다당류(lipopolysaccharide, LPS)라는 특이한 분자로 이루어져 있다. LPS는 세균의 구조적 안정성을 유지하고, 특정 항생 물질의 침투를 막는 역할을 한다. 또한, LPS의 지질 A 부분은 내독소로 작용하여 숙주에 염증 반응이나 발열을 유발할 수 있다. 외막에는 포린(porin)이라는 단백질 채널이 존재하여 작은 분자들이 통과할 수 있도록 한다.

이처럼 세균의 세포벽 외부 구조는 각기 다른 특징과 기능을 가지며, 세균의 생존과 환경 적응에 필수적인 역할을 수행한다. 이러한 구조들에 대한 이해는 세균의 분류, 병원성 기전 연구, 그리고 새로운 항생제 개발 등에 중요한 기초 자료를 제공한다.

3) 세포벽

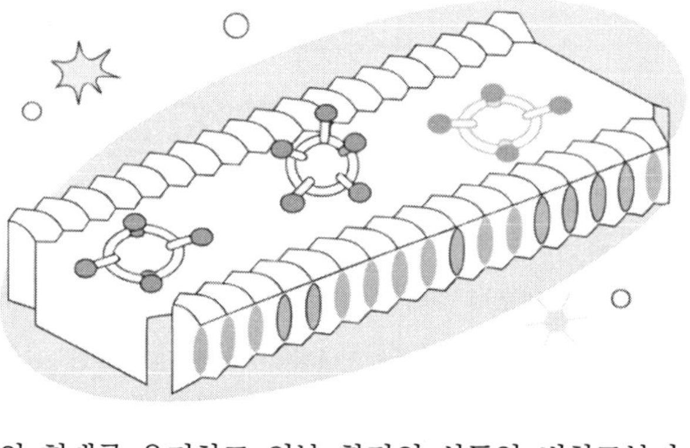

세균의 세포벽은 세포의 형태를 유지하고 외부 환경의 삼투압 변화로부터 세포를 보호하는 필수적인 구조이다. 이는 세포막 바깥쪽에 위치하며, 마치 단단한 외골격과 같은 역할을 수행한다. 세균 세포벽의 주성분은 펩티도글리칸(peptidoglycan)이라는 독특한 고분자 물질로, 이는 N-아세틸글루코사민(NAG)과 N-아세틸뮤람산(NAM)이라는 두 종류의 당 유도체가 번갈아 가며 β-(1,4) 글리코시드 결합으로 연결된 긴 사슬과, NAM에 붙어 있는 짧은 펩타이드 사슬들이 서로 교차 결합하여 그물과 같은 3차원 구조를 형성한 것이다. 이 펩타이드 사슬의 아미노산 구성과 교차 결합 방식은 세균의 종류에 따라 다양하게 나타난다.

세균은 세포벽의 구조적인 차이에 따라 그람 양성균과 그람 음성균으로 크게 분류된다. 그람 양성균은 세포벽의 대부분이 두꺼운 펩티도글리칸 층으로 이루어져 있으며, 이 층은 약 20~80 나노미터에 달한다. 이 두꺼운 펩티도글리칸 층은 크리스탈 바이올렛 염색 시약과 아이오딘 매염제 복합체를 단단히 붙잡아 탈색 과정에서도 색깔이 유지되어 보라색으로 염색된다. 또한, 그람 양성균의 세포벽에는 테이코산(teichoic acid) 또는 리포테이코산(lipoteichoic acid)이라는 독특한 고분자가 존재하기도 하는데, 이는 세포벽의 안정성을 유지하고 숙주 세포와의 상호작용에 관여하는 것으로 알려져 있다.

반면, 그람 음성균은 그람 양성균에 비해 펩티도글리칸 층이 훨씬 얇아 약 7~8 나노미터 정도에 불과하다. 이 얇은 펩티도글리칸 층의 바깥쪽에는 외막(outer membrane)이라는 추가적인 막 구조가 존재한다. 외막은 인지질 이중층으로 이루어져 있으며, 바깥쪽 층에는 리포다당류(lipopolysaccharide, LPS)라는 독특한 분자가 존재한다. LPS는 세균의 구조적 안정성에 기여하고 숙주의 면역 반응을 유발하는 내독소로 작용하기도 한다. 또한, 외막에는 포린(porin)이라는 단백질 채널이 존재하여 작은 분자들이 세포 내부로 통과할 수 있도록 돕는다. 그람 염색 시 그람 음성균은 얇은 펩티도글리칸 층 때문에 탈색 과정에서 크리스탈 바이올렛-아이오딘 복합체를 쉽게 잃어버리고, 이후에 처리하는 붉은색의 사프라닌 염색액에 의해 붉게 염색된다.

세균 세포벽의 주요 기능은 세포의 형태를 유지하고 세포질 내부의 높은 삼투압으로부터 세포가 터지는 것을 방지하는 것이다. 펩티도글리칸 층은 마치 그물과 같은 구조를 형성하여 세포에 강한 기계적 강도를 제공한다. 또한, 세포벽은 외부의 물리적, 화학적 스트레스 요인으로부터 세포를 보호하는 역할을 수행한다. 세포벽의 구조적인 차이는 그람 염색이라는 중요한 세균 분류법의 기초가 되며, 이는 항생제 작용 기전과 세균 감염 치료 전략을 이해하는 데 필수적인 지식을 제공한다. 예를 들어, 페니실린과 같은 일부 항생제는 펩티도글리칸 합성 과정을 억제하여 세균의 세포벽 형성을 방해함으로써 세균을 사멸시킨다. 따라서 세균 세포벽의 구조와 기능에 대한 깊이 있는 이해는 의학 및 생명과학 분야에서 매우 중요한 의미를 가진다.

3. 세포벽 내부구조

1) 원형질막

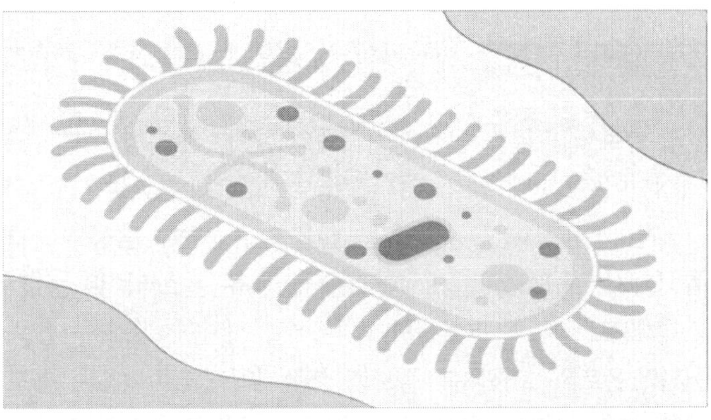

"생명 유지의 핵심 장벽"

세균의 원형질막은 세포 내부 환경을 외부와 분리하는 선택적 투과성 장벽으로, 세포벽 안쪽에 위치하며 세포질을 둘러싸는 얇고 유연한 막 구조이다. 주로 인지질 이중층과 다양한 막 단백질로 구성되어 생명 유지에 필수적인 다양한 기능을 수행한다.

인지질 이중층은 원형질막의 기본 틀을 형성한다. 친수성 머리와 소수성 꼬리를 가진 인지질 분자들은 수용성 환경에서 소수성 꼬리가 안쪽으로, 친수성 머리가 바깥쪽으로 향하는 이중층 구조를 자발적으로 형성하여 물과 수용성 분자의 통과를 막는 장벽 역할을 한다.

원형질막에는 막 관통 단백질과 주변부 단백질 등 다양한 막 단백질이 삽입되거나 부착되어 막의 다양한 기능을 수행한다. 막 관통 단백질은 인지질 이중층을 가로질러 물질 수송 채널, 수용체, 효소 등의 기능을 수행하며, 주변부 단백질은 막 표면에 결합하여 구조 지지나 효소 활성 조절 등의 역할을 한다.

원형질막의 주요 기능 중 하나는 선택적 투과성이다. 작은 비극성 분자는 직접 확산으로 통과하지만, 크거나 전하를 띤 분자는 막 단백질의 수송 채널이나 운반체를 통해 능동 수송(에너지 소모) 또는 수동 수송(에너지 불필요) 방식으로 통과한다.

세균의 원형질막은 에너지 생성에도 중요한 역할을 한다. 진핵세포 미토콘드리아의 전자 전달계와 산화적 인산화 과정이 세균 원형질막의 효소와 수송체에 의해 수행되어 생성된 양성자 기울기는 ATP 합성 효소에 의해 화학 에너지 ATP로 전환되어 세균 생명 활동에 필요한 에너지를 공급한다.

또한, 원형질막은 세포벽 합성, DNA 복제, 세포 분열 등 다양한 세포 내 과정에 관여하는 효소를 포함하며, 외부 환경 변화를 감지하고 세포 내부로 신호를 전달하는 수용체 단백질도 존재하여 세균이 환경 변화에 적절히 대응하도록 돕는다.

요약하자면, 세균의 원형질막은 세포 경계 정의 및 내부 환경 유지의 기본 장벽 역할과 함께 물질 수송, 에너지 생성, 신호 전달 등 다양한 생명 유지 활동에 필수적인 핵심 구조이다. 인지질 이중층과 다양한 막 단백질의 상호작용을 통해 세균은 외부 환경 변화에 적응하고 생존할 수 있다.

2) 메소좀

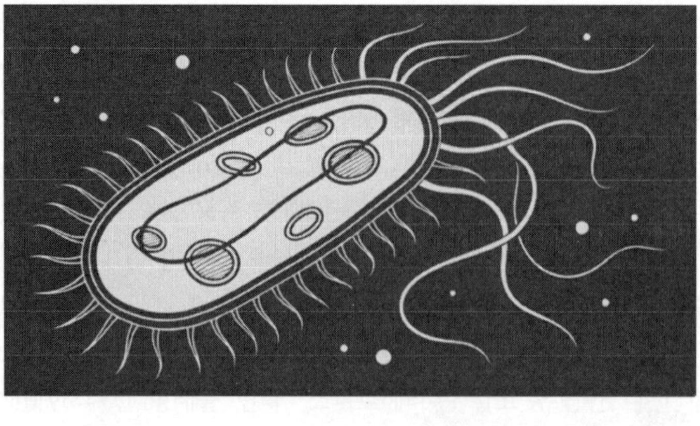

메소좀(mesosome)은 과거에 세균의 원형질막이 세포질 내부로 접혀 들어가 형성된 다양한 형태의 막 구조로 여겨졌던 세포 내 소기관이다. 1960년대 전자 현미경 기술의 발달로 처음 관찰되었으며, 다양한 모양과 크기를 가진 복잡한 막 구조로 나타났다. 초기 연구에서는 메소좀이 세균의 세포 분열, DNA 복제, 호흡 작용, 세포벽 합성 등 다양한 중요한 세포 기능에 관여할 것이라고 추정되었다. 특히, 진핵세포의 미토콘드리아와 유사하게 세균의 호흡 효소가 메소좀에 집중되어 있을 것이라는 가설이 제기되기도 했다.

메소좀의 다양한 형태는 소낭(vesicle), 튜브(tubule), 라멜라(lamellae) 구조 등으로 보고되었으며, 그 위치 또한 세포질 내부뿐만 아니라 핵양체 주변, 세포벽과 원형질막 사이 등 다양하게 관찰되었다. 이러한 다양한 형태와 위치는 메소좀이 여러 가지 기능을 수행할 것이라는 초기 가설을 뒷받침하는 것처럼 보였다. 예를 들어, 세포 분열 시 핵양체의 분리를 돕거나, 새로 합성된 세포벽 물질을 특정 위치로 운반하는 역할을 할 것이라는 의견이 제시되었다. 또한, 원형질막에서 일어나는 호흡 및 에너지 생성 과정과 연관되어, 메소좀이 ATP 합성 효소가 풍부한 부위일 가능성도 제기되었다.

그러나 1970년대 이후, 더 발전된 전자 현미경 기술과 다양한 실험적 증거들이 축적되면서 메소좀의 존재와 기능에 대한 의문이 제기되기 시작했다. 특히, 급속 동결 치환법과 같은 새로운 표본 준비 방법을 사용한 연구에서는 살아있는 세균 세포에서 메소좀과 유사한 구조가 일관되게 관찰되지 않았다. 이는 초기 전자 현미경 관찰 과정에서 화학적 고정 과정 중 발생하는 인공적인 구조 변형일 가능성을 시사했다. 즉, 고정 과정에서 원형질막이 손상되거나 변형되어 메소좀과 같은 구조가 만들어졌을 수 있다는 것이다.

이후의 연구들은 메소좀이 실제 세균 세포 내에 존재하는 고유한 소기관이 아니라, 전자 현미경 관찰을 위한 화학적 처리 과정에서 유발된 인공적인 구조물일 가능성이 높다는 결론으로 기울어졌다. 유전학적 연구에서도 메소좀의 특정 기능을 담당하는 유전자가 발견되지 않았으며, 메소좀이 없는 세균에서도 정상적인 생장과 기능을 수행하는 것이 확인되었다.

결론적으로, 초기에는 다양한 기능을 수행하는 중요한 세균 세포 내 소기관으로 여겨졌던 메소좀은 현재 과학계에서는 전자 현미경 관찰 과정에서 발생하는 인공적인 구조물로 이해되고 있다. 따라서 현대 미생물학에서는 세균의 주요 세포 구조를 논할 때 메소좀을 독립적인 소기관으로 분류하지 않는다. 하지만 메소좀에 대한 연구는 전자 현미경 기술의 발전과 표본 준비 방법의 중요성을 인식하게 된 계기가 되었으며, 과학적 발견과 해석에 있어 주의 깊은 접근이 필요함을 보여주는 사례로 남아있다.

3) 세포질

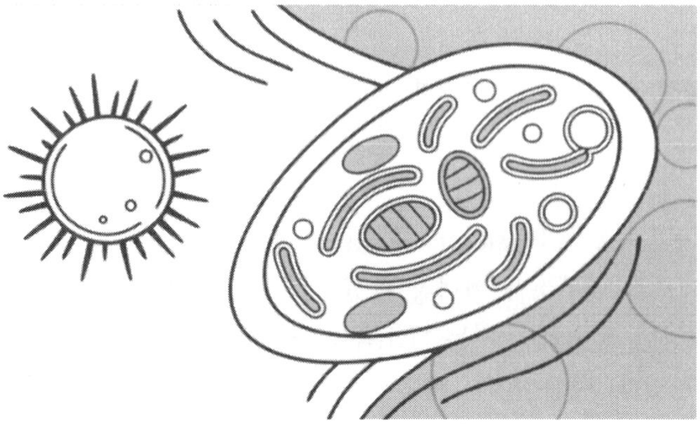

세균의 세포질(cytoplasm)은 원형질막으로 둘러싸인 세포 내부의 물질을 총칭하는 용어이다. 이는 물을 주성분으로 하는 젤과 같은 콜로이드 상태의 기질인 세포질 기질(cytosol)과 다양한 용해성 물질, 그리고 여러 종류의 세포 내 구조물들을 포함한다. 세포질은 세균의 생명 유지에 필수적인 다양한 생화학적 반응이 일어나는 주요 장소이며, 세포의 형태 유지, 물질 저장, 유전 정보 발현 등 다양한 기능을 수행한다.

세포질 기질은 약 70~80%의 물로 이루어져 있으며, 그 안에는 아미노산, 탄수화물, 지질, 핵산의 전구체, 무기 이온, 그리고 다양한 효소와 단백질들이 용해되어 있다. 이러한 용해성 물질들은 세균의 성장, 대사, 유전 활동에 필요한 기본적인 재료와 촉매 역할을 한다. 예를 들어, 해당 경로와 같은 주요 대사 과정이 세포질 기질에서 일어나며, 단백질 합성의 재료가 되는 아미노산 풀(pool)도 이곳에 존재한다.

세균의 세포질에는 진핵세포에서 볼 수 있는 막으로 둘러싸인 복잡한 세포 소기관(미토콘드리아, 소포체, 골지체 등)은 존재하지 않는다. 대신, 세균은 독특한 구조물들을 세포질 내에 가지고 있다. 그중 가장 중요한 것은 핵양체(nucleoid)이다. 핵양체는 세균의 유전 물질인 단일의 고리 모양 DNA 분자가 응축되어 존재하는 부위이다. 핵양체는 핵막으로 둘러싸여 있지 않으며, 세포질 내 특정 영역에 위치한다. 세균의 유전 정보는 이 DNA에 담겨 있으며, 복제와 전사를 통해 다음 세대로 전달되고 단백질 합성에 이용된다.

리보솜(ribosome)은 세균의 세포질 내에 존재하는 또 다른 중요한 구조물이다. 리보솜은 단백질 합성을 담당하는 작은 입자 형태의 복합체로, RNA와 단백질로 구성되어 있다. 세균의 리보솜은 진핵세포의 리보솜보다 크기가 작고 침강 계수가 70S이다. 리보솜은 mRNA에 담긴 유전 정보를 읽어 아미노산을 연결하여 단백질을 합성하는 역할을 수행한다. 세포질 내에는 수많은 리보솜이 존재하며, mRNA와 여러 개의 리보솜이 결합하여 단백질을 빠르게 합성하는 폴리리보솜(polyribosome) 형태로도 관찰된다.

세균의 세포질에는 다양한 저장 물질들이 과립 형태의 봉입체(inclusion body)로 존재하기도 한다. 이러한 봉입체는 특정 영양소가 풍부한 환경에서 과잉 생산된 물질들을 저장하는 역할을 한다. 예를 들어, 폴리인산염 과립(volutin granule)은 인산을 저장하며 ATP 합성에 이용될 수 있고, 다당류 과립(글리코겐 또는 전분)은 탄소원과 에너지원으로 사용된다. 일부 세균은 폴리-β-하이드록시부티레이트(PHB)와 같은 지질을 저장하기도 한다. 황 세균의 경우에는 황 입자를 세포질 내에 축적하기도 한다. 이러한 저장 물질들은 환경 조건이 unfavorable해졌을 때 세균의 생존에 필수적인 에너지와 영양분을 공급하는 역할을 한다.

또한, 일부 세균은 특수한 기능을 수행하는 세포질 내 구조물을 가지고 있다. 예를 들어, 시아노박테리아(cyanobacteria)는 광합성을 수행하는 틸라코이드 막 구조를 세포질 내에 가지고 있으며, 자성 세균(magnetotactic bacteria)은 자철석(magnetite) 결정을 함유한 자성소체(magnetosome)를 가지고 있어 지구 자기장을 따라 이동하는 데 이용한다.

요약하자면, 세균의 세포질은 생명 유지에 필수적인 다양한 물질과 구조물들을 포함하는 복잡하고 역동적인 공간이다. 세포질 기질은 대사 반응의 장을 제공하며, 핵양체는 유전 정보를 저장하고 전달하는 역할을, 리보솜은 단백질 합성을 수행한다. 다양한 봉입체는 영양분을 저장하고 필요시 공급하며, 특수한 구조물들은 특정 환경에 적응하거나 독특한 기능을 수행하는 데 기여한다. 이처럼 세균의 단순해 보이는 세포 구조 속에서도 세포질은 생명 현상의 핵심적인 역할을 수행하는 중요한 공간이다.

4) 핵

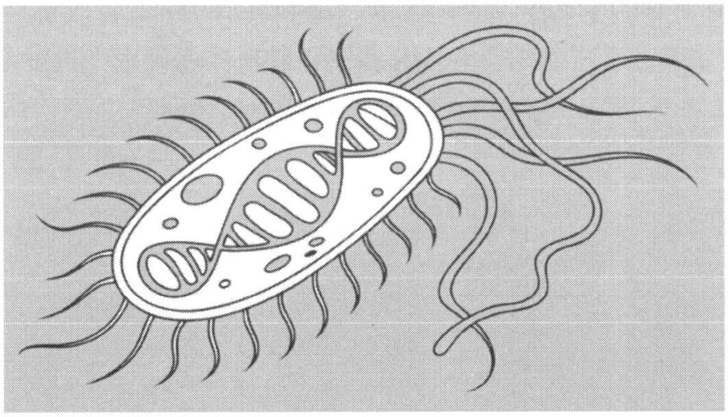

세균은 진핵생물과는 달리, 핵막으로 둘러싸인 명확한 형태의 핵(nucleus)을 가지고 있지 않다. 대신, 세균의 유전 물질인 DNA는 세포질 내 특정 부위에 집중되어 존재하며, 이 부위를 핵양체(nucleoid)라고 부른다. 핵양체는 진핵세물의 핵과는 구조와 기능 면에서 뚜렷한 차이를 보인다.

핵양체의 가장 큰 특징은 핵막이 없다는 점이다. 진핵세포의 핵은 이중막 구조인 핵막에 의해 세포질과 명확하게 구분되는 반면, 세균의 DNA는 세포질과 직접적으로 접촉하고 있다. 따라서 핵양체는 뚜렷한 경계를 가지는 구획화된 구조라기보다는, DNA가 밀집되어 있는 세포질 내의 특정 영역으로 이해하는 것이 더 정확하다.

세균의 유전체는 일반적으로 단일의 고리 모양 DNA 분자로 구성되어 있으며, 이 DNA는 매우 길고 복잡하게 꼬여 응축된 형태로 핵양체 내에 존재한다. 이러한 DNA의 응축에는 다양한 단백질들이 관여한다. 진핵세물의 히스톤 단백질과 유사한 기능을 수행하는 HU 단백질(heat-stable nucleoid protein)과 H-NS 단백질(histone-like nucleoid-structuring protein) 등이 DNA를 안정화시키고 응축시키는 역할을 한다. 이러한 단백질들은 DNA의 구조를 조직화하고 유전자 발현을 조절하는 데에도 관여하는 것으로 알려져 있다.

핵양체는 세포질 내에서 비교적 일정한 위치를 차지하지만, 막으로 둘러싸여 있지 않기 때문에 그 형태는 역동적으로 변할 수 있다. 세포의 생장과 분열 과정에서 핵양체의 크기와 모양은 변화하며, DNA 복제 과정에서는 두 개의 핵양체로 분리되어 딸세포로 각각 분배된다.

세균의 유전 정보는 핵양체 DNA에 담겨 있으며, 이 정보는 전사 과정을 통해 mRNA로 전달되고, mRNA는 리보솜에서 번역되어 단백질을 합성하는 데 사용된다. 진핵세포의 경우, 전사와 번역이 핵과 세포질이라는 분리된 공간에서 일어나는 반면, 세균에서는 핵막이 없기 때문에 전사와 번역이 세포질 내에서 동시에 일어날 수 있다는 특징이 있다.

일부 세균은 염색체 DNA 외에도 플라스미드(plasmid)라고 불리는 작은 고리 모양의 DNA 분자를 가지고 있다. 플라스미드는 필수적인 유전 정보를 담고 있지는 않지만, 항생제 내성, 독성 물질 생성 등 세균의 생존에 유리한 특정 유전자를 포함하고 있을 수 있다. 플라스미드는 핵양체 DNA와 독립적으로 복제될 수 있으며, 세균 간의 수평적 유전자 전달을 통해 다른 세균으로 이동할 수도 있다.

요약하자면, 세균은 핵막으로 둘러싸인 진정한 핵을 가지고 있지 않으며, 유전 물질인 DNA는 핵양체라는 세포질 내 특정 영역에 응축된 형태로 존재한다. 핵양체는 핵막이 없는 것이 특징이며, DNA의 응축과 구조 유지에는 다양한 단백질들이 관여한다. 세균의 유전 정보는 핵양체 DNA에 저장되어 단백질 합성에 이용되며, 일부 세균은 플라스미드라는 추가적인 유전 물질을 가지고 있기도 하다. 핵양체의 구조와 기능은 진핵세포의 핵과는 뚜렷한 차이를 보이며, 세균의 독특한 유전 정보 관리 및 발현 방식을 반영한다.

5) 리보솜

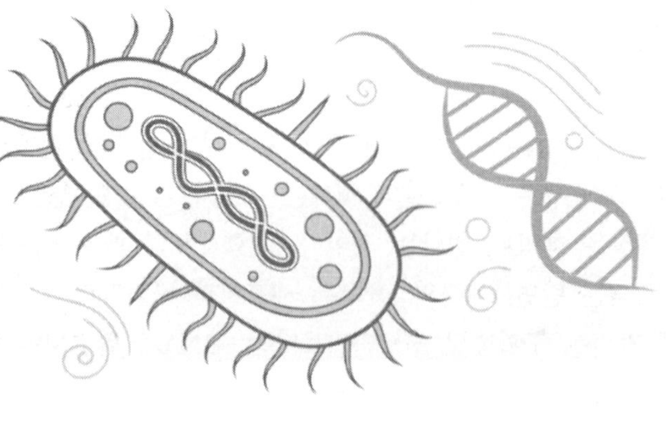

리보솜은 세포 내에서 단백질 합성을 담당하는 핵심적인 분자 기계로, 막으로 둘러싸이지 않은 복잡한 구조를 지닌다. 리보솜 RNA(rRNA)와 다양한 단백질 분자들로 구성된 이 복합체는 유전 정보의 흐름에서 중심적인 역할을 수행하며, DNA로부터 전사된 메신저 RNA(mRNA)의 유전 코드를 읽어 들여, 운반 RNA(tRNA)가 운반해 온 아미노산들을 순서대로 연결하여 폴리펩타이드 사슬, 즉 단백질을 합성하는 번역 과정을 수행한다. 리보솜은 모든 생명체의 생존에 필수적인 역할을 담당하며, 세포의 '단백질 공장'이라고도 불린다.

리보솜은 작은 서브유닛과 큰 서브유닛, 두 개의 주요 부분으로 나뉜다. 원핵세포의 리보솜은 70S(S는 스베드베리 단위) 크기를 가지며, 30S 작은 서브유닛과 50S 큰 서브유닛으로 구성된다. 반면, 진핵세포의 리보솜은 더 큰 80S 크기를 가지며, 40S 작은 서브유닛과 60S 큰 서브유닛으로 이루어져 있다. 각 서브유닛은 고유한 rRNA 분자와 수십 개의 서로 다른 리보솜 단백질들을 포함하고 있다. 예를 들어, 진핵세포의 작은 40S 서브유닛은 18S rRNA를, 큰 60S 서브유닛은 28S, 5.8S, 그리고 5S rRNA를 주축으로 하며, 다양한 리보솜 단백질들이 이들과 결합하여 복합체를 형성한다.

리보솜의 내부 구조는 단백질 합성이라는 핵심 기능을 효율적으로 수행하도록 최적화되어 있다. 리보솜에는 mRNA가 결합하는 부위와 tRNA가 결합하는 세 개의 주요 자리, 즉 A 자리(아미노아실-tRNA 결합 부위), P 자리(펩티딜-tRNA 결합 부위), 그리고 E 자리(방출 부위)가 존재한다. mRNA가 리보솜을 따라 이동하면서, mRNA의 코돈(세 개의 염기 서열)과 상보적인 안티코돈을 가진 tRNA가 A 자리에 결합한다. P 자리에 위치한 tRNA에 연결된 아미노산은 새로 들어온 아미노산과 펩타이드 결합을 형성한다. 그 후, 리보솜이 다음 코돈으로 이동하면, 아미노산을 전달하고 남은 tRNA는 E 자리를 통해 방출되고, 펩타이드 사슬이 연결된 tRNA는 P 자리로 이동하며, 새로운 아미노산을 운반한 tRNA가 A 자리로 들어오는 과정을 반복하면서 단백질 합성이 지속적으로 진행된다.

리보솜 RNA(rRNA)는 리보솜의 기본적인 구조적 틀을 제공할 뿐만 아니라, 단백질 합성 과정에서 촉매 역할을 수행하는 리보자임(ribozyme)으로서의 기능도 한다. 특히 큰 서브유닛의 rRNA는 펩타이드 결합 형성을 촉진하는 핵심적인 역할을 담당한다. 리보솜 단백질들은 rRNA의 정확한 접힘과 전체적인 구조적 안정성을 돕고, mRNA 및 tRNA와의 효과적인 상호작용을 조절하며, 단백질 합성의 개시, 연장, 종결 단계를 포함한 전체 과정을 정밀하게 보조하는 다양한 기능을 수행한다.

리보솜은 세포질 내에 자유롭게 떠다니거나, 진핵세포의 경우 소포체 막에 부착되어 조면소포체를 형성하기도 한다. 소포체에 부착된 리보솜은 세포막 단백질이나 세포 외부로 분비될 단백질을 주로 합성하는 반면, 세포질 내의 자유로운 리보솜은 세포 내부에서 사용될 단백질을 합성한다. 리보솜의 생합성은 핵 내의 인에서 rRNA 유전자가 전사된 후 리보솜 단백질들과 함께 조립되어 리보솜 서브유닛을 형성하고, 이 서브유닛들이 핵공을 통해 세포질로 이동하여 최종적으로 기능적인 리보솜 복합체를 형성하는 복잡한 다단계 과정을 거친다.

리보솜의 기능은 생명 유지에 절대적으로 필수적이므로, 리보솜의 활성을 특이적으로 저해하는 물질은 항생제 개발의 중요한 표적이 된다. 세균 리보솜의 구조적 특징은 진핵세포의 리보솜과 약간의 차이를 보이기 때문에, 특정 항생제는 세균의 단백질 합성만을 선택적으로 억제하여 인체 세포에 대한 독성은 최소화하면서 세균 감염을 효과적으로 치료할 수 있게 한다.

결론적으로, 리보솜은 유전 정보를 생명 활동의 핵심 분자인 단백질로 번역하는 데 필수적인 분자 기계이며, 그 복잡한 구조와 정교한 작동 메커니즘은 생명 현상의 근본 원리를 이해하는 데 중요한 통찰력을 제공한다. 리보솜에 대한 지속적인 연구는 생명 과학의 중요한 분야이며, 질병 치료를 위한 새로운 전략 개발 및 혁신적인 생명 공학 기술 발전에 지속적으로 기여할 것이다.

6) 저장물질

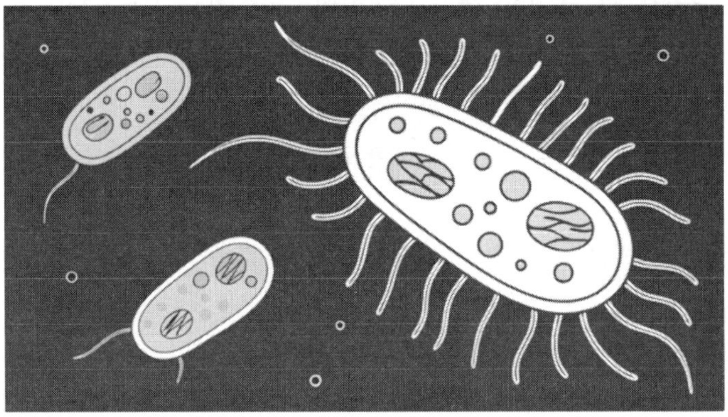

세균은 주변 환경으로부터 얻은 영양분을 이용하여 생명 활동에 필요한 에너지를 얻고 세포 구성 성분을 합성한다. 하지만 환경 조건이 항상 최적인 것은 아니기 때문에, 영양분이 풍부한 시기에는 이를 저장해 두었다가 영양분이 부족한 시기에 활용하는 메커니즘을 가지고 있다. 이러한 저장 물질들은 세포질 내에 특정한 과립 형태의 봉입체(inclusion body)로 존재하며, 세균의 생존과 환경 적응에 중요한 역할을 수행한다.

세균이 저장하는 주요 물질 중 하나는 탄수화물이다. 포도당과 같은 탄소원이 과잉으로 존재할 경우, 세균은 이를 글리코겐(glycogen) 또는 유사한 다당류 형태로 합성하여 세포질 내에 저장한다. 글리코겐은 포도당이 α-(1,4) 글리코시드 결합으로 연결된 가지형 고분자로, 필요시 효소에 의해 분해되어 에너지원이나 탄소원으로 사용될 수 있다. 일부 세균은 글리코겐 대신 전분과 유사한 구조의 다당류를 저장하기도 한다. 이러한 탄수화물 저장 물질은 세균이 에너지 부족 상황에 대처하고 생존하는 데 필수적인 역할을 한다.

지질 또한 세균의 중요한 저장 물질이다. 특히 폴리-β-하이드록시부티레이트(poly-β-hydroxybutyrate, PHB)는 많은 세균에서 탄소원과 에너지 저장 물질로 흔히 발견되는 폴리에스터의 일종이다. PHB는 세포질 내에 불용성 과립 형태로 축적되며, 환경 조건이 unfavorable해지면 효소에 의해 분해되어 아세틸-CoA를 생성하고, 이는 TCA 회로를 통해 에너지를 생산하는 데 사용된다. PHB는 생분해성 플라스틱의 원료로도 연구되고 있어 환경적인 측면에서도 주목받고 있다.

인산은 핵산, ATP, 인지질 등 다양한 생체 분자의 구성 성분이며, 에너지 저장에도 중요한 역할을 한다. 일부 세균은 폴리인산염(polyphosphate), 특히 볼루틴 과립(volutin granule) 형태로 인산을 저장한다. 볼루틴 과립은 메타크로마틴 과립이라고도 불리며, 염색 시 특정 파장의 빛을 흡수하여 다른 색깔로 보이는 특징이 있다. 저장된 인산은 ATP 합성이나 핵산 합성에 필요할 때 이용될 수 있으며, 환경 내 인산 농도가 낮을 때 세균의 생존에 기여한다.

황을 에너지원으로 이용하는 일부 세균(예: 황 세균)은 원소 황(elemental sulfur)을 세포질 내에 과립 형태로 저장하기도 한다. 이러한 황 입자는 황화수소와 같은 환원된 황 화합물을 산화하여 에너지를 얻는 과정의 중간 산물로 생성되며, 필요시 다시 산화되어 최종 에너지원으로 활용된다. 황 저장 과립은 주로 세포질 내 액포와 같은 특정 구획 내에 존재한다.

아미노산 또한 특정 조건 하에서 세균에 의해 저장될 수 있다. 예를 들어, 폴리글루탐산(polyglutamic acid)은 일부 바실러스 속 세균에서 협막의 구성 성분으로 작용하기도 하지만, 영양 저장 물질로도 활용될 수 있다.

이처럼 세균은 다양한 형태의 저장 물질을 세포질 내에 축적하여 변화하는 환경 조건에 유연하게 대처하고 생존력을 높인다. 저장된 탄수화물, 지질, 인산, 황, 아미노산 등은 에너지원, 탄소원, 그리고 필수적인 생체 분자 합성의 재료로 활용되며, 세균이 불리한 환경에서도 살아남고 성장할 수 있도록 돕는 중요한 전략이다. 이러한 저장 물질에 대한 연구는 세균의 생리 및 대사 과정을 이해하는 데 중요한 통찰력을 제공한다.

7) 내생포자

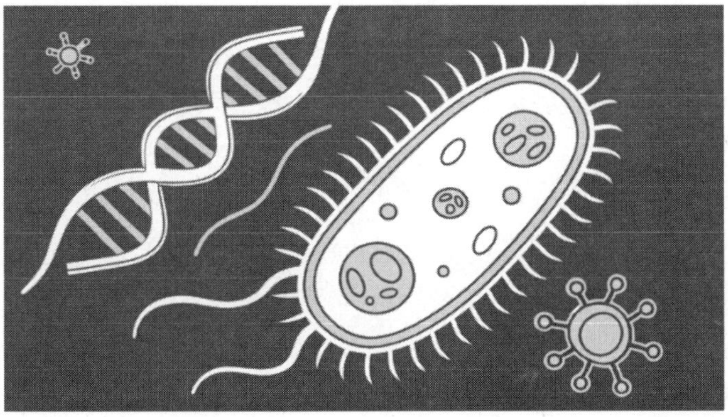

내생포자(endospore)는 일부 특정 세균들이 불리한 환경 조건, 예를 들어 영양분 고갈, 건조, 극심한 온도 변화, 화학 물질 노출 등에 직면했을 때 생존을 위해 형성하는 특수한 구조이다. 이는 세균의 번식 방법이 아닌, 일종의 '휴면 상태'로서 극한 환경에서도 오랫동안 생존할 수 있도록 돕는 역할을 한다. 내생포자를 형성하는 능력은 모든 세균에 있는 것은 아니며, 주로 그람 양성균인 바실러스(Bacillus) 속과 클로스트리디움(Clostridium) 속의 일부 종에서 관찰된다.

내생포자는 일반적인 활발하게 성장하는 영양 세포(vegetative cell)와는 매우 다른 구조와 성분을 가지고 있다. 이는 여러 겹의 단단한 막으로 둘러싸여 있으며, 내부에는 세균의 DNA, 리보솜, 그리고 생존에 필수적인 최소한의 세포질 성분들이 탈수된 상태로 존재한다. 내생포자의 가장 안쪽에는 핵양체와 리보솜을 포함하는 중심부(core)가 있으며, 이를 둘러싸는 세포벽(core wall), 피질(cortex), 포자 외피(spore coat), 그리고 가장 바깥쪽의 얇은 외막(exosporium) 등으로 구성된다. 특히 피질은 펩티도글리칸으로 이루어져 있지만 영양 세포의 펩티도글리칸보다 교차 결합이 덜 되어 있어 탈수 상태 유지에 기여한다. 또한, 내생포자에는 디피콜린산(dipicolinic acid)이라는 특이한 화학 물질이 다량 함유되어 있는데, 이는 칼슘 이온과 결합하여 내열성을 높이고 DNA를 안정화시키는 역할을 하는 것으로 알려져 있다.

내생포자 형성은 복잡한 다단계 과정을 거쳐 일어난다. 영양 세포가 스트레스 상황에 놓이면 DNA 복제가 시작되고, 세포막이 함입되어 복제된 DNA를 둘러싸는 격벽을 형성한다. 이 격벽이 점차 성장하여 전포자(forespore)를 형성하고, 모세포는 전포자를 완전히 감싸 이중막 구조를 만든다. 이후 전포자 내에서는 피질, 포자 외피 등이 순차적으로 형성되고, 탈수 과정을 거쳐 최종적인 내생포자가 완성된다. 모세포의 나머지 부분은 용해되어 내생포자를 방출한다.

내생포자는 매우 강력한 저항력을 나타낸다. 고온, 건조, 방사선, 화학 소독제 등 다양한 극한 환경 조건에서도 장기간 생존할 수 있으며, 심지어 수백만 년 동안 휴면 상태를 유지할 수 있다는 보고도 있다. 이러한 놀라운 생존력은 내생포자의 낮은 수분 함량, DNA 보호 물질의 존재, 그리고 다층의 단단한 막 구조 덕분이다.

적절한 환경 조건(영양분, 수분, 적절한 온도 등)이 갖춰지면 내생포자는 발아(germination)하여 다시 활발하게 성장하는 영양 세포로 전환된다. 발아는 활성화, 발아, 성장(outgrowth)의 세 단계를 거친다. 활성화는 내생포자가 발아할 준비를 하는 단계이며, 종종 열 충격과 같은 자극에 의해 유도된다. 발아 단계에서는 내생포자가 물을 흡수하고 대사 활동을 재개하며, 포자 외피가 파괴되거나 흡수된다. 마지막으로 성장 단계에서는 새로운 세포 성분이 합성되고 세포 분열을 통해 정상적인 영양 세포로 성장한다.

내생포자를 형성하는 세균들은 토양, 물, 공기 등 다양한 환경에 널리 분포하며, 일부는 인간에게 질병을 일으키는 병원성 세균이기도 하다. 예를 들어, 클로스트리디움 보툴리눔(Clostridium botulinum)은 보툴리누스 독소를 생성하여 식중독을 일으키고, 클로스트리디움 테타니(Clostridium tetani)는 파상풍의 원인균이다. 바실러스 안트라시스(Bacillus anthracis)는 탄저병을 유발한다. 내생포자는 높은 내열성 때문에 식품 살균 과정에서 문제가 되기도 하며, 의료 기기 멸균에도 특별한 주의가 필요하다.

내생포자의 존재 유무 및 형태는 세균을 분류하고 동정하는 데 중요한 특징으로 활용될 수 있다. 또한, 내생포자의 형성 및 발아 메커니즘에 대한 연구는 세균의 생존 전략을 이해하고, 관련 질병을 예방 및 치료하는 데 기여할 수 있다.

4장. 미생물의 대사

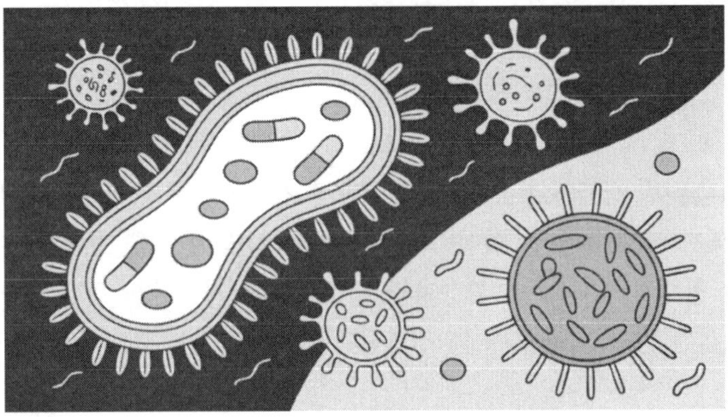

“생존과 성장의 화학적 기반”

미생물의 대사는 외부 영양분을 섭취, 변환하여 에너지를 얻고 세포 구성 물질을 합성하는 복잡한 화학 반응들의 총합이다. 놀라운 적응력을 바탕으로 다양한 에너지원과 환경 조건에 특화된 대사 경로를 진화시켜 왔다. 에너지 획득 방식에 따라 빛을 이용하는 광합성, 화학 물질을 산화하는 화학합성으로 나뉘며, 탄소원 획득 방식에 따라 무기물에서 유기물을 합성하는 독립영양과 외부 유기물을 섭취하는 종속영양으로 구분된다.

이러한 에너지원과 탄소원 조합은 광합성 자가영양, 화학합성 타가영양 등 다양한 대사 유형을 결정한다. 또한, 산소 이용 여부에 따라 산소를 최종 전자 수용체로 사용하는 호기성 대사와 산소 없이 다른 물질을 이용하는 혐기성 대사로 나뉜다. 발효는 혐기성 대사의 일종으로, 외부 전자 수용체 없이 유기물을 분해하여 에너지를 얻는 과정이다.

미생물의 다채로운 대사 능력은 특정 환경에서의 생존을 가능하게 하며, 지구 생태계 내 물질 순환과 에너지 흐름에 필수적인 역할을 수행한다. 질소 고정, 탄소 순환 등 생지화학적 과정에 깊이 관여하며, 생명 유지에 근본적인 기여를 한다.

1. 미생물의 개요

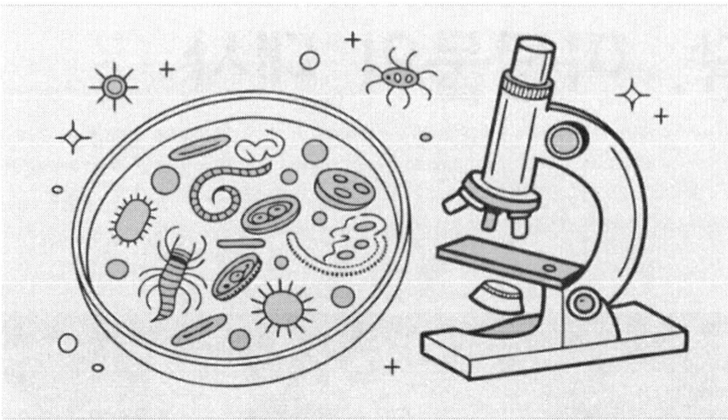

미생물 대사는 미생물이 생존하고 성장하기 위해 환경으로부터 영양분을 획득하고 이를 변환하여 에너지를 얻고 세포 구성 성분을 합성하는 모든 생화학적 반응을 포괄하는 과정이다. 이는 미생물의 생명 유지에 필수적이며, 주변 환경과의 상호작용을 가능하게 하는 핵심적인 기능이다. 미생물은 놀라울 정도로 다양한 대사 경로를 진화시켜 왔으며, 이는 지구상의 다양한 환경에서 생존하고 번성할 수 있는 기반이 된다.

미생물 대사는 크게 두 가지 주요 범주로 나눌 수 있다. 하나는 이화 작용(catabolism)으로, 복잡한 유기 분자를 더 간단한 분자로 분해하면서 에너지를 방출하는 과정이다. 이 과정에서 방출된 에너지는 주로 ATP(아데노신 삼인산)와 같은 에너지 저장 분자 형태로 저장되어 세포의 다양한 활동에 사용된다. 다른 하나는 동화 작용(anabolism)으로, 간단한 전구체 분자들을 이용하여 세포의 구성 성분(단백질, 핵산, 지질, 탄수화물 등)을 합성하는 과정이다. 동화 작용은 에너지를 소모하는 반응이며, 이 에너지는 이화 작용에서 공급받는다.

미생물은 에너지원과 탄소원을 획득하는 방식에 따라 다양한 영양 유형으로 분류될 수 있다. 에너지원을 기준으로 하면 빛 에너지를 이용하는 광영양생물(phototroph)과 화학 물질의 산화-환원 반응에서 에너지를 얻는 화학영양생물(chemotroph)으로 나뉜다. 탄소원을 기준으로 하면 이산화탄소와 같은 무기 탄소를 이용하여 스스로 유기물을 합성하는 독립영양생물(autotroph)과 유기물을 탄소원으로 이용하는 종속영양생물(heterotroph)으로 구분된다. 이 두 가지 기준을 조합하면 광독립영양생물, 광종속영양생물, 화학독립영양생물, 화학종속영양생물과 같은 다양한 영양 유형이 존재한다.

예를 들어, 광합성을 수행하는 시아노박테리아는 빛 에너지를 이용하여 이산화탄소로부터 유기물을 합성하는 광독립영양생물이다. 많은 세균과 진균류는 유기물을 에너지원과 탄소원으로 모두 사용하는 화학종속영양생물이다. 일부 특수한 세균은 황 화합물이나 암모니아와 같은 무기 화학 물질을 산화하여 에너지를 얻고 이산화탄소를 고정하는 화학독립영양생물로 존재하기도 한다.

미생물 대사의 핵심적인 경로는 해당 경로(glycolysis), TCA 회로(tricarboxylic acid cycle 또

는 Krebs cycle), 그리고 전자 전달계(electron transport chain)를 포함한다. 해당 경로는 포도당을 피루브산으로 분해하면서 소량의 ATP와 NADH를 생성하는 과정이다. TCA 회로는 피루브산을 완전히 산화시켜 CO_2를 방출하고 더 많은 NADH와 $FADH_2$를 생성한다. 전자 전달계는 NADH와 $FADH_2$로부터 전자를 받아 일련의 산화-환원 반응을 거치면서 양성자 기울기를 형성하고, 이 기울기를 이용하여 ATP 합성 효소가 ATP를 다량 생산하는 산화적 인산화(oxidative phosphorylation)를 수행한다.

혐기성 환경에서는 산소 대신 질산염, 황산염, 또는 유기 분자와 같은 다른 최종 전자 수용체를 사용하는 혐기성 호흡(anaerobic respiration)이나, 유기물을 불완전하게 산화시켜 ATP를 얻는 발효(fermentation)와 같은 대사 경로가 활용된다. 발효는 산소 없이도 ATP를 생성할 수 있지만, 산화적 인산화에 비해 에너지 생산 효율이 낮고 다양한 유기산, 알코올, 가스와 같은 부산물을 생성한다.

미생물은 환경 변화에 따라 대사 경로를 유연하게 조절하는 능력을 가지고 있다. 영양분의 종류와 농도, 산소의 유무, 온도 등 다양한 환경 요인에 따라 특정 효소의 활성을 조절하거나 특정 유전자의 발현을 조절하여 에너지 효율을 극대화하고 생존에 유리한 방향으로 대사를 전환한다.

미생물 대사의 다양성은 지구 생태계의 물질 순환에 중요한 역할을 한다. 질소 고정 세균은 대기 중의 질소를 암모니아 형태로 전환하여 식물이 이용할 수 있도록 하고, 탈질 세균은 질산염을 질소 가스로 환원시켜 질소 순환에 기여한다. 유기물을 분해하는 다양한 미생물들은 탄소 순환의 중요한 연결 고리 역할을 수행한다.

결론적으로, 미생물 대사는 생존과 성장에 필수적인 에너지와 구성 성분을 획득하는 복잡하고 다양한 생화학적 과정이며, 미생물의 놀라운 환경 적응력과 생태계 내에서의 중요한 역할을 가능하게 하는 핵심적인 기능이다.

2. 효소

1) 효소의 작용

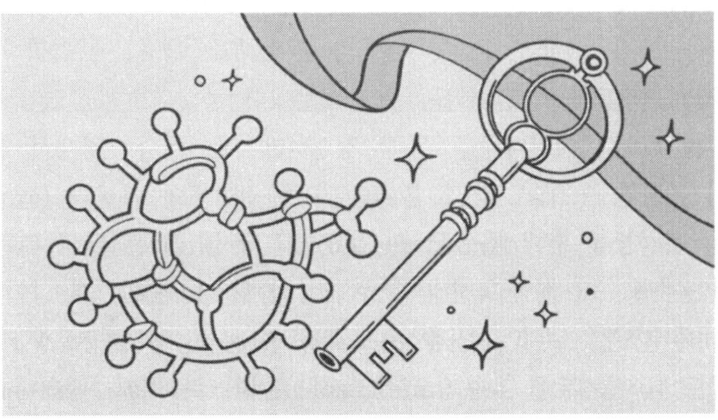

효소(enzyme)는 생체 내에서 일어나는 화학 반응의 속도를 매우 빠르게 증가시키는 생체 촉매이다. 대부분의 효소는 단백질로 구성되어 있으며, 일부는 RNA 분자(리보자임)가 촉매 활성을 나타내기도 한다. 효소는 반응 자체는 변화시키지 않으면서 활성화 에너지(activation energy)를 낮추어 반응이 더 쉽게 일어나도록 돕는다. 이러한 효소의 촉매 작용은 생명 유지에 필수적인 다양한 생화학적 반응들이 생체 내의 온화한 조건에서 효율적으로 진행될 수 있도록 한다.

효소의 작용 메커니즘은 주로 기질(substrate)이라고 불리는 특정 반응 물질과 효소의 활성 부위(active site)와의 상호작용을 통해 이루어진다. 활성 부위는 효소 분자 내의 특정 3차원 구조로, 기질 분자와 특이적으로 결합할 수 있는 공간이다. 효소와 기질의 결합은 마치 열쇠와 자물쇠처럼 매우 특이적이며, 이를 기질 특이성이라고 한다. 이러한 특이성 덕분에 하나의 효소는 일반적으로 특정 종류의 반응이나 특정 기질에 대해서만 촉매 활성을 나타낸다.

효소-기질 복합체(enzyme-substrate complex)가 형성되면 효소는 다양한 메커니즘을 통해 활성화 에너지를 낮춘다. 기질 분자의 결합을 불안정하게 만들거나, 반응 중간체의 안정성을 높이거나, 반응에 필요한 적절한 방향으로 기질 분자들을 배향시키는 등의 방법을 사용한다. 또한, 일부 효소는 활성 부위 내의 특정 아미노산 잔기를 이용하여 기질에 직접적으로 화학적 변화를 유도하기도 한다. 이러한 과정을 통해 기질 분자는 더 낮은 에너지 장벽을 넘어 생성물로 빠르게 전환될 수 있게 된다.

효소 반응 속도는 다양한 요인에 의해 영향을 받는다. 기질의 농도가 증가하면 효소와 기질이 만날 확률이 높아져 반응 속도도 증가하지만, 모든 효소의 활성 부위가 기질로 포화되면 더 이상 반응 속도는 증가하지 않고 최대 속도(V_{max})에 도달한다. 온도는 효소 활성에 큰 영향을 미치는데, 일반적으로 온도가 증가함에 따라 반응 속도도 증가하지만, 특정 최적 온도 이상에서는 효소의 단백질 구조가 변성되어 활성을 잃게 된다. pH 또한 효소 활성에 중요한 요인으로 작용하며, 각 효소는 최적 pH를 가지는데, pH가 너무 높거나 낮으면 효소의 이온화 상태가 변하여 기질 결합이나 촉매 작용에 필요한 3차원 구조가 파괴될 수 있다.

많은 효소는 그 자체만으로는 완전한 활성을 나타내지 못하고, 조효소(coenzyme)나 보조 인자(cofactor)라고 불리는 비단백질성 분자의 도움을 필요로 한다. 조효소는 효소 반응에 참여하여 전자를 운반하거나 특정 작용기를 이동시키는 역할을 하는 유기 분자(예: NAD^+, FAD, 비타민 유도체)이며, 보조 인자는 금속 이온(예: Mg^{2+}, Zn^{2+}, Fe^{2+})과 같이 효소 단백질에 결합하여 구조적 안정성을 제공하거나 촉매 작용에 직접적으로 관여하는 무기 이온이다.

효소 활성은 다양한 조절 메커니즘을 통해 정밀하게 제어된다. 경쟁적 저해제(competitive inhibitor)는 기질과 유사한 구조를 가지고 활성 부위에 결합하여 기질의 결합을 방해함으로써 효소 활성을 저해한다. 비경쟁적 저해제(noncompetitive inhibitor)는 활성 부위가 아닌 다른 부위에 결합하여 효소의 3차원 구조를 변화시켜 활성을 감소시킨다. 또한, 효소의 최종 생성물이 효소의 활성 부위나 다른 조절 부위에 결합하여 효소 활성을 억제하는 피드백 저해(feedback inhibition)는 생체 내 대사 경로를 효율적으로 조절하는 중요한 메커니즘이다.

미생물은 다양한 환경 조건에서 생존하기 위해 다양한 효소들을 생산하고 활용한다. 특정 영양분을 분해하는 효소, 독성 물질을 해독하는 효소, 세포벽을 합성하거나 변형하는 효소 등 다양한 효소들이 미생물의 생장, 대사, 병원성 발현 등에 중요한 역할을 수행한다. 미생물 효소는 산업적으로도 널리 이용되고 있으며, 식품 산업, 세제 산업, 의약 산업 등 다양한 분야에서 그 활용 가치가 높다.

결론적으로, 효소는 생체 내 화학 반응을 효율적으로 촉매하는 필수적인 생체 분자이며, 기질 특이성, 활성 부위와의 상호작용, 그리고 다양한 조절 메커니즘을 통해 생명 현상의 핵심적인 역할을 수행한다. 미생물 역시 다양한 효소들을 이용하여 환경에 적응하고 생존하며, 이러한 미생물 효소의 작용 원리와 조절 기전에 대한 이해는 생명 과학 및 응용 분야에서 매우 중요하다.

2) 효소작용의 기전

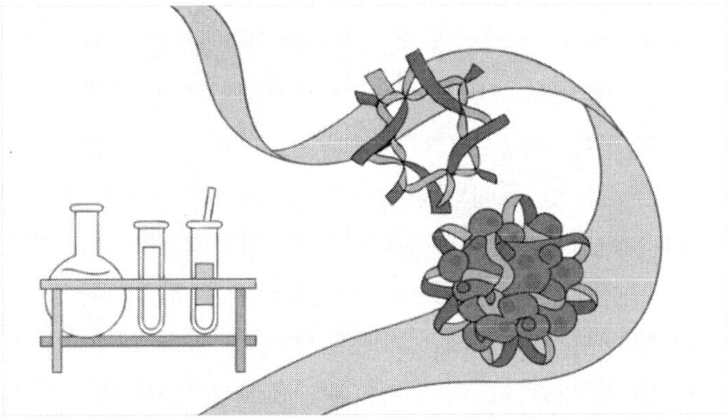

효소 작용의 핵심 기전은 효소 분자 내의 특정 부위인 활성 부위(active site)와 기질(substrate) 분자 간의 일시적인 상호작용을 통해 활성화 에너지(activation energy)를 낮추는 데 있다. 활성화 에너지는 화학 반응이 자발적으로 일어나기 위해 필요한 최소한의 에너지 장벽을 의미하며, 효소는 이 에너지 장벽을 효과적으로 낮춤으로써 반응 속도를 획기적으로 증가시킨다.

효소와 기질의 첫 번째 단계는 효소-기질 복합체(enzyme-substrate complex, ES complex)의 형성이다. 활성 부위는 기질 분자와 상보적인 3차원 구조를 가지고 있어, 마치 열쇠와 자물쇠가 맞듯이 매우 특이적으로 결합한다. 이 결합은 수소 결합, 이온 결합, 소수성 상호작용, 반데르발스 힘 등 다양한 비공유 결합에 의해 안정화된다. 활성 부위는 효소 단백질의 특정 아미노산 잔기들로 구성되어 있으며, 이 잔기들의 정확한 배열과 3차원 배치가 기질 인식과 촉매 작용에 결정적인 역할을 한다.

효소-기질 복합체가 형성되면 효소는 여러 가지 메커니즘을 통해 기질 분자의 화학적 변화를 유도하고 활성화 에너지를 낮춘다. 주요한 활성화 에너지 감소 기전은 다음과 같다.

첫째, 기질의 결합 및 배향(substrate binding and orientation)이다. 효소는 활성 부위에 기질 분자를 정확한 방향으로 결합시켜 반응에 필요한 특정 화학 결합이 형성되거나 끊어지기 쉽도록 배열한다. 반응 물질들이 올바른 방향으로 충돌할 확률을 높여 반응 속도를 증가시키는 것이다.

둘째, 전이 상태 안정화(transition state stabilization)이다. 화학 반응에서 기질이 생성물로 변환되기 위해서는 불안정한 중간 상태인 전이 상태를 거쳐야 한다. 효소의 활성 부위는 기질이 전이 상태에 도달했을 때의 구조와 더 높은 상호작용력을 가지도록 설계되어 있어, 전이 상태의 에너지를 낮추고 안정화시킨다. 이는 반응이 더 낮은 에너지 장벽을 넘어 진행될 수 있도록 돕는 핵심적인 메커니즘이다.

셋째, 촉매 메커니즘(catalytic mechanisms)이다. 효소의 활성 부위 내에 있는 특정 아미노산 잔기들은 직접적으로 화학 반응에 참여하여 기질 분자의 화학 결합을 끊거나 형성하는 것을 돕는다. 이러한 촉매 메커니즘은 크게 산-염기 촉매(acid-base catalysis), 공유 결합 촉매(covalent catalysis), 금속 이온 촉매(metal ion catalysis) 등으로 나눌 수 있다. 산-염기 촉매는 활성 부위의 아미노산 잔기가 산 또는 염기로 작용하여 양성자(H^+) 이동을 촉진하는 방식이며, 공유 결합 촉매는 효소와 기질 사이에 일시적인 공유 결합을 형성하여 반응 중간체를 안정화시키는 방식이다. 금속 이온 촉매는 금속 이온이 전하를 띠거나 전자를 주고받음으로써 기질 결합이나 활성화를 돕거나, 산-염기 촉매 역할을 수행하는 방식이다.

효소-기질 복합체를 통해 기질이 생성물로 전환되면, 효소는 생성물과의 결합력이 약해져 생성물을 방출하고 원래의 자유로운 효소 상태로 돌아간다. 이렇게 분리된 효소는 다시 새로운 기질 분자와 결합하여 촉매 작용을 반복할 수 있다. 효소는 반응 과정에서 소모되지 않기 때문에 소량으로도 많은 양의 기질을 생성물로 전환시킬 수 있는 효율적인 촉매이다.

효소 작용의 속도는 기질 농도, 온도, pH, 저해제 및 활성제 등 다양한 요인에 의해 조절될 수 있다. 이러한 조절 메커니즘은 세포 내 대사 경로를 정교하게 제어하고, 세포가 변화하는 환경에 적응하는 데 필수적인 역할을 한다.

결론적으로, 효소 작용의 기전은 활성 부위와 기질의 특이적인 결합, 효소-기질 복합체 형성, 활성화 에너지 감소, 전이 상태 안정화, 그리고 다양한 촉매 메커니즘을 포함하는 복잡하고 정교한 과정이다. 이러한 과정을 통해 효소는 생체 내 화학 반응을 극적으로 촉진하여 생명 현상을 유지하는 데 핵심적인 역할을 수행한다.

3) 효소의 종류

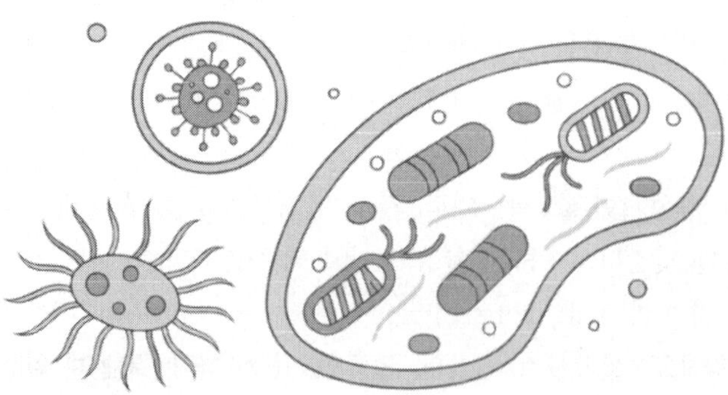

미생물은 생존과 번성을 위해 다양한 효소를 활용하며, 이러한 효소들은 수행하는 화학 반응의 종류에 따라 체계적으로 분류된다. 국제생화학분자생물학연합에서는 효소 명명법 위원회를 통해 효소들을 기능에 따라 6개의 주요 부류로 나누고, 각 부류는 다시 소부류와 세부류로 세분화된다. 각 효소에는 고유한 EC 번호가 부여되어 정확하게 식별된다.

첫 번째 부류는 산화환원 효소로, 이들은 산화-환원 반응, 즉 한 분자에서 다른 분자로 전자를 이동시키는 반응을 촉매한다. 이 부류에는 탈수소 효소, 산화 효소, 환원 효소, 과산화 효소 등이 포함된다. 예를 들어, 젖산 탈수소 효소는 젖산을 피루브산으로 산화시키면서 NAD+를 NADH로 환원시키는 반응을 촉매하는 효소이다.

두 번째 부류는 전이 효소로, 이들은 한 분자에서 다른 분자로 특정 작용기, 예를 들어 메틸기, 아미노기, 인산기 등을 이동시키는 반응을 촉매한다. 이 부류에는 키나아제, 아미노기 전이 효소, 메틸기 전이 효소 등이 속한다. 대표적인 예로 헥소키나아제는 ATP의 인산기를 포도당으로 전이시켜 포도당-6-인산을 생성하는 반응을 촉매하는 효소이다.

세 번째 부류는 가수분해 효소로, 이들은 물 분자를 이용하여 화학 결합을 끊는 가수분해 반응을 촉매한다. 이 부류에는 에스터라아제, 글리코시다아제, 펩티다아제, 리파아제, 뉴클레아제 등이 포함된다. 예를 들어, 락타아제는 젖당을 포도당과 갈락토오스로 분해하는 반응을 촉매하는 효소이다.

네 번째 부류는 분해 효소로, 이들은 가수분해나 산화-환원 반응 이외의 방식으로 화학 결합을 끊거나 새로운 이중 결합을 형성하는 반응을 촉매한다. 이 부류에는 탈탄산 효소, 알돌라아제, 신타아제 등이 속한다. 대표적인 예로 피루브산 탈탄산 효소는 피루브산에서 이산화탄소를 제거하여 아세트알데히드를 생성하는 반응을 촉매한다.

다섯 번째 부류는 이성질화 효소로, 이들은 분자 내에서 원자의 재배열을 촉매하여 이성질체를 생성하는 반응을 촉매한다. 이 부류에는 라세마아제, 에피머라아제, 무타아제 등이 포함된다. 예를 들어, 포도당-6-인산 이성질화 효소는 포도당-6-인산을 과당-6-인산으로 전환하는 반응을 촉매하는 효소이다.

마지막 여섯 번째 부류는 연결 효소로, 이들은 ATP와 같은 에너지원의 가수분해와 짝지어 두 분자 간의 새로운 화학 결합 형성을 촉매한다. 따라서 신테타아제라고도 불린다. 이 부류에는 DNA 리가아제, 아미노아실-tRNA 합성 효소 등이 포함된다. 예를 들어, DNA 리가아제는 DNA 가닥의 끊어진 부분을 연결하는 반응을 촉매하는 효소이다.

이러한 주요 효소 부류 내에서도 기질 특이성이나 반응 메커니즘에 따라 더 세부적인 소부류와 세부류로 나뉘어 매우 다양한 종류의 효소들이 존재한다. 효소의 명명법은 일반적으로 기질의 이름에 '-아제' 접미사를 붙이는 방식을 따르지만, 트립신, 펩신과 같이 역사적으로 사용되어 온 예외적인 이름들도 있다. 체계적인 명명법은 촉매하는 반응의 종류와 기질을 명확하게 나타내어 효소의 기능을 보다 정확하게 이해하는 데 도움을 준다. 미생물은 이러한 다양한 효소들을 이용하여 복잡한 대사 과정을 수행하고, 환경 변화에 적응하며 생존한다.

3. 이화작용

1) 해당작용

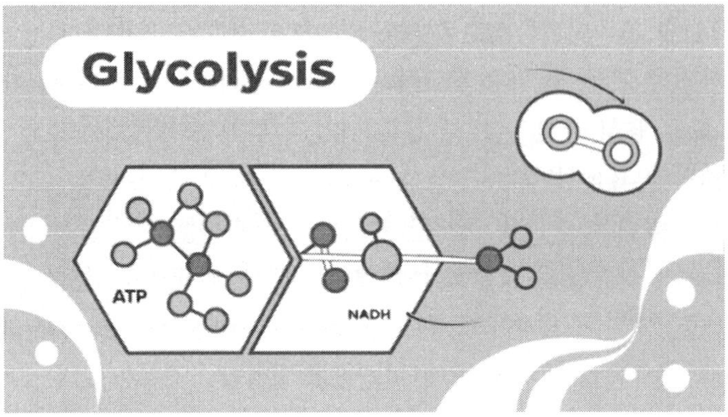

해당작용(glycolysis)은 대부분의 생명체에서 일어나는 기본적인 대사 경로 중 하나로, 포도당(glucose)이라는 6탄당 분자를 두 개의 3탄당 분자인 피루브산(pyruvate)으로 분해하면서 에너지를 방출하는 과정이다. 이 과정은 산소의 존재 유무와 관계없이 세포질 내에서 일어나며, 혐기성 조건에서는 발효의 첫 단계로, 호기성 조건에서는 TCA 회로로 이어지는 중요한 연결 고리 역할을 한다. 해당작용은 비교적 간단한 일련의 효소 촉매 반응으로 구성되어 있으며, 소량의 ATP(아데노신 삼인산)와 NADH(니코틴아미드 아데닌 다이뉴클레오타이드)라는 환원형 조효소를 생성한다.

해당작용은 크게 두 단계로 나눌 수 있다. 첫 번째 단계는 에너지 투자 단계(energy investment phase)로, 포도당 분자를 활성화시키기 위해 ATP 두 분자를 소모하는 과정이다. 이 단계에서는 포도당이 여러 단계의 인산화 반응을 거쳐 불안정한 6탄당 이인산(fructose-1,6-bisphosphate)으로 전환된다. 이어서 이 6탄당 이인산은 알돌레이스(aldolase)라는 효소에 의해 두 개의 3탄당 인산, 즉 글리세르알데히드-3-인산(glyceraldehyde-3- phosphate, G3P)과 다이하이드록시아세톤 인산(dihydroxyacetone phosphate, DHAP)으로 분해된다. DHAP는 트라이오스 인산 이성질화 효소(triose phosphate isomerase)에 의해 G3P로 빠르게 전환되므로, 결과적으로 하나의 포도당 분자로부터 두 분자의 G3P가 생성된다.

두 번째 단계는 에너지 회수 단계(energy payoff phase)로, 두 분자의 G3P가 여러 산화 및 인산화 반응을 거쳐 최종적으로 두 분자의 피루브산으로 전환되면서 네 분자의 ATP와 두 분자의 NADH가 생성된다. 먼저 G3P는 글리세르알데히드-3-인산 탈수소 효소(glyceraldehyde- 3-phosphate dehydrogenase)에 의해 산화되면서 NAD^+를 NADH로 환원시키고, 동시에 무기 인산이 첨가되어 1,3-비스포스포글리세레이트(1,3-bisphosphoglycerate)를 형성한다. 이 고에너지 인산 화합물은 포스포글리세레이트 키나아제(phosphoglycerate kinase)에 의해 ADP에 인산기를 전달하여 ATP를 생성하고 3-포스포글리세레이트로 전환된다(기질 수준 인산화, substrate-level phosphorylation).

다음으로 3-포스포글리세레이트는 포스포글리세레이트 뮤타아제(phosphoglycerate mutase)에 의해 2-포스포글리세레이트로 이성질화되고, 엔올라아제(enolase)에 의해 탈수 반응이 일어나 포스포엔올피루브산(phosphoenolpyruvate, PEP)이라는 또 다른 고에너지 인산 화합물이 생성된다. 마지막으로 피루브산 키나아제(pyruvate kinase)는 PEP의 인산기를 ADP에 전달하여 ATP를 생성하고 피루브산으로 전환시킨다(기질 수준 인산화).

결과적으로 하나의 포도당 분자가 해당작용을 거치면 총 네 분자의 ATP가 생성되지만, 에너지 투자 단계에서 두 분자의 ATP가 소모되었으므로 순 ATP 생산량은 두 분자이다. 또한, 두 분자의 NADH가 생성되는데, 이 NADH는 호기성 호흡 조건에서는 전자 전달계를 통해 더 많은 ATP를 생산하는 데 사용된다. 혐기성 조건에서는 NADH가 발효 과정에서 다시 NAD^+로 산화되어 해당작용이 지속될 수 있도록 한다.

미생물은 다양한 환경에서 생존하기 위해 해당작용 경로를 조절하는 정교한 메커니즘을 가지고 있다. ATP와 같은 에너지 수준이 높으면 해당작용의 속도가 억제되고, ADP나 AMP와 같은 에너지 수준이 낮으면 해당작용이 촉진되는 방식으로 에너지 요구량에 따라 경로가 조절된다. 또한, 특정 효소들의 활성은 대사 중간 산물이나 최종 산물에 의해 알로스테릭하게 조절되기도 한다.

해당작용은 거의 모든 생명체에서 발견되는 보편적인 대사 경로이며, 생명의 기본적인 에너지 생산 방식 중 하나이다. 미생물에게 해당작용은 다양한 환경 조건에서 생존하고 성장하는 데 필수적인 에너지와 탄소 골격(metabolic intermediate)을 제공하는 중요한 역할을 수행한다.

2) 호흡

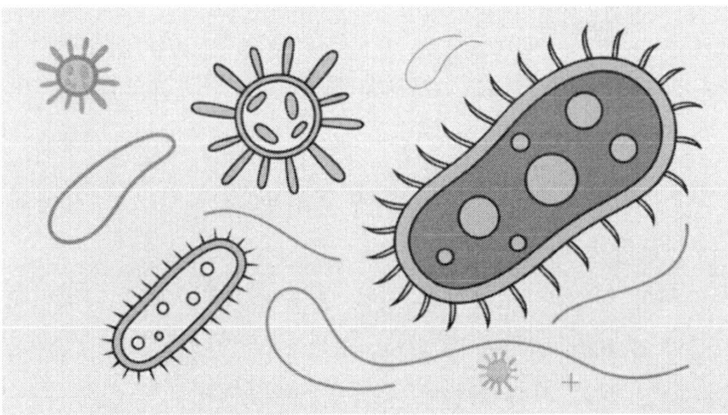

미생물의 호흡은 유기물이나 무기물을 산화시켜 에너지를 얻는 대사 과정으로, 산소의 유무에 따라 크게 두 가지 유형으로 나뉜다. 산소가 존재하는 환경에서 일어나는 호기성 호흡과 산소가 없는 환경에서 일어나는 혐기성 호흡이 그것이다.

호기성 호흡은 산소를 최종 전자 수용체로 사용하여 유기물을 완전히 산화시켜 다량의 ATP를 생산하는 효율적인 에너지 생성 과정이다. 많은 세균, 진균류, 그리고 일부 원생생물이 호기성 호흡을 통해 에너지를 얻으며, 이 과정은 주로 세포질과 세포막(원핵생물) 또는 세포질과 미토콘드리아(진핵생물)에서 일어나는 여러 단계의 반응으로 구성된다. 첫 번째 단계는 해당과정으로, 포도당이 피루브산으로 분해되면서 소량의 ATP와 NADH가 생성되며, 이 과정은 산소의 유무와 관계없이 일어난다. 두 번째 단계는 피루브산 산화로, 해당과정에서 생성된 피루브산은 미토콘드리아 기질(진핵생물) 또는 세포질(원핵생물)에서 아세틸-CoA로 전환되면서 CO_2와 NADH를 생성한다. 세 번째 단계는 TCA 회로로, 아세틸-CoA는 TCA 회로에 들어가 여러 효소 반응을 거치면서 CO_2, NADH, $FADH_2$, 그리고 소량의 ATP를 생성한다. 마지막 단계는 전자 전달계 및 산화적 인산화로, NADH와 $FADH_2$는 세포막 또는 미토콘드리아 내막에 위치한 전자 전달계에 전자를 제공한다. 전자는 일련의 전자 운반체를 따라 이동하면서 에너지를 방출하고, 이 에너지는 양성자를 막 사이 공간으로 능동 수송하여 전기화학적 기울기를 형성하는 데 사용된다. 최종적으로 전자는 산소와 결합하여 물을 생성하며, 막 사이 공간에 축적된 양성자는 ATP 합성 효소를 통해 다시 기질 쪽으로 이동하면서 ATP를 다량으로 합성한다. 이 과정을 산화적 인산화라고 하며, 호기성 호흡의 주된 ATP 생산 단계이다.

혐기성 호흡은 산소 대신 다른 무기 또는 유기 화합물을 최종 전자 수용체로 사용하는 에너지 생성 과정이다. 혐기성 호흡은 산소 호흡에 비해 ATP 생산 효율이 낮지만, 산소가 없는 환경에서 생물이 생존하는 데 필수적이다. 다양한 미생물이 혐기성 호흡을 수행하며, 최종 전자 수용체의 종류에 따라 다양한 형태의 혐기성 호흡이 존재한다. 탈질산화는 질산염을 아질산염, 산화질소, 아산화질소, 또는 질소 가스로 환원시키는 과정으로, 일부 세균은 이를 통해 에너지를 얻으며, 질소 순환에 중요한 역할을 한다. 황산염 환원은 황산염을 황화수소로 환원시키는 과정으로, 황산염 환원 세균은 해양 및 담수 환경의 혐기성 지역에서 중요한 역할을 한다.

메탄 생성은 이산화탄소나 아세테이트와 같은 간단한 유기물을 메탄으로 전환하는 과정으로, 메탄 생성 고세균은 혐기성 소화조, 논, 동물의 장 등 다양한 혐기성 환경에서 발견된다. 발효는 혐기성 조건에서 유기물을 불완전하게 산화시켜 에너지를 얻는 과정으로, 산화적 인산화 과정을 거치지 않고 기질 수준 인산화를 통해 소량의 ATP를 생산하며, 에탄올, 젖산, 아세트산 등 다양한 유기 부산물을 생성한다. 발효는 해당과정 이후에 NADH를 NAD+로 재산화시키는 역할을 하여 해당과정이 지속될 수 있도록 한다.

미생물의 호흡 방식은 서식 환경과 에너지원 이용 능력에 따라 매우 다양하며, 지구 생태계의 물질 순환과 에너지 흐름에 중요한 영향을 미친다. 또한, 특정 미생물의 호흡 특성은 산업적으로 유용한 화합물 생산이나 환경 정화 기술 개발에 응용되기도 한다.

3) 발효

발효는 미생물이 산소가 없는 혐기적 조건에서 유기물을 분해하여 에너지를 얻는 과정이며, 넓게는 미생물을 이용하여 인간에게 유용한 물질을 생산하는 대사 과정 전체를 의미하기도 한다. 고대부터 식품 보존과 풍미 증진, 술 제조 등에 활용되어 온 중요한 기술이다.

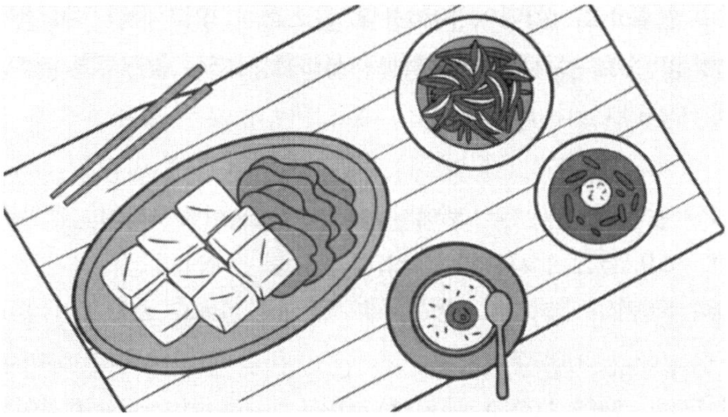

알코올 발효는 효모와 일부 세균이 당을 분해하여 에탄올과 이산화탄소를 생성하는 과정으로, 술 제조와 빵 발효에 이용된다. 젖산 발효는 젖산균 등이 당을 분해하여 젖산을 생성하는 과정으로, 김치, 요구르트 등 발효 유제품 및 채소 절임 생산에 활용된다. 아세트산 발효는 아세트산균이 에탄올을 산화시켜 아세트산을 생성하는 과정으로, 식초 제조에 필수적이다.

이 외에도 부탄올 발효, 프로피온산 발효 등 다양한 종류의 발효가 존재하며, 된장, 간장과 같은 전통 발효 식품은 여러 미생물의 복합적인 작용으로 독특한 맛과 향, 영양 성분을 갖게 된다.

발효는 단순한 에너지 획득을 넘어 식품의 질감 변화, 풍미 생성, 영양가 증진, 보존 기간 연장 등 다양한 이점을 제공한다. 또한, 발효 과정에서 생산되는 항생제, 효소, 아미노산 등은 산업적으로도 중요한 가치를 지닌다.

미생물의 발효 과정은 환경 조건과 미생물의 종류에 따라 다양한 경로를 거치며, 최종 산물 또한 매우 다양하게 나타난다. 이러한 발효의 다양성은 인류가 오랜 기간 동안 다양한 발효 식품과 음료를 개발하고 이용해 온 배경이 된다.

4) 지질이화작용

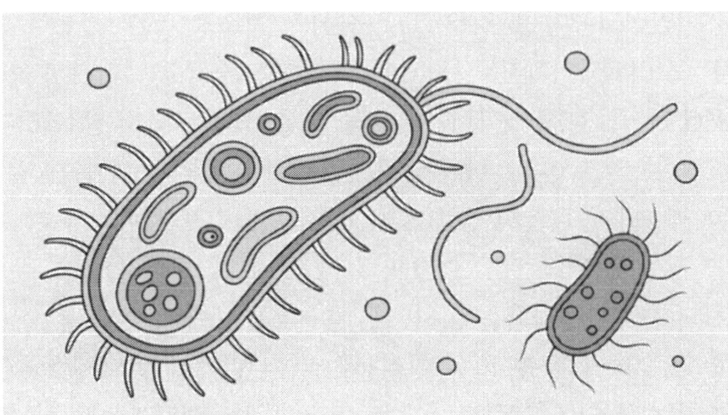

미생물의 지질 이화작용은 세포가 지질을 분해하여 에너지를 얻거나 다른 대사 과정에 필요한

구성 성분을 확보하는 과정이다. 이는 세포막의 주요 성분인 인지질이나 에너지 저장 물질인 중성지방을 포함한 다양한 지질에 적용된다. 미생물은 지방산 분해를 통해 상당한 양의 에너지를 얻을 수 있으며, 이는 탄수화물이나 단백질보다 높은 에너지 효율을 가진다.

지질 이화작용의 첫 단계는 일반적으로 리파아제와 같은 효소에 의한 가수분해이다. 중성지방은 리파아제에 의해 글리세롤과 지방산으로 분해된다. 글리세롤은 해당과정으로 들어가 추가적인 대사과정을 거쳐 에너지를 생산하는 데 사용될 수 있다.

지방산은 주로 베타 산화라는 경로를 통해 분해된다. 이 과정은 미토콘드리아(진핵생물) 또는 세포질(원핵생물)에서 일어나며, 지방산 사슬을 두 탄소 단위씩 잘라내어 아세틸-CoA를 생성한다. 베타 산화는 반복적인 네 단계를 거친다. 첫째, 산화 단계에서는 아실-CoA 탈수소 효소에 의해 아실-CoA가 산화되어 트랜스-Δ2-에노일-CoA를 생성하고 FAD는 $FADH_2$로 환원된다. 둘째, 수화 단계에서는 에노일-CoA 수화 효소에 의해 트랜스-Δ2-에노일-CoA에 물이 첨가되어 L-β-하이드록시아실-CoA가 된다. 셋째, 산화 단계에서는 β-하이드록시아실-CoA 탈수소 효소에 의해 L-β-하이드록시아실-CoA가 산화되어 β-케토아실-CoA를 생성하고 NAD^+는 NADH로 환원된다. 넷째, 싸이올 분해 단계에서는 β-케토싸이올레이스에 의해 β-케토아실-CoA가 CoA와 반응하여 아세틸-CoA와 탄소 두 개가 짧아진 아실-CoA를 생성한다.

생성된 아세틸-CoA는 TCA 회로로 들어가 완전히 산화되어 더 많은 ATP, NADH, $FADH_2$를 생산한다. NADH와 $FADH_2$는 전자 전달계를 통해 산화적 인산화를 거쳐 다량의 ATP를 생성하는 데 기여한다.

탄소 수가 홀수인 지방산의 경우, 베타 산화의 마지막 단계에서 프로피오닐-CoA가 생성된다. 프로피오닐-CoA는 석시닐-CoA로 전환되어 TCA 회로에 들어갈 수 있다. 불포화 지방산의 이화작용에는 이중 결합의 위치와 형태를 조절하기 위한 추가적인 효소가 필요하다.

미생물은 환경 조건이나 에너지 요구량에 따라 지질 이화작용 경로를 조절할 수 있다. 예를 들어, 탄수화물 공급이 부족한 환경에서는 지질 분해를 촉진하여 에너지원을 확보한다. 또한, 일부 미생물은 특정 탄화수소 화합물을 분해하는 특수한 경로를 가지고 있어 오염된 환경에서 생존하고 정화 작용을 수행하는 데 중요한 역할을 한다.

5) 단백질 이화작용

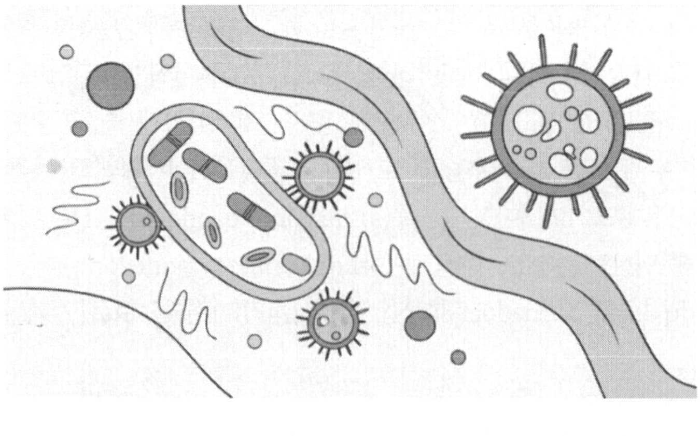

미생물의 단백질 이화작용은 세포가 단백질을 분해하여 아미노산을 얻고, 이를 에너지 생산이나 다른 생합성 과정의 재료로 활용하는 대사 경로이다. 미생물은 환경에 존재하는 단백질을 이용하거나, 세포 내 손상된 단백질 또는 불필요한 단백질을 분해하여 생존에 필요한 자원을 확보한다.

단백질 이화작용의 첫 단계는 **단백질 분해 효소(protease)**에 의한 단백질의 가수분해이다. 미생물은 다양한 종류의 프로테아제를 세포內外로 분비하여 단백질을 작은 펩타이드나 아미노산으로 분해한다. 펩신, 트립신과 같은 특정 부위를 절단하는 효소와 펩티다아제와 같이 펩타이드 사슬의 말단에서 아미노산을 제거하는 효소들이 관여한다.

분해된 아미노산은 세포 내로 수송되어 다양한 대사 경로에 참여한다. 아미노산 이화작용의 핵심은 **탈아미노 반응(deamination)**을 통해 아미노기(-NH2)를 제거하고 탄소 골격만 남기는 것이다. 탈아미노 반응은 주로 아미노기 전이 효소(transaminase)에 의해 촉매되며, 아미노기는 α-케토글루타르산으로 옮겨져 글루탐산을 형성한다. 글루탐산은 글루탐산 탈수소 효소에 의해 암모니아(NH_3)와 α-케토글루타르산으로 다시 분해될 수 있다.

생성된 암모니아는 일부 미생물에서는 세포 밖으로 배출되지만, 많은 미생물은 암모니아의 독성을 줄이기 위해 다른 화합물로 전환하는 과정을 거친다. 예를 들어, 요소 회로를 통해 요소를 생성하여 배출하기도 한다.

아미노기가 제거된 탄소 골격은 다양한 대사 중간체로 전환되어 에너지 생산에 이용되거나, 포도당 신생합성(gluconeogenesis) 또는 지방산 합성의 전구체로 사용될 수 있다. 아미노산의 종류에 따라 피루브산, 아세틸-CoA, TCA 회로의 중간체(α-케토글루타르산, 석시닐-CoA, 푸마르산, 옥살로아세테이트) 등으로 전환된다. 이러한 중간체들은 해당과정이나 TCA 회로를 통해 완전히 산화되어 ATP를 생성하는 데 기여한다.

미생물은 환경 조건이나 세포의 에너지 요구량에 따라 단백질 이화작용을 조절한다. 영양분이 부족하거나 다른 에너지원이 고갈되었을 때 단백질 분해를 촉진하여 생존에 필요한 에너지를 얻는다. 또한, 세포 내 단백질의 품질 관리에도 단백질 이화작용이 중요한 역할을 한다. 손상되거나 비정상적인 단백질을 분해하여 세포의 기능을 유지하는 데 기여한다.

4. 동화작용

1) 다당류의 합성작용

미생물은 생존과 성장에 필요한 에너지를 이화작용을 통해 얻는 동시에, 세포의 구성 성분을 합성하는 동화작용을 수행한다. 다당류 합성작용은 미생물이 단당류 단위체를 연결하여 다양한 구조와 기능을 갖는 다당류를 만드는 과정을 의미한다. 이러한 다당류는 세포 구조의 일부를 형성하거나 에너지 저장 물질로 활용되며, 때로는 세포 외부로 분비되어 보호막이나 부착 물질로 작용하기도 한다.

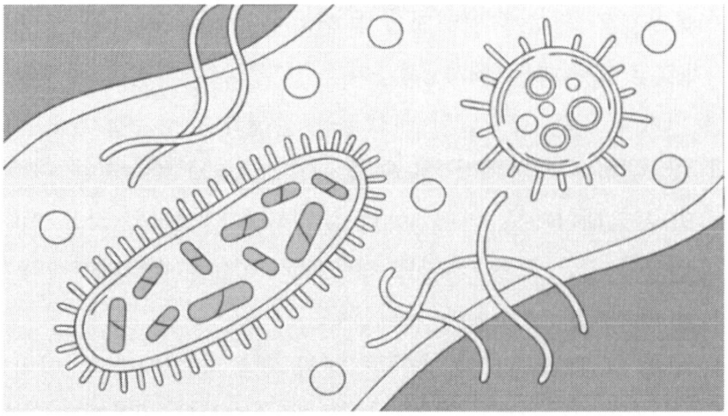

미생물이 합성하는 주요 다당류 중 하나는 글리코겐(glycogen)이다. 글리코겐은 포도당(glucose) 분자들이 α-(1,4) 글리코시드 결합으로 길게 연결되고, 가지 부분에서는 α-(1,6) 글리코시드 결합을 형성하는 가지형 고분자이다. 글리코겐 합성은 여러 효소의 작용을 통해 단계적으로 진행된다. 먼저 포도당은 ATP를 이용하여 활성화된 형태인 UDP-글루코스(UDP-glucose)로 전환된다. 글리코겐 합성 효소(glycogen synthase)는 UDP-글루코스의 글루코스 잔기를 기존 글리코겐 사슬의 비환원성 말단에 α-(1,4) 결합으로 첨가하여 사슬을 길게 만든다. 가지 형성 효소(branching enzyme)는 일정 길이의 사슬이 형성되면 일부 글루코스 사슬을 끊어 다른 위치에 α-(1,6) 결합으로 연결하여 가지 구조를 만든다. 글리코겐은 세포 내에 과립 형태로 저장되며, 에너지 필요시 글리코겐 분해 효소(glycogen phosphorylase)에 의해 포도당 단위체로 분해되어 해당작용과 같은 에너지 생성 경로에 투입된다.

일부 세균은 글리코겐 대신 전분과 유사한 구조의 다당류를 저장하기도 한다. 전분은 아밀로스와 아밀로펙틴으로 구성되는데, 아밀로스는 α-(1,4) 결합으로만 연결된 선형 포도당 중합체이고, 아밀로펙틴은 α-(1,4) 결합과 함께 α-(1,6) 결합에 의한 가지 구조를 갖는다. 전분 합성 과정은 글리코겐 합성 과정과 유사하게 활성화된 포도당 단위체를 이용하여 효소적으로 진행된다.

세균의 세포벽을 구성하는 중요한 성분인 펩티도글리칸(peptidoglycan) 역시 다당류의 일종이다. 펩티도글리칸은 N-아세틸글루코사민(NAG)과 N-아세틸뮤람산(NAM)이라는 두 종류의 아미노당이 β-(1,4) 글리코시드 결합으로 번갈아 연결된 긴 사슬과, NAM에 붙어 있는 짧은 펩타이드 사슬들이 서로 교차 결합하여 그물 구조를 형성한다. 펩티도글리칸 합성 과정은 세포질 내에서 NAM과 펩타이드가 결합된 전구체를 생성하는 단계, 이 전구체를 세포막으로 운반하는 단계, 그리고 세포막 외부에서 NAG와 NAM 사슬을 연결하고 펩타이드 사슬 간의 교차 결합을 형성하는 단계 등 복잡한 과정을 거친다. 펩티도글리칸은 세균의 형태 유지와 삼투압으로부터 세포를 보호하는 데 필수적인 역할을 한다.

일부 세균은 세포 외부로 다양한 종류의 다당류를 분비하여 협막(capsule)이나 세포외 다당류(extracellular polysaccharide, EPS) 층을 형성한다. 협막은 세포 표면을 덮는 끈적끈적한 층으로, 포식 작용으로부터 세포를 보호하거나 숙주 세포에 부착하는 데 기여한다. EPS는 생물막

(biofilm) 형성에 중요한 역할을 하며, 미생물이 표면에 부착하고 서로 응집하여 보호된 공동체를 형성하도록 돕는다. 협막이나 EPS의 구성 성분은 세균의 종류에 따라 매우 다양하며, 동일한 세균이라도 환경 조건에 따라 다른 종류의 다당류를 합성할 수 있다. 예를 들어, 덱스트란(dextran)은 포도당이 α-(1,6) 결합으로 주로 연결된 다당류로, 일부 세균이 설탕이 풍부한 환경에서 합성하여 세포 부착에 이용한다.

이처럼 미생물의 다당류 합성작용은 에너지 저장, 세포 구조 형성, 외부 환경과의 상호작용 등 다양한 생명 유지 활동에 필수적인 역할을 수행한다. 합성되는 다당류의 종류와 구조는 미생물의 종류와 환경 조건에 따라 매우 다양하며, 이는 미생물의 생태적 적응력과 다양성을 반영한다.

2) 지질의 합성작용

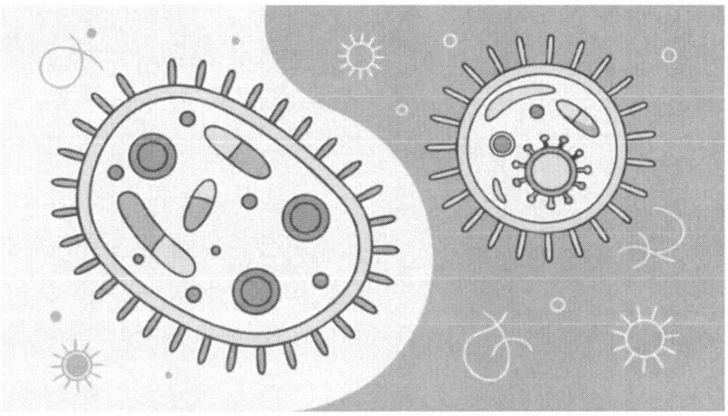

미생물은 세포막의 주요 구성 성분인 인지질과 에너지 저장 물질인 중성지방을 비롯하여 다양한 종류의 지질을 합성한다. 지질 합성은 세포의 구조 유지, 에너지 저장, 신호 전달 등 생명 유지에 필수적인 역할을 수행한다. 미생물의 지질 합성 과정은 복잡한 효소 반응들을 거쳐 진행되며, 에너지와 다양한 전구체 물질들을 필요로 한다.

지방산은 대부분의 미생물 지질의 기본 구성 단위이다. 미생물은 아세틸-CoA를 출발 물질로 하여 지방산 합성 효소 복합체(fatty acid synthase complex)를 이용하여 지방산을 합성한다. 이 과정에서 아세틸-CoA에 말로닐-CoA 단위가 반복적으로 첨가되고 환원 및 탈수 반응을 거쳐 탄소 사슬이 길어진다. NADPH는 환원 반응에 필요한 전자 공여체로 사용된다. 미생물은 포화 지방산뿐만 아니라 불포화 지방산도 합성할 수 있으며, 일부 미생물은 특이한 구조의 지방산을 만들기도 한다.

글리세롤은 인지질과 중성지방의 골격을 형성하는 3탄소 알코올이다. 미생물은 해당과정의 중간체인 다이하이드록시아세톤 인산(DHAP)을 환원하여 글리세롤-3-인산을 합성한다. 이 글리세롤-3-인산에 지방산이 에스터 결합하여 인지질 또는 중성지방이 된다.

인지질은 글리세롤 골격에 두 개의 지방산과 인산기가 결합된 구조를 가지며, 세포막의 주요 구성 성분이다. 인지질 합성은 포스파티드산(phosphatidic acid)이라는 중간체를 거쳐 진행된다. 포스파티드산은 글리세롤-3-인산에 두 개의 지방산이 결합된 형태이다. 이후 포스파티드산에 다양한 극성 머리 그룹이 결합하여 포스파티딜에탄올아민, 포스파티딜콜린, 포스파티딜세린 등 다양한 종류의 인지질이 합성된다.

중성지방은 글리세롤 골격에 세 개의 지방산이 에스터 결합된 형태이며, 에너지 저장 물질로 주로 활용된다. 중성지방 합성은 글리세롤-3-인산에 순차적으로 세 개의 지방산이 결합하여 트리아실글리세롤(triacylglycerol)을 형성하는 방식으로 진행된다.

일부 미생물은 스테롤, 카로티노이드와 같은 다른 종류의 지질을 합성하기도 한다. 스테롤은 막의 유동성을 조절하는 역할을 하며, 카로티노이드는 광합성 보조 색소나 항산화 물질로 작용한다. 이러한 지질들의 합성 경로는 지방산이나 글리세롤 합성 경로와는 다른 특이적인 효소 반응들을 포함한다.

미생물의 지질 합성 과정은 세포의 성장 속도, 환경 조건, 그리고 에너지 및 영양분 가용성에 따라 정교하게 조절된다. 예를 들어, 탄소원이 풍부한 환경에서는 지질 합성이 촉진되어 에너지 저장량을 늘리고, 세포막의 구성을 변화시켜 환경 적응력을 높일 수 있다.

결론적으로, 미생물의 지질 합성작용은 다양한 효소와 대사 경로를 통해 이루어지는 필수적인 과정이며, 세포의 구조와 기능 유지, 그리고 에너지 저장에 중요한 역할을 한다. 미생물이 합성하는 지질의 종류와 양은 생존 환경과 생리적 조건에 따라 다양하게 조절된다.

3) 아미노산의 합성작용

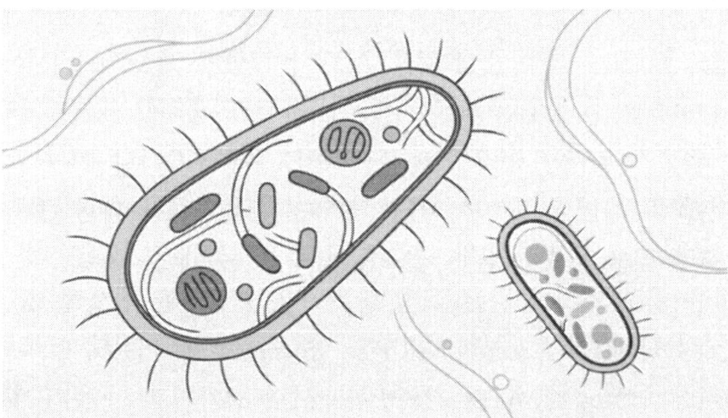

미생물은 생존과 성장에 필요한 단백질을 합성하기 위해 아미노산을 스스로 합성하는 능력을 가지고 있다. 아미노산은 단백질의 기본 구성 단위이며, 미생물의 세포 구조와 효소 등 다양한 생체 분자를 구성하는 데 필수적인 재료이다. 미생물은 포도당과 같은 탄수화물 대사의 중간 산물이나 TCA 회로의 중간체로부터 다양한 생화학적 경로를 거쳐 20가지 표준 아미노산을 모두 합성할 수 있다.

아미노산 합성의 출발 물질은 주로 해당과정이나 TCA 회로에서 생성되는 케토산이다. 예를 들어, 피루브산은 알라닌, 발린, 류신의 합성에 사용되며, 옥살로아세테이트는 아스파르트산, 아스파라긴, 메티오닌, 트레오닌, 라이신의 합성에 이용된다. α-케토글루타르산은 글루탐산, 글루타민, 프롤린, 아르기닌의 합성에 중요한 전구체이다. 3-포스포글리세레이트는 세린, 글리신, 시스테인의 합성에 관여하며, 포스포엔올피루브산과 에리트로스-4-인산은 방향족 아미노산인 페닐알라닌, 티로신, 트립토판의 합성에 사용된다. 리보스-5-인산은 히스티딘 합성에 필요한 전구체이다.

아미노산 합성 과정에는 다양한 효소와 조효소가 관여한다. 아미노기의 도입은 주로 트랜스아미나제(transaminase)라는 효소에 의해 촉매되는 아미노기 전이 반응을 통해 이루어진다. 이 반응에서 글루탐산과 같은 아미노산으로부터 아미노기가 케토산으로 전달되어 새로운 아미노산을 형성한다. 암모니아는 글루탐산 탈수소 효소에 의해 α-케토글루타르산에 첨가되어 글루탐산을 합성하는 데 직접적으로 이용될 수도 있다.

미생물은 필요에 따라 아미노산 합성 경로를 조절하는 정교한 메커니즘을 가지고 있다. 아미노산의 농도가 높을 경우, 해당 아미노산이 자신의 합성 경로에 관여하는 효소의 활성을 억제하는 피드백 저해(feedback inhibition)가 일어난다. 이는 세포 내 아미노산 농도를 적절하게 유지하고 불필요한 에너지 소모를 막는 데 중요한 역할을 한다. 또한, 환경 조건이나 영양분 가용성에 따라 특정 아미노산 합성 유전자의 발현이 조절되기도 한다.

일부 미생물은 특정 아미노산을 대량으로 생산하는 능력을 가지고 있으며, 이러한 특성을 이용하여 산업적으로 중요한 아미노산을 발효 생산하기도 한다. 예를 들어, 코리네박테리움 글루타미쿰(Corynebacterium glutamicum)은 글루탐산을 대량으로 생산하는 데 이용되며, 에셔리키아 콜라이(Escherichia coli)와 바실러스 서브틸리스(Bacillus subtilis) 등 다양한 미생물이 라이신, 트레오닌, 페닐알라닌 등 다른 아미노산 생산에 활용된다.

결론적으로, 미생물의 아미노산 합성작용은 다양한 대사 중간체를 출발 물질로 하여 여러 효소의 촉매 반응을 거쳐 진행되는 복잡한 과정이다. 이는 미생물의 생존과 성장에 필수적인 단백질 합성을 위한 기본 재료를 제공하며, 세포 내 아미노산 농도는 정교한 조절 메커니즘에 의해 유지된다. 또한, 미생물의 아미노산 합성 능력은 산업적으로 중요한 아미노산 생산에 응용되고 있다.

4) 퓨린과 피리미딘의 합성작용

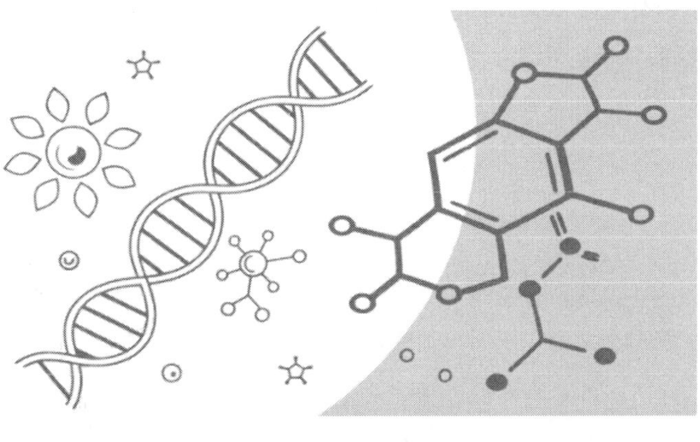

미생물은 유전 정보를 저장하고 전달하는 핵산의 구성 성분인 퓨린과 피리미딘 염기를 스스로 합성하는 능력을 가지고 있다. 퓨린과 피리미딘은 DNA와 RNA뿐만 아니라 ATP, GTP와 같은 에너지 운반 분자, 그리고 NAD, FAD와 같은 중요한 조효소의 구성 성분이기도 하므로, 이들의 합성은 미생물의 생존과 성장에 필수적인 과정이다. 퓨린과 피리미딘 합성 경로는 복잡한 다단계 효소 반응을 거치며, 다양한 대사 중간체와 에너지를 필요로 한다.

퓨린 합성 작용: 퓨린 염기의 기본 골격은 아미노산, 이산화탄소, 포름산, 그리고 아스파르트산으로부터 유래된 원자들이 단계적으로 조립되어 형성된다. 이 과정은 리보스-5-인산에 아미노기가 첨가되어 생성되는 5-포스포리보실-1-아민(PRA)으로부터 시작된다. PRA를 시작으로 여러 효소의 작용을 통해 퓨린 고리의 전구체인 이노신 일인산(IMP)이 합성된다. IMP는 다시 여러 단계를 거쳐 아데닌과 구아닌의 전구체인 아데닐산(AMP)과 구아닐산(GMP)으로 전환된다. 퓨린 합성 경로는 세포 내 퓨린 뉴클레오타이드의 농도에 따라 정교하게 조절되며, 주로 경로의 첫 번째 효소인 글루타민-PRPP 아미도트랜스퍼라제가 AMP와 GMP에 의해 피드백 저해를 받는다.

피리미딘 합성 작용: 피리미딘 염기의 기본 골격은 아스파르트산과 카르바모일 인산으로부터 유래된 원자들이 먼저 결합하여 고리 구조를 형성한 후, 리보스-5-인산에 결합하는 방식으로 합성된다. 첫 번째 단계는 아스파르트산과 카르바모일 인산이 아스파르테이트 트랜스카르바밀라제에 의해 축합되어 카르바모일아스파르트산을 형성하는 것이다. 이후 디하이드로오로테이스, 오로테이트 탈수소 효소 등의 효소들이 순차적으로 작용하여 오로트산을 생성한다. 오로트산은 오로테이트 포스포리보실트랜스퍼라제에 의해 PRPP와 반응하여 오로티딘 일인산(OMP)을 형성하고, OMP 탈카르복실화 효소에 의해 최종적으로 유리딘 일인산(UMP)이 생성된다. UMP는 다시 여러 단계를 거쳐 시티딘 삼인산(CTP)과 티미딘 일인산(TMP)의 전구체로 전환된다. 피리미딘 합성 경로 역시 UTP와 CTP에 의한 피드백 저해를 통해 조절된다.

미생물은 퓨린과 피리미딘 합성 경로를 통해 DNA와 RNA의 구성 성분을 자체적으로 공급받으며, 이는 환경으로부터 핵산을 직접 획득할 수 없는 경우에 특히 중요하다. 또한, 퓨린과 피리미딘 합성 과정은 세포 내 에너지 항상성 유지 및 다양한 대사 경로 조절에도 간접적으로 영향을 미친다. 일부 항생제는 세균의 퓨린 또는 피리미딘 합성 경로에 관여하는 특정 효소를 억제하여 세균의 성장을 저해하는 방식으로 작용하기도 한다. 따라서 퓨린과 피리미딘 합성 작용은 미생물의 생존에 필수적인 핵심 대사 경로이다.

5장. 미생물의 증식환경

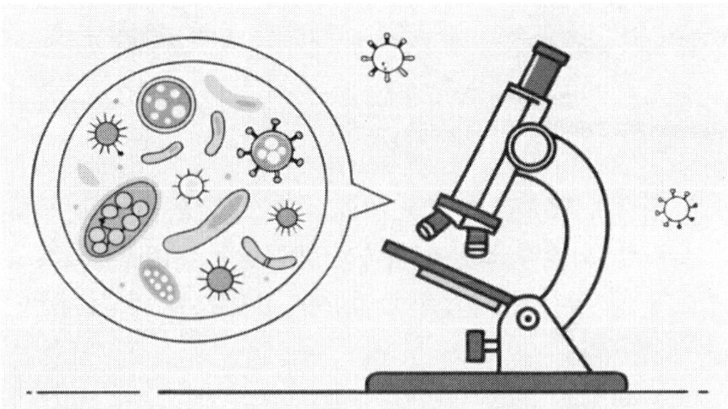

미생물의 생존과 번식은 특정한 환경 조건에 크게 좌우된다. 우선, 영양분은 미생물의 에너지원과 세포를 구성하는 데 필수적인 요소이다. 탄소, 질소, 인, 황과 같은 주요 원소와 함께 다양한 미량 원소들이 필요하며, 미생물의 종류에 따라 유기물 또는 무기물을 획득하는 방식이 다르다. 또한, 물은 미생물의 모든 대사 활동이 일어나는 매개체로서 중요한 역할을 하며, 미생물이 실제로 이용할 수 있는 수분의 양을 나타내는 수분 활성도는 생존 가능성과 증식 속도에 직접적인 영향을 미친다.

온도 역시 미생물 생장에 결정적인 영향을 미치는 요인으로, 각 미생물은 고유의 최적 온도 범위를 가지며, 이를 벗어나면 생장 속도가 느려지거나 멈추게 된다. pH 또한 미생물 생장에 중요한 환경 요소이며, 대부분의 세균은 중성 pH를 선호하지만 일부 미생물은 산성 또는 알칼리성 환경에서도 잘 생존할 수 있다.

미생물의 생존과 증식에는 산소 농도 또한 중요한 영향을 미친다. 산소를 반드시 필요로 하는 호기성 미생물, 산소 존재 하에서는 생장이 억제되는 혐기성 미생물, 그리고 산소 유무에 관계없이 생장이 가능한 통성 혐기성 미생물 등 다양한 유형이 존재한다.

마지막으로, 충분한 시간은 미생물이 눈에 띄게 증식하기 위해 필수적인 요소이며, 특히 식품위생 분야에서는 미생물 증식이 활발한 특정 온도 조건에서 식품이 노출되는 시간을 엄격하게 관리하는 것이 매우 중요하다. 이처럼 다양한 환경 요인들은 미생물의 생존과 증식에 복합적으로 작용하므로, 특정 미생물을 제어하거나 배양하기 위해서는 이러한 조건들을 종합적으로 고려하여 최적화하는 것이 필요하다.

1. 미생물의 개요

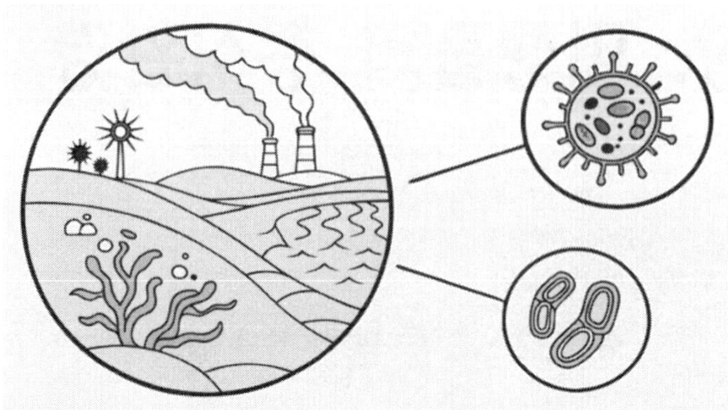

미생물의 증식은 주변 환경의 다양한 요인에 의해 크게 영향을 받으며, 미생물이 생존하고 번성하기 위해서는 적절한 물리적, 화학적 조건이 충족되어야 한다. 이러한 환경 요인들은 미생물의 성장 속도, 생존율, 그리고 대사 활동에 직접적인 영향을 미치므로, 미생물을 연구하고 활용하는 데 있어 매우 중요한 고려 사항이다.

미생물의 증식에 영향을 미치는 주요 물리적 요인으로는 온도, pH, 삼투압, 그리고 산소 농도 등이 있다. 온도는 미생물의 효소 활성에 직접적인 영향을 미치므로, 각 미생물은 최적 생장 온도를 가지며, 이 범위를 벗어나면 생장 속도가 느려지거나 세포 손상이 발생할 수 있다. 미생물은 최적 온도 범위에 따라 고온성, 중온성, 저온성 등으로 분류된다. pH 또한 효소 활성에 중요한 영향을 미치므로, 대부분의 미생물은 중성 pH 근처에서 잘 생장하지만, 일부는 산성이나 알칼리성 환경에 특화되어 생장하는 호산성 또는 호알칼리성 미생물도 존재한다. 삼투압은 세포 내외부의 수분 균형에 영향을 미치며, 높은 염 농도나 당 농도는 세포로부터 수분을 빼앗아 생장을 억제할 수 있다. 따라서 일부 미생물은 높은 염 농도에 내성을 가지는 호염성 미생물로 존재한다. 산소 농도는 미생물의 호흡 방식에 따라 생장에 필수적이거나 오히려 독성으로 작용할 수 있다. 호기성 미생물은 산소를 필요로 하며, 혐기성 미생물은 산소 존재 하에서 생장이 억제되거나 사멸한다. 통성 혐기성 미생물은 산소가 있으면 호기적으로, 없으면 혐기적으로 생장할 수 있다.

미생물의 증식에 영향을 미치는 주요 화학적 요인으로는 영양분의 종류와 농도, 그리고 필수적인 성장 인자의 존재 여부 등이 있다. 미생물은 탄소원, 질소원, 인, 황 등의 주요 원소뿐만 아니라 미량 원소들을 필요로 한다. 탄소원은 세포 구성 성분 합성의 기본 골격이 되며, 질소원은 단백질과 핵산 합성에 필수적이다. 일부 미생물은 스스로 합성할 수 없는 특정 유기 화합물, 예를 들어 특정 아미노산이나 비타민 등을 성장 인자로 요구하기도 한다. 영양분의 농도는 미생물의 성장 속도와 최종 세포 밀도에 직접적인 영향을 미치며, 필수 영양분이 부족하면 생장이 멈추거나 억제될 수 있다.

이처럼 미생물의 증식 환경은 다양한 물리적, 화학적 요인들의 복합적인 작용에 의해 결정되며,

각 미생물 종은 자신에게 최적화된 환경 조건에서 효율적으로 증식한다. 따라서 특정 미생물을 배양하거나 제어하기 위해서는 이러한 환경 요인들을 정확하게 이해하고 조절하는 것이 중요하다.

2. 미생물증식에 필요한 조건

1) 물리적조건

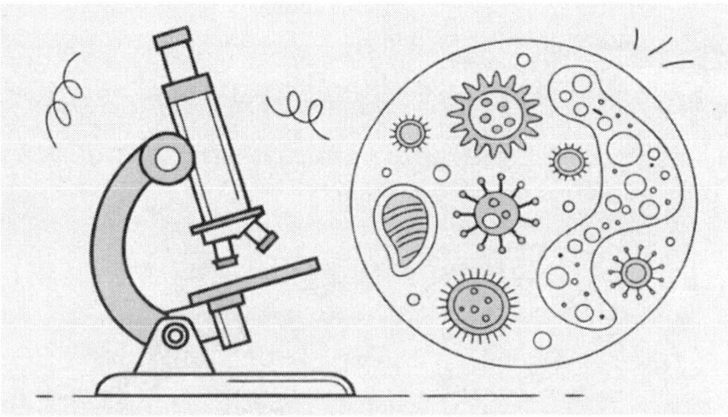

미생물의 증식에 필요한 물리적 조건은 미생물이 생존하고 번성하는 데 필수적인 환경 요소들을 의미한다. 이러한 조건들은 미생물의 생장 속도, 대사 활동, 그리고 생존 여부에 직접적인 영향을 미치며, 온도, pH, 삼투압, 그리고 산소 농도가 주요한 물리적 요인으로 작용한다.

온도는 미생물의 효소 활성에 결정적인 영향을 미친다. 각 미생물은 최적 생장 온도를 가지며, 이 온도 범위 내에서 가장 활발하게 증식한다. 최적 온도보다 너무 높거나 낮은 환경에서는 효소의 활성이 저하되거나 단백질 변성이 일어나 생장이 억제되거나 세포가 사멸할 수 있다. 미생물은 생장 온도 범위에 따라 저온성(최적 생장 온도 15℃ 이하), 중온성(최적 생장 온도 20~45℃), 고온성(최적 생장 온도 50℃ 이상), 그리고 초고온성(최적 생장 온도 80℃ 이상) 미생물로 분류된다.

pH는 미생물의 생장에 또 다른 중요한 요인이다. 대부분의 미생물은 중성 pH(pH 6.5~7.5) 근처에서 최적의 생장을 보이지만, 일부 미생물은 산성(호산성, pH 1~5.5) 또는 알칼리성(호알칼리성, pH 8.5~11.5) 환경에 특화되어 생장한다. pH는 세포막의 투과성, 효소 활성, 그리고 영양분 이용 가능성에 영향을 미치므로, 각 미생물은 생존 가능한 pH 범위를 가진다.

삼투압은 세포內外의 수분 균형에 영향을 미치는 요인이다. 미생물 세포는 세포막을 통해 물이 이동하는 것에 민감하며, 주변 환경의 삼투압이 높으면 세포 내 수분이 빠져나가 원형질 분리(plasmolysis)가 일어나 생장이 억제될 수 있다. 반대로 삼투압이 너무 낮으면 세포 내로 물이 과도하게 유입되어 세포가 터질 수 있다. 일부 미생물은 높은 염 농도(호염성)나 높은 당 농도(내삼투성)와 같은 극단적인 삼투압 조건에 적응하여 생존할 수 있는 능력을 가지고 있다.

산소 농도는 미생물의 호흡 방식에 따라 생장에 필수적이거나 해로울 수 있다. 호기성 미생물은 산소를 최종 전자 수용체로 사용하여 에너지를 생산하므로 산소가 반드시 필요하다. 혐기성 미생물은 산소 존재 하에서는 생장이 억제되거나 사멸하며, 산소 없이 발효나 혐기성 호흡을 통해 에너지를 얻는다. 통성 혐기성 미생물은 산소가 있으면 호기적으로, 없으면 혐기적으로 생장할 수 있으며, 미호기성 미생물은 낮은 농도의 산소(2~10%)를 필요로 하고 높은 농도에서는 생장이 억제된다.

이처럼 미생물의 증식은 다양한 물리적 조건들의 영향을 받으며, 각 미생물 종은 자신에게 최적화된 환경에서 효율적으로 생장한다. 따라서 특정 미생물을 연구하거나 배양할 때 이러한 물리적 조건들을 정확히 이해하고 조절하는 것이 중요하다.

2) 화학적 조건

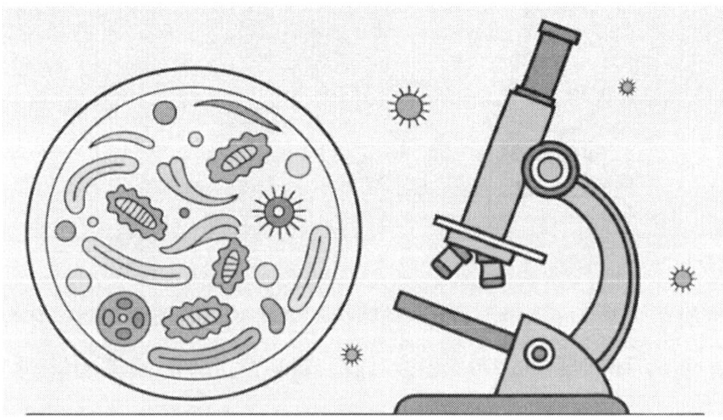

미생물의 증식에 필요한 화학적 조건은 미생물이 생존하고 성장하는 데 필수적인 영양분과 기타 화학 물질들을 의미한다. 이러한 화학적 요인들은 미생물의 대사 활동과 세포 구성 성분 합성에 직접적으로 관여하며, 영양분의 종류와 농도, 필수 성장 인자의 존재 여부, 그리고 물과 산소 등이 중요한 역할을 한다.

영양분은 미생물의 에너지원 및 세포 구성 성분의 재료로 사용된다. 미생물은 탄소, 질소, 인, 황, 칼륨, 마그네슘, 칼슘, 철 등 다량 원소와 코발트, 구리, 망간, 몰리브덴, 아연 등 미량 원소를 필요로 한다. 탄소원은 유기 화합물(당류, 아미노산, 지방산 등) 또는 무기 화합물(이산화탄소) 형태로 공급될 수 있으며, 질소원은 암모니아, 질산염, 아미노산 등 다양한 형태로 이용된다. 미생물의 종류에 따라 요구하는 영양분의 종류와 양이 다르므로, 배양 시에는 미생물의 영양 요구성에 맞는 배지를 선택하거나 제조해야 한다.

필수 성장 인자는 일부 미생물이 스스로 합성할 수 없어 외부로부터 공급받아야 하는 유기 화합물을 의미한다. 이는 아미노산, 퓨린 및 피리미딘과 같은 질소 염기, 그리고 비타민 등이 포함된다. 성장 인자가 결핍된 환경에서는 해당 미생물의 정상적인 생장과 증식이 이루어지지 않는다. 미생물 종마다 요구하는 성장 인자의 종류가 다르므로, 특정 미생물을 배양하기 위해서는 필요한 성장 인자를 배지에 첨가해야 한다.

물은 모든 생명체의 필수적인 용매이며, 미생물의 세포 내 화학 반응이 일어나는 매질 역할을 한다. 또한, 영양분과 노폐물의 수송에도 중요한 역할을 한다. 미생물은 수분 활성도(water activity)라는 개념으로 이용 가능한 수분의 양을 나타내며, 대부분의 세균은 비교적 높은 수분 활성도를 요구한다.

산소는 일부 미생물에게는 필수적인 전자 수용체이지만, 다른 미생물에게는 독성 물질로 작용할 수 있다. 호기성 미생물은 산소를 이용하여 에너지를 생산하며, 혐기성 미생물은 산소 없이 생장한다. 통성 혐기성 미생물은 산소의 유무에 따라 호기적 또는 혐기적으로 대사할 수 있다. 산소 요구성은 미생물의 종류에 따라 매우 다르므로, 배양 시 적절한 산소 농도를 유지하는 것이 중요하다.

이처럼 미생물의 증식은 다양한 화학적 조건에 의해 영향을 받으며, 최적의 생장을 위해서는 적절한 영양분 공급, 필수 성장 인자 제공, 충분한 수분 확보, 그리고 미생물 종류에 따른 적절한 산소 농도 유지가 필수적이다.

3. 세균의 증식

1) 세균분열

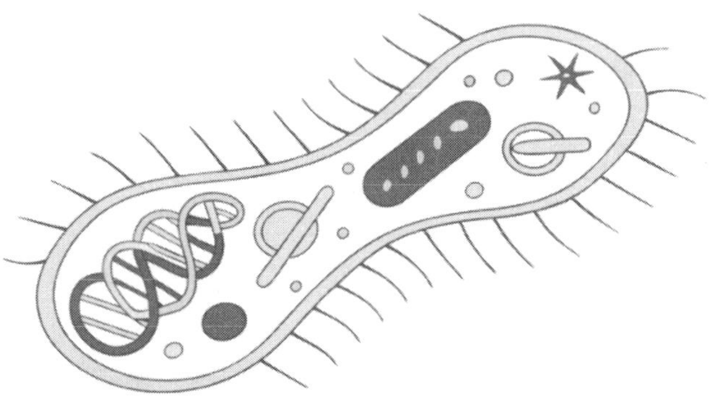

세균은 무성생식의 한 형태인 세균 분열이라는 과정을 통해 증식한다. 이 과정은 하나의 모세포가 유전 물질을 복제한 후, 세포가 두 개의 동일한 딸세포로 나누어지는 방식으로 진행된다. 세균 분열은 비교적 단순하고 빠른 과정이며, 적절한 환경 조건 하에서 세균 개체수를 기하급수적으로 증가시킬 수 있게 한다.

세균 분열의 첫 번째 단계는 DNA 복제이다. 세균의 유전 물질은 일반적으로 세포질 내에 존재하는 하나의 원형 염색체이다. 분열이 시작되면 이 염색체는 복제 원점에서부터 양방향으로 복제되기 시작하여, 세포 내에 두 개의 동일한 염색체 사본을 생성한다.

다음 단계는 세포 성장 및 염색체 분리이다. DNA 복제와 동시에 세포의 크기가 점차 증가하며, 복제된 두 개의 염색체는 세포막의 서로 다른 부위에 부착된다. 세포가 길어짐에 따라 두 염색체는 점차 서로 멀어지게 된다.

세 번째 단계는 세포질 분열이다. 세포 중앙 부위의 세포막과 세포벽이 안쪽으로 함입되기 시작하여 격벽을 형성한다. 이 과정에는 FtsZ라는 단백질이 중요한 역할을 한다. FtsZ 단백질은 세포 중앙에 Z-링이라는 수축성 고리 구조를 형성하며, 이 Z-링의 수축력이 세포를 두 개의 딸세포로 분리시키는 힘을 제공한다.

마지막 단계는 딸세포 형성이다. 격벽이 완전히 형성되면 모세포는 두 개의 유전적으로 동일한 딸세포로 완전히 분리된다. 각 딸세포는 모세포의 유전 물질과 세포질 성분을 절반씩 물려받아 독립적인 새로운 세균 개체로 살아간다.

세균 분열은 비교적 짧은 시간 내에 완료될 수 있으며, 일부 세균의 경우 최적 조건에서 20분마다 한 번씩 분열하기도 한다. 이러한 빠른 증식 속도는 세균이 다양한 환경에 신속하게 적응하고 콜로니를 형성하는 데 유리하게 작용한다. 세균의 증식 속도는 영양분, 온도, pH 등 환경 요인에 따라 크게 달라질 수 있다.

2) 세대시간

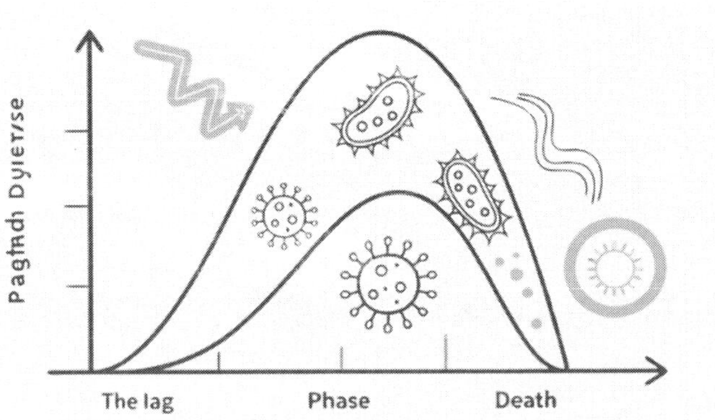

세대 시간은 세균 집단의 크기가 두 배로 증가하는 데 걸리는 평균 시간을 의미한다. 이는 세균의 증식 속도를 나타내는 중요한 지표이며, 세균의 종류와 주변 환경 조건에 따라 크게 달라진다. 세대 시간은 특정 세균이 얼마나 빠르게 성장하고 콜로니를 형성할 수 있는지를 예측하는 데 유용하다.

세대 시간은 세균 한 개체가 분열하여 두 개의 딸세포를 형성하는 데 필요한 시간을 측정하여 결정할 수 있다. 이는 세균 배양 실험을 통해 시간에 따른 세균 수를 측정하고, 그 증가 추세를 분석하여 계산한다. 일반적으로 세균의 증식은 대수 성장기 동안 기하급수적으로 일어나므로, 이 시기의 데이터를 이용하여 세대 시간을 산출한다.

세대 시간을 계산하는 공식은 제시된 바와 같다. 여기서 g는 세대 시간, t는 총 증식 시간, N_0는 초기 세균 수, N_t는 시간 t 후의 세균 수이다.

대부분의 세균은 최적의 환경 조건에서 비교적 짧은 세대 시간을 갖는다. 예를 들어, 대장균은 최적 조건에서 약 20분 정도의 세대 시간을 나타낸다. 이는 20분마다 세균 수가 두 배로 증가한다는 의미이다. 반면, 결핵균과 같이 느리게 성장하는 세균은 세대 시간이 12시간에서 24시간까지로 매우 길다.

세대 시간에 영향을 미치는 주요 요인은 영양분, 온도, pH, 그리고 산소 농도 등이 있다. 세균이 이용할 수 있는 영양분의 종류와 양은 증식 속도에 직접적인 영향을 미친다. 풍부한 영양분은 세대 시간을 단축시키는 반면, 영양분 부족은 세대 시간을 늘린다. 각 세균은 최적 생장 온도를 가지며, 이 온도에서 세대 시간이 가장 짧다. 온도가 최적 온도에서 벗어나면 효소 활성이 저하되어 세대 시간이 길어진다. 세균은 특정 pH 범위 내에서 잘 생장하며, 최적 pH에서 세대 시간이 가장 짧다. pH가 최적 범위를 벗어나면 세균의 생장이 억제되어 세대 시간이 늘어난다. 세균의 호흡 방식에 따라 적절한 산소 농도가 유지되어야 빠른 증식이 가능하다. 호기성 세균은 산소가 부족하면 세대 시간이 길어지고, 혐기성 세균은 산소 존재 하에서 생장이 억제되어 세대 시간이 무한대로 늘어날 수 있다.

세대 시간을 이해하는 것은 식품 미생물학, 임상 미생물학 등 다양한 분야에서 중요하다. 예를 들어, 식품 부패를 일으키는 세균의 세대 시간을 알면 식품의 저장 기간을 예측하는 데 도움이 되며, 병원성 세균의 세대 시간을 알면 감염의 진행 속도를 이해하고 적절한 치료법을 결정하는 데 참고할 수 있다.

3) 세균의 증식단계

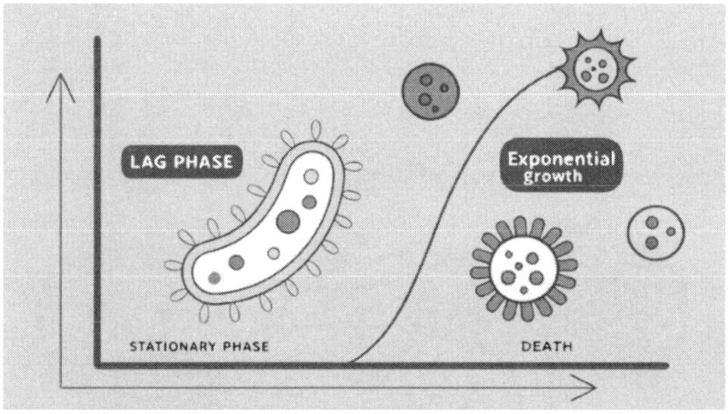

세균이 액체 배지에서 성장할 때, 세균 수는 시간에 따라 예측 가능한 패턴을 나타내는데, 이를 세균 증식 곡선이라고 한다. 이 곡선은 일반적으로 네 가지 뚜렷한 단계를 거친다.

첫 번째 단계는 유도기이다. 세균을 새로운 배지에 접종하면 즉시 세포 분열이 일어나지 않고, 일정 시간 동안의 유도기를 거친다. 이 시기에 세균은 새로운 환경에 적응하고, 생장에 필요한 효소와 RNA, DNA 등을 합성하며, 세포 크기가 증가할 수 있지만 세포 수는 눈에 띄게 증가하지 않는다. 유도기의 길이는 접종된 세균의 생리적 상태, 배지의 조성, 그리고 배양 조건 등에 따라 달라진다. 예를 들어, 활발하게 성장하던 세균을 동일한 배지에 옮기면 유도기가 짧거나 없을 수 있지만, 손상된 세균이나 다른 환경에서 옮겨진 세균은 적응에 더 오랜 시간이 걸린다.

두 번째 단계는 대수 성장기이다. 유도기를 거친 세균은 활발하게 세포 분열을 시작하여 그 수가 기하급수적으로 증가한다. 이 시기에 세균의 증식 속도는 일정하며, 세대 시간은 최소가 된다. 세균의 생리적, 화학적 특성이 가장 균일하므로, 항생제나 소독제의 효과를 연구하기에 적합한 시기이다. 대수 성장기의 기울기는 세균의 고유한 성장 속도와 배양 조건에 의해 결정된다. 영양분이 충분하고 환경 조건이 최적일수록 성장 속도는 빨라진다.

세 번째 단계는 정체기이다. 세균 수가 최대치에 도달하고 더 이상 뚜렷한 증가를 보이지 않는 시기이다. 이는 영양분의 고갈, 독성 대사 산물의 축적, pH 변화, 산소 부족 등 환경 조건이 악화되어 세포 증식 속도와 세포 사멸 속도가 균형을 이루기 때문이다. 일부 세균은 이 시기에 내생포자를 형성하거나 이차 대사 산물을 생산하기도 한다.

네 번째 단계는 사멸기이다. 환경 조건이 더욱 악화됨에 따라 세포 사멸 속도가 세포 증식 속도보다 빨라져 생존 가능한 세균 수가 점차 감소하는 시기이다. 사멸은 대수적으로 일어나며, 일부 세균은 용해되기도 한다. 사멸 속도는 세균의 종류와 환경 조건에 따라 다르다. 일부 경우에는 생존력이 매우 강한 소수의 세균이 오랫동안 생존하기도 한다.

이러한 세균의 증식 단계를 이해하는 것은 식품 보존, 감염 관리, 산업적 발효 공정 등 다양한 분야에서 미생물을 제어하고 활용하는 데 필수적인 기초 지식이 된다.

4. 배양에 필요한 배지

1) 복합 배지 또는 합성 배지

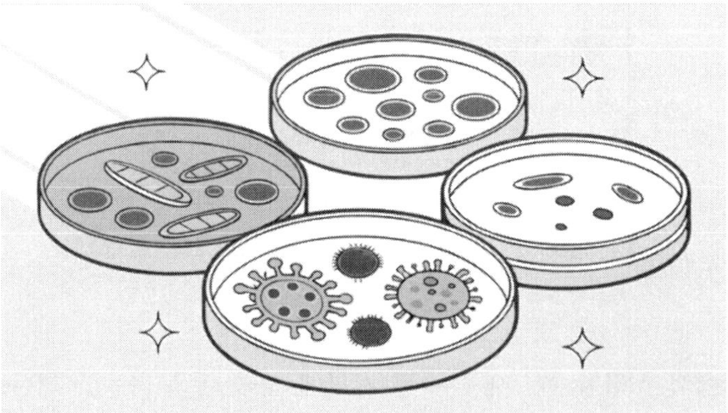

미생물 배양에 사용되는 배지는 미생물의 생장과 증식에 필요한 영양분을 제공하는 혼합물이다. 배지는 그 조성 성분에 따라 크게 복합 배지(complex media)와 합성 배지(defined media 또는 synthetic media)로 나눌 수 있다.

복합 배지는 정확한 화학 성분과 농도가 알려지지 않은 물질들을 포함하는 배지이다. 이러한 배지에는 효모 추출물, 육즙 추출물, 펩톤(단백질 가수분해물), 혈액, 혈청 등이 사용된다. 복합 배지는 다양한 미생물의 생장을 폭넓게 지원할 수 있는 풍부한 영양분을 함유하고 있어, 많은 종류의 미생물을 배양하는 데 편리하게 사용된다. 예를 들어, 영양 한천 배지(Nutrient Agar, NA)는 육즙 추출물과 펩톤을 주성분으로 하며, 일반적인 세균 배양에 널리 이용된다. 혈액 한천 배지(Blood Agar)는 영양 한천 배지에 혈액을 첨가한 것으로, 특정 세균의 용혈성(적혈구를 파괴하는 능력)을 관찰하는 데 사용된다. 복합 배지의 장점은 다양한 성장 인자와 영양분을 제공하여 많은 종류의 미생물을 특별한 요구 조건 없이 배양할 수 있다는 점이다. 그러나 정확한 화학 조성이 알려져 있지 않기 때문에, 특정 대사 경로 연구나 미생물의 정확한 영양 요구량 분석에는 적합하지 않다.

합성 배지는 모든 화학 성분과 그 농도가 정확하게 알려진 배지이다. 순수한 화학 물질들을 특정한 비율로 혼합하여 제조하며, 미생물의 정확한 영양 요구 조건을 파악하거나 특정 대사 경로를 연구하는 데 필수적이다. 합성 배지는 미생물의 최소 배지(minimal media)로 사용될 수도 있는데, 이는 해당 미생물이 생장하는 데 필요한 최소한의 영양 성분만을 포함하는 배지를 의미한다. 합성 배지를 사용하면 특정 영양 성분이 미생물의 생장에 미치는 영향을 정확하게 분석할 수 있으며, 유전학적 연구나 특정 생화학적 경로 연구에 유용하다. 예를 들어, 포도당 최소 배지는 포도당을 탄소원으로, 무기 염류를 질소원 및 기타 필수 원소 공급원으로 사용하며, 특정 영양 요구성이 없는 대장균과 같은 미생물을 배양하는 데 사용될 수 있다. 합성 배지의 단점은 복합 배지에 비해 많은 종류의 미생물을 배양하기 어렵다는 점이다. 특정 미생물은 합성 배지에 포함되지 않은 특정한 성장 인자를 요구할 수 있기 때문이다.

따라서 미생물 배양 시에는 배양하고자 하는 미생물의 종류와 실험 목적에 따라 적절한 배지를 선택해야 한다. 다양한 미생물의 일반적인 생장을 위해서는 복합 배지가 편리하며, 특정 미생물의 영양 요구 분석이나 대사 연구를 위해서는 정확한 조성을 갖는 합성 배지가 필수적이다.

2) 환원 배지

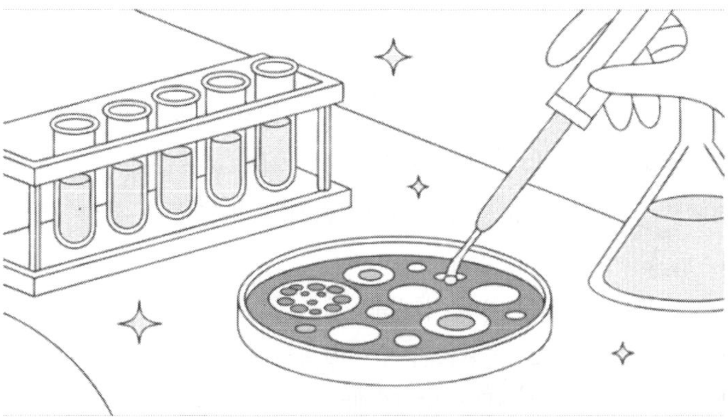

환원 배지(reducing media)는 혐기성 미생물, 특히 절대 혐기성 미생물을 배양하기 위해 특별히 제조된 배지이다. 혐기성 미생물은 산소에 노출되면 생장이 억제되거나 심지어 사멸하기 때문

에, 배지 내의 용존 산소를 제거하고 혐기적인 환경을 유지하는 것이 필수적이다. 환원 배지는 이러한 목적을 달성하기 위해 다양한 화학적 방법을 활용한다.

환원 배지의 주요 특징은 산소 농도를 낮추거나 제거하는 **환원제(reducing agent)**를 포함하고 있다는 점이다. 대표적인 환원제로는 티오글리콜산 나트륨(sodium thioglycolate), 시스테인(cysteine), 아황산나트륨(sodium sulfite), 아스코르브산(ascorbic acid) 등이 사용된다. 이들 화합물은 배지 내의 용존 산소와 화학적으로 반응하여 산소 농도를 낮추고, 미생물이 혐기적인 조건에서 생장할 수 있도록 돕는다.

환원 배지는 액체 배지뿐만 아니라 고체 배지 형태로도 제조될 수 있다. 고체 환원 배지의 경우, 한천(agar)과 함께 환원제를 첨가하여 제조하며, 혐기성 환경을 더욱 효과적으로 유지하기 위해 혐기 배양기(anaerobic jar)나 혐기 챔버(anaerobic chamber)와 함께 사용되는 경우가 많다. 혐기 배양기는 밀폐된 용기 내에서 화학 반응이나 가스 치환을 통해 산소를 제거하여 혐기적 환경을 조성하는 장치이며, 혐기 챔버는 산소가 없는 상태로 유지되는 공간이다.

환원 배지의 제조 과정에서는 멸균 또한 매우 중요하다. 배지 제조 후 고압 증기 멸균(autoclaving)을 통해 모든 호기성 및 통성 혐기성 미생물을 사멸시켜야 혐기성 미생물만의 순수 배양이 가능하다. 멸균 과정 후에도 산소가 배지 내로 다시 용해되는 것을 최소화하기 위해 배지를 가능한 한 빨리 사용하거나, 혐기적인 조건 하에 보관하는 것이 좋다.

환원 배지는 토양, 하수, 동물의 장내 등 다양한 환경에서 분리된 혐기성 세균의 순수 배양 및 특성 연구에 널리 사용된다. 또한, 임상적으로 중요한 혐기성 병원균을 분리하고 동정하는 데에도 필수적인 도구이다. 예를 들어, 클로스트리디움(Clostridium) 속, 박테로이드(Bacteroides) 속 등의 절대 혐기성 세균은 환원 배지 없이는 효과적으로 배양하기 어렵다.

이처럼 환원 배지는 혐기성 미생물의 연구와 응용에 있어서 핵심적인 역할을 수행하며, 혐기적인 환경을 조성하고 유지함으로써 산소에 민감한 미생물의 생장을 가능하게 한다.

3) 선택 및 감별 배지

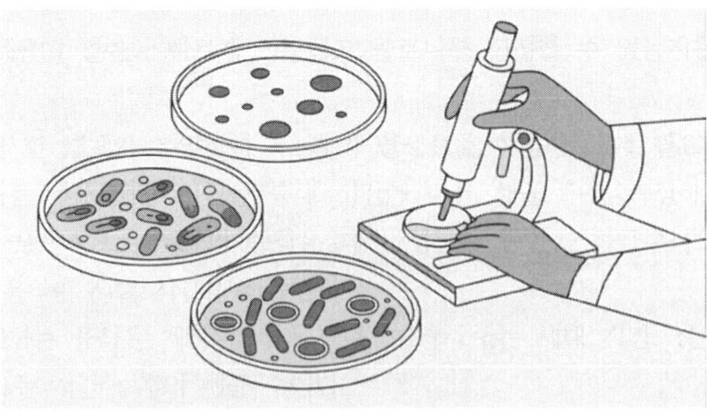

선택 배지(selective media)와 감별 배지(differential media)는 특정 미생물을 분리, 식별하고

연구하는 데 사용되는 특수한 배지이다. 이 두 종류의 배지는 미생물 배양의 목적에 따라 서로 다른 방식으로 작용한다.

선택 배지는 특정 종류의 미생물 생장을 촉진하거나 억제하는 물질을 첨가하여, 혼합된 미생물 집단에서 원하는 미생물만 선택적으로 분리 배양하기 위해 사용된다. 이러한 억제제로는 항생제, 염료, 특정 화학 물질 등이 사용될 수 있다. 예를 들어, 특정 항생제가 첨가된 배지에서는 해당 항생제에 내성을 가진 세균만 생존하여 증식할 수 있으며, 다른 세균의 생장은 억제된다. 만니톨 소금 한천 배지(Mannitol Salt Agar, MSA)는 높은 염 농도를 포함하여 포도상구균속(Staphylococcus) 세균을 선택적으로 배양하는 데 사용되며, 에오신 메틸렌 블루 한천 배지(Eosin Methylene Blue Agar, EMB)는 그람 음성 세균의 생장을 선택적으로 허용한다. 선택 배지를 사용하면 특정 환경 조건이나 항생제 내성을 가진 미생물을 효율적으로 분리할 수 있다.

감별 배지는 여러 종류의 미생물이 혼합되어 있을 때, 각 미생물의 생화학적 특성 차이를 이용하여 서로를 구별할 수 있도록 만들어진 배지이다. 감별 배지에는 특정 대사 산물이나 효소 반응의 결과로 색깔 변화를 나타내는 지시약(indicator)이 첨가되는 경우가 많다. 예를 들어, 맥콘키 한천 배지(MacConkey Agar)는 유당 발효 능력이 있는 세균과 그렇지 않은 세균을 구별할 수 있다. 유당을 발효하는 세균은 산을 생성하여 배지의 pH를 낮추고, pH 지시약의 색깔을 변화시켜 콜로니가 붉은색 또는 분홍색으로 나타난다. 반면, 유당을 발효하지 못하는 세균은 콜로니 색깔에 변화를 일으키지 않거나 투명하게 나타난다. 혈액 한천 배지(Blood Agar)는 세균의 용혈성(적혈구를 파괴하는 능력)을 감별하는 데 사용되며, 용혈 정도에 따라 알파(α), 베타(β), 감마(γ) 용혈의 세 가지 형태로 콜로니 주변에 특징적인 변화를 나타낸다.

때로는 하나의 배지가 선택성과 감별성을 동시에 가질 수도 있다. 예를 들어, 만니톨 소금 한천 배지는 높은 염 농도로 포도상구균속을 선택적으로 배양하면서, 만니톨 발효 여부에 따라 콜로니 색깔이 변하는 것을 관찰하여 감별 기능도 수행한다.

선택 배지와 감별 배지는 임상 미생물학, 식품 미생물학, 환경 미생물학 등 다양한 분야에서 특정 미생물을 분리하고 동정하는 데 필수적인 도구로 활용된다. 이를 통해 병원성 미생물의 존재를 확인하고, 식품의 위생 상태를 평가하며, 환경 시료에서 특정 기능을 가진 미생물을 분리하는 등 다양한 응용이 가능하다.

4) 증균 배지

증균 배지(enrichment media)는 특정 미생물의 생장을 촉진하고 다른 미생물의 생장을 억제하는 성분을 포함하는 배지이다. 이는 혼합된 미생물 군집에서 특정 종류의 미생물 수를 늘려 분리 및 동정을 용이하게 하는 데 사용된다. 증균 배지는 선택 배지와 유사한 목적을 갖지만, 선택 배지가 특정 미생물의 생존에 필수적인 조건을 제공하여 다른 미생물의 생장을 완전히 막는 데 초점을 맞추는 반면, 증균 배지는 원하는 미생물이 경쟁 우위를 확보하여 더 빠르게 증식하도록 유도하는 데 중점을 둔다.

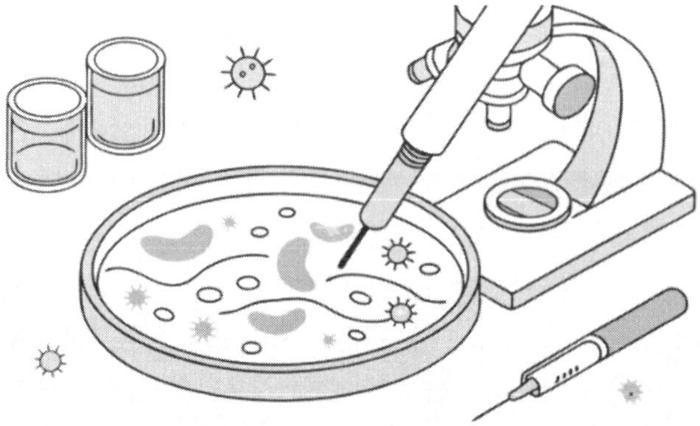

증균 배지의 작동 원리는 배지에 특정 미생물이 선호하는 영양소나 생장 촉진 물질을 첨가하고, 다른 미생물이 이용하기 어렵거나 생장에 불리한 조건을 조성하는 것이다. 이러한 조건은 pH, 삼투압, 특정 화학 물질의 존재 유무 등을 조절하여 만들 수 있다. 증균 배지는 액체 형태로 주로 사용되는데, 이는 고체 배지에 비해 미생물이 영양분을 더 쉽게 이용하고 이동할 수 있어 특정 미생물의 증식에 유리하기 때문이다.

예를 들어, 살모넬라균(Salmonella spp.)을 검출하기 위한 증균 배지로는 셀레나이트 브로스(Selenite Broth)나 테트라티오네이트 브로스(Tetrathionate Broth)가 사용된다. 이 배지들은 살모넬라균의 생장에 필요한 특정 영양분을 제공하면서, 다른 장내세균의 생장을 억제하는 셀레나이트나 테트라티오네이트와 같은 물질을 포함하고 있다. 이를 통해 소량으로 존재하는 살모넬라균을 선택적으로 증식시켜 subsequent 분리 배양 단계에서 더 쉽게 검출할 수 있도록 한다.

리스테리아 모노사이토제네스(Listeria monocytogenes)를 위한 증균 배지로는 UVM 배지(University of Vermont Medium)나 LEB 배지(Listeria Enrichment Broth) 등이 사용된다. 이 배지들은 리스테리아균의 생장을 촉진하는 영양 성분과 함께, 다른 미생물의 생장을 억제하는 항생제나 선택제를 포함하여 리스테리아균의 선택적인 증식을 유도한다.

증균 배지는 임상 검체, 식품, 환경 시료 등 다양한 시료에서 특정 병원성 미생물을 검출하는데 중요한 역할을 한다. 특히, 검체 내에 소수의 원하는 미생물만 존재할 경우, 증균 단계를 거침으로써 검출 가능성을 크게 높일 수 있다. 증균 후에는 선택 배지나 감별 배지에 다시 배양하여 원하는 미생물을 순수 분리하고 동정하는 과정을 거친다.

6장. 미생물에 대한 감염관리

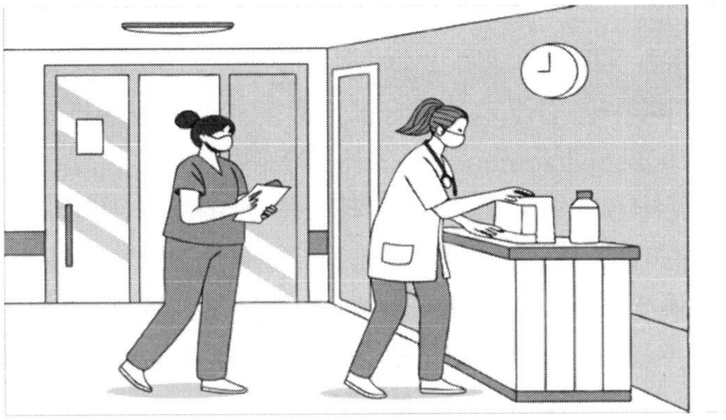

미생물 감염 관리는 인체 또는 환경 내에서 미생물의 전파를 예방하고 통제하여 감염 발생 위험을 최소화하는 것을 목표로 한다. 이는 의료 환경뿐만 아니라 일상생활, 식품 산업 등 다양한 영역에서 중요한 의미를 지닌다. 핵심적인 감염 관리 전략에는 손 위생, 개인 보호 장비 착용, 환경 소독, 적절한 폐기물 관리, 호흡기 위생 등이 포함된다.

손 위생은 가장 기본적인 감염 예방 수칙으로, 흐르는 물과 비누를 사용하여 20초 이상 꼼꼼하게 씻거나 알코올 기반 손 소독제를 사용하는 것이 효과적이다. 의료 환경에서는 환자와 접촉 전후, 오염된 물질을 다룬 후 반드시 손 위생을 실천해야 한다.

더 나아가, 감염 확산 방지를 위해 적절한 개인 보호 장비(마스크, 장갑, 가운 등) 착용이 필요하며, 환자 격리 및 감염된 환경의 철저한 소독과 폐기물 관리가 이루어져야 한다. 기침이나 재채기를 할 때는 휴지나 옷소매로 입과 코를 가리고, 사용한 휴지는 즉시 폐기하는 호흡기 위생 또한 중요한 감염 관리 수칙이다.

식품을 안전하게 섭취하기 위해서는 적절한 온도에서 보관하고 조리하며, 개인위생을 철저히 하는 것이 중요하다. 이처럼 다각적인 감염 관리 노력은 개인의 건강 보호는 물론, 지역사회 전체의 감염병 확산 방지에 기여하는 필수적인 실천이다.

1. 미생물에 대한 감염관리 개요

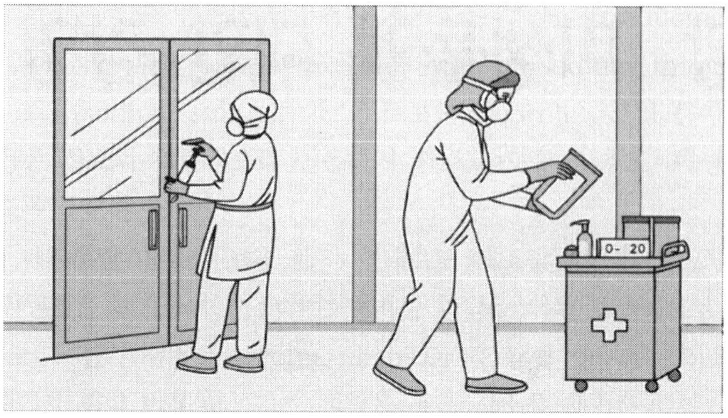

미생물에 대한 감염 관리는 병원, 식품 산업, 연구실 등 다양한 환경에서 미생물의 전파를 방지하고 감염 발생률을 줄이기 위한 모든 활동을 포괄하는 중요한 분야이다. 이는 인간의 건강과 안전을 보호하고, 경제적 손실을 최소화하는 데 필수적인 역할을 수행한다. 미생물 감염 관리는 환경 위생 관리, 의료 기기 소독 및 멸균, 개인 보호 장비 사용, 손 위생, 항균제 사용 관리 등 다양한 전략과 방법을 포함한다.

감염 관리의 주요 목표는 감염원(source), 전파 경로(transmission route), 그리고 감수성 숙주(susceptible host)로 이어지는 감염 사슬을 차단하는 것이다. 감염원은 환자, 의료 종사자, 오염된 환경이나 물품 등 다양하며, 미생물은 직접 접촉, 공기, 매개체, 비말 등 다양한 경로를 통해 전파될 수 있다. 감수성 숙주는 면역력이 약하거나 특정 질환을 가진 사람들을 포함한다. 효과적인 감염 관리는 이러한 각 연결 고리를 이해하고 적절한 중재를 통해 감염 발생 위험을 최소화하는 데 초점을 맞춘다.

병원 환경에서의 감염 관리는 특히 중요하다. 병원 내 감염(healthcare-associated infections, HAIs)은 환자의 치료 기간을 연장시키고, 의료 비용을 증가시키며, 심각한 경우 사망에까지 이르게 할 수 있다. 따라서 병원에서는 철저한 손 위생, 적절한 개인 보호 장비 착용(마스크, 장갑, 가운 등), 의료 기기 및 환경 소독과 멸균, 안전한 폐기물 관리, 공기 질 관리 등 다각적인 감염 관리 프로토콜을 시행하고 있다.

식품 산업에서의 감염 관리는 식품 매개 질병(foodborne illnesses)의 발생을 예방하는 데 초점을 맞춘다. 이는 식품의 생산, 가공, 유통, 조리 과정 전반에 걸쳐 위생적인 환경 유지, 적절한 온도 관리, 식품 취급자의 개인 위생 관리 등을 포함한다. 식품 안전 기준과 규정을 준수하고, 정기적인 위생 점검과 교육을 통해 식품 매개 질병의 위험을 최소화하는 것이 중요하다.

연구실 환경에서의 감염 관리는 실험 과정에서 미생물에 노출될 위험을 방지하고, 실험실 외부로 미생물이 유출되는 것을 막는 데 중점을 둔다. 이는 생물 안전 수칙 준수, 생물 안전 장비(생물 안전 작업대 등) 사용, 적절한 폐기물 처리, 실험실 소독 등을 포함한다. 연구 대상 미생물의 위험도에 따라 적절한 생물 안전 등급을 설정하고, 그에 따른 안전 관리 절차를 준수하는 것이 필수적이다.

최근에는 항균제 내성균의 증가가 심각한 공중 보건 문제로 대두됨에 따라, 항균제 사용 관리의 중요성이 더욱 강조되고 있다. 불필요한 항균제 사용을 줄이고, 적절한 항균제를 선택하여 사용하는 것은 항균제 내성균의 출현과 확산을 억제하는 데 중요한 역할을 한다.

효과적인 미생물 감염 관리는 지속적인 교육과 훈련, 표준화된 절차 준수, 감시 시스템 운영, 그리고 모든 관련자들의 적극적인 참여를 필요로 한다. 이를 통해 감염 발생률을 최소화하고, 안전하고 건강한 환경을 조성할 수 있다.

2. 물리적방법

1) 멸균

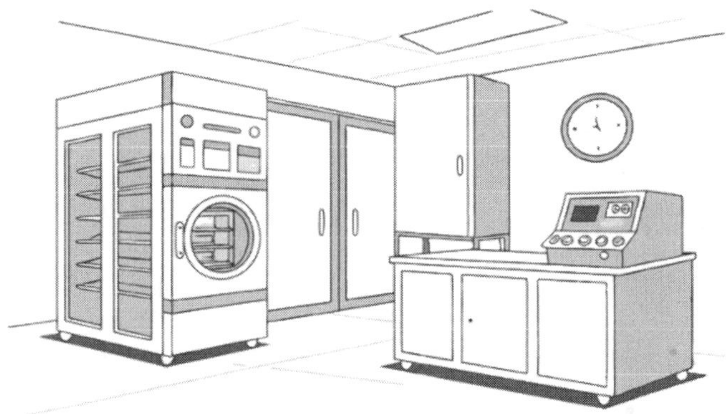

멸균은 모든 형태의 생명체, 즉 세균(영양 세포 및 아포), 진균, 바이러스, 원생생물은 물론이고 이들의 아포까지 완전히 사멸시키거나 제거하여 무균 상태를 만드는 과정을 의미한다. 이는 감염 관리의 가장 기본적인 단계이자 핵심적인 목표이며, 의료 기기, 수술 도구, 실험 도구, 식품 등 인체에 직접 접촉하거나 감염 위험이 있는 물질에 적용된다. 멸균은 물리적 방법과 화학적 방법으로 나눌 수 있으며, 물리적 방법은 주로 열, 방사선, 여과 등을 이용하여 미생물을 사멸시키거나 제거하는 방식을 포함한다.

열 멸균은 가장 널리 사용되는 멸균 방법 중 하나이며, 고온에 노출시켜 미생물의 단백질 변성 및 핵산 손상을 유도하여 사멸시킨다. 열 멸균은 습열 멸균과 건열 멸균으로 나뉜다. 습열 멸균은 포화 수증기를 이용하여 멸균하는 방법으로, 고압 증기 멸균기가 대표적이다. 일반적으로 121℃에서 15분 동안, 또는 134℃에서 3분 동안 처리하여 대부분의 미생물과 아포를 효과적으로 사멸시킬 수 있다. 습열은 건열보다 낮은 온도와 짧은 시간으로도 멸균 효과가 뛰어나며, 열이 습기를 통해 미생물 세포 내로 더 잘 전달되기 때문이다. 주로 배지, 수액, 수술 도구, 유리 제품 등의 멸균에 사용된다. 건열 멸균은 뜨거운 공기를 이용하여 멸균하는 방법으로, 건열 멸균기가 사용된다. 습열보다 높은 온도와 긴 시간이 필요하며, 일반적으로 160~170℃에서 1~2시간 동안 처리한다.

건열은 습기가 침투하기 어려운 물질(예: 금속, 유리, 오일, 파우더)의 멸균에 적합하다.

방사선 멸균은 이온화 방사선(감마선, 전자빔)이나 비이온화 방사선(자외선)을 이용하여 미생물의 DNA를 손상시켜 사멸시키는 방법이다. 이온화 방사선 멸균은 투과력이 강하여 플라스틱, 일회용 의료 용품, 의약품 등의 멸균에 사용된다. 저온에서 멸균이 가능하며, 대량 멸균에 효과적이다. 자외선 멸균은 파장이 짧은 자외선을 이용하여 미생물의 DNA를 손상시키는 방법으로, 주로 공기나 표면 소독에 사용된다. 투과력이 약하여 직접 노출된 미생물에만 효과가 있으며, 유기물 존재 시 효과가 감소한다.

여과 멸균은 액체나 기체 시료에 있는 미생물을 물리적으로 제거하는 방법이다. 특정 크기의 기공을 가진 멤브레인 필터를 사용하여 미생물을 걸러낸다. 열에 불안정한 액체(예: 일부 의약품, 혈청)의 멸균이나 공기 중 미생물 제거에 사용된다. HEPA 필터는 공기 중 미립자 및 미생물 제거에 효과적이다.

물리적 멸균 방법은 각기 다른 특징과 적용 분야를 가지므로, 멸균 대상 물질의 특성, 크기, 열 안정성 등을 고려하여 적절한 방법을 선택해야 한다. 완벽한 멸균은 감염 예방의 가장 확실한 방법이다.

2) 여과법

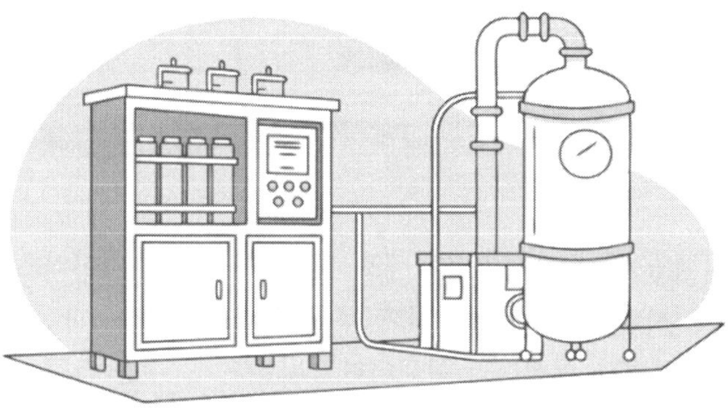

여과법(filtration)은 액체나 기체 시료 내에 존재하는 미생물을 물리적으로 분리하여 제거하는 멸균 또는 정제 방법이다. 이는 특정 크기의 미세한 구멍을 가진 필터(filter)를 사용하여 미생물보다 큰 입자를 걸러내는 원리를 이용한다. 여과법은 열에 불안정한 물질이나 기체의 멸균에 특히 유용하며, 의약품 제조, 수처리, 공기 정화 등 다양한 분야에서 널리 활용된다.

여과에 사용되는 필터는 다양한 재질과 기공 크기를 가지며, 제거하고자 하는 미생물의 크기에 따라 적절한 필터를 선택해야 한다. 액체 여과에는 셀룰로오스 에스터, 폴리카보네이트, 폴리설폰 등의 재질로 만들어진 멤브레인 필터가 주로 사용된다. 멤브레인 필터는 균일한 기공 크기를 가지며, 다양한 크기의 미생물(세균, 진균 포자, 일부 큰 바이러스 등)을 효과적으로 제거할 수 있다. 일반적으로 세균을 제거하기 위해서는 0.22μm 또는 0.45μm 크기의 기공을 가진 필터가 사용된다. 바이러스 제거를 위해서는 이보다 훨씬 작은 나노미터 크기의 기공을 가진 초여과(ultrafiltration) 또는 역삼투(reverse osmosis) 필터가 필요하다.

액체 시료의 여과는 주로 진공 여과 장치나 압력 여과 장치를 이용하여 수행된다. 진공 여과는 필터 아래쪽을 진공으로 만들어 액체를 필터를 통과시키는 방식이며, 압력 여과는 펌프 등을 이용하여 액체에 압력을 가해 필터를 통과시키는 방식이다. 여과 속도와 효율은 필터의 기공 크기, 필터 면적, 압력 또는 진공의 정도, 그리고 액체의 점성 등에 영향을 받는다.

기체 여과에는 고효율 미립자 공기 필터(High-Efficiency Particulate Air filter, HEPA 필터)가 주로 사용된다. HEPA 필터는 0.3μm 크기의 입자를 99.97% 이상 포집할 수 있는 매우 높은 효율을 가진 필터로, 세균, 진균 포자, 바이러스 입자 등을 효과적으로 제거하여 깨끗한 공기를 공급한다. HEPA 필터는 병원의 수술실, 격리 병동, 제약 시설, 생물 안전 작업대(biosafety cabinet) 등 청정 환경 유지가 필수적인 곳에 사용된다. 또한, 공기조화 시스템이나 개인용 공기청정기에도 HEPA 필터가 장착되어 실내 공기 질 개선에 기여한다.

여과법은 열에 불안정한 단백질 용액, 항생제 용액, 혈청 등 열 멸균이 불가능한 액체의 멸균에 중요한 역할을 한다. 또한, 배지 제조 과정에서 열에 의해 파괴될 수 있는 특정 첨가물을 멸균된 상태로 배지에 첨가하기 위해 여과 멸균을 사용하기도 한다. 수처리 분야에서는 여과를 통해 물속의 미생물과 부유 물질을 제거하여 안전한 식수를 공급하는 데 활용된다.

여과법은 미생물을 사멸시키는 것이 아니라 물리적으로 제거하는 방법이므로, 필터의 무결성 유지와 여과 과정의 무균 상태 유지가 중요하다. 필터에 손상이 있거나 여과 과정이 오염되면 멸균 효과를 보장할 수 없다. 따라서 여과 전후 필터의 무결성 검사 및 여과 과정에 대한 철저한 관리가 필요하다.

3) 건조

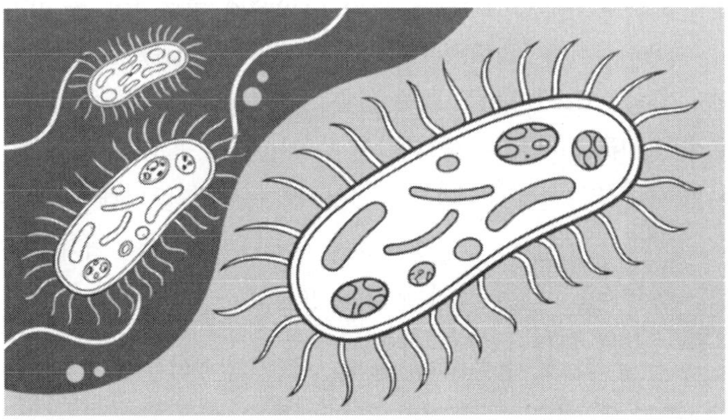

건조(desiccation)는 미생물이 생존에 필수적인 수분을 제거하여 생장과 증식을 억제하거나 사멸시키는 물리적인 감염 관리 방법이다. 물은 미생물의 대사 활동, 영양분 흡수, 노폐물 배출 등 모든 생명 유지 과정에 필수적이므로, 수분 함량을 일정 수준 이하로 낮추면 미생물의 생리적 기

능이 정지되고 결국 사멸에 이르게 된다. 건조의 효과는 미생물의 종류, 건조 속도, 최종 수분 함량, 그리고 주변 환경 조건(온도, 습도 등)에 따라 크게 달라진다.

세균의 경우, 영양 세포는 수분 함량이 낮아지면 쉽게 사멸하는 반면, 일부 세균이 형성하는 내생포자(endospore)는 건조에 대해 매우 강한 저항력을 나타낸다. 내생포자는 휴면 상태의 구조로, 건조, 고온, 방사선, 화학 물질 등 극한 환경 조건에서 오랫동안 생존할 수 있으며, 다시 적절한 환경이 되면 활발하게 증식하는 영양 세포로 전환될 수 있다. 따라서 건조만으로는 내생포자를 완전히 사멸시키기 어렵다.

진균류(곰팡이, 효모)는 세균의 영양 세포보다는 건조에 비교적 더 잘 견디는 편이다. 특히 곰팡이의 포자는 건조한 환경에서도 오랫동안 생존력을 유지할 수 있으며, 습한 환경이 조성되면 다시 발아하여 성장할 수 있다.

바이러스는 숙주 세포 내에서만 활성을 나타내므로, 건조 환경에서는 숙주 세포가 없어지면 일반적으로 불활성화된다. 하지만 일부 바이러스는 건조된 상태에서도 어느 정도의 감염력을 유지할 수 있다.

건조는 식품 보존 방법으로 오랫동안 사용되어 왔다. 곡물, 과일, 육류 등을 건조시켜 수분 함량을 낮춤으로써 미생물의 생장을 억제하고 부패를 방지할 수 있다. 또한, 의료 기기나 실험 도구를 건조시켜 보관함으로써 미생물 오염 위험을 줄일 수 있다.

실험실에서는 미생물 배양균을 장기간 보존하기 위해 동결 건조(lyophilization) 방법을 사용하기도 한다. 동결 건조는 미생물을 급속 냉동시킨 후 진공 상태에서 수분을 승화시켜 제거하는 방법으로, 미생물의 생존력을 장기간 유지하면서 보관할 수 있게 한다. 동결 건조된 미생물은 필요할 때 다시 수분을 공급하여 활성화시킬 수 있다.

자연 건조는 햇볕이나 공기를 이용하여 수분을 증발시키는 방법으로, 간단하지만 시간이 오래 걸리고 환경 조건에 따라 효과가 달라질 수 있다. 인공 건조는 열풍 건조기 등을 이용하여 온도와 습도를 조절하면서 건조시키는 방법으로, 더 빠르고 균일하게 건조시킬 수 있다.

건조는 미생물 증식을 억제하는 효과적인 방법이지만, 일부 저항력이 강한 미생물(특히 세균의 내생포자)은 완전히 사멸시키기 어려울 수 있으므로, 멸균을 목적으로 할 경우에는 다른 멸균 방법과 병행하여 사용하는 것이 바람직하다.

4) 삼투압

삼투압(osmotic pressure)은 농도가 다른 두 용액이 반투막으로 분리되어 있을 때, 농도가 낮은 용액에서 농도가 높은 용액으로 용매(주로 물)가 이동하는 삼투 현상에 의해 발생하는 압력을 의미한다. 미생물의 세포는 세포막이 반투막의 역할을 하며, 세포 내부의 용질 농도는 외부 환경과 다를 수 있기 때문에 삼투압은 미생물의 생존과 성장에 중요한 영향을 미치는 물리적 요인 중 하나이다.

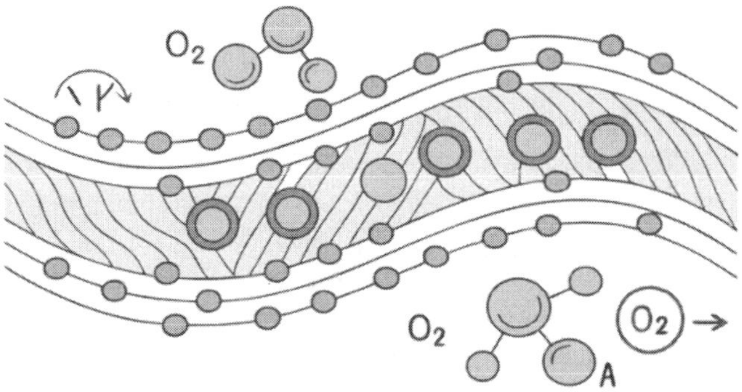

미생물 세포 내부의 용질 농도가 외부 환경보다 높으면(저장액 환경), 물은 외부에서 세포 내부로 이동하게 된다. 이러한 물의 유입은 세포가 팽창하여 심한 경우 터지는 용혈 현상을 일으킬 수 있다. 반대로 세포 외부의 용질 농도가 내부보다 높으면(고장액 환경), 물은 세포 내부에서 외부로 빠져나가 세포의 부피가 줄어들고 세포막이 세포벽에서 분리되는 원형질 분리(plasmolysis)가 일어난다. 원형질 분리가 일어나면 세포의 대사 활동이 멈추고 생장이 억제된다. 등장액 환경에서는 세포 내외부의 삼투압이 같아 물의 이동이 없어 세포의 형태와 기능이 정상적으로 유지된다.

대부분의 세균은 세포질의 삼투 농도를 주변 환경보다 약간 높게 유지함으로써 세포벽에 의해 지지되어 원형질 분리를 방지하고 형태를 유지한다. 그러나 극단적인 삼투압 환경에서는 미생물이 생존하기 어렵다.

일부 미생물은 고농도의 염분이나 당과 같은 특정 용질이 존재하는 환경에 적응하여 생존하는 특별한 메커니즘을 가지고 있다. 이러한 미생물을 호염성 미생물(halophile)과 호당성 미생물(osmophile)이라고 한다. 호염성 미생물은 세포 내에 염분을 축적하거나, 외부의 높은 염 농도에 대항하여 세포 내부의 삼투압을 높이는 물질을 생성하여 수분 균형을 유지한다. 예를 들어, 고농도의 칼륨 이온을 세포 내에 축적하여 내부 삼투압을 높이는 전략을 사용하기도 한다. 호당성 미생물은 세포 내에 글리세롤과 같은 당 알코올을 축적하여 외부의 높은 삼투압에 적응한다.

식품 보존 분야에서는 삼투압 차이를 이용하여 미생물의 생장을 억제하는 방법을 활용한다. 소금에 절이거나 설탕에 절인 식품은 높은 염분 또는 당 농도로 인해 미생물 세포로부터 수분을 빼앗아 생장을 억제하고 부패를 방지하는 효과를 나타낸다.

따라서 삼투압은 미생물의 생존과 분포에 중요한 영향을 미치는 환경 요인이며, 특정 환경에 적응한 미생물은 독특한 생존 전략을 진화시켜 왔다. 또한, 삼투압의 원리는 식품 보존과 같은 인간 생활에도 응용되고 있다.

5) 방사선조사

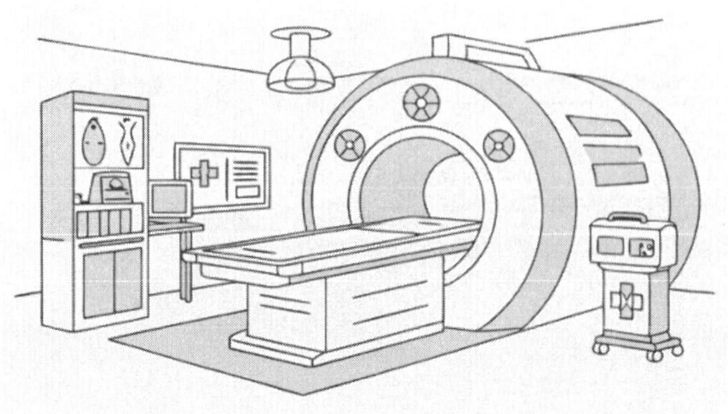

방사선 조사는 전자기파 또는 입자 형태의 에너지를 물질에 조사하여 미생물을 사멸시키거나 불활성화시키는 물리적인 감염 관리 방법이다. 방사선은 미생물의 DNA와 RNA와 같은 핵산에 직접적인 손상을 일으키거나, 물 분자와 반응하여 생성되는 활성 산소 종이 세포 구성 성분을 산화시켜 간접적인 손상을 유발함으로써 미생물의 생존 능력을 잃게 만든다. 방사선 조사는 투과력이 강하여 포장된 제품이나 열에 불안정한 물질의 멸균에도 효과적이며, 의료 기기, 식품, 의약품 등 다양한 분야에서 활용된다.

방사선 조사의 종류는 크게 이온화 방사선과 비이온화 방사선으로 나눌 수 있다. 이온화 방사선은 물질과 상호작용하면서 이온을 생성할 수 있는 고에너지 방사선으로, 감마선과 전자빔이 대표적이다. 감마선은 코발트-60이나 세슘-137과 같은 방사성 동위원소에서 방출되는 고에너지 전자기파이다. 감마선은 투과력이 매우 강하여 두꺼운 물질이나 포장된 제품 내부까지 효과적으로 멸균할 수 있다. 의료용품, 의약품, 식품의 멸균에 널리 사용되며, 저온에서 수행될 수 있고 잔류물이 남지 않는다는 장점이 있다.

전자빔은 선형 가속기와 같은 장치를 통해 생성되는 고에너지 전자 흐름이다. 감마선에 비해 투과력은 약하지만 조사 속도가 빠르고, 조사 에너지와 선량을 정밀하게 조절할 수 있어 일회용 의료 기기, 포장재, 일부 식품의 표면 멸균에 주로 사용되며 처리 시간이 짧다는 장점이 있다. 이온화 방사선은 미생물의 DNA를 직접적으로 파괴하여 복제 능력을 상실시키고 사멸을 유도하며, 세포 내 물 분자와의 반응을 통해 생성된 자유 라디칼이 세포 구성 성분을 손상시키는 간접적인 효과도 나타낸다.

비이온화 방사선은 물질과 상호작용할 때 이온을 생성할 만큼 충분한 에너지를 가지지 못한 방사선으로, 자외선이 대표적이다. 자외선은 파장이 짧은 전자기파로, 특히 260nm 부근의 자외선은 DNA에 최대 흡수율을 보여 티민 이합체 형성을 유도하여 DNA 복제를 방해하고 미생물을 사멸시킨다. 자외선은 투과력이 약하여 공기, 물, 표면 소독에 주로 사용되며, 병원, 실험실, 식품 가공 시설 등의 공기나 표면 소독, 음용수 처리 등에 활용된다. 자외선 소독은 비교적 짧은 시간 내에 효과를 나타내지만, 차단 물질 존재 시 효과가 감소하며 직접적인 노출은 인체에 해로울 수 있으므로 주의가 필요하다.

방사선 조사는 화학적 소독제와 달리 잔류물이 남지 않고, 일부 방법은 포장된 상태로 멸균이 가능하다는 장점이 있어 다양한 분야에서 감염 관리의 중요한 수단으로 활용되고 있다. 그러나 안전 관리 및 시설 구축에 대한 고려가 필요하며, 조사 대상 물질의 특성에 따라 적절한 방사선 종류와 선량을 선택하는 것이 중요하다.

3. 화학적 방법

1) 소독제

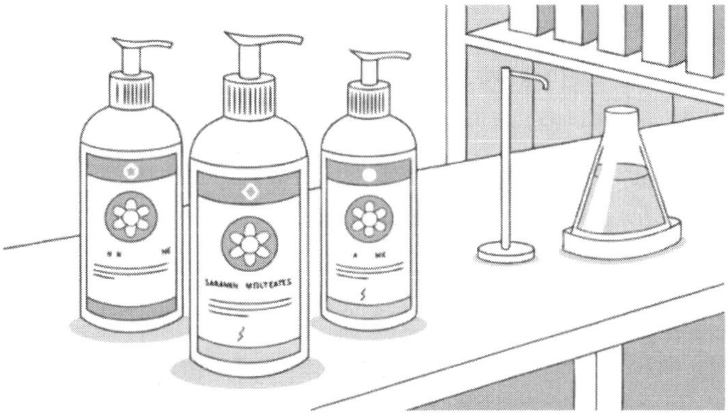

소독제는 살아있는 조직에는 적용하기 어렵고, 무생물 표면이나 물체에 존재하는 병원성 미생물의 영양 세포를 사멸시키거나 불활성화시켜 감염 위험을 감소시키는 화학 물질이다. 소독제는 멸균제와 달리 모든 미생물 형태, 특히 세균의 아포를 완전히 사멸시키지는 못한다. 소독제의 효과는 작용 메커니즘, 농도, 접촉 시간, 온도, pH, 유기물 존재 여부 등 다양한 요인에 따라 달라진다.

소독제의 작용 메커니즘은 매우 다양하며, 주요 표적 부위는 미생물의 세포벽, 세포막, 단백질, 핵산 등이다. 일부 소독제는 세포벽의 구조를 파괴하거나 세포막의 투과성을 변화시켜 세포 내용물이 유출되도록 유도한다. 다른 소독제는 미생물의 필수 효소 단백질을 변성시키거나 활성 부위를 차단하여 대사 기능을 정지시킨다. 또한, DNA나 RNA와 같은 핵산을 손상시켜 유전 정보의 복제와 단백질 합성을 방해하기도 한다.

소독제의 종류는 화학적 성분에 따라 다양하게 분류될 수 있다. 알코올류에는 에탄올과 아이소프로판올이 대표적이며, 단백질 변성과 세포막 지질 용해 작용을 통해 광범위한 세균과 일부 바이러스, 진균에 효과를 나타낸다. 아포에 대한 효과는 제한적이며, 유기물 존재 시 활성이 감소할 수 있다. 일반적으로 60-90% 농도에서 가장 효과적이다. 알데하이드류에는 포름알데하이드와 글루타르알데하이드가 있으며, 단백질과 핵산에 알킬화 반응을 일으켜 미생물을 사멸시킨다. 광범위한 미생물에 효과적이며, 비교적 짧은 시간 내에 아포까지 사멸시킬 수 있는 강력한 소독제이다. 독성이 강하여 사용 시 주의가 필요하며, 주로 의료 기기의 화학적 멸균 또는 고수준 소독에 사용된다.

할로겐 화합물에는 염소와 아이오딘이 대표적이다. 염소는 산화 작용을 통해 미생물의 효소계를 파괴하며, 물 소독, 표면 소독 등에 널리 사용된다. 아이오딘은 단백질을 요오드화하여 불활성화시키며, 피부 소독, 상처 소독 등에 사용된다. 유기물 존재 시 활성이 감소할 수 있다. 페놀 화합물에는 페놀, 크레졸 등이 있으며, 단백질 변성과 세포막 파괴 작용을 나타낸다. 과거에 널리 사용되었으나 독성 문제로 인해 현재는 제한적으로 사용된다. 일부 페놀 유도체는 소독제 성분으로 여전히 사용된다. 4급 암모늄 화합물에는 염화벤잘코늄 등이 대표적이며, 세포막의 지질 이중층을 파괴하여 항균 효과를 나타낸다. 그람 양성 세균에 비교적 효과적이지만, 그람 음성 세균, 아포, 바이러스에 대한 효과는 제한적이다. 저독성이며 무색무취하여 환경 소독 등에 널리 사용된다. 과산화물에는 과산화수소와 과아세트산이 있으며, 강력한 산화 작용을 통해 미생물의 다양한 세포 성분을 손상시킨다. 광범위한 미생물에 효과적이며, 적절한 농도와 접촉 시간 하에서는 아포까지 사멸시킬 수 있다. 의료 기기 소독 및 멸균, 환경 소독 등에 사용된다.

소독제를 선택하고 사용할 때는 소독 대상, 오염 정도, 미생물의 종류, 소독제의 특성 및 안전성 등을 종합적으로 고려해야 한다. 또한, 소독 효과를 극대화하기 위해서는 적절한 농도와 충분한 접촉 시간을 유지하고, 유기물을 미리 제거하는 것이 중요하다.

2) 소독제 평가

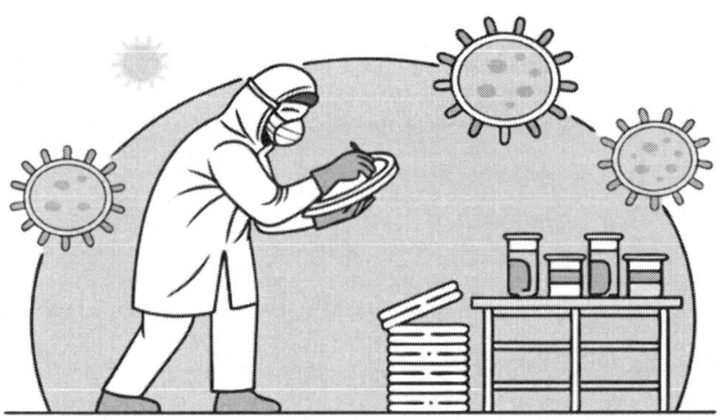

소독제 평가는 감염 관리에서 매우 중요한 과정으로, 특정 소독제의 효능과 안전성을 확인하여 실제 사용 환경에서 효과적으로 병원성 미생물을 제어할 수 있는지 판단하는 것을 목표로 한다. 소독제 평가는 실험실적 평가와 실제 사용 환경에서의 평가로 나눌 수 있으며, 다양한 방법과 기준이 적용된다.

실험실적 평가는 표준화된 조건 하에서 소독제의 항균 활성을 측정하는 방법이다. 이는 소독제의 기본적인 효능을 파악하고, 작용 메커니즘을 이해하는 데 중요한 정보를 제공한다. 주요 실험실적 평가 방법으로는 희석법, 페놀 계수법, 사용 희석법, 표면 시험법, 시간-살균 곡선법 등이 있다. 희석법은 소독제를 다양한 농도로 희석한 후 표준 균주를 접촉시켜 생존하는 균의 수를 측정하여 소독 효과를 평가하며, 최소 살균 농도나 최소 억제 농도 등을 결정하는 데 사용된다. 페놀 계수법은 소독제의 살균력을 페놀의 살균력과 비교하는 방법으로, 특정 시간 동안 표준 균주에 소독제와 페놀을 각각 작용시킨 후 생존하는 균의 수를 비교하여 소독제의 상대적인 효능을 평가한다. 사용 희석법은 실제 사용 환경을 모사하여 오염된 표면에 소독제를 적용한 후 일정 시간 뒤 생존하는 균의 수를 측정하는 방법으로, 의료 기기 소독제 평가에 흔히 사용된다. 표면 시험법은 소독제를 다양한 재질의 표면에 처리한 후 특정 미생물을 접촉시키고, 일정 시간 후 생존하는 미생물의 수를 측정하여 실제 환경에서의 소독 효과를 예측하는 데 유용하다. 시간-살균 곡선법은 소독제와 미생물을 접촉시킨 후 다양한 시간 간격으로 생존하는 미생물의 수를 측정하여 살균 속도를 평가하며, 소독제의 작용 시간을 결정하는 데 중요한 정보를 제공한다.

소독제 평가 시 고려해야 할 주요 요인은 소독 대상 미생물, 소독제의 농도 및 접촉 시간, 온도 및 pH, 유기물 존재 여부, 소독제의 안전성, 그리고 희석액의 종류 등이다. 다양한 미생물에 대한 소독 효과, 농도 및 접촉 시간에 따른 효과 변화, 실제 사용 환경 조건에서의 활성, 유기물 존재 시의 영향, 인체 및 환경에 대한 안전성, 그리고 희석액 종류에 따른 효과 차이 등을 종합적으로 평가해야 한다.

실제 사용 환경에서의 평가는 실험실적 평가 결과를 바탕으로 실제 환경에서 소독제의 효과를 검증하는 단계이다. 이는 환경 표면, 의료 기기 등에 대한 소독 효과를 직접 측정하고, 감염 발생률 감소 효과를 평가하는 방식으로 이루어진다.

소독제 평가는 과학적이고 체계적인 방법을 통해 이루어져야 하며, 평가 결과는 소독제 선택 및 사용 지침 마련의 중요한 근거가 된다. 또한, 지속적인 평가와 검증을 통해 소독제의 효과를 유지하고 개선하는 노력이 필요하다.

3) 소독제 종류

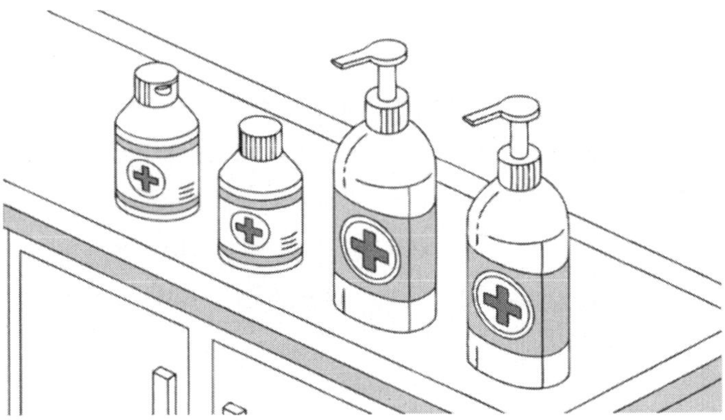

소독제는 화학적 성분에 따라 다양한 종류로 분류되며, 각 종류는 고유한 작용 메커니즘, 항균 스펙트럼, 사용상의 특징을 가진다. 적절한 소독제를 선택하는 것은 소독 대상, 오염 정도, 미생물의 종류, 안전성 등을 고려하여 감염 위험을 효과적으로 감소시키는 데 매우 중요하다. 주요 소독제 종류는 다음과 같다.

알코올류에는 에탄올과 아이소프로판올이 대표적이며, 단백질 변성과 세포막 지질 용해를 통해 세균, 진균, 일부 바이러스에 효과적이다. 60-90% 농도에서 최적의 효과를 나타내며, 휘발성이 높아 잔류물이 적다는 장점이 있다. 하지만 아포에 대한 효과는 제한적이며, 유기물 존재 시 활성이 감소할 수 있다. 손 소독이나 작은 표면 소독에 주로 사용된다. 알데하이드류에는 포름알데하이드와 글루타르알데하이드가 있으며, 단백질과 핵산에 알킬화 반응을 일으켜 광범위한 미생물에 대해 강력한 살균 효과를 나타내며, 비교적 짧은 시간 내에 아포까지 사멸시킬 수 있다. 독성이 강하여 사용 시 주의가 필요하며, 주로 의료 기기의 화학적 멸균 또는 고수준 소독에 사용된다.

할로겐 화합물에는 염소 계열과 아이오딘 계열이 있다. 염소는 차아염소산나트륨 형태로 많이 사용되며, 강력한 산화 작용으로 광범위한 미생물에 효과적이다. 물 소독, 표면 소독, 의료 폐기물 처리 등에 사용된다. 아이오딘은 포비돈-아이오딘 형태로 피부 소독, 수술 부위 소독 등에 사용되며, 단백질을 요오드화하여 불활성화시킨다. 할로겐 화합물은 유기물 존재 시 활성이 감소할 수 있다. 페놀 화합물에는 페놀, 크레졸, 헥사클로로펜 등이 있으며, 단백질 변성과 세포막 파괴 작용을 나타내며, 과거에 널리 사용되었으나 독성 문제로 인해 현재는 제한적으로 사용이 줄었다.

일부 페놀 유도체는 여전히 환경 소독제나 손 소독제 성분으로 사용된다. 4급 암모늄 화합물에는 염화벤잘코늄, 염화세틸피리디늄 등이 있으며, 양이온성 계면활성제로 세포막의 지질 이중층을 파괴하여 항균 효과를 나타낸다. 그람 양성 세균에 비교적 효과적이며, 저독성, 무색무취의 특징으로 환경 소독, 손 소독제 등에 널리 사용된다.

하지만 그람 음성 세균, 아포, 바이러스에 대한 효과는 제한적이다. 과산화물에는 과산화수소와 과아세트산이 있으며, 강력한 산화 작용을 통해 미생물의 다양한 세포 성분을 손상시킨다. 광범위한 미생물에 효과적이며, 적절한 농도와 접촉 시간 하에서는 아포까지 사멸시킬 수 있다. 의료 기기 소독 및 멸균, 환경 소독, 식품 소독 등에 사용된다. 분해 시 물과 산소만 남는 친환경적인 소독제이다.

이 외에도 에틸렌 옥사이드, 글루타르알데하이드와 과산화수소를 혼합한 과산화수소 플라스마 등 멸균 작용을 나타내는 화학 물질도 감염 관리에서 중요한 역할을 한다. 이들은 주로 의료 기기의 멸균에 사용되며, 특별한 장비와 안전 수칙 준수가 요구된다.

소독제 선택 시에는 소독 목적, 대상 표면 또는 물체의 재질, 오염된 미생물의 종류와 양, 소독제의 활성 스펙트럼과 작용 시간, 안전성, 사용 편의성, 비용 등을 종합적으로 고려해야 한다. 또한, 소독 효과를 극대화하기 위해서는 제품 사용 지침에 따라 적절한 농도와 충분한 접촉 시간을 유지하는 것이 중요하다.

7장. 미생물의 유전

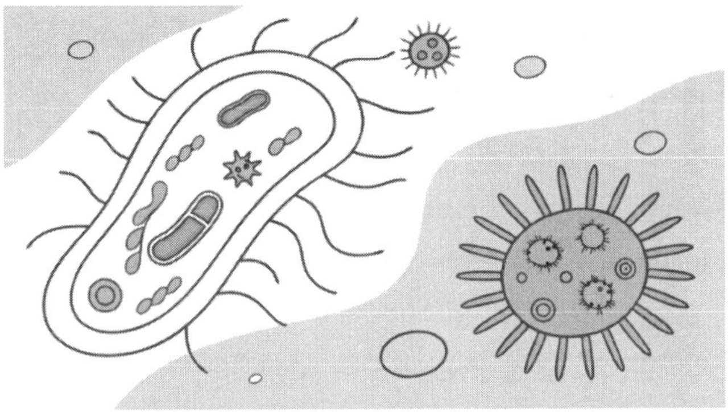

미생물의 유전은 매우 다양하고 역동적인 특징을 지니며, 진화와 환경 적응에 핵심적인 역할을 수행한다. 세균과 같은 원핵생물은 주로 하나의 원형 염색체를 가지며, 플라스미드라고 불리는 작은 크기의 독립적인 DNA 분자를 추가적으로 보유하기도 한다. 이러한 유전체는 비교적 작고 간결하며, 빠른 속도로 복제될 수 있어 환경 변화에 신속하게 적응하는 데 유리하다. 또한, 미생물은 유성생식을 하지 않더라도 유전자 재조합을 통해 유전적 다양성을 확보할 수 있는 다양한 메커니즘을 가지고 있다.

대표적인 예로는 형질전환(transformation), 형질도입(transduction), 접합(conjugation) 등이 있다. 형질전환은 외부 DNA 조각을 세포 내로 흡수하여 유전체를 변화시키는 과정이며, 형질도입은 박테리오파지와 같은 바이러스를 매개로 유전 물질이 이동하는 현상이다. 접합은 두 세균이 직접 접촉하여 플라스미드나 염색체 DNA의 일부를 전달하는 방식이다.

진핵 미생물인 효모나 곰팡이와 같은 경우에는 핵 내에 선형 염색체를 가지며, 원핵생물보다 유전체의 크기가 훨씬 크고 복잡한 구조를 갖는다. 이들은 유사분열 및 감수분열과 같은 세포 분열 과정을 통해 유전 물질을 정확하게 딸세포에 전달하며, 유성생식을 통해 유전적 다양성을 증진시키기도 한다.

미생물의 유전적 변이는 항생제 내성 획득, 새로운 대사 경로 획득, 병원성 인자 획득 등 다양한 방식으로 표현형에 영향을 미치며, 이는 미생물의 생존과 진화에 중요한 동력이 된다. 따라서 미생물의 유전적 특성과 변화 과정을 이해하는 것은 감염병 연구, 생명 공학 기술 개발 등 다양한 분야에서 필수적인 지식 기반을 제공한다.

1. 미생물의 유전 개요

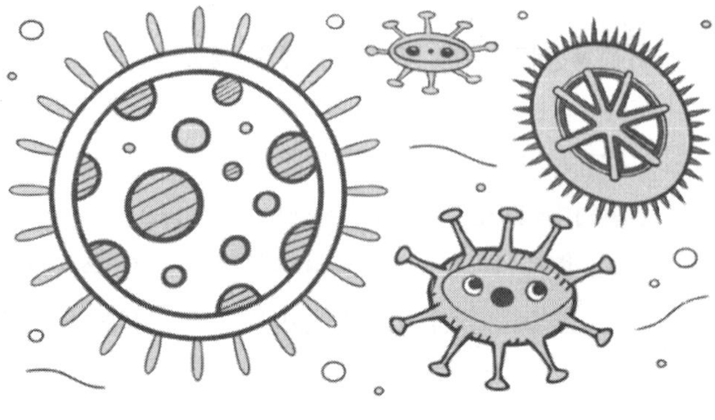

미생물 유전학은 세균, 고세균, 진균, 바이러스 등 미생물의 유전 물질, 유전적 변이, 유전자 기능 및 발현을 연구하는 학문 분야이다. 이는 생명 현상의 기본 원리를 이해하는 데 중요한 역할을 할 뿐만 아니라, 의학, 농업, 환경, 산업 등 다양한 분야에 응용될 수 있는 지식을 제공한다.

미생물의 유전체는 일반적으로 단일 또는 복수의 염색체로 구성된 DNA 또는 RNA 분자이다. 세균의 경우, 주로 세포질 내에 존재하는 원형의 DNA 염색체를 가지며, 일부는 플라스미드라고 불리는 작은 크기의 독립적인 DNA 분자를 추가적으로 가지고 있다. 플라스미드는 항생제 내성 유전자나 독성 인자 유전자 등을 포함할 수 있으며, 세균 간 유전자 전달에 중요한 역할을 한다. 바이러스는 DNA 또는 RNA를 유전체로 가지며, 그 구조와 크기는 매우 다양하다. 진균류는 핵 내에 선형의 염색체를 가지며, 유전체 크기는 세균에 비해 훨씬 크고 복잡하다.

미생물은 다양한 유전적 변이 메커니즘을 통해 환경 변화에 적응하고 진화한다. 주요 유전적 변이로는 DNA 염기 서열의 변화인 돌연변이(mutation), 유전자 재조합(recombination), 그리고 유전 물질의 수평적 전달(horizontal gene transfer) 등이 있다. 유전자 재조합은 염색체 또는 DNA 분자 간의 유전 물질 교환을 통해 새로운 유전자 조합을 만들어내며, 세균에서는 접합(conjugation), 형질전환(transformation), 형질도입(transduction) 등의 방식으로 수평적 유전자 전달이 일어난다. 이러한 유전자 전달은 항생제 내성 확산과 같은 중요한 현상에 기여하기도 한다.

미생물 유전학 연구는 질병의 원인 규명, 새로운 항생제 개발, 유전자 치료법 개발 등 의학 분야에 크게 기여하고 있다. 또한, 농작물의 생산성 향상, 환경 오염 물질 분해, 바이오 에너지 생산 등 농업 및 환경 분야에서도 중요한 역할을 수행한다. 산업적으로는 유용 효소 생산, 발효 식품 개발 등 다양한 공정에 미생물 유전학적 지식이 활용되고 있다.

최근에는 유전체 분석 기술(genomics), 전사체 분석 기술(transcriptomics), 단백질체 분석 기술(proteomics) 등 오믹스(omics) 기술의 발전과 함께 미생물 유전학 연구가 더욱 심도 있게 진행되고 있다. 이러한 기술들을 통해 미생물의 유전체 구조와 기능, 유전자 발현 조절 메커니즘, 그리고 환경과의 상호작용 등을 종합적으로 이해할 수 있게 되었다.

미생물 유전학은 기초 생명 과학의 중요한 분야일 뿐만 아니라, 인류의 건강과 복지에 기여하는 응용 과학으로서의 중요성이 더욱 커지고 있다.

2. DNA의 구조

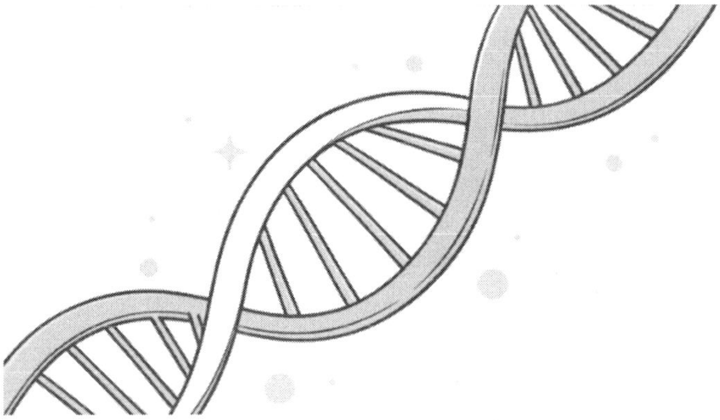

DNA는 생명체의 유전 정보를 저장하고 전달하는 핵심 분자로서, 독특하고 정교한 구조를 가지고 있다. DNA의 구조는 생명 현상의 이해에 필수적이며, 유전 정보의 복제, 발현, 변이 등 다양한 생명 과정의 기초가 된다.

DNA 분자는 뉴클레오타이드라고 불리는 기본 단위들이 길게 연결된 중합체이다. 각 뉴클레오타이드는 데옥시리보스라는 5탄당, 인산기, 그리고 아데닌, 구아닌, 시토신, 티민의 네 종류의 질소 염기로 이루어져 있다.

DNA 분자는 두 개의 폴리뉴클레오타이드 사슬이 서로 꼬여 형성된 이중 나선 구조를 갖는다. 이 이중 나선 구조에서 각 폴리뉴클레오타이드 사슬의 데옥시리보스와 인산기는 공유 결합을 통해 반복적으로 연결되어 나선의 바깥쪽 골격을 형성하며, 이는 DNA 분자의 구조적 안정성을 제공한다. 두 가닥의 염기들은 서로 마주보며 수소 결합을 통해 쌍을 이루는데, 아데닌은 항상 티민과 두 개의 수소 결합으로 결합하고, 구아닌은 항상 시토신과 세 개의 수소 결합으로 결합한다.

이러한 특정한 염기쌍 형성을 상보적 염기쌍이라고 하며, DNA 복제와 유전 정보 전달의 핵심 원리이다. 또한, 두 폴리뉴클레오타이드 사슬은 서로 반대 방향으로 배열된 역평행 구조를 가지며, 이는 DNA 복제 및 전사 과정에서 효소의 작용 방향성을 결정하는 데 중요한 역할을 한다. 당-인산 골격을 따라 염기쌍들이 쌓이면서 DNA 분자는 나선형으로 꼬인 형태를 이루는데, 이 나선 구조는 DNA 분자를 더욱 안정적으로 만들고, 세포 내에서 효율적으로 저장될 수 있도록 한다.

DNA의 염기 서열, 즉 아데닌, 티민, 구아닌, 시토신 염기들의 배열 순서는 유전 정보를 암호화한다. 이 염기 서열은 단백질의 아미노산 서열을 결정하거나, RNA 분자의 구조와 기능을 규정하는 등 생명체의 다양한 특성을 나타내는 유전 정보를 담고 있다. DNA의 정교한 이중 나선 구조는 유전 정보를 안전하게 보존하고, 정확하게 복제하며, 필요한 시기에 적절하게 발현될 수 있도록 하는 기반을 제공한다.

3. DNA의 기능

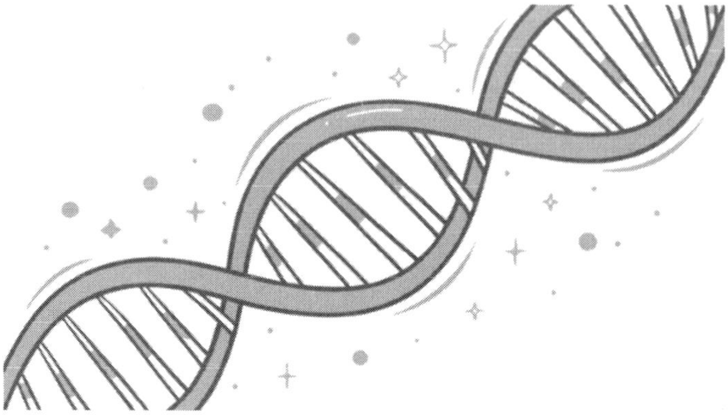

DNA는 생명체의 유전 정보를 저장하고 전달하는 핵심 분자로서, 다양한 생명 현상에 필수적인 기능을 수행한다. DNA의 가장 중요한 기능은 생명체의 고유한 특성을 결정하는 유전 정보를 저장하는 것이다. 이 정보는 DNA 염기 서열, 즉 아데닌, 구아닌, 시토신, 티민의 배열 순서로 암호화되어 있다. 이 염기 서열은 단백질의 아미노산 서열을 지정하거나, 기능성 RNA 분자를 만드는 데 필요한 정보를 제공한다. 따라서 DNA는 생명체의 설계도와 같은 역할을 수행하며, 세포의 구조, 기능, 대사 과정 등 모든 생명 활동을 조절하는 데 필요한 정보를 담고 있다.

생명체가 성장하고 세포 분열을 통해 새로운 세포를 만들 때, 유전 정보는 정확하게 다음 세대로 전달되어야 한다. DNA는 스스로를 복제할 수 있는 능력을 가지고 있어, 딸세포가 모세포와 동일한 유전 정보를 유지할 수 있도록 한다. DNA 복제 과정은 매우 정교하며, DNA 이중 나선이 풀리고 각 가닥이 주형이 되어 상보적인 새로운 가닥이 합성된다. 이를 통해 원래의 DNA 분자와 동일한 두 개의 DNA 분자가 생성된다.

DNA에 저장된 유전 정보는 직접적으로 생명 활동에 사용되지 않고, 중간 단계인 RNA를 통해 단백질로 번역되는 과정을 거친다. 이 과정을 유전자 발현이라고 하며, 크게 두 단계로 나뉜다. 첫째는 전사 과정으로, DNA의 특정 부위의 염기 서열을 주형으로 하여 상보적인 RNA 분자가 합성되는 것이다. DNA의 유전 정보가 RNA로 '전사'되는 것이다. 둘째는 번역 과정으로, mRNA의 염기 서열에 따라 리보솜에서 특정 아미노산들이 순서대로 연결되어 폴리펩타이드 사슬, 즉 단백질이 합성되는 과정이다. mRNA의 유전 정보가 단백질의 아미노산 서열로 '번역'되는 것이다. 이러한 유전자 발현 과정을 통해 DNA에 저장된 유전 정보는 생명체의 다양한 구조와 기능을 수행하는 단백질로 구현된다.

DNA는 완벽하게 복제되지만, 때로는 DNA 염기 서열에 변화가 일어날 수 있다. 이러한 변화를 돌연변이라고 하며, 유전자 재조합과 함께 생명체의 유전적 다양성을 증가시키는 요인이 된다. 유전적 다양성은 환경 변화에 대한 생존과 적응 능력을 향상시켜 생명체의 진화를 이끄는 중요한 원동력이 된다.

이처럼 DNA는 유전 정보의 저장, 복제, 발현, 그리고 유전적 다양성 유지를 통해 생명체의 연속성과 진화를 가능하게 하는 핵심적인 기능을 수행한다. 미생물 역시 DNA를 유전 물질로 가지며, 이러한 DNA의 기본적인 기능은 모든 생명체에 공통적으로 적용된다.

4. 돌연변이

1) 염기쌍 치환

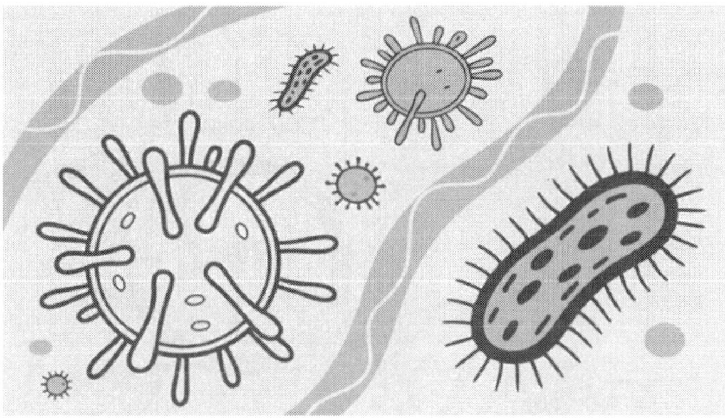

미생물 유전학은 세균, 고세균, 진균, 바이러스 등 미생물의 유전 물질, 유전적 변이, 유전자 기능 및 발현을 연구하는 학문 분야이다. 이는 생명 현상의 기본 원리를 이해하는 데 중요한 역할을 할 뿐만 아니라, 의학, 농업, 환경, 산업 등 다양한 분야에 응용될 수 있는 지식을 제공한다.

미생물의 유전체는 일반적으로 단일 또는 복수의 염색체로 구성된 DNA 또는 RNA 분자이다. 세균의 경우, 주로 세포질 내에 존재하는 원형의 DNA 염색체를 가지며, 일부는 플라스미드라고 불리는 작은 크기의 독립적인 DNA 분자를 추가적으로 가지고 있다.

플라스미드는 항생제 내성 유전자나 독성 인자 유전자 등을 포함할 수 있으며, 세균 간 유전자 전달에 중요한 역할을 한다. 바이러스는 DNA 또는 RNA를 유전체로 가지며, 그 구조와 크기는 매우 다양하다. 진균류는 핵 내에 선형의 염색체를 가지며, 유전체 크기는 세균에 비해 훨씬 크고 복잡하다.

미생물은 다양한 유전적 변이 메커니즘을 통해 환경 변화에 적응하고 진화한다. 주요 유전적 변이로는 DNA 염기 서열의 변화인 돌연변이, 유전자 재조합, 그리고 유전 물질의 수평적 전달 등이 있다. 유전자 재조합은 염색체 또는 DNA 분자 간의 유전 물질 교환을 통해 새로운 유전자 조합을 만들어내며, 세균에서는 접합, 형질전환, 형질도입 등의 방식으로 수평적 유전자 전달이 일어난다. 이러한 유전자 전달은 항생제 내성 확산과 같은 중요한 현상에 기여하기도 한다.

미생물 유전학 연구는 질병의 원인 규명, 새로운 항생제 개발, 유전자 치료법 개발 등 의학 분야에 크게 기여하고 있다. 또한, 농작물의 생산성 향상, 환경 오염 물질 분해, 바이오 에너지 생산 등 농업 및 환경 분야에서도 중요한 역할을 수행한다. 산업적으로는 유용 효소 생산, 발효 식품 개발 등 다양한 공정에 미생물 유전학적 지식이 활용되고 있다.

최근에는 유전체 분석 기술, 전사체 분석 기술, 단백질체 분석 기술 등 오믹스 기술의 발전과 함께 미생물 유전학 연구가 더욱 심도 있게 진행되고 있다. 이러한 기술들을 통해 미생물의 유전체 구조와 기능, 유전자 발현 조절 메커니즘, 그리고 환경과의 상호작용 등을 종합적으로 이해할 수 있게 되었다.

미생물 유전학은 기초 생명 과학의 중요한 분야일 뿐만 아니라, 인류의 건강과 복지에 기여하는 응용 과학으로서의 중요성이 더욱 커지고 있다.

2) 염기의 결손 또는 삽입

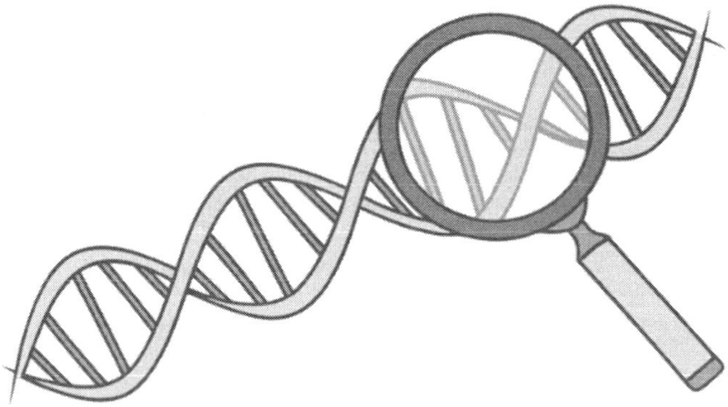

염기의 결손(deletion) 또는 삽입(insertion)은 DNA 염기 서열에서 하나 또는 그 이상의 염기가 없어지거나 새로 추가되는 유형의 돌연변이이다. 이러한 변화는 DNA 복제 과정에서의 오류, 방사선, 특정 화학 물질 등 다양한 요인에 의해 발생할 수 있으며, 유전 정보의 해독 틀(reading frame)을 변화시켜 단백질의 아미노산 서열에 심각한 영향을 미칠 수 있다.

하나 또는 두 개의 염기가 결손되거나 삽입될 경우, DNA의 해독 틀이 바뀌게 된다. DNA는 세 개의 염기 단위인 코돈으로 읽혀 mRNA로 전사되고, mRNA의 코돈은 tRNA에 의해 운반된 특정 아미노산과 대응되어 단백질이 합성된다. 만약 염기의 수가 3의 배수가 아닌 수가 삽입되거나 결손되면, 그 돌연변이 지점 이후의 모든 코돈의 염기 서열이 바뀌게 된다. 이를 **프레임시프트 돌연변이(frameshift mutation)**라고 한다. 프레임시프트 돌연변이는 원래 유전자와는 완전히 다른 아미노산 서열을 가진 단백질을 만들거나, 조기에 종결 코돈이 나타나 불완전한 단백질을 생성할 수 있다. 따라서 이러한 유형의 돌연변이는 일반적으로 단백질의 기능을 완전히 파괴하거나 심각하게 변화시키는 결과를 초래한다.

예를 들어, "AUG GUC AAC UAA"라는 mRNA 서열이 있다고 가정해 보자. 이는 메티오닌(AUG), 발린(GUC), 아스파라긴(AAC), 종결(UAA) 순서의 아미노산 서열을 지정한다. 만약 구아닌

(G)이 결손되면 서열은 "AUC AAC UAA"가 되고, 이는 이소류신(AUC), 아스파라긴(AAC), 종결(UAA)이라는 완전히 다른 아미노산 서열을 만들게 된다. 또한, 종결 코돈이 더 빨리 나타나 원래의 단백질보다 짧은 단백질이 합성될 수도 있다.

반면, 3의 배수(예: 3개, 6개 등)의 염기가 삽입되거나 결손될 경우에는 해독 틀이 바뀌지 않는다. 이 경우, 단백질에는 하나 또는 그 이상의 아미노산이 추가되거나 없어지게 된다. 이러한 돌연변이는 프레임시프트 돌연변이만큼 심각한 영향을 미치지 않을 수도 있지만, 삽입되거나 결손된 아미노산의 위치와 성질에 따라 단백질의 기능에 영향을 줄 수 있다. 특히 단백질의 활성 부위나 구조적으로 중요한 부위에 변화가 생기면 기능 이상을 초래할 수 있다.

미생물에서 염기의 결손 또는 삽입은 유전자 기능에 큰 변화를 일으켜 항생제 내성 획득, 새로운 대사 능력 획득, 병원성 변화 등 다양한 표현형 변화를 유발할 수 있다. 이러한 돌연변이는 미생물의 환경 적응과 진화에 중요한 역할을 하며, 때로는 인간에게 유익하거나 해로운 결과를 초래하기도 한다.

5. 유전정보의 전달

1) 형질전환

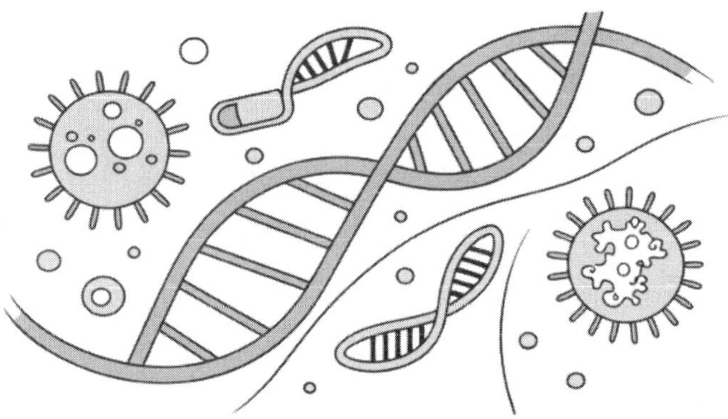

형질전환(transformation)은 세균이 주변 환경으로부터 유리된 DNA 조각을 흡수하여 자신의 유전체에 통합시키는 현상을 말한다. 이는 세균의 유전적 다양성을 증가시키는 중요한 메커니즘 중 하나이며, 세균이 새로운 유전적 특성을 획득하고 환경에 적응하는 데 기여한다. 형질전환은 특별한 세포 간의 물리적 접촉 없이 일어나는 유전자 전달 방식이라는 점에서 접합이나 형질도입과는 구별된다.

형질전환이 일어나기 위해서는 먼저 DNA가 세포 외부 환경에 존재해야 한다. 이러한 DNA는 죽은 세균이 용해되면서 방출되거나, 살아있는 세균이 능동적으로 분비할 수도 있다. 환경 중의 DNA 조각은 다양한 크기와 유전 정보를 포함할 수 있다.

형질전환이 가능한 세균은 능력(competence)이라고 불리는 특정한 생리적 상태에 있어야 한다. 능력 있는 세균은 세포 표면에 DNA 결합 단백질과 DNA 수송 시스템을 발현하여 외부 DNA를 세포 내부로 효율적으로 흡수할 수 있다. 일부 세균은 특정 환경 조건이나 생장 단계에서 자연적으로 능력을 획득하는 반면, 다른 세균은 인위적인 처리를 통해 능력을 유도할 수 있다. 예를 들어, 칼슘 이온 처리나 전기천공법(electroporation) 등이 세균의 세포막 투과성을 증가시켜 외부 DNA 흡수를 촉진하는 데 사용된다.

세포 외부의 DNA가 능력 있는 세균의 세포 표면에 결합하면, DNA 분해 효소(nuclease)에 의해 분해되지 않도록 보호된다. 이후 DNA는 세포막을 통과하여 세포질 내부로 이동하게 된다. 흡수된 DNA는 주로 외가닥(single-stranded) 형태로 존재하며, 자신의 상동성 염기 서열을 갖는 세균의 염색체 DNA와 상동 재조합(homologous recombination)이라는 과정을 통해 통합된다. 상동 재조합은 흡수된 외가닥 DNA가 원래 염색체 DNA의 상보적인 가닥과 염기쌍을 형성하고, DNA 수선 효소의 작용으로 원래 염색체 DNA의 해당 부위가 잘려나가고 새로운 DNA 조각으로 대체되는 과정을 포함한다.

형질전환을 통해 세균은 다양한 유전적 특성을 획득할 수 있다. 예를 들어, 항생제 내성 유전자를 포함하는 DNA 조각이 형질전환되면, 그 세균은 항생제에 대한 내성을 갖게 된다. 또한, 새로운 대사 경로를 암호화하는 유전자를 획득하여 새로운 영양원을 이용하거나 새로운 환경 조건에 적응할 수 있게 된다.

형질전환은 자연 환경에서 세균의 유전적 다양성을 증진시키는 중요한 요인일 뿐만 아니라, 유전공학 분야에서도 중요한 기술로 활용된다. 실험실에서 세균의 능력을 인위적으로 유도하고, 원하는 유전자를 포함하는 DNA를 처리하여 세균의 유전적 형질을 변환시키는 데 사용된다. 이를 통해 유용한 단백질 생산, 유전자 기능 연구 등 다양한 목적을 달성할 수 있다.

결론적으로, 형질전환은 세균이 주변 환경의 DNA를 획득하여 유전적 구성을 변화시키는 중요한 과정이며, 자연적인 유전적 다양성 확보 및 유전 공학 기술 개발에 핵심적인 역할을 한다.

2) 형질도입

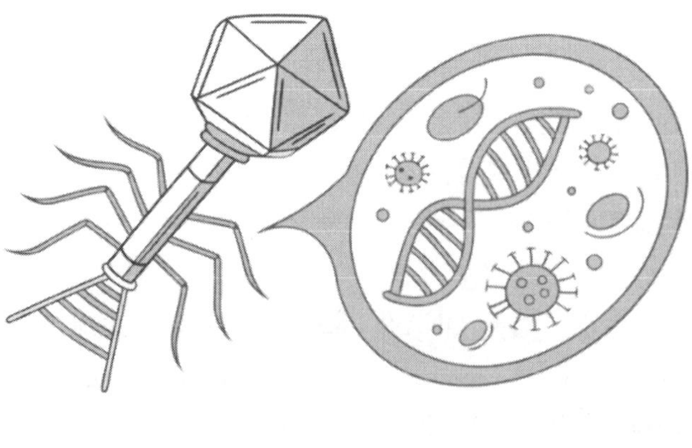

형질도입(transduction)은 세균이 박테리오파지, 즉 세균에 감염하는 바이러스에 의해 유전 물질을 전달받는 현상을 말한다. 이는 세균의 유전적 다양성을 증진시키는 또 다른 중요한 메커니즘이며, 형질전환이나 접합과는 다른 방식으로 유전자 전달이 일어난다. 형질도입은 박테리오파지의 생활 주기 중 오류로 인해 발생하며, 전달되는 DNA의 양과 종류는 파지의 종류와 생활 방식에 따라 달라질 수 있다.

박테리오파지는 일반적으로 용균성(lytic) 주기 또는 용원성(lysogenic) 주기를 통해 세균에 감염하고 증식한다. 용균성 주기에서는 파지가 세균에 부착하여 자신의 DNA를 주입한 후, 세균의 세포 내에서 파지 DNA를 복제하고 파지 단백질을 합성하여 새로운 파지 입자를 조립한다. 결국, 세균 세포는 용해되어(lysis) 다수의 새로운 파지 입자를 방출하게 된다. 반면, 용원성 주기에서는 파지 DNA가 세균의 염색체 DNA에 삽입되어 프로파지(prophage) 형태로 존재하며, 세균이 분열할 때마다 함께 복제된다. 이 상태에서는 파지 입자가 형성되지 않지만, 특정 조건 하에서 프로파지는 활성화되어 용균성 주기로 전환될 수 있다.

형질도입은 파지의 용균성 또는 용원성 주기 중에 DNA가 포장되는 과정에서 오류가 발생했을 때 일어난다. 파지 입자가 조립될 때, 정상적인 파지 DNA 대신 숙주 세균의 DNA 조각이 파지 머리 부분에 잘못 포장될 수 있다. 이러한 DNA를 포함하는 파지 입자를 형질도입 파지라고 한다. 형질도입 파지는 정상적인 파지와 마찬가지로 다른 세균에 부착하여 DNA를 주입할 수 있지만, 자신의 유전 물질이 아닌 이전 숙주 세균의 DNA를 전달하게 된다.

형질도입은 전달되는 DNA의 범위에 따라 일반 형질도입(generalized transduction)과 특수 형질도입(specialized transduction)의 두 가지 주요 유형으로 나눌 수 있다.

일반 형질도입은 파지의 용균성 주기 중 세균 DNA가 무작위로 포장될 때 발생한다. 파지 DNA 복제 후, 파지 입자가 조립되는 과정에서 숙주 세균의 염색체 DNA 조각이 파지 머리에 잘못 들어가게 된다. 따라서 이론적으로 세균 염색체의 어느 유전자라도 형질도입 파지에 의해 다른 세균으로 전달될 수 있다. 전달된 세균 DNA는 수용균의 염색체와 상동 재조합을 통해 통합되어 새로운 유전적 특성을 부여할 수 있다.

특수 형질도입은 용원성 파지가 용균성 주기로 전환될 때 부정확한 절단이 일어나 프로파지 주변의 특정 세균 유전자와 함께 파지 DNA의 일부가 포장될 때 발생한다. 용원성 파지는 특정 부위에 자신의 DNA를 세균 염색체에 삽입하므로, 용균성 주기로 전환될 때 이 부위 주변의 세균 유전자만 파지 입자에 함께 포장될 가능성이 있다. 따라서 특수 형질도입은 특정 유전자만을 효율적으로 전달할 수 있다.

형질도입은 세균에게 새로운 유전적 특성을 획득할 수 있는 기회를 제공하며, 항생제 내성 유전자 확산, 독성 인자 획득 등 세균의 진화와 병원성에 중요한 역할을 한다. 또한, 유전학 연구에서 세균 유전자의 기능 분석 및 유전자 지도 작성 등에 유용하게 활용된다.

3) 접합

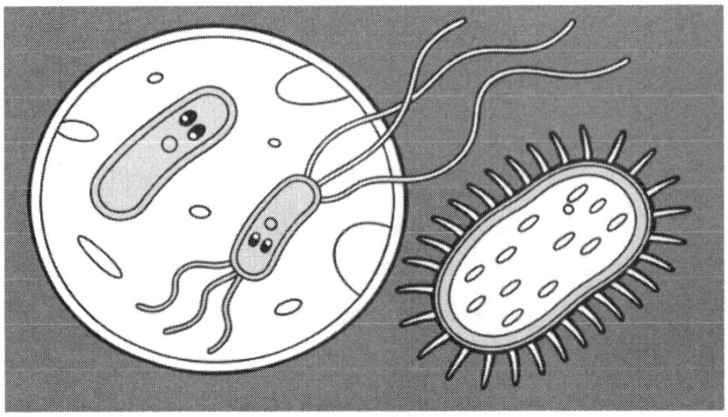

접합은 두 개의 살아있는 세균 세포가 직접적인 물리적 접촉을 통해 유전 물질을 한 세포에서 다른 세포로 전달하는 현상을 말한다. 이는 형질전환이나 형질도입과는 달리 세포 간의 직접적인 상호작용을 필요로 하며, 주로 플라스미드라고 불리는 작은 원형 DNA 분자가 전달되지만, 때로는 염색체 DNA의 일부가 전달되기도 한다. 접합은 세균의 유전적 다양성을 증가시키고, 항생제 내성 유전자와 같은 유용한 유전 특성을 빠르게 확산시키는 중요한 메커니즘이다.

접합을 위해서는 일반적으로 공여균과 수용균이 필요하다. 공여균은 접합을 매개하는 특정 유전자를 가지고 있으며, 이 유전자들은 주로 F 플라스미드와 같은 접합성 플라스미드에 존재한다. F 플라스미드를 가진 세균을 F+ 세포라고 하며, 이 플라스미드가 없는 세균을 F- 세포라고 한다.

접합 과정은 성선모 형성 및 접촉, 세포 간 접합 다리 형성, DNA 전달, 수용균에서의 DNA 복제 및 환형화, 수용균의 형질 전환의 단계로 진행된다. 먼저 F+ 공여균은 F 플라스미드에 의해 암호화된 유전자를 이용하여 세포 표면에 가늘고 긴 섬유狀 구조인 성선모를 만든다. 이 성선모는 F- 수용균의 표면에 특이적으로 결합하여 두 세포가 서로 가까이 접근하도록 돕는다. 두 세포가 밀접하게 접촉하게 되면, 세포질이 연결되는 일시적인 통로, 즉 접합 다리가 형성된다. 이 다리를 통해 유전 물질이 이동할 수 있게 된다. F 플라스미드가 복제되기 시작하면, 복제된 플라스미드의 한 가닥이 접합 다리를 통해 F- 수용균으로 이동한다. F 플라스미드에는 DNA 복제 시작점이 존재하며, 이 부위에서 DNA 복제가 개시되어 한 가닥이 선형 형태로 수용균으로 전달된다. 공여균에서는 남은 플라스미드 가닥을 주형으로 하여 상보적인 DNA 가닥이 합성되어 원래의 완전한 이중 가닥 플라스미드를 회복한다. 수용균으로 전달된 선형의 플라스미드 DNA 가닥은 자신의 상보적인 가닥을 합성하여 이중 가닥 플라스미드를 형성하고, 이 선형 DNA는 결국 원형으로 연결되어 안정적인 플라스미드가 된다. 결과적으로 F- 수용균은 F 플라스미드를 획득함으로써 F+ 세포로 전환되어 다른 F- 세포와 접합하여 자신의 F 플라스미드를 전달할 수 있게 된다.

때로는 F 플라스미드가 세균의 염색체 DNA에 삽입될 수 있다. 이러한 세포를 Hfr 세포라고 한다. Hfr 세포가 접합을 시도하면, F 플라스미드의 일부와 함께 염색체 DNA의 일부가 수용균으로 전달될 수 있다. 그러나 전체 염색체가 전달되는 데는 오랜 시간이 걸리며, 접합 다리가 불안정하여 중간에 끊어지는 경우가 많기 때문에 수용균이 완전한 F 플라스미드를 획득하여 F+ 세포로 전환되는 빈도는 낮다. 하지만 염색체 DNA의 일부가 전달되어 수용균의 유전체에 재조합되면 새로운 유전적 특성을 획득할 수 있다.

접합은 항생제 내성 유전자, 독성 인자 유전자 등 의학적으로 중요한 유전자들의 수평적 전달에 중요한 역할을 하며, 세균 집단의 진화와 적응에 큰 영향을 미친다. 또한, 유전학 연구에서 세균의 유전자 지도 작성 및 유전자 기능 분석 등에 활용된다.

6. PLASMID 유전자에 의해 결정되는 세포의 특성

1) 약제내성 Plasmid

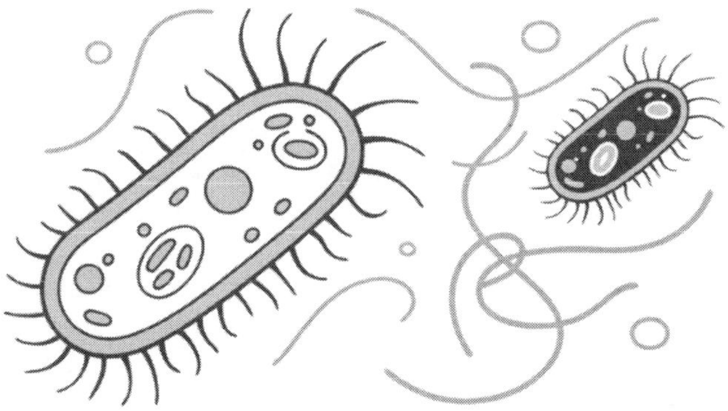

약제 내성 플라스미드는 세균 세포 내에 존재하며, 하나 또는 여러 종류의 항생제나 중금속과 같은 항균 물질에 대한 내성을 부여하는 유전자를 포함하는 자가 복제 가능한 DNA 분자이다. 이러한 플라스미드는 세균의 염색체와는 독립적으로 복제될 수 있으며, 접합과 같은 수평적 유전자 전달 메커니즘을 통해 세균 집단 내에서 빠르게 확산될 수 있다는 특징을 가진다. 약제 내성 플라스미드의 존재는 임상적으로 매우 중요한 의미를 가지는데, 이는 항생제 치료의 효과를 감소시키고 다제 내성균의 출현과 확산에 기여하기 때문이다.

약제 내성 플라스미드에 존재하는 내성 유전자는 다양한 기전을 통해 세균에게 약물에 대한 저항성을 부여한다. 주요 내성 기전은 약물 불활성화 효소 생성, 약물 표적 변형, 약물 유출 펌프 발현 증가, 그리고 약물 흡수 감소 등이 있다. 약물 불활성화 효소 생성은 플라스미드에 암호화된 효소가 항생제의 화학 구조를 변형시켜 약효를 상실시키는 경우이다. 베타-락탐 분해 효소가 대표적인 예로, 베타-락탐 계열 항생제의 베타-락탐 고리를 가수분해하여 약물을 불활성화시킨다. 약물 표적 변형은 항생제가 결합하는 세균 내 특정 표적 부위의 구조를 변형시켜 약물 결합을 방해하는 기전이다. 메티실린 내성 황색포도상구균이 mecA 유전자를 획득하여 페니실린 결합 단백질의 구조를 변형시킨 PBP2a를 생성하는 것이 그 예이다. 약물 유출 펌프 발현 증가는 플라스미드에 의해 암호화된 유출 펌프가 세포 내로 유입된 항생제를 세포 밖으로 능동적으로 배출하여 세포 내 약물 농도를 낮춤으로써 내성을 나타내는 것이다. 하나의 유출 펌프가 여러 종류의 항생제에 대해 광범위한 내성을 유발할 수 있어 다제 내성의 중요한 원인이 된다. 약물 흡수 감소는 플라스미드에 의해 세포막의 투과성이 변화되어 항생제의 세포 내 유입이 감소되는 경우이다. 일부 테트라사이클린 내성 세균이 세포막 단백질 발현 변화를 통해 약물 흡수를 줄여 내성을 나타내는 것이 그 예이다.

약제 내성 플라스미드는 종종 여러 개의 내성 유전자를 동시에 가지고 있어 하나의 세포가 여러 종류의 항생제에 대해 내성을 나타내는 다제 내성의 원인이 된다. 또한, 이러한 플라스미드는 접합을 통해 다른 세균 종으로도 전달될 수 있어 항생제 내성 문제가 더욱 심각해지는 원인이 된다. 따라서 약제 내성 플라스미드의 확산을 억제하고 새로운 항생제 개발과 함께 적절한 항생제 사용 관리가 매우 중요하다.

2) 병원성에 관여하는 plasmid

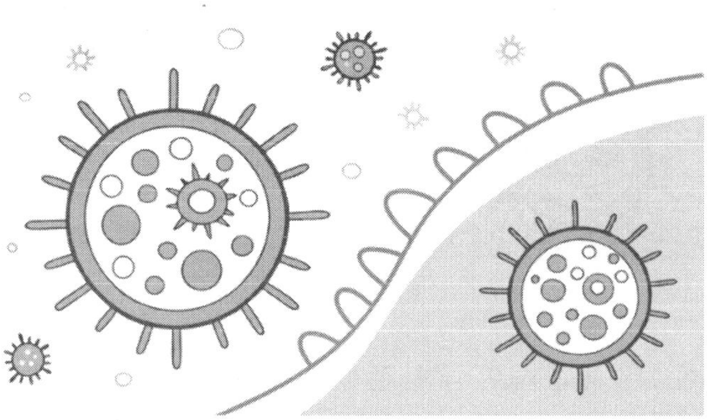

미생물 유전학은 세균, 고세균, 진균, 바이러스 등 미생물의 유전 물질, 유전적 변이, 유전자 기능 및 발현을 연구하는 학문 분야이다. 이는 생명 현상의 기본 원리를 이해하는 데 중요한 역할을 할 뿐만 아니라, 의학, 농업, 환경, 산업 등 다양한 분야에 응용될 수 있는 지식을 제공한다.

미생물의 유전체는 일반적으로 단일 또는 복수의 염색체로 구성된 DNA 또는 RNA 분자이다. 세균의 경우, 주로 세포질 내에 존재하는 원형의 DNA 염색체를 가지며, 일부는 플라스미드라고 불리는 작은 크기의 독립적인 DNA 분자를 추가적으로 가지고 있다. 플라스미드는 항생제 내성 유전자나 독성 인자 유전자 등을 포함할 수 있으며, 세균 간 유전자 전달에 중요한 역할을 한다. 바이러스는 DNA 또는 RNA를 유전체로 가지며, 그 구조와 크기는 매우 다양하다. 진균류는 핵 내에 선형의 염색체를 가지며, 유전체 크기는 세균에 비해 훨씬 크고 복잡하다.

미생물은 다양한 유전적 변이 메커니즘을 통해 환경 변화에 적응하고 진화한다. 주요 유전적 변이로는 DNA 염기 서열의 변화인 돌연변이, 유전자 재조합, 그리고 유전 물질의 수평적 전달 등이 있다. 유전자 재조합은 염색체 또는 DNA 분자 간의 유전 물질 교환을 통해 새로운 유전자 조합을 만들어내며, 세균에서는 접합, 형질전환, 형질도입 등의 방식으로 수평적 유전자 전달이 일어난다. 이러한 유전자 전달은 항생제 내성 확산과 같은 중요한 현상에 기여하기도 한다.

미생물 유전학 연구는 질병의 원인 규명, 새로운 항생제 개발, 유전자 치료법 개발 등 의학 분야에 크게 기여하고 있다. 또한, 농작물의 생산성 향상, 환경 오염 물질 분해, 바이오 에너지 생산 등 농업 및 환경 분야에서도 중요한 역할을 수행한다. 산업적으로는 유용 효소 생산, 발효 식품 개발 등 다양한 공정에 미생물 유전학적 지식이 활용되고 있다.

최근에는 유전체 분석 기술, 전사체 분석 기술, 단백질체 분석 기술 등 오믹스 기술의 발전과 함께 미생물 유전학 연구가 더욱 심도 있게 진행되고 있다. 이러한 기술들을 통해 미생물의 유전체 구조와 기능, 유전자 발현 조절 메커니즘, 그리고 환경과의 상호작용 등을 종합적으로 이해할 수 있게 되었다.

미생물 유전학은 기초 생명 과학의 중요한 분야일 뿐만 아니라, 인류의 건강과 복지에 기여하는 응용 과학으로서의 중요성이 더욱 커지고 있다.

3) 항생물질의 생성 plasmid

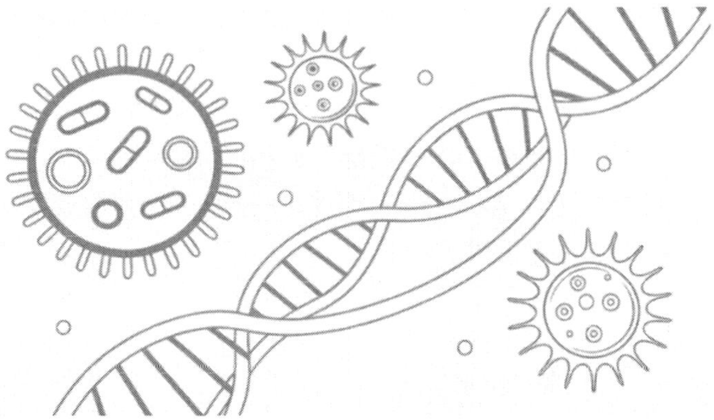

항생물질 생성 플라스미드(antibiotic production plasmid)는 특정 세균이 항생물질을 합성하고 분비하는 데 필요한 유전자들을 포함하고 있는 자가 복제 가능한 DNA 분자이다. 이러한 플라스미드는 세균의 염색체와는 별개로 존재하며 복제될 수 있고, 때로는 접합과 같은 유전자 전달 메커니즘을 통해 다른 세균으로 이동할 수도 있다. 항생물질은 다른 미생물의 생장을 억제하거나 사멸시키는 화합물로, 자연 환경에서 세균 간의 경쟁 우위를 확보하거나, 숙주 내에서 다른 미생물의 성장을 조절하는 데 중요한 역할을 한다. 또한, 인류에게는 감염병 치료를 위한 귀중한 자원이 된다.

항생물질 생합성에 관여하는 유전자들은 종종 플라스미드에 클러스터 형태로 존재한다. 이러한 유전자들은 항생물질의 전구체 합성, 효소적 변환, 수송, 그리고 자신의 항생물질에 대한 내성 획득 등 복잡한 생화학적 경로에 관련된 단백질들을 암호화한다. 플라스미드에 항생물질 생합성 유전자가 존재하는 것은 다음과 같은 몇 가지 중요한 의미를 가진다.

첫째, 플라스미드는 염색체보다 크기가 작고 복제 속도가 빠르기 때문에, 특정 환경 조건 하에서 항생물질 생산 관련 유전자들을 신속하게 복제하여 항생물질 생산량을 빠르게 증가시킬 수 있다. 이는 주변 미생물과의 경쟁에서 유리한 위치를 확보하는 데 도움이 될 수 있다.

둘째, 플라스미드는 접합을 통해 다른 세균으로 쉽게 전달될 수 있다. 따라서 항생물질 생산 능력이 있는 세균이 새로운 환경으로 이동하거나, 기존의 다른 세균에게 항생물질 생산 능력을 부여함으로써 특정 항생물질이 세균 집단 내에서 빠르게 확산될 수 있다. 이는 토양, 해양 등 다양한 환경에서 미생물 생태계의 구조와 기능을 변화시키는 데 영향을 미칠 수 있다.

셋째, 플라스미드에 항생물질 생합성 유전자와 함께 해당 항생물질에 대한 내성 유전자가 함께 존재하는 경우가 많다. 이는 항생물질을 생산하는 세균 자신이 생성하는 항생물질의 독성으로부터 스스로를 보호하는 데 필수적이다. 내성 기전은 항생물질의 표적 부위를 변형시키거나, 항생물질을 불활성화시키는 효소를 생성하거나, 세포 밖으로 항생물질을 배출하는 펌프를 발현시키는 등 다양하다.

항생물질 생성 플라스미드의 연구는 새로운 항생물질 탐색 및 생산 공정 개발에 중요한 정보를 제공한다. 플라스미드에 존재하는 생합성 유전자들의 기능을 밝히고, 유전자 발현을 조절하는 메커니즘을 이해함으로써 항생물질 생산량을 증대시키거나, 유전자 재조합 기술을 이용하여 새로운 구조의 항생물질을 설계하는 데 활용될 수 있다. 또한, 플라스미드의 전달 메커니즘을 이해하는 것은 항생제 내성 확산 방지 전략을 수립하는 데에도 도움이 될 수 있다.

결론적으로, 항생물질 생성 플라스미드는 세균의 생태학적 경쟁력 확보 및 항생물질 생산에 중요한 역할을 하며, 인류에게 유용한 항생물질 자원을 제공하는 동시에 항생제 내성 문제와도 관련되어 있어 지속적인 연구의 필요성이 강조된다.

4) 대사활성에 관여하는 plasmid

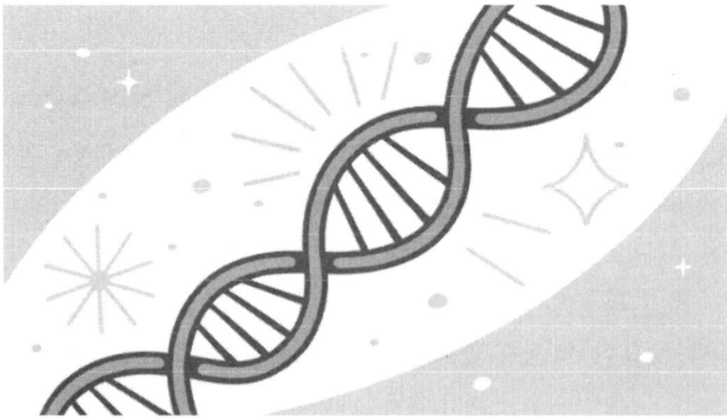

대사 활성에 관여하는 플라스미드는 세균이 특정 대사 경로에 필요한 효소 유전자들을 가지고 있어, 새로운 영양원을 이용하거나 특수한 환경 조건에서 생존하는 데 필요한 대사 능력을 획득하

도록 돕는 DNA 분자이다. 이러한 플라스미드는 세균의 염색체와 독립적으로 복제될 수 있으며, 접합 등을 통해 다른 세균으로 전달될 수 있어 세균 집단의 대사적 다양성을 증진시킨다.

대사 플라스미드에 존재하는 유전자들은 탄화수소 분해, 유당 분해, 중금속 내성, 질소 고정과 같은 다양한 대사 과정에 필요한 효소들을 암호화한다. 예를 들어, 탄화수소 분해 플라스미드를 가진 세균은 기름 오염 환경에서 탄화수소를 에너지원으로 이용할 수 있으며, 유당 분해 플라스미드를 가진 세균은 유당을 분해하여 이용할 수 있다. 중금속 내성 플라스미드는 중금속 오염 환경에서의 생존을 돕고, 질소 고정 플라스미드는 식물이 이용할 수 있는 질소원을 제공하여 생태계 질소 순환에 기여한다.

대사 플라스미드는 종종 여러 유전자를 포함하는 오페론 형태로 존재하며, 환경 조건에 따라 유전자 발현이 조절된다. 또한, 접합을 통해 다른 세균으로 확산되어 특정 대사 능력이 필요한 환경에서 세균들이 빠르게 적응할 수 있도록 돕는다. 이러한 대사 플라스미드는 환경 오염 정화, 바이오 에너지 생산 등 다양한 산업적 응용 가능성을 제시하기도 한다.

결론적으로, 대사 플라스미드는 세균에게 다양한 대사 능력을 부여하여 환경 적응력을 높이고, 미생물 생태계의 기능과 물질 순환에 중요한 역할을 수행하며, 인간에게 유용한 대사 능력을 가진 미생물을 활용하는 데 중요한 유전 자원이 된다.

5) 염색체전달에 관여하는 plasmid

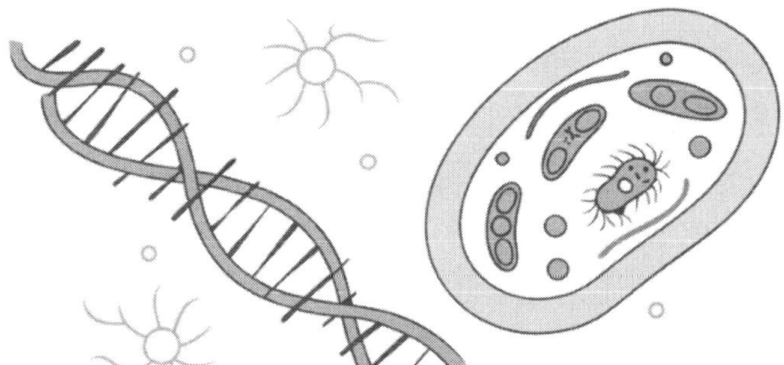

염색체 전달에 관여하는 플라스미드는 접합성 플라스미드의 일종으로, 단순히 자신의 복제본을 다른 세균으로 전달하는 것 외에, 공여 세균의 염색체 DNA 일부를 수용 세균으로 이동시키는 능력을 가진 플라스미드를 의미한다. 가장 대표적인 예는 F 플라스미드가 세균 염색체에 삽입되어 형성되는 Hfr 세포에서 나타난다.

Hfr 세포는 F 플라스미드가 세균 염색체 내로 삽입되는 과정을 통해 형성된다. F 플라스미드와 세균 염색체는 각각 특정 삽입 서열을 가지고 있으며, 상동 재조합을 통해 이 삽입 서열들이 교차하면서 F 플라스미드가 염색체 DNA에 통합된다.

Hfr 세포는 F 플라스미드의 접합 기능을 유지하므로 F- 수용균과 접촉하여 접합 다리를 형성할 수 있다. 접합이 시작되면 F 플라스미드의 복제 시작점에서 DNA 복제가 일어나 한 가닥의 DNA가 선형으로 수용균 쪽으로 이동하기 시작한다. 이때 F 플라스미드가 염색체에 삽입되어 있기 때문에, F 플라스미드의 일부와 함께 연결된 세균 염색체 DNA의 일부가 함께 수용균으로 전달될 수 있다.

하지만 Hfr 세포와 F- 세포 간의 접합 시에는 염색체 DNA가 매우 크고 접합 다리가 불안정하여 중간에 끊어지는 경우가 많아 F 플라스미드 전체가 온전히 전달될 가능성은 낮다. 따라서 수용균은 공여균의 염색체 DNA 일부를 획득하지만, 완전한 F 플라스미드를 받지 못하므로 F+ 세포로 전환되지는 않는다. 수용균으로 전달된 선형의 염색체 DNA 조각은 수용균의 염색체 DNA와 상동 재조합을 통해 통합될 수 있으며, 이 과정을 통해 수용균은 공여균의 유전적 특성 일부를 획득하게 된다. 재조합 빈도는 전달된 DNA 조각의 크기와 상동성 정도에 따라 달라진다.

염색체 전달 플라스미드는 세균의 유전자 지도 작성에 중요한 도구로 활용되었으며, 접합 시간을 조절하면서 전달되는 유전자의 순서를 분석하여 염색체 상의 유전자 순서와 상대적인 거리를 파악할 수 있었다. 또한, Hfr 세포를 통한 염색체 DNA의 일부 전달 및 재조합은 수용균에게 새로운 유전적 특성을 부여하여 세균 집단의 유전적 다양성을 증진시키는 데 기여하며, 환경 변화에 대한 세균의 적응 능력을 향상시키고 진화에 영향을 미칠 수 있다.

결론적으로, F 플라스미드가 염색체에 삽입된 Hfr 세포와 같은 염색체 전달에 관여하는 플라스미드는 세균의 유전자 전달 및 재조합에 중요한 역할을 하며, 유전학 연구 및 세균 진화 이해에 중요한 의미를 가진다

8장. 미생물의 분류

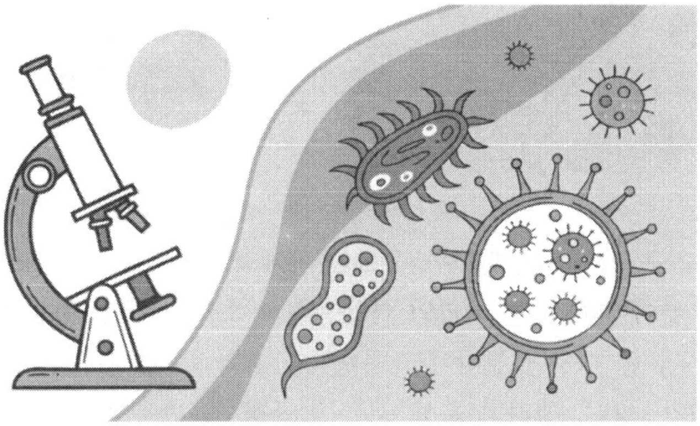

미생물은 생명의 다양한 형태만큼이나 다채로운 분류 체계를 가지고 있다. 가장 기본적인 분류 기준은 세포의 구조, 특히 핵막의 유무에 따른 구분이다. 핵막이 없는 원핵생물(Prokaryotes)에는 세균(Bacteria)과 고세균(Archaea)이 속하며, 이들은 비교적 단순한 구조를 가지고 유전 물질이 세포질 내에 존재한다.

반면, 핵막으로 둘러싸인 핵을 가진 진핵생물(Eukaryotes)에는 원생생물(Protista), 균류(Fungi), 식물계(Plantae), 동물계(Animalia)가 포함된다. 진핵생물은 복잡한 세포 내 소기관을 가지며, 다양한 생활 방식과 형태를 보인다.

더욱 세부적인 분류는 형태, 생화학적 특성, 유전적 유사성 등 다양한 기준을 통해 이루어진다. 세균의 경우, 그람 염색 결과, 형태(구균, 간균, 나선균 등), 운동성, 대사 특성 등이 중요한 분류 기준이 된다. 진핵 미생물인 균류는 균사 구조, 포자 형성 방식, 생활환 등을 기준으로 분류하며, 원생생물은 운동 방식, 영양 획득 방식 등에 따라 다양하게 나뉜다.

최근에는 분자생물학적 기법의 발달로 DNA 염기서열 분석을 통한 계통 분류학적 접근이 더욱 중요해지고 있으며, 이는 미생물 간의 진화적 관계를 보다 정확하게 파악하는 데 기여하고 있다. 이러한 다각적인 분류 체계는 미생물의 다양성을 이해하고, 특정 미생물의 특징과 기능을 연구하는 데 필수적인 기반을 제공한다.

1. 미생물의 분류 개요

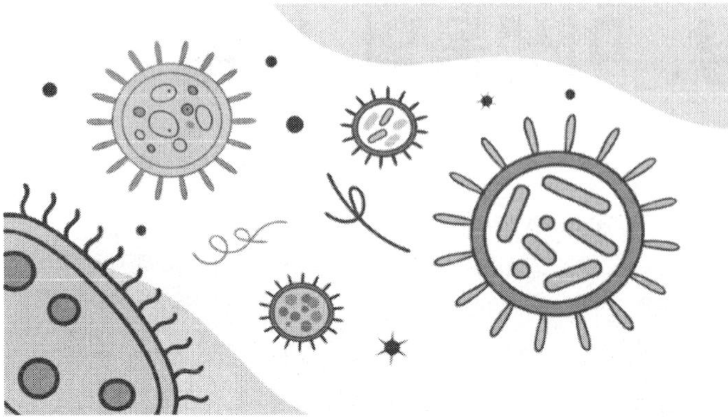

미생물 분류학은 지구 상의 다양한 미생물들을 체계적으로 정리하고 명명하며, 그들 간의 유연관계를 밝히는 학문 분야이다. 이는 생명의 다양성을 이해하고, 특정 미생물의 특성과 기능을 예측하며, 의학, 농업, 환경 등 다양한 분야에서 미생물을 효과적으로 활용하기 위한 필수적인 기초 작업이다. 미생물은 크기, 형태, 생리적 특성, 유전적 특성 등 매우 다양한 특징을 나타내기 때문에, 정확하고 일관된 분류 체계가 요구된다.

초기 미생물 분류는 주로 현미경을 통한 형태 관찰, 배양 특성, 생화학적 반응 등을 기반으로 이루어졌다. 예를 들어, 세균의 경우 세포의 모양(구균, 간균, 나선균 등), 그람 염색 반응, 운동성, 특정 영양소 이용 능력 등이 분류의 중요한 기준이 되었다. 진균류는 형태, 포자 형성 방식, 생활환 등이 분류에 활용되었고, 바이러스는 숙주 특이성, 핵산 종류, 캡시드 구조 등이 분류 기준으로 사용되었다.

그러나 이러한 전통적인 분류 방법은 표현형의 가변성, 제한적인 정보 제공, 그리고 진화적 관계를 정확하게 반영하지 못한다는 한계를 가지고 있었다. 특히 유전 물질인 DNA와 RNA 분석 기술이 발전하면서 미생물 분류학은 혁신적인 변화를 맞이하게 되었다.

분자 계통학(molecular phylogenetics)은 DNA 또는 RNA 염기 서열과 같은 유전 정보를 비교 분석하여 생물들 간의 진화적 관계를 추론하는 학문 분야이다. 미생물 분류학에서는 특히 리보솜 RNA(rRNA) 유전자 서열 분석이 널리 활용된다. rRNA 유전자는 모든 생명체에 존재하며, 기능적으로 매우 중요하여 진화적으로 비교적 느리게 변이하는 특징을 가지고 있어, 먼 조상으로부터 유래된 생물들 간의 관계를 밝히는 데 유용하다. 특히 16S rRNA 유전자 서열 분석은 세균과 고세균의 분류 및 계통 분석에 핵심적인 역할을 한다.

분자 계통학적 분석을 통해 얻어진 정보는 전통적인 분류 기준과 통합되어 더욱 정확하고 자연스러운 미생물 분류 체계를 구축하는 데 기여하고 있다. 현재의 미생물 분류 체계는 계(Kingdom), 문(Phylum), 강(Class), 목(Order), 과(Family), 속(Genus), 종(Species)의 계층 구조를 따르며, 각 분류 단계는 공유하는 특성과 진화적 관계를 기반으로 정의된다.

미생물 명명법은 국제적인 규약에 따라 속명과 종소명으로 이루어진 이명법(binomial nomenclature)을 사용한다. 속명은 명사로 표기하며 첫 글자는 대문자로 쓰고, 종소명은 형용사로 표기하며 모두 소문자로 쓴다. 학명은 일반적으로 이탤릭체로 표기한다.

미생물 분류학은 끊임없이 발전하는 분야이며, 새로운 분석 기술과 정보의 축적에 따라 분류 체계도 지속적으로 수정되고 개선되고 있다. 이는 미생물의 다양성을 정확하게 이해하고, 그들의 잠재적인 기능과 역할을 밝히는 데 필수적인 과정이다.

2. 미생물의 분류법

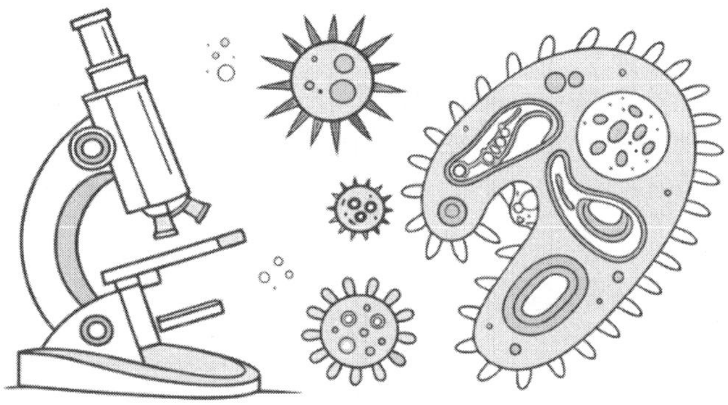

미생물 분류법은 지구 상의 다양하고 방대한 미생물들을 체계적으로 정리하고 이해하기 위한 틀을 제공하는 학문이다. 이는 단순히 미생물의 이름을 붙이는 것을 넘어, 그들의 고유한 특성을 파악하고, 상호 간의 진화적 관계를 밝히며, 나아가 생태계 내에서의 역할과 인간과의 상호작용을 이해하는 데 필수적인 과정이다.

미생물은 세균, 고세균, 진균류, 원생생물, 그리고 바이러스와 같이 비세포성 생물까지 포함하는 매우 넓은 범위를 아우른다. 이들은 크기, 형태, 생화학적 특성, 유전적 구성 등에서 엄청난 다양성을 나타내기 때문에, 효과적인 분류 시스템이 필수적이다.

초기의 미생물 분류는 주로 관찰 가능한 표현형적 특징에 의존했다. 현미경을 통해 세포의 모양(구균, 간균, 나선균 등), 운동성, 특정 염색 반응(예: 그람 염색), 그리고 다양한 배지에서의 성장 특성 등이 중요한 분류 기준으로 활용되었다. 또한, 특정 탄소원이나 질소원의 이용 능력, 특정 효소의 존재 유무와 같은 생화학적 특성도 미생물 종을 구분하는 데 중요한 역할을 했다.

그러나 이러한 전통적인 분류 방법은 몇 가지 한계를 지니고 있었다. 표현형은 환경 조건에 따라 변할 수 있으며, 일부 미생물은 형태적으로 매우 유사하여 정확한 구분이 어려웠다. 또한, 표현형적 특징만으로는 미생물 간의 실제적인 진화적 관계를 정확하게 반영하기 어렵다는 문제점이 있었다.

분자생물학의 발전, 특히 DNA 염기 서열 분석 기술의 등장은 미생물 분류학에 혁신적인 변화를 가져왔다. 리보솜 RNA(rRNA) 유전자, 특히 세균과 고세균의 분류에 널리 사용되는 16S rRNA 유전자 서열 비교는 미생물 간의 유연 관계를 객관적으로 파악할 수 있는 강력한 도구를 제공했다. rRNA 유전자는 모든 생명체에 존재하며, 진화적으로 비교적 안정적인 영역과 변이가 심한 영역을 모두 가지고 있어, 다양한 수준의 계통 분석에 유용하다.

분자 계통학적 분석 결과는 전통적인 표현형적 분류 기준과 통합되어 현재의 미생물 분류 체계를 형성하고 있다. 이 체계는 계(Kingdom), 문(Phylum), 강(Class), 목(Order), 과(Family), 속(Genus), 종(Species)의 위계 구조를 가지며, 각 분류 단계는 공유하는 유전적 및 표현형적 특징과 진화적 역사를 반영한다.

미생물 명명법은 국제적인 규약에 따라 속명과 종소명으로 이루어진 이명법을 사용하며, 학명은 이탤릭체로 표기하는 것이 일반적이다. 이러한 통일된 명명 규칙은 전 세계의 과학자들이 미생물에 대해 정확하고 혼동 없이 소통할 수 있도록 돕는다.

미생물 분류학은 끊임없이 발전하는 학문 분야이며, 새로운 유전체 분석 기술과 생정보학적 분석 방법의 도입으로 더욱 정밀하고 포괄적인 분류 체계가 구축될 것으로 기대된다. 이는 미지의 미생물 세계를 탐구하고, 지구 생명체의 다양성을 이해하는 데 중요한 토대가 될 것이다.

3. 세균의 분류

1) 명명법

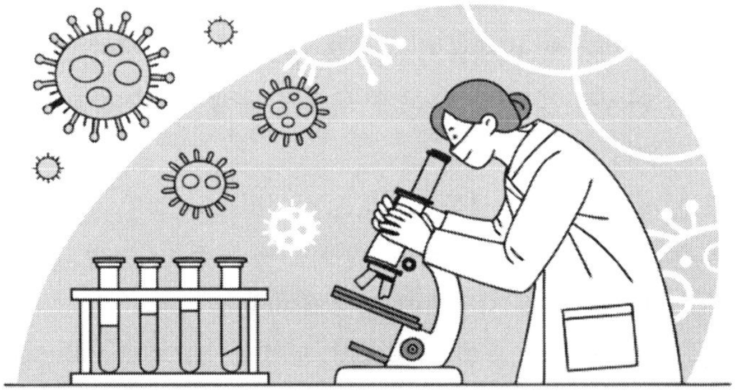

세균의 명명법은 지구상의 다양한 세균들을 정확하고 일관되게 지칭하고 소통하기 위한 국제적인 시스템이다. 이는 생물학적 분류 체계의 중요한 부분으로, 각 세균 종에 고유한 학명을 부여하여 혼동을 방지하고 연구 및 정보 교환을 용이하게 한다. 세균 명명법의 기본 원칙은 이명법(binomial nomenclature)을 따르는 것이다.

이명법은 각 세균 종에 두 부분으로 이루어진 학명을 부여하는 방식이다. 첫 번째 부분은 속명(genus name)으로, 명사로 표기하며 첫 글자는 항상 대문자로 쓴다. 속명은 관련 있는 여러 종들을 묶어 나타내는 상위 분류 단위이다. 두 번째 부분은 종소명(species epithet 또는 specific name)으로, 형용사로 표기하며 모두 소문자로 쓴다. 종소명은 특정 속 내에서 각 종을 구별하는 고유한 이름이다. 학명 전체는 일반적으로 이탤릭체로 표기하며, 손으로 쓸 경우에는 속명과 종소명 아래에 각각 밑줄을 긋는다.

세균의 학명은 라틴어 또는 라틴어화된 형태로 사용되는 것이 원칙이다. 이는 학명이 국제적으로 통용될 수 있도록 하기 위함이다. 새로운 세균 종이 발견되면, 발견자는 해당 세균의 특징을 기술하고 적절한 속명과 종소명을 제안하여 국제 세균 명명 규약(International Code of Nomenclature of Prokaryotes, ICNP)에 따라 학명을 부여받게 된다. 이때 학명은 해당 세균의 형태, 생리적 특성, 발견 장소, 또는 발견자의 이름을 기념하는 의미 등을 담을 수 있다.

한 번 학명이 부여된 세균은 특별한 경우를 제외하고는 변경되지 않는다. 이는 학명의 안정성을 유지하고 혼란을 줄이기 위한 것이다. 다만, 새로운 연구 결과에 따라 세균의 분류학적 위치가 변경될 경우 속명이 바뀌거나, 기존 종이 여러 종으로 분리되는 등의 변화가 있을 수 있다. 이러한 변경 사항은 관련 학계에 공식적으로 보고되고 국제 규약에 따라 적용된다.

세균 명명법은 과학 연구뿐만 아니라 의학, 농업, 환경 등 다양한 분야에서 정확한 의사소통을 위한 필수적인 도구이다. 학명을 통해 특정 세균 종을 정확하게 지칭함으로써 연구 결과를 공유하고, 질병의 원인균을 특정하며, 유용한 미생물 자원을 관리하는 데 효율성을 높일 수 있다.

2) 분류계통

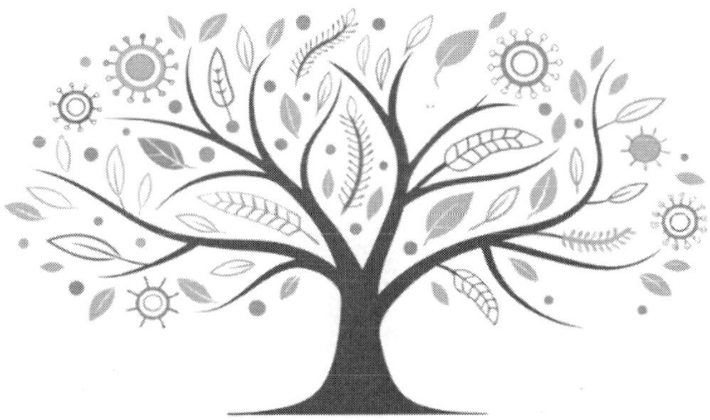

세균의 분류 계통은 지구 상에 존재하는 다양한 세균들을 그들의 유전적 및 생화학적 특성의 유사성과 차이점을 기반으로 하여 계층적으로 배열하는 시스템이다. 이는 세균 간의 진화적 관계를 이해하고, 각 세균 그룹의 특징을 파악하며, 궁극적으로 생명의 나무에서 세균의 위치를 정확히 규명하는 데 목표를 둔다.

초기 세균 분류는 주로 형태학적 특징, 그람 염색 반응, 운동성, 포자 형성 여부, 그리고 기본적인 생화학적 특성과 같은 표현형적 특징에 의존했다. 그러나 이러한 방법은 유전적 다양성을 충분히 반영하지 못하고, 수평적 유전자 전달과 같은 진화적 사건들을 고려하기 어렵다는 한계가 있었다.

분자 계통학의 발전은 세균 분류 계통에 혁명적인 변화를 가져왔다. 특히 리보솜 RNA(rRNA) 유전자 서열 분석은 모든 생명체에 보존되어 있으면서도 종 수준에서 유용한 변이를 포함하고 있어, 세균의 계통학적 관계를 밝히는 데 핵심적인 역할을 수행한다. 16S rRNA 유전자 서열 비교 분석을 통해 세균들은 주요한 문(Phylum) 수준에서부터 종(Species) 수준까지 세분화되고, 계통수(phylogenetic tree)를 통해 진화적 관계가 시각적으로 표현된다.

현재 세균의 분류 계통은 역(Domain), 계(Kingdom), 문(Phylum), 강(Class), 목(Order), 과(Family), 속(Genus), 종(Species)의 위계 구조를 따른다. 칼 우즈(Carl Woese)의 3역 분류 체계에서 세균은 고세균(Archaea) 및 진핵생물(Eukarya)과 함께 생명의 주요한 세 영역 중 하나로 확립되었다. 세균 내에서도 프로테오박테리아문(Proteobacteria), 후벽균문(Firmicutes), 시아노박테리아문(Cyanobacteria), 의간균문(Bacteroidetes), 방선균문(Acti- nobacteria) 등 다양한 문으로 나뉘며, 각 문은 고유한 특징과 진화적 역사를 가진다.

세균의 분류 계통은 지속적으로 업데이트되고 수정된다. 새로운 유전체 분석 기술의 발전과 함께, 전체 유전체 서열 비교, 다중 유전자 분석, 그리고 생화학적 및 생리학적 데이터의 통합적인 분석을 통해 더욱 정확하고 상세한 세균의 계통학적 관계가 밝혀지고 있다. 이는 기초 미생물학 연구뿐만 아니라, 의료, 환경, 산업 등 다양한 응용 분야에서 세균의 특성과 기능을 이해하고 활용하는 데 중요한 기반이 된다.

4. 세균의 분류 및 동정방법

1) 형태적 특성

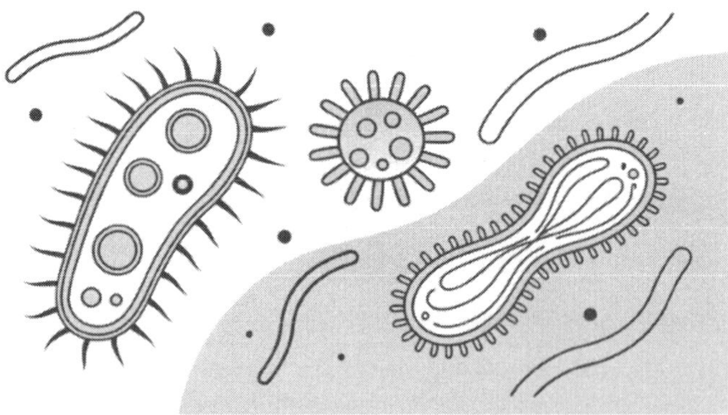

세균을 분류하고 동정하는 데 있어 형태적 특성은 가장 기본적인 단계이자 중요한 정보 제공원이다. 현미경을 통해 관찰되는 세균의 크기, 모양, 세포 배열, 그리고 특수한 구조물의 존재 여부는 초기 분류 및 동정에 중요한 단서를 제공한다.

세균은 크게 구균, 간균, 나선균의 세 가지 기본적인 형태를 가진다. 구균은 공 모양 또는 약간 타원형이며, 간균은 막대 모양 또는 원통형이다. 나선균은 꼬불꼬불한 나선형 구조를 가지며, 콤마 모양의 비브리오균도 나선균의 한 종류이다. 또한, 방선균과 같이 실처럼 긴 균사 형태를 갖는 세균도 있다.

특히 구균의 경우, 세포 분열 후의 배열 양상이 분류 기준으로 활용된다. 단구균은 세포가 한 개씩 떨어져 있고, 쌍구균은 두 개씩 쌍으로 붙어 있으며, 연쇄상구균은 사슬 모양으로 연결되어 있다. 포도상구균은 포도송이처럼 불규칙하게 덩어리를 이루고, 사련구균은 네 개가 정사각형으로 배열하며, 팔련구균은 여덟 개가 정육면체로 배열한다. 간균의 경우에도 짧은 사슬을 형성하는 연쇄상간균이 관찰될 수 있다.

세균의 크기는 매우 다양하지만, 일반적으로 진핵세포보다 훨씬 작으며, 대부분 0.5~5μm 정도의 크기를 가진다. 세균의 크기는 특정 속이나 종을 특징짓는 데 도움이 된다.

일부 세균은 독특한 형태적 구조물을 가지고 있으며, 이는 분류 및 동정에 중요한 특징이 된다. 편모는 세균의 운동성을 담당하는 긴 섬유状 구조로, 편모의 수와 배열은 세균 분류에 중요한 형질이다. 선모 및 섬모는 세포 표면에 존재하는 짧고 가는 섬유状 부속기로, 부착이나 유전자 전달에 관여하며 특정 세균의 동정에 활용될 수 있다. 협막은 세포벽 외부를 둘러싸는 점액성의 층으로, 일부 세균에서 관찰되며 병원성과 관련이 있을 수 있다. 협막의 유무 및 화학적 조성은 분류 및 동정에 이용될 수 있다. 일부 그람 양성 세균은 열악한 환경 조건에서 생존하기 위한 내생포자를 형성하며, 내생포자의 형태, 크기, 세포 내 위치는 이러한 세균 속을 구분하는 중요한 특징이다. 그람 염색은 세균 세포벽의 구조적 차이를 반영하는 기본적인 염색법으로, 그람 양성균과 그람 음성균으로 크게 나뉘며, 이는 세균 분류의 중요한 기준으로 활용된다.

이러한 다양한 형태적 특성들은 현미경 관찰, 염색법, 전자현미경 등을 통해 확인되며, 세균을 분류하고 동정하는 초기 단계에서 필수적인 정보를 제공한다. 그러나 형태적 특성만으로는 모든 세균을 정확하게 구분하기 어렵기 때문에, 생화학적 특성, 유전적 특성 등 다른 방법들과 함께 종합적으로 고려하여 세균을 분류하고 동정한다.

2) 감별 염색

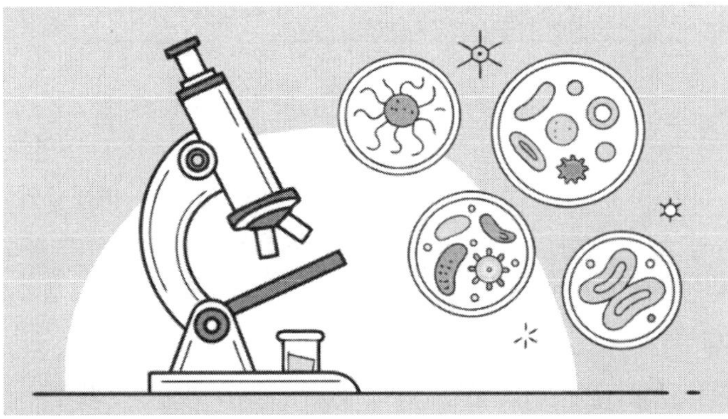

감별 염색은 여러 종류의 염색 시약을 사용하여 세균의 서로 다른 화학적 또는 구조적 특징에 따라 색깔을 다르게 나타내어 세균 그룹을 구별하는 염색 방법이다. 단순 염색과는 달리 세균의 종류나 특정 구조를 식별하는 데 유용하며, 대표적인 방법으로는 그람 염색, 항산성 염색, 포자 염색, 협막 염색 등이 있다.

그람 염색은 세균 세포벽의 펩티도글리칸 층 두께 차이에 따라 그람 양성균과 그람 음성균으로 분류하는 가장 널리 쓰이는 방법이다. 그람 양성균은 두꺼운 펩티도글리칸 층 덕분에 보라색으로 염색이 유지되는 반면, 그람 음성균은 얇은 층과 외막 때문에 탈색 후 붉은색으로 염색된다.

항산성 염색은 마이콜산을 함유한 특정 세균을 구별하는 방법으로, 염색이 어려우나 일단 되면 산성 알코올로 탈색해도 색이 유지되는 특징을 이용한다. 결핵균과 나병균 진단에 필수적이다.

포자 염색은 내생포자를 형성하는 세균에서 포자를 특정한 색으로 염색하고 세포체는 다른 색으로 대비 염색하여 포자의 존재, 형태, 위치 등을 확인하는 데 사용된다.

협막 염색은 세균의 협막을 확인하는 방법으로, 염색약에 잘 염색되지 않는 협막 주변을 염색하여 투명한 띠처럼 보이게 하는 음성 염색법이나 협막 자체를 직접 염색하는 방법이 있다.

이 외에도 편모 염색, 핵 염색 등 특정 세균 구조를 강조하는 다양한 감별 염색법들이 있으며, 감별 염색은 세균의 분류 및 동정에 필수적인 과정으로, 미생물학 연구 및 임상 진단에 중요한 정보를 제공한다.

3) 생화학적 시험

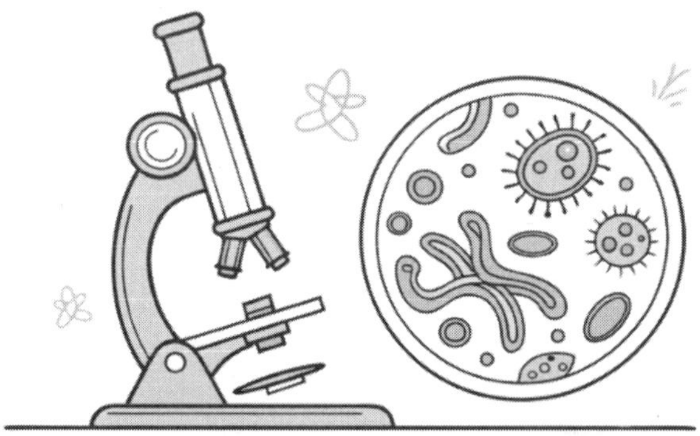

미생물 분류학은 지구 상의 다양한 미생물들을 체계적으로 정리하고 명명하며, 그들 간의 유연관계를 밝히는 학문 분야이다. 이는 생명의 다양성을 이해하고, 특정 미생물의 특성과 기능을 예측하며, 의학, 농업, 환경 등 다양한 분야에서 미생물을 효과적으로 활용하기 위한 필수적인 기초 작업이다. 미생물은 크기, 형태, 생리적 특성, 유전적 특성 등 매우 다양한 특징을 나타내기 때문에, 정확하고 일관된 분류 체계가 요구된다.

초기 미생물 분류는 주로 현미경을 통한 형태 관찰, 배양 특성, 생화학적 반응 등을 기반으로 이루어졌다. 예를 들어, 세균의 경우 세포의 모양(구균, 간균, 나선균 등), 그람 염색 반응, 운동성,

특정 영양소 이용 능력 등이 분류의 중요한 기준이 되었다. 진균류는 형태, 포자 형성 방식, 생활환 등이 분류에 활용되었고, 바이러스는 숙주 특이성, 핵산 종류, 캡시드 구조 등이 분류 기준으로 사용되었다.

그러나 이러한 전통적인 분류 방법은 표현형의 가변성, 제한적인 정보 제공, 그리고 진화적 관계를 정확하게 반영하지 못한다는 한계를 가지고 있었다. 특히 유전 물질인 DNA와 RNA 분석 기술이 발전하면서 미생물 분류학은 혁신적인 변화를 맞이하게 되었다.

분자 계통학은 DNA 또는 RNA 염기 서열과 같은 유전 정보를 비교 분석하여 생물들 간의 진화적 관계를 추론하는 학문 분야이다. 미생물 분류학에서는 특히 리보솜 RNA(rRNA) 유전자 서열 분석이 널리 활용된다. rRNA 유전자는 모든 생명체에 존재하며, 기능적으로 매우 중요하여 진화적으로 비교적 느리게 변이하는 특징을 가지고 있어, 먼 조상으로부터 유래된 생물들 간의 관계를 밝히는 데 유용하다. 특히 16S rRNA 유전자 서열 분석은 세균과 고세균의 분류 및 계통 분석에 핵심적인 역할을 한다.

분자 계통학적 분석을 통해 얻어진 정보는 전통적인 분류 기준과 통합되어 더욱 정확하고 자연스러운 미생물 분류 체계를 구축하는 데 기여하고 있다. 현재의 미생물 분류 체계는 계(Kingdom), 문(Phylum), 강(Class), 목(Order), 과(Family), 속(Genus), 종(Species)의 계층 구조를 따르며, 각 분류 단계는 공유하는 특성과 진화적 관계를 기반으로 정의된다.

미생물 명명법은 국제적인 규약에 따라 속명과 종소명으로 이루어진 이명법을 사용한다. 속명은 명사로 표기하며 첫 글자는 대문자로 쓰고, 종소명은 형용사로 표기하며 모두 소문자로 쓴다. 학명은 일반적으로 이탤릭체로 표기한다.

미생물 분류학은 끊임없이 발전하는 분야이며, 새로운 분석 기술과 정보의 축적에 따라 분류 체계도 지속적으로 수정되고 개선되고 있다. 이는 미생물의 다양성을 정확하게 이해하고, 그들의 잠재적인 기능과 역할을 밝히는 데 필수적인 과정이다.

4) 혈청학적 검사

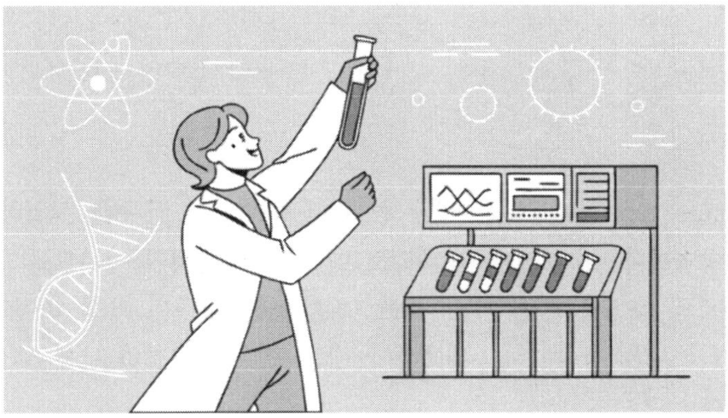

혈청학적 검사는 세균을 직접 검출하는 대신, 세균 감염에 대한 숙주의 면역 반응으로 생성된

항체를 혈청에서 찾아내어 간접적으로 세균의 존재를 확인하고 분류 및 동정에 활용하는 방법이다. 특정 세균에 감염되면 숙주는 그 세균의 항원에 특이적으로 결합하는 항체를 생성하며, 혈청학적 검사는 이러한 항원-항체 반응의 특이성을 이용한다.

혈청학적 검사의 기본 원리는 알려진 특정 세균의 항원과 검사할 혈청 내의 항체가 특이적으로 결합하는 현상을 이용하는 것이다. 혈청 내에 특정 세균에 대한 항체가 있다면, 첨가된 해당 세균의 항원과 반응하여 응집, 침강, 보체 고정 등의 눈에 띄는 반응을 나타낸다. 이러한 반응을 통해 특정 세균 감염 여부를 판단하고, 때로는 세균의 혈청형을 분류할 수 있다.

다양한 혈청학적 검사 방법이 있으며, 각각 항원-항체 반응을 검출하는 방식에 차이가 있다. 응집 반응은 세균 항원 입자와 혈청 내 항체가 결합하여 엉겨 붙는 현상을 이용하며, 침강 반응은 용해성 항원과 항체가 불용성 복합체를 형성하여 침전되는 것을 이용한다. 보체 고정 반응은 항원-항체 반응 시 보체가 소모되는 현상을 활용하며, 형광 항체법은 형광 물질로 표지된 항체를 사용하여 특정 세균 항원에 결합하는 것을 확인한다. 효소 면역 측정법(ELISA)은 효소로 표지된 항원이나 항체를 이용하여 항체의 존재 유무나 양을 정량적으로 분석하는 방법이다.

혈청학적 검사는 배양이 어렵거나 시간이 오래 걸리는 세균의 진단, 감염 후기 또는 회복기의 진단, 집단 내 감염 여부 조사 등 다양한 상황에서 유용하게 활용된다. 또한, 세균의 혈청형 분류를 통해 역학적 특성을 파악하고 감염 경로를 추적하는 데 중요한 역할을 한다.

5) 파아지 타이핑

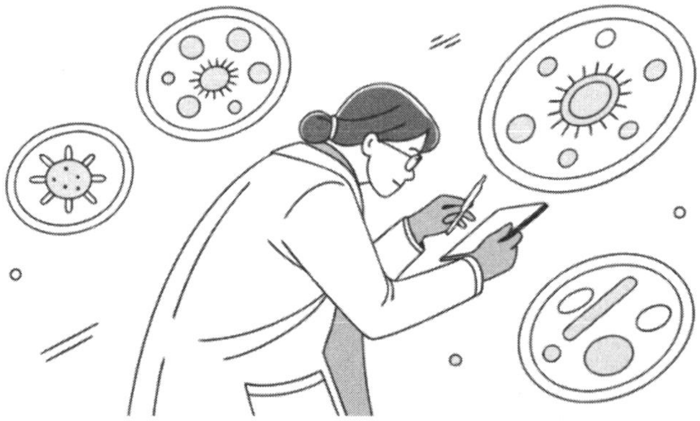

파아지 타이핑(phage typing)은 특정 세균 종 내에서 다양한 균주를 식별하고 분류하는 데 사용되는 미생물학적 방법이다. 이 기술은 박테리오파지, 즉 세균에 특이적으로 감염하여 용균(lysis)을 일으키는 바이러스의 특성을 이용한다. 서로 다른 세균 균주는 특정 파아지에 대한 감수성이 다를 수 있으며, 이러한 감수성 패턴을 분석하여 세균 균주를 구별하고 분류하는 것이 파아지 타이핑의 기본 원리이다.

파아지 타이핑 과정은 다음과 같다. 먼저, 분석하고자 하는 세균 균주를 한천 배지에 균일하게 도말하여 세균 집단을 형성시킨다. 그 다음, 미리 준비된 다양한 종류의 파아지 용액을 각기 다른 부위에 점적한다. 각 파아지 용액은 특정 세균 균주 또는 특정 혈청형의 세균에 특이적으로 감염 능력을 갖도록 선별된 것이다. 배양 후, 파아지가 감염된 부위에서는 세균이 용균되어 투명한 플라크(plaque)가 형성되는 것을 관찰할 수 있다.

각 세균 균주에 대해 나타나는 파아지 감수성 패턴, 즉 어떤 파아지에 의해 용균이 일어나고 어떤 파아지에는 저항성을 보이는지를 비교 분석함으로써, 동일한 세균 종 내에서도 서로 다른 균주를 구별할 수 있다. 각 균주는 고유한 파아지 감수성 패턴을 가지게 되며, 이를 파아지형(phage type)이라고 한다.

파아지 타이핑은 역학 조사에서 특히 유용하게 활용된다. 예를 들어, 식중독 발생 시 원인균으로 의심되는 특정 세균 종이 분리되었을 경우, 파아지 타이핑을 통해 환자로부터 분리된 균주와 식품 샘플에서 분리된 균주의 파아지형을 비교하여 동일한 균주인지 여부를 판단할 수 있다. 이는 감염원을 추적하고 전파 경로를 밝히는 데 중요한 정보를 제공한다. 또한, 병원 내 감염 발생 시 감염 경로를 추적하고 감염원 관리에 활용될 수 있다.

파아지 타이핑은 비교적 간단하고 비용 효율적인 방법이지만, 몇 가지 제한 사항도 존재한다. 모든 세균 종에 대해 적절한 파아지 세트를 확보하는 것이 어려울 수 있으며, 일부 세균은 특정 파아지에 대해 안정적인 감수성을 나타내지 않을 수도 있다. 또한, 파아지 자체의 변이 가능성도 고려해야 한다.

최근에는 유전자 분석 기술의 발전으로 인해 파아지 타이핑의 활용 빈도가 예전보다는 감소하는 추세이지만, 여전히 특정 세균 종의 역학적 특성을 연구하고 감염 경로를 추적하는 데 유용한 도구로 활용되고 있다. 특히 유전자형 분석 방법과 병행하여 사용될 경우, 세균 분류 및 역학 연구에 더욱 정확하고 포괄적인 정보를 제공할 수 있다.

6) 아미노산 서열결정

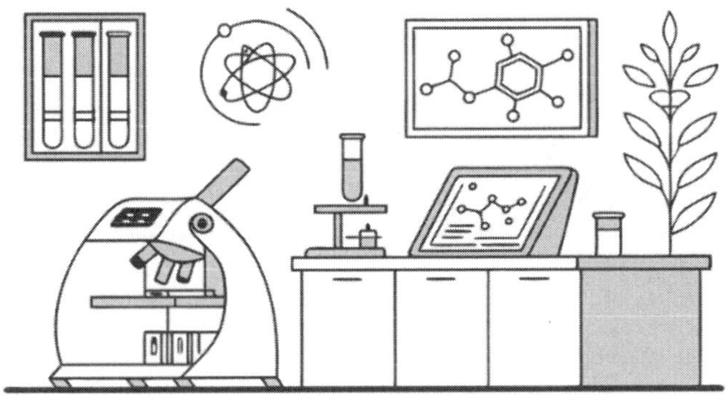

아미노산 서열 결정은 단백질을 구성하는 아미노산들의 순서를 밝히는 과정으로, 단백질의 1차 구조를 이해하는 데 필수적이다. 이는 단백질의 기능, 3차원 구조, 다른 분자와의 상호작용 등을 예측하는 데 중요한 정보를 제공하며, 생명 현상을 이해하고 질병의 메커니즘을 규명하며 신약 개

발에 활용되는 기초 자료가 된다.

초기 아미노산 서열 결정 방법 중 하나는 생거 서열 분석법으로, 단백질의 N-말단 아미노산을 표지한 후 전체 단백질을 분해하여 표지된 아미노산을 식별하는 방식이었다. 이후 에드만 분해법이 개발되어 폴리펩타이드의 N-말단부터 차례대로 아미노산을 제거하고 식별하는 방식으로, 펩타이드 결합을 손상시키지 않고 반복적으로 적용할 수 있다는 장점을 가졌다.

최근에는 질량 분석법 기술의 발전으로 아미노산 서열 결정이 더욱 빠르고 효율적으로 이루어지고 있다. 특히 탠덤 질량 분석법은 단백질을 작은 펩타이드 조각으로 분해한 후 각 펩타이드의 질량-전하 비율을 측정하고, 이 조각들을 다시 더 작은 이온으로 분해하여 질량 스펙트럼을 분석함으로써 아미노산 서열 정보를 얻는다. 질량 분석법은 복잡한 단백질 혼합물에서도 특정 단백질의 서열을 분석할 수 있으며, 단백질의 변형 정보도 함께 얻을 수 있다는 장점이 있다.

이 외에도 차세대 염기서열 분석 기술을 이용하여 DNA 서열을 분석하고, 이를 통해 단백질의 아미노산 서열을 예측하는 방법도 활용된다. 이는 유전체 정보로부터 단백질 서열 정보를 대량으로 얻을 수 있다는 장점이 있지만, 단백질의 번역 후 변형 정보는 직접적으로 확인할 수 없다는 한계가 있다.

결론적으로, 아미노산 서열 결정은 단백질 연구의 핵심적인 기술이며, 다양한 방법들이 개발되어 활용되고 있다. 각 방법은 고유한 장단점을 가지고 있으며, 연구 목적과 시료의 특성에 따라 적절한 방법을 선택하여 단백질의 1차 구조를 밝히는 데 기여하고 있다.

7) 단백질 분석

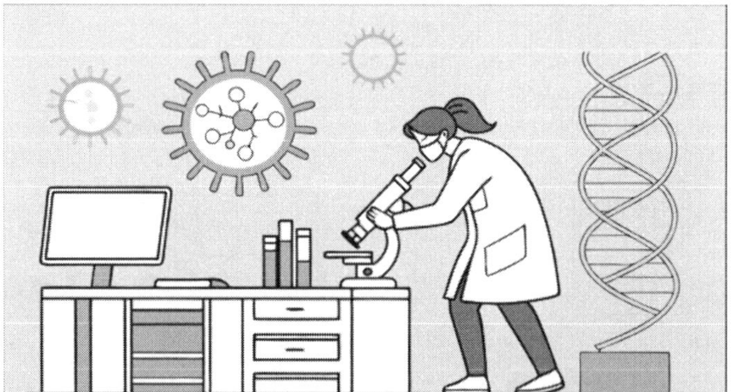

미생물 유전학은 세균, 고세균, 진균, 바이러스 등 미생물의 유전 물질, 유전적 변이, 유전자 기능 및 발현을 연구하는 학문 분야이다. 이는 생명 현상의 기본 원리를 이해하는 데 중요한 역할을 할 뿐만 아니라, 의학, 농업, 환경, 산업 등 다양한 분야에 응용될 수 있는 지식을 제공한다.

미생물의 유전체는 일반적으로 단일 또는 복수의 염색체로 구성된 DNA 또는 RNA 분자이다. 세균의 경우, 주로 세포질 내에 존재하는 원형의 DNA 염색체를 가지며, 일부는 플라스미드라고 불리는 작은 크기의 독립적인 DNA 분자를 추가적으로 가지고 있다. 플라스미드는 항생제 내성 유전자나 독성 인자 유전자 등을 포함할 수 있으며, 세균 간 유전자 전달에 중요한 역할을 한다. 바이러스는 DNA 또는 RNA를 유전체로 가지며, 그 구조와 크기는 매우 다양하다. 진균류는 핵 내에 선형의 염색체를 가지며, 유전체 크기는 세균에 비해 훨씬 크고 복잡하다.

미생물은 다양한 유전적 변이 메커니즘을 통해 환경 변화에 적응하고 진화한다. 주요 유전적 변이로는 DNA 염기 서열의 변화인 돌연변이, 유전자 재조합, 그리고 유전 물질의 수평적 전달 등이 있다. 유전자 재조합은 염색체 또는 DNA 분자 간의 유전 물질 교환을 통해 새로운 유전자 조합을 만들어내며, 세균에서는 접합, 형질전환, 형질도입 등의 방식으로 수평적 유전자 전달이 일어난다. 이러한 유전자 전달은 항생제 내성 확산과 같은 중요한 현상에 기여하기도 한다.

미생물 유전학 연구는 질병의 원인 규명, 새로운 항생제 개발, 유전자 치료법 개발 등 의학 분야에 크게 기여하고 있다. 또한, 농작물의 생산성 향상, 환경 오염 물질 분해, 바이오 에너지 생산 등 농업 및 환경 분야에서도 중요한 역할을 수행한다. 산업적으로는 유용 효소 생산, 발효 식품 개발 등 다양한 공정에 미생물 유전학적 지식이 활용되고 있다.

최근에는 유전체 분석 기술, 전사체 분석 기술, 단백질체 분석 기술 등 오믹스 기술의 발전과 함께 미생물 유전학 연구가 더욱 심도 있게 진행되고 있다. 이러한 기술들을 통해 미생물의 유전체 구조와 기능, 유전자 발현 조절 메커니즘, 그리고 환경과의 상호작용 등을 종합적으로 이해할 수 있게 되었다.

미생물 유전학은 기초 생명 과학의 중요한 분야일 뿐만 아니라, 인류의 건강과 복지에 기여하는 응용 과학으로서의 중요성이 더욱 커지고 있다.

8) 핵산의 염기구성

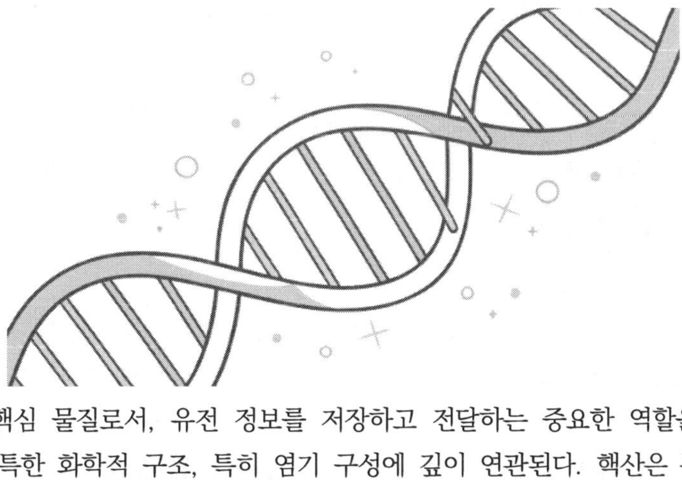

핵산은 생명의 핵심 물질로서, 유전 정보를 저장하고 전달하는 중요한 역할을 한다. 이러한 핵산의 기능은 그 독특한 화학적 구조, 특히 염기 구성에 깊이 연관된다. 핵산은 뉴클레오타이드라는 기본 단위체의 긴 사슬로 이루어져 있으며, 각 뉴클레오타이드는 당, 인산, 그리고 염기라는 세 가지 구성 요소로 이루어진다. 이 중에서 핵산의 특이성과 다양성을 결정짓는 핵심적인 요소가 바로 염기이다.

핵산에는 크게 두 종류가 있다. 디옥시리보핵산(DNA)과 리보핵산(RNA)이다. DNA는 아데닌(A),

구아닌(G), 시토신(C), 티민(T)의 네 가지 염기를 가지는 반면, RNA는 티민 대신 우라실(U)을 가지고 아데닌, 구아닌, 시토신과 함께 네 가지 염기를 구성한다. 이들 염기는 질소를 포함하는 고리 화합물로서, 퓨린 계열의 아데닌과 구아닌, 그리고 피리미딘 계열의 시토신, 티민, 우라실로 분류된다. 퓨린은 이중 고리 구조를, 피리미딘은 단일 고리 구조를 가진다.

DNA에서 아데닌은 항상 티민과 두 개의 수소 결합으로 쌍을 이루고(A-T), 구아닌은 항상 시토신과 세 개의 수소 결합으로 쌍을 이룬다(G-C). 이러한 상보적인 염기 쌍 형성은 DNA 이중 나선 구조의 안정성을 유지하고, 유전 정보의 정확한 복제와 전달에 필수적인 역할을 한다. RNA는 대부분 단일 가닥 구조를 가지지만, 특정 부위에서 염기 쌍을 형성할 수 있다. RNA에서는 아데닌이 우라실과 쌍을 이룬다(A-U).

핵산 염기의 서열은 유전 정보를 암호화하는 방식이다. DNA의 염기 서열은 단백질의 아미노산 서열을 결정하는 유전 부호로 작용하며, 생명체의 고유한 특성을 나타내는 정보를 담고 있다. RNA는 DNA의 유전 정보를 세포 내에서 단백질 합성 공장인 리보솜으로 전달하는 메신저 RNA(mRNA), 단백질 합성에 필요한 아미노산을 운반하는 운반 RNA(tRNA), 그리고 리보솜의 구조적 및 기능적 구성 요소인 리보솜 RNA(rRNA) 등 다양한 형태로 존재하며, 각기 다른 기능을 수행한다. 이처럼 핵산의 염기 구성과 그 서열은 생명 현상의 중심에서 매우 중요한 역할을 담당한다.

9) 컴퓨터 동정법

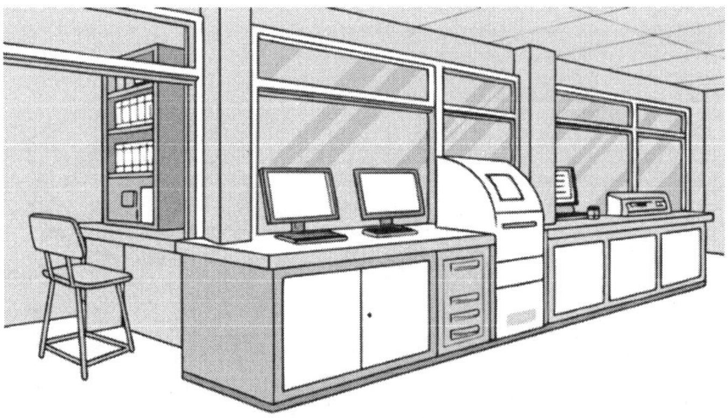

컴퓨터 동정법(Computer Forensics)은 디지털 증거를 식별, 수집, 보존, 분석, 그리고 법정에서 제시하는 과학적인 방법을 포괄하는 분야이다. 이는 사이버 범죄 수사, 기업 내부 감사, 민사소송 등 다양한 상황에서 컴퓨터 시스템, 저장 매체, 네트워크 트래픽 등 디지털 기기에 남아있는 정보를 활용하여 사실 관계를 규명하는 데 필수적인 역할을 수행한다.

컴퓨터 동정법의 핵심 과정은 증거 수집 및 보존 단계에서부터 시작된다. 디지털 증거는 휘발성이 강하고 쉽게 변경될 수 있기 때문에, 전문적인 지식과 절차를 따라 신속하고 정확하게 수집해야 한다. 이때, 원본 데이터의 무결성을 유지하는 것이 가장 중요하며, 이를 위해 쓰기 방지 장치(Write Blocker)와 같은 하드웨어 및 소프트웨어 도구가 사용된다. 수집된 증거는 해시 값(Hash

Value)을 이용하여 무결성을 검증하고, 법적인 효력을 갖도록 체인 오브 커스터디(Chain of Custody) 기록을 철저히 관리한다.

다음 단계는 증거 분석이다. 수집된 디지털 증거를 전문적인 소프트웨어 도구를 이용하여 분석하고, 숨겨진 정보나 삭제된 데이터를 복구하기도 한다. 운영체제 로그, 웹 브라우저 기록, 이메일, 문서 파일, 이미지, 동영상 등 다양한 형태의 디지털 데이터를 분석하여 사건과 관련된 중요한 단서를 찾아낸다. 이 과정에서 데이터베이스 분석, 네트워크 패킷 분석, 악성코드 분석 등 심층적인 기술적 지식이 요구된다.

분석 결과를 바탕으로 보고서를 작성하는 단계는 법정에서 증거의 효력을 갖도록 명확하고 논리적으로 제시하는 데 중요하다. 보고서에는 증거 수집 과정, 분석 방법, 발견된 사실, 그리고 그 의미를 상세하게 기술해야 한다. 또한, 시각적인 자료(스크린샷, 다이어그램 등)를 활용하여 이해도를 높이는 것이 효과적이다.

컴퓨터 동정법은 기술적인 측면뿐만 아니라 법률적인 이해도 중요하다. 증거의 적법성, 증거 개시 절차, 개인 정보 보호 등 관련 법규를 숙지하고 이를 준수해야 한다. 또한, 급변하는 IT 기술과 새로운 유형의 사이버 위협에 대응하기 위해 지속적인 학습과 기술 개발이 필수적이다.

최근에는 클라우드 컴퓨팅, 모바일 기기, 사물 인터넷(IoT) 등 새로운 디지털 환경이 등장하면서 컴퓨터 동정법의 범위와 복잡성이 더욱 증가하고 있다. 이에 따라 클라우드 포렌식, 모바일 포렌식, IoT 포렌식 등 특화된 분야가 중요해지고 있으며, 인공지능(AI)과 머신러닝 기술을 활용한 자동화된 분석 기법에 대한 연구도 활발히 진행되고 있다. 컴퓨터 동정법은 디지털 시대의 범죄 수사와 정보 보안에 있어서 핵심적인 역할을 수행하며, 그 중요성은 앞으로 더욱 커질 것으로 전망된다.

9장. 세균

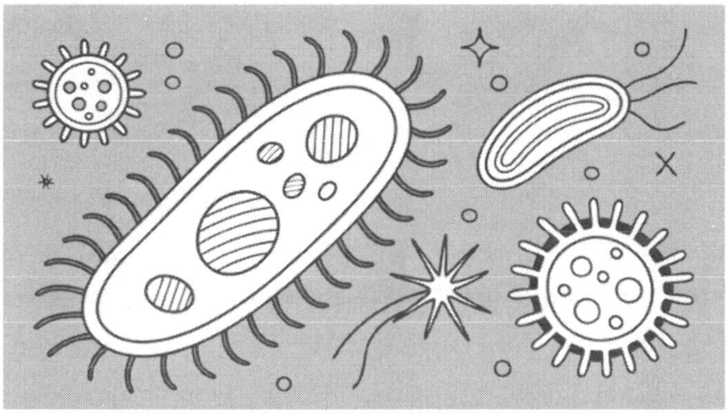

세균은 핵막이 없는 단세포 원핵생물로, 지구상 거의 모든 환경에 존재하며 생태계의 중요한 부분을 차지한다. 크기는 보통 0.5~5μm 정도이며, 구균, 간균, 나선균 등 다양한 형태를 보인다. 일부 세균은 운동성을 위해 편모를 가지고 있으며, 특정 환경에서 생존하기 위해 내생포자를 형성하기도 한다.

세균의 세포 구조는 세포질, 세포막, 세포벽으로 이루어져 있으며, 일부는 세포벽 바깥에 협막이나 점액층을 가지고 있다. 유전 물질은 핵막 없이 세포질 내에 존재하는 하나의 원형 DNA 염색체 형태로 존재하며, 플라스미드라는 작은 DNA 조각을 추가적으로 가지고 있는 경우도 많다.

세균은 주로 이분법이라는 무성생식 방식으로 빠르게 증식하며, 환경 조건이 적절하면 짧은 시간 안에 엄청난 수로 증가할 수 있다. 유성생식을 하지 않지만, 형질전환, 형질도입, 접합 등의 유전자 재조합 메커니즘을 통해 유전적 다양성을 확보하고 환경 변화에 적응한다.

세균은 생태계에서 유기물 분해, 질소 고정 등 중요한 역할을 수행하며, 발효 식품 제조나 항생물질 생산과 같이 인간에게 유익한 작용을 하기도 한다. 그러나 일부 세균은 병원성을 나타내어 다양한 감염병을 일으키기도 하므로, 인간의 건강과 밀접한 관련을 맺고 있다

1. 세균 개요

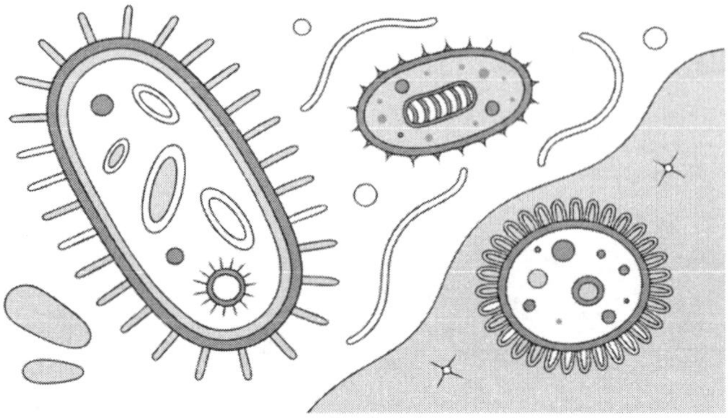

세균은 지구상에서 가장 풍부하고 다양한 생명체 중 하나로, 단세포로 이루어진 미생물이며 핵막으로 둘러싸인 명확한 핵을 가지지 않는 원핵생물에 속합니다. 이들은 극한의 환경을 포함한 거의 모든 서식지에서 발견될 수 있으며, 토양, 물, 공기, 그리고 다른 생물체의 내부와 표면 등 다양한 곳에 존재합니다. 세균의 크기는 일반적으로 수 마이크로미터 수준으로 매우 작아 현미경을 통해서만 관찰이 가능합니다.

세균은 단순한 구조를 가지고 있지만, 생화학적 다양성은 매우 뛰어납니다. 이들은 스스로 에너지를 생산하는 방식, 즉 대사 과정에서 엄청난 다양성을 보입니다. 광합성을 통해 빛 에너지를 화학 에너지로 전환하는 광합성 세균, 무기 화합물을 산화시켜 에너지를 얻는 화학합성 세균, 그리고 유기물을 분해하여 에너지를 얻는 종속영양 세균 등 다양한 대사 유형이 존재합니다. 이러한 대사적 유연성은 세균이 다양한 환경 조건에 적응하고 생존하는 데 중요한 역할을 합니다.

세균의 유전체는 주로 하나의 고리 모양 DNA 분자로 구성되어 있으며, 세포질 내에 존재합니다. 또한, 항생제 내성 유전자나 특정 환경에서의 생존에 유리한 유전자 등을 포함하는 플라스미드라는 작은 DNA 조각을 가질 수도 있습니다. 세균은 이분법이라는 무성생식 방식을 통해 빠르게 증식하며, 짧은 시간 안에 엄청난 개체수로 늘어날 수 있습니다. 또한, 접합, 형질전환, 형질도입과 같은 유전 물질 교환 메커니즘을 통해 유전적 다양성을 확보하고 환경 변화에 대한 적응력을 높입니다.

세균은 생태계에서 매우 중요한 역할을 수행합니다. 질소 고정 세균은 대기 중의 질소를 식물이 이용할 수 있는 암모니아 형태로 전환시켜 생태계의 질소 순환에 필수적이며, 분해자로서 유기물을 분해하여 영양분을 순환시키는 역할도 담당합니다. 또한, 일부 세균은 다른 생물과의 공생 관계를 통해 서로에게 이익을 주기도 합니다. 예를 들어, 사람의 장내에는 다양한 종류의 세균이 서식하며 소화 작용을 돕고 병원성 미생물의 성장을 억제하는 등 중요한 기능을 수행합니다.

그러나 모든 세균이 유익한 것은 아닙니다. 일부 세균은 사람, 동물, 식물에 질병을 일으키는 병원성 세균으로 작용하기도 합니다. 이러한 병원성 세균은 다양한 감염 경로를 통해 숙주에 침입하여 독성 물질을 분비하거나 숙주 세포를 손상시켜 질병을 유발합니다. 따라서 감염병 예방과 치료를 위해서는 병원성 세균에 대한 이해와 적절한 대응이 필요합니다.

결론적으로 세균은 단순한 구조에도 불구하고 놀라운 다양성과 생존력을 가진 미생물로서, 지구 생태계의 중요한 구성 요소이며 생명 현상의 다양한 측면에 깊숙이 관여하고 있습니다. 이들에 대한 지속적인 연구는 생명 과학의 발전에 기여할 뿐만 아니라, 의학, 농업, 환경 등 다양한 분야에서 중요한 응용 가능성을 제시합니다.

2. 세균 분류

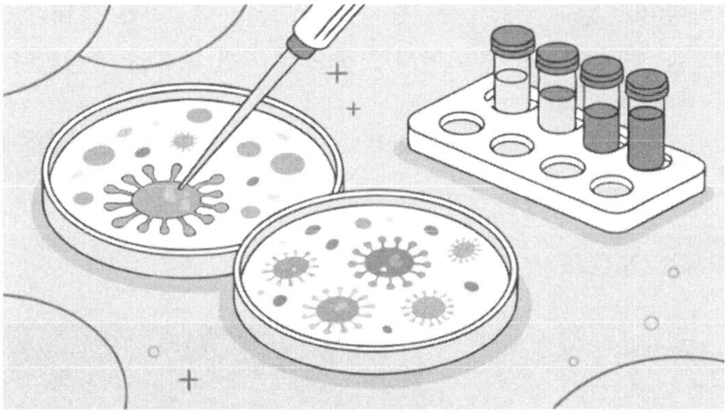

세균은 다양한 기준에 따라 분류될 수 있으며, 이는 세균의 다양성을 이해하고 연구하는 데 필수적인 과정이다. 전통적으로는 형태학적 특징, 그람 염색성, 생화학적 특성, 배양 조건 등이 주요 분류 기준으로 활용되어 왔다. 최근에는 분자생물학적 방법, 특히 유전체 분석을 통한 분류가 더욱 중요해지고 있다.

형태학적 분류는 세균의 기본적인 모양에 따라 이루어진다. 구형의 코쿠스(coccus), 막대 모양의 바실루스(bacillus), 나선형의 스피릴룸(spirillum), 콤마 모양의 비브리오(vibrio) 등이 대표적인 형태이다. 또한, 이들 세포가 어떻게 배열되는지에 따라 단구균, 쌍구균, 연쇄상구균, 포도상구균, 단간균, 연쇄상간균 등으로 세분화할 수 있다.

그람 염색성은 세균 분류에 있어 매우 중요한 기준으로, 1884년 덴마크의 세균학자 한스 크리스티안 그람이 개발한 염색법에 따른 반응 차이를 이용한다. 그람 양성균은 두꺼운 펩티도글리칸 층을 가지고 있어 크리스탈 바이올렛 염색이 탈색되지 않고 보라색으로 유지되는 반면, 그람 음성균은 얇은 펩티도글리칸 층과 외막을 가지고 있어 탈색 후 사프라닌에 의해 붉게 염색된다. 그람 염색성은 세균의 세포벽 구조 차이를 반영하며, 항생제 감수성 등 다른 특성과도 관련이 있어 임상적으로도 중요하다.

생화학적 특성은 세균이 특정 물질을 분해하거나 합성하는 능력, 특정 효소를 생성하는 능력 등 다양한 생화학적 반응을 기반으로 분류하는 방법이다. 탄수화물 발효, 단백질 분해, 지질 분해, 특정 물질에 대한 요구성, 항생제 감수성 등이 이에 해당한다. 다양한 생화학적 검사를 통해 세균의 종을 식별하고 분류하는 데 활용된다.

배양 조건은 세균이 성장하는 데 필요한 환경적 요인을 기준으로 분류하는 것이다. 산소 요구성에 따라 절대 호기성균, 절대 혐기성균, 통성 혐기성균, 미호기성균 등으로 나눌 수 있으며, 최적 성장 온도에 따라 저온성균, 중온성균, 고온성균 등으로 분류하기도 한다.

분자생물학적 분류는 세균의 유전체 정보를 분석하여 계통학적 관계를 파악하고 분류하는 최신 방법이다. 16S rRNA 유전자 서열 분석은 세균의 종 수준에서 높은 해상도로 분류할 수 있어 널리 이용되고 있으며, 전체 유전체 서열 분석을 통해 더욱 정확하고 상세한 분류가 가능해지고 있다.

이러한 다양한 분류 기준들을 종합적으로 고려하여 세균의 계통수를 재구성하고 새로운 종을 정의하는 연구가 활발히 진행되고 있다. 세균 분류는 기초 생물학 연구뿐만 아니라, 질병 진단, 환경 미생물학, 산업 미생물학 등 다양한 응용 분야에서도 중요한 기반 지식을 제공한다.

3. 그람양성구균

1) *Pestostreptococcus*

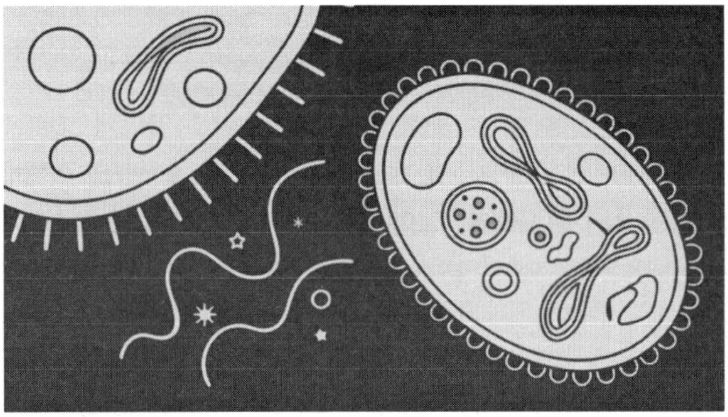

*Peptostreptococcus*는 혐기성 환경에서 잘 자라는 그람 양성 구균의 한 속이다. 이 속의 세균들은 일반적으로 단독으로 존재하거나, 쌍구균 또는 짧은 사슬 형태를 띠는 특징을 보인다. *Peptostreptococcus*는 사람과 동물의 정상적인 미생물군집의 일부로, 구강, 피부, 질, 그리고 소화관 등 다양한 부위에서 발견될 수 있다.

이들은 산소가 없는 환경에서 유기물을 발효하여 에너지를 얻는 혐기성 세균이며, 다양한 탄수화물과 아미노산을 기질로 이용할 수 있다. *Peptostreptococcus* 속의 일부 종들은 병원성을 나타내어 다양한 감염 질환의 원인이 되기도 한다. 이러한 감염은 주로 신체의 정상적인 방어 체계가 손상되었거나, 수술 또는 외상과 같은 상황에서 발생할 수 있다.

*Peptostreptococcus*에 의한 감염은 다양한 형태로 나타날 수 있다. 예를 들어, 연조직 감염, 골수염, 패혈증, 뇌농양, 그리고 복강 내 감염 등을 유발할 수 있다. 특히, 다른 혐기성 및 호기성

세균들과 혼합 감염의 형태로 나타나는 경우가 많아 진단과 치료에 어려움을 겪을 수 있다.

임상적으로 중요한 종으로는 *Peptostreptococcus anaerobius*, *Peptostreptococcus magnus*, *Peptostreptococcus prevotii* 등이 있다. *Peptostreptococcus anaerobius*는 혐기성 환경에서 잘 자라며, 다양한 감염 부위에서 분리될 수 있다. *Peptostreptococcus magnus*는 특히 피부 및 연조직 감염과 관련이 깊으며, 일부 연구에서는 염증성 질환과의 연관성도 제시되고 있다. *Peptostreptococcus prevotii* 또한 다양한 혐기성 감염에서 발견될 수 있다.

Peptostreptococcus 감염의 진단은 주로 환부에서 채취한 검체를 그람 염색하여 그람 양성 구균의 존재를 확인하고, 혐기성 배양을 통해 세균을 분리 및 동정하는 방식으로 이루어진다. 최근에는 분자생물학적 기법, 예를 들어 PCR(중합효소 연쇄 반응)을 이용하여 특정 종을 보다 빠르고 정확하게 진단할 수 있는 방법도 개발되고 있다.

치료는 주로 항생제를 사용하며, 혐기성 세균에 효과적인 항생제를 선택하는 것이 중요하다. 페니실린, 클린다마이신, 메트로니다졸 등이 *Peptostreptococcus* 감염 치료에 사용될 수 있다. 항생제 감수성 검사를 통해 가장 적절한 항생제를 선택하는 것이 치료 성공률을 높이는 데 중요하다. 또한, 농양과 같은 국소적인 감염의 경우에는 외과적인 배농이 필요할 수 있다.

*Peptostreptococcus*는 인체에 상주하는 정상 세균이지만, 특정 조건 하에서는 병원성을 나타낼 수 있으므로, 면역력이 저하된 환자나 수술 후 환자 등에서는 감염 예방에 주의를 기울여야 한다. 이 속의 세균들에 대한 지속적인 연구는 혐기성 감염의 병리기전을 이해하고, 보다 효과적인 진단 및 치료 전략을 개발하는 데 기여할 것이다.

2) *Staphylococcus*

Staphylococcus(포도상구균)은 포도알 모양의 그람 양성 구균으로, 불규칙한 군집을 형성한다. 호기성 또는 통성 혐기성으로 자연계에 널리 분포하며, 사람과 동물의 피부 및 점막에 정상적으로 존재하기도 한다. 일부 종은 중요한 병원균으로 작용한다.

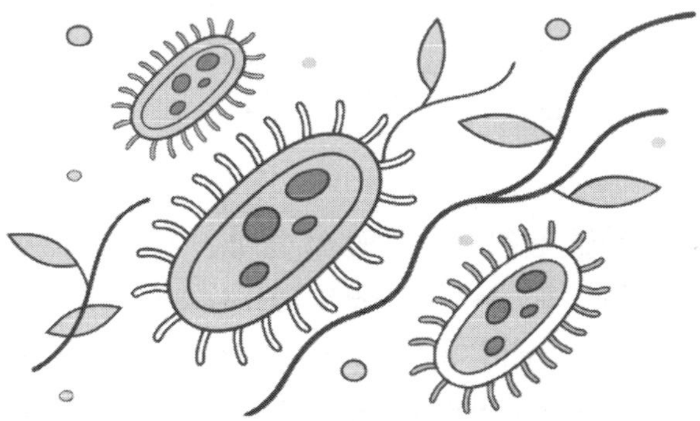

대표적인 병원성 종인 황색포도상구균(*S. aureus*)은 피부 감염부터 전신 감염까지 다양한 질환을 유발한다. 표피포도상구균(*S. epidermidis*)은 피부 정상 세균총이지만, 면역 저하자나 의료 기기 삽입 부위에서 감염을 일으킬 수 있다. *S. saprophyticus*는 요로 감염의 주요 원인균 중 하나이다.

황색포도상구균은 단백질 A, 용혈소, 독소쇼크증후군 독소(TSST-1), 장독소 등 다양한 병원성 인자를 생산하여 질병을 유발한다. 메티실린 내성 황색포도상구균(MRSA)과 같은 항생제 내성균이 많아 치료가 어렵다.

표피포도상구균은 생물막 형성이 뛰어나 의료 기기 관련 감염의 주요 원인균이다. *S. saprophyticus*는 여성 요로 감염, 특히 방광염의 흔한 원인균이다.

진단은 환부 검체를 그람 염색하여 포도송이 모양의 그람 양성 구균을 확인하고, 혈액 한천 배지 등에 배양하여 균을 분리·동정한다. 생화학적 검사, 항생제 감수성 검사, 분자생물학적 기법으로 정확한 종과 항생제 내성 여부를 파악한다.

치료는 항생제 투여가 기본이며, 감염 종류, 심각도, 항생제 감수성에 따라 선택한다. 메티실린 감수성 황색포도상구균(MSSA) 감염에는 페니실린 또는 세팔로스포린 계열, MRSA 감염에는 반코마이신, 리네졸리드 등을 사용한다. 농양 등 국소 감염 시 외과적 배농이 필요할 수 있다.

*Staphylococcus*는 흔한 세균이지만, 병원성 종은 다양한 감염 질환을 유발할 수 있으므로 위생 관리가 중요하다. 항생제 내성균 감시와 적절한 사용 관리, 새로운 치료 전략 개발 연구가 필요하다.

3) *Streptococcus*

Streptococcus(연쇄상구균)는 사슬 모양으로 배열되는 그람 양성 구균 속으로, 자연계에 널리 분포하며 정상 세균총 또는 병원균으로 존재한다. 용혈 양상(α, β, γ), 생화학적 특성, 세포벽 다당류 항원성에 따라 분류된다.

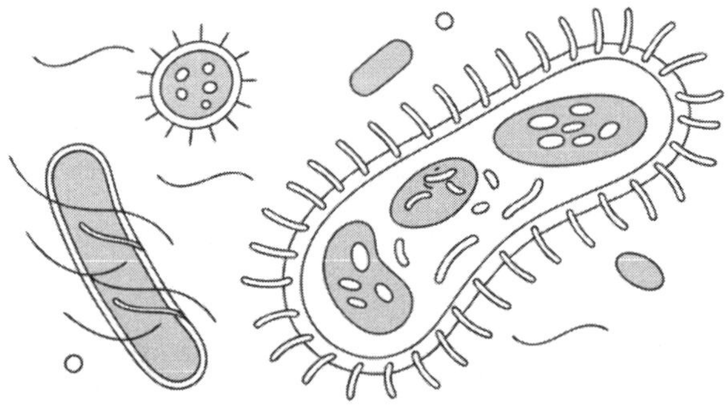

용혈 분류에서 α 용혈은 불완전 용혈(녹색/갈색), β 용혈은 완전 용혈(투명환), γ 용혈은 비용혈이다. Lancefield 분류는 A-V군으로 나뉘며, A군(*S. pyogenes*)은 인두염, 성홍열, 피부 감염, 류마티스열, 사구체신염을 유발한다. B군(*S. agalactiae*)은 신생아 패혈증, 뇌수막염, 산후 감염의 원인균이다. D군은 현재 *Enterococcus* 속으로 재분류되었으나 요로, 복강 내 감염, 균혈증을 일으킨다.

α 용혈성 또는 비용혈성 연쇄상구균 일부는 구강 정상 세균총이나, 침습 시술 후 심내막염을 유발할 수 있다(*S. viridans* 군). 폐렴 주요 원인균인 *S. pneumoniae*는 α 용혈성이지만 Lancefield 분류에 속하지 않는다.

진단은 환부 검체를 그람 염색하여 사슬 모양 구균 확인 후 혈액 한천 배지 등에 배양하여 균을 분리·동정한다. 용혈성, 생화학적, 혈청학적 검사(Lancefield 그룹핑)를 통해 정확한 종을 확인하며, 최근 PCR 등 분자생물학적 진단법도 활용된다.

치료는 항생제 사용이 주를 이루며, A군 감염에는 페니실린이 일차 치료제이다. 다른 군이나 내성균에는 다른 항생제를 선택하며, 항생제 감수성 검사가 중요하다. 심내막염 등 심각한 감염에는 장기 항생제 치료가 필요하다.

*Streptococcus*는 다양한 질병을 유발하는 중요 병원균이므로 위생 관리와 적절한 진단·치료를 통해 감염 확산을 막아야 한다. 지속적인 연구는 새로운 치료법과 예방 전략 개발에 기여한다.

4. 그람음성구균

1) *Moxraxella catarrhalis*

*Moraxella catarrhalis*는 사람의 호흡기계에 주로 서식하는 그람 음성 쌍구균으로, 과거에는 *Neisseria catarrhalis* 또는 *Branhamella catarrhalis*로 불리기도 했다. 이 세균은 일반적으로 비병원성 상주균으로 여겨졌으나, 최근에는 소아 및 성인에서 다양한 호흡기 감염의 중요한 원인균으로 인식되고 있다.

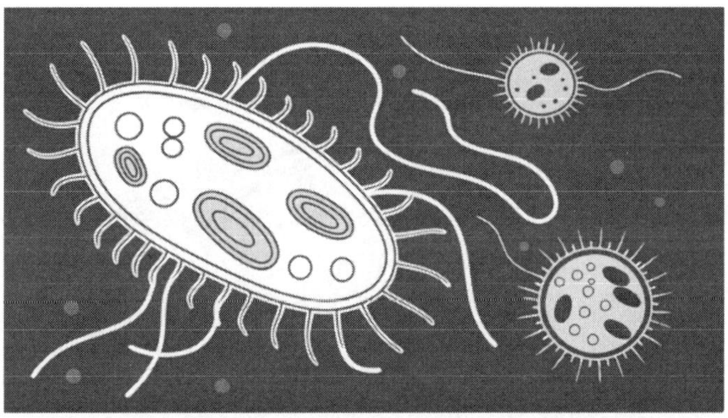

*Moraxella catarrhalis*는 호기성 세균으로, 산소가 있는 환경에서 잘 자란다. 배양 시에는 비색소성, 불투명하고 건조한 콜로니를 형성하는 특징을 보인다. 생화학적으로는 탄수화물을 산화적으로 분해하며, oxidase와 catalase 양성 반응을 나타낸다. 이러한 생화학적 특성은 다른 유사한 그람 음성 구균과의 감별 진단에 활용된다.

이 세균은 특히 소아에서 중이염과 부비동염의 흔한 원인균 중 하나이다. 또한, 만성 폐쇄성 폐질환(COPD) 환자나 면역력이 저하된 성인에서는 기관지염이나 폐렴과 같은 하기도 감염을 유발할 수 있다. *Moraxella catarrhalis*에 의한 감염은 종종 다른 세균이나 바이러스와의 혼합 감염 형태로 나타나기도 한다.

*Moraxella catarrhalis*의 병원성은 다양한 병원성 인자에 의해 매개된다. 여기에는 세균의 표

면에 존재하는 섬모(pili)와 부착소(adhesin)가 포함되어, 숙주 세포에 부착하고 콜로니를 형성하는 데 중요한 역할을 한다. 또한, 외막 단백질(outer membrane protein)은 숙주 면역 반응을 회피하고 염증 반응을 유도하는 데 관여한다. 특히, IgA1 프로테아제는 숙주 점막 표면에서 분비되는 IgA1 항체를 분해하여 세균의 생존과 침투를 돕는 중요한 병원성 인자이다.

Moraxella catarrhalis 감염의 진단은 주로 객담, 비인두 흡인물, 중이 삼출액 등 임상 검체에서 세균을 분리 및 동정하는 방식으로 이루어진다. 그람 염색을 통해 특징적인 그람 음성 쌍구균 형태를 확인하고, 배양 후에는 콜로니 형태와 생화학적 검사를 통해 *Moraxella catarrhalis*를 동정한다. 최근에는 PCR과 같은 분자생물학적 기법을 이용하여 보다 빠르고 정확하게 진단할 수 있다.

Moraxella catarrhalis 감염의 치료에는 다양한 항생제가 사용될 수 있다. 과거에는 페니실린에 비교적 감수성이 높았으나, 현재는 베타-락타마제 생성 균주가 증가하여 아목시실린-클라불라네이트, 세팔로스포린계 항생제, 마크로라이드계 항생제 등이 주로 사용된다. 항생제 감수성 검사를 통해 가장 적절한 항생제를 선택하는 것이 치료 성공률을 높이는 데 중요하다.

*Moraxella catarrhalis*는 호흡기 감염의 중요한 원인균으로, 특히 소아와 만성 호흡기 질환을 가진 성인에게 주의가 필요하다. 이 세균의 병원성 기전과 항생제 내성에 대한 지속적인 연구는 효과적인 예방 및 치료 전략 개발에 필수적이다.

2) *Neisseria*

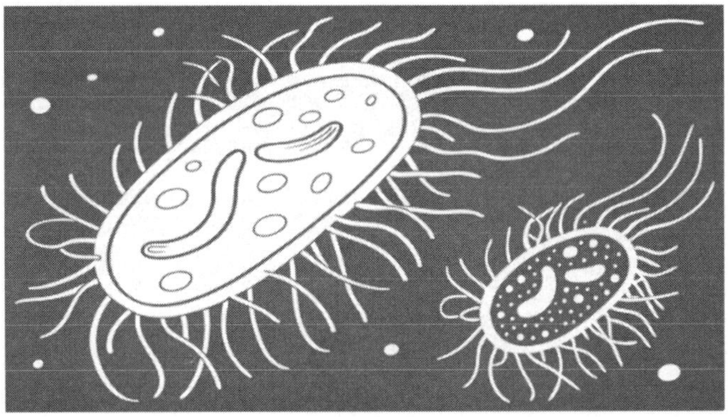

*Neisseria*는 커피콩 모양의 그람 음성 쌍구균으로 동물에 기생하며, 일부 종은 사람에게 심각한 질병을 유발하는 병원균이다. 대표적인 병원성 종은 임질균(*N. gonorrhoeae*)과 수막구균(*N. meningitidis*)이다.

Neisseria 속 세균은 호기성 또는 미호기성 조건에서 잘 자라며, oxidase 양성 반응을 보이고 탄수화물을 산화적으로 분해한다. 이러한 특징은 유사 세균과의 감별에 중요하다.

임질균은 성 접촉을 통해 요도, 자궁경부 등에 감염을 일으키는 성 매개 감염병의 원인균이다. 남성은 요도염, 여성은 자궁경부염을 유발하며, 치료하지 않으면 골반 염증성 질환, 불임 등을 유발하고 신생아 안염을 일으킬 수 있다.

수막구균은 뇌수막염과 패혈증의 원인균이다. 비인두에 무증상으로 존재하다 혈류를 통해 뇌수막염이나 패혈증을 유발할 수 있다. 급격히 진행되며 사망률이 높고 신경학적 후유증을 남길 수 있다. A, B, C, W, Y 등 다양한 혈청군이 있으며, 특정 혈청군에 대한 백신이 개발되어 예방에 사용된다.

진단은 감염 부위 검체를 그람 염색하여 특징적인 쌍구균을 확인하고 배양하여 균을 분리·동정한다. 임질 진단에는 민감도와 특이도가 높은 핵산 증폭 검사(NAAT)가 사용되며, 수막구균 진단에는 뇌척수액 검사가 필수적이다. 혈액 배양으로 패혈증 여부를 확인한다.

치료는 항생제 투여가 기본이다. 임질에는 세프트리아손 등 세팔로스포린계 항생제가 주로 사용되며, 퀴놀론계 항생제 내성률 증가에 주의해야 한다. 수막구균 감염에는 페니실린, 세프트리아손 등이 사용되며, 신속한 투여가 중요하다. 감염자와 밀접 접촉자에게는 예방적 항생제 투여가 권장된다.

Neisseria 속 병원성 세균으로 인한 질병 예방을 위해 성 매개 감염 예방 교육과 수막구균 백신 접종이 중요하며, 항생제 내성 문제에 대한 지속적인 감시와 새로운 치료 전략 개발이 필요하다.

5. 그람양성간균

1) *Actinomyces Israeli*

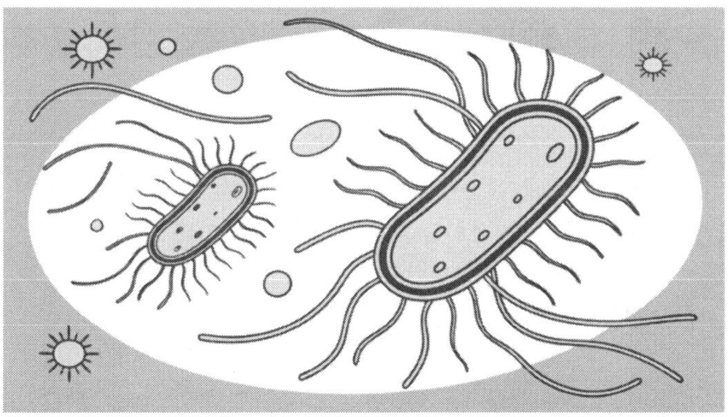

*Actinomyces israelii*는 사람과 동물의 구강, 인두, 소화관, 그리고 여성 생식기에 정상적으로 존재하는 그람 양성 혐기성 또는 통성 혐기성 간균이다. 이 세균은 액티노마이세스증이라는 만성적인 화농성 감염 질환의 주요 원인균으로 알려져 있다. 액티노마이세스증은 주로 경부 안면 부위에서 발생하지만, 흉부, 복부, 골반 등 다양한 부위를 침범할 수 있다.

*Actinomyces israelii*는 정상적인 구강 세균총의 일부로서, 치아와 잇몸 사이에 존재하는 치태나 편도선와에서 흔히 발견된다. 일반적으로는 무해하지만, 치과 치료, 외상, 수술 등으로 인해 점막 장벽이 손상되면 조직 내로 침투하여 감염을 유발할 수 있다. 액티노마이세스증은 급성 감염보

다는 서서히 진행되는 만성적인 특징을 보이며, 종종 방사균종이라고 불리는 독특한 황색의 과립을 형성하는 것이 특징적이다. 이 과립은 세균의 집합체와 숙주 조직 성분으로 이루어져 있다.

경부 안면 액티노마이세스증은 가장 흔한 형태로, 턱, 목, 얼굴 부위에 단단하고 나무처럼 느껴지는 종괴를 형성한다. 종괴는 시간이 지남에 따라 커지고 피부 표면으로 누공을 형성하여 고름을 배출할 수 있다. 배출되는 고름에서 방사균종이 관찰될 수 있다. 흉부 액티노마이세스증은 폐렴과 유사한 증상을 보이며, 기침, 흉통, 객혈 등을 동반할 수 있다. 복부 액티노마이세스증은 충수염, 게실염 등 복부 내 염증성 질환과 유사한 증상을 나타내며, 장관이나 복벽에 종괴를 형성할 수 있다. 골반 액티노마이세스증은 주로 자궁 내 피임 기구(IUD) 사용과 관련되어 발생할 수 있으며, 복통, 질 분비물, 발열 등의 증상을 보인다.

Actinomyces israelii 감염의 진단은 임상 증상, 영상 검사 소견, 그리고 미생물학적 검사를 종합하여 이루어진다. 조직 생검이나 배농된 고름에서 방사균종을 확인하는 것이 특징적인 소견이다. 그람 염색 시에는 그람 양성으로 가늘고 긴 필라멘트 형태의 간균이 관찰될 수 있다. 혐기성 조건에서 배양하여 균을 분리 및 동정할 수 있지만, 배양이 어렵고 시간이 오래 걸릴 수 있다. 최근에는 PCR과 같은 분자생물학적 기법을 이용하여 보다 신속하고 정확하게 진단하는 방법도 연구되고 있다.

액티노마이세스증의 치료는 주로 장기간의 항생제 투여를 통해 이루어진다. 페니실린이 가장 흔하게 사용되는 항생제이며, 페니실린 알레르기가 있는 경우에는 클린다마이신, 테트라사이클린, 에리트로마이신 등이 사용될 수 있다. 치료 기간은 감염의 부위와 심각도에 따라 다르지만, 수주에서 수개월까지 지속될 수 있다. 큰 종괴나 농양이 형성된 경우에는 외과적인 절제나 배농이 필요할 수 있다.

*Actinomyces israelii*는 정상 세균총의 일부이지만, 특정 조건 하에서는 심각한 감염을 유발할 수 있으므로, 구강 위생 관리와 침습적인 시술 시 주의가 필요하다. 액티노마이세스증은 비교적 드문 질환이지만, 정확한 진단과 장기적인 치료를 통해 완치를 기대할 수 있다.

2) *Bacillus anthracis*

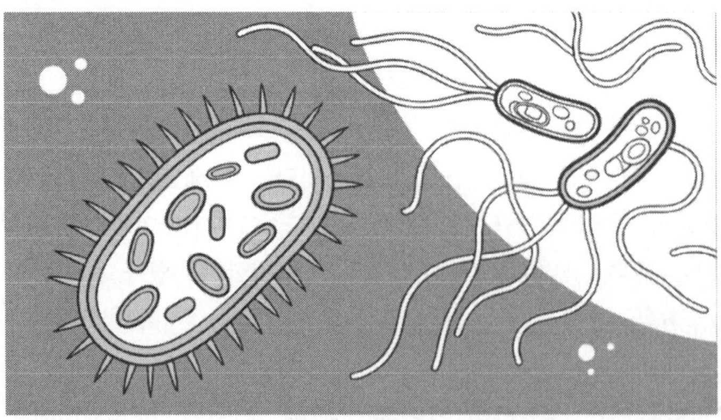

탄저균(*Bacillus anthracis*)은 탄저병을 일으키는 그람 양성 포자 형성 간균으로, 토양에서 발견되며 초식동물과 사람에게 감염되는 인수공통감염병의 원인균이다. 생물학적 무기로 사용될 가능성이 있어 공중 보건학적으로 중요하다.

탄저균은 대나무 줄기처럼 연결된 사슬 형태를 가지며, 호기성 또는 통성 혐기성 환경에서 잘 자란다. 열악한 환경에서 안정적인 내생포자를 형성하여 장기간 생존하며, 적절한 조건에서 발아하여 증식한다.

탄저병은 감염 경로에 따라 피부 탄저, 흡입 탄저, 위장관 탄저로 나뉜다. 피부 탄저는 상처를 통해 감염, 검은색 딱지의 무통성 궤양을 형성한다. 흡입 탄저는 포자 흡입으로 발생, 초기 감기 유사 증상 후 급격히 진행되어 호흡 곤란, 쇼크, 사망에 이를 수 있는 치명적인 형태이다. 위장관 탄저는 오염된 고기 섭취로 발생, 복통, 구토, 설사, 혈변 등의 증상을 보인다.

탄저균의 병원성은 탄저 독소와 협막에 의해 매개된다. 탄저 독소는 방어 항원(PA), 치사 인자(LF), 부종 인자(EF)로 구성, PA는 LF와 EF의 세포 내 침투를 돕고, LF는 세포 사멸, EF는 부종을 유발한다. 협막은 식균 작용을 억제하여 세균 생존과 증식을 돕는다.

진단은 임상 증상과 실험실 검사를 통해 이루어진다. 검체에서 탄저균을 검출하고, 그람 염색으로 특징적인 사슬 모양 간균 확인, 배양을 통해 균 분리 및 동정한다. PCR 검사로 특이 유전자 서열 검출, 혈청학적 검사로 항체 확인도 활용된다.

치료는 항생제 투여를 기본으로 하며, 페니실린, 시프로플록사신, 독시사이클린 등이 사용된다. 심각한 흡입 탄저에는 여러 항생제 병용 투여 및 항독소 항체 치료를 고려한다. 조기 치료가 중요하며, 예방을 위해 탄저 발생 지역 동물 백신 접종, 위험 직업군 예방 백신 접종, 오염 환경 소독 및 관리가 필요하다.

3) *Bacillus cereus*

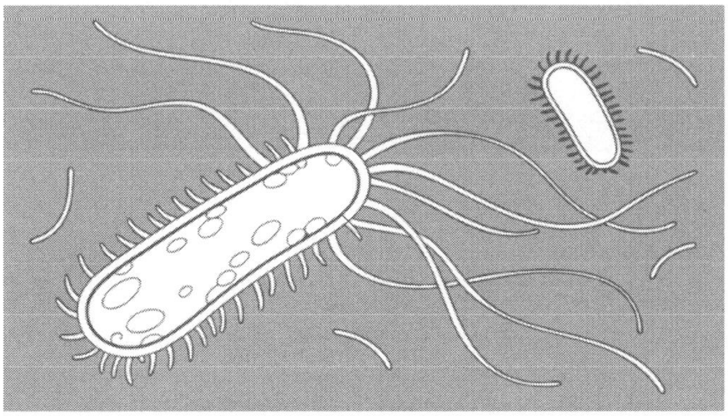

*Bacillus cereus*는 토양, 물, 식품에 널리 분포하는 통성 혐기성 그람 양성 간균이다. 내생포자를 형성하여 열악한 환경에서도 생존하며, 식품 매개 질환의 주요 원인균이다. 구토형과 설사형 두 가지 주요 식중독 증상을 유발한다.

구토형은 세레울라이드 독소에 의해 발생하며, 끓여도 파괴되지 않는다. 섭취 후 30분~6시간 내에 구토, 메스꺼움을 유발한다. 주로 실온 방치된 탄수화물 함유 식품에서 증식하며 독소를 생성한다.

설사형은 다양한 단백질성 독소에 의해 발생한다. 소장에서 작용하며, 섭취 후 6~15시간 내에 설사, 복통을 유발한다. 육류, 채소 등 다양한 식품이 원인이며, 부적절한 온도 보관 시 세균 증식과 함께 독소가 생성된다.

*Bacillus cereus*는 리파아제, 프로테아제 등 효소를 생산하여 식품 품질을 저하시킨다. 농산물 재배, 가공식품 제조 시 오염될 수 있으며, 특히 포자는 열에 강해 조리 후에도 생존, 실온에서 발아·증식할 수 있다. 조리된 식품의 신속 냉각 및 적정 온도 보관이 식중독 예방에 중요하다.

진단은 환자 증상과 섭취 식품 정보를 기반으로 한다. 식품 검체에서 균 분리 및 계수, 필요시 독소 유전자 또는 직접 검출을 시행한다. 대부분 경미하여 자연 회복되나, 심한 탈수 시 수액 치료를 한다. 항생제 치료는 일반적으로 권장되지 않는다.

예방을 위해 식품 위생 취급과 적정 보관 온도를 유지해야 한다. 조리 식품은 가급적 빨리 섭취, 남은 음식은 5℃ 이하 냉각 보관, 재가열 시 충분히 가열, 실온 장시간 방치 식품은 섭취하지 않아야 한다.

4) *Clostridium botulinum*

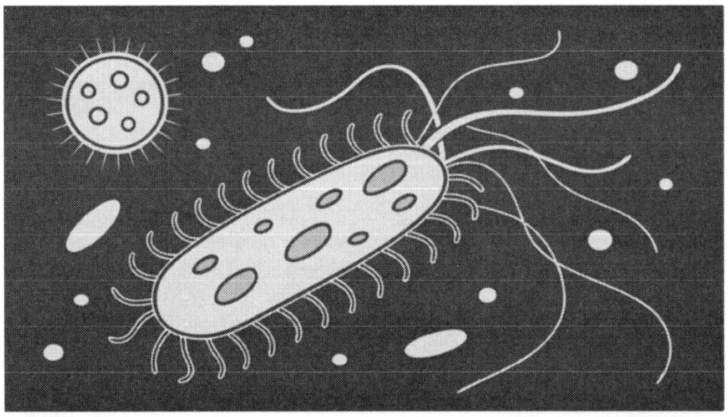

*Clostridium botulinum*은 혐기성 그람 양성 간균으로, 강력한 신경독소인 보툴리눔 독소를 생성하여 보툴리누스 중독증을 유발한다. 토양 등에 널리 분포하며, 혐기 조건에서 포자를 형성해 생존한다. 보툴리눔 독소는 신경근 접합부에서 아세틸콜린 방출을 억제, 근육 마비를 일으킨다.

보툴리누스 중독증은 식품 매개형, 상처형, 영아형으로 나뉜다. 식품 매개형은 부적절하게 가공된 통조림 등에서 생성된 독소 섭취로 발생, 복시, 삼킴 곤란, 마비 진행, 호흡 마비 유발 가능성이 있다. 상처형은 오염된 상처에서 포자가 발아해 독소 생성, 식품 매개형과 유사하나 잠복기가 길고 위장관 증상은 덜하다. 영아형은 1세 미만 영아의 장내에서 포자가 발아해 독소 생성, 꿀 등 오염 식품이 원인, 변비, 수유 곤란, 근력 저하, 호흡 부전으로 진행될 수 있다.

진단은 임상 증상과 신경학적 검사 기반, 식품 검체나 환자 검체에서 독소 또는 균을 확인한다. 치료는 즉시 항독소 투여가 필수적이며, 호흡 부전 시 인공호흡기 치료, 지지적 치료 병행한다. 예방은 식품 위생 처리 및 적절한 가공·보존이 중요, 특히 자가 제조 통조림 주의, 영아에게 꿀 섭취 제한한다. 보툴리눔 독소는 위험하나, 예방과 신속한 치료로 심각한 결과를 피할 수 있다.

5) *Clostridium difficile*

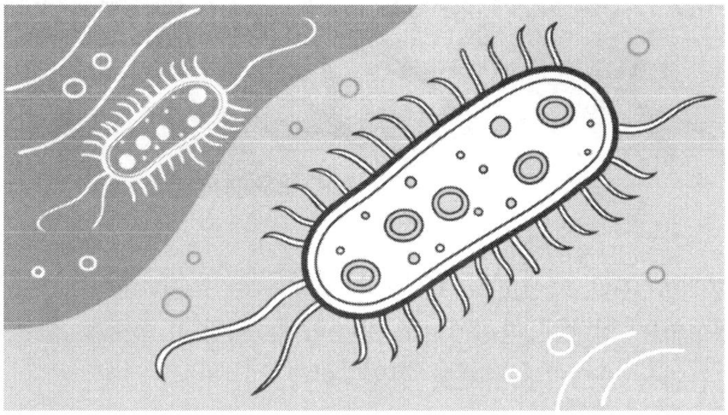

Clostridium difficile(클로스트리듐 디피실리)는 혐기성 그람 양성 간균으로, 항생제 사용으로 인한 장내 미생물 불균형 시 과증식하여 항생제 연관 설사, 위막성 대장염 등 질환을 유발하는 주요 병원균이다. 장내 소량 존재 가능하며, 혐기 환경에서 포자를 형성해 생존한다. 포자는 위산에 강해 장까지 도달, 발아한다. 항생제는 정상 세균총 파괴, *C. difficile* 증식에 유리한 환경 조성, 독소 생성 및 장 점막 손상, 염증 유발을 초래한다.

주요 증상은 설사로, 경미한 수양성 설사부터 심한 혈변, 복통, 위막 형성까지 다양하게 나타난다. 위막성 대장염은 심한 탈수, 전해질 불균형, 장 천공, 패혈증 등 합병증 유발 가능하며, 심하면 사망에 이른다. 병원성은 독소 A(설사 유발), 독소 B(세포 독성, 장 점막 손상)에 의해 매개된다. 일부 균주는 이진 독소 생성하나 임상적 중요성은 불확실하다.

진단은 임상 증상과 대변 검사 기반, 독소 A/B 또는 독소 유전자 검출이 널리 사용된다. EIA, 라텍스 응집법은 신속하나 민감도 낮을 수 있다. PCR 등 NAAT는 민감도가 높아 유용하다. 대장 내시경은 위막성 대장염 의심 시 진단에 도움을 준다.

치료는 원인 항생제 중단 우선 고려, 경미한 경우 항생제 중단만으로 호전 가능. 중등도 이상은 메트로니다졸, 반코마이신 경구 투여. 심하거나 재발성은 피닥소마이신 고려, 대변 미생물군 이식(FMT) 시행하기도 한다. 예방은 불필요한 항생제 사용 줄이기, 의료기관 내 감염 관리 철저히 하기이다.

6) *Clostridiam perfringens*

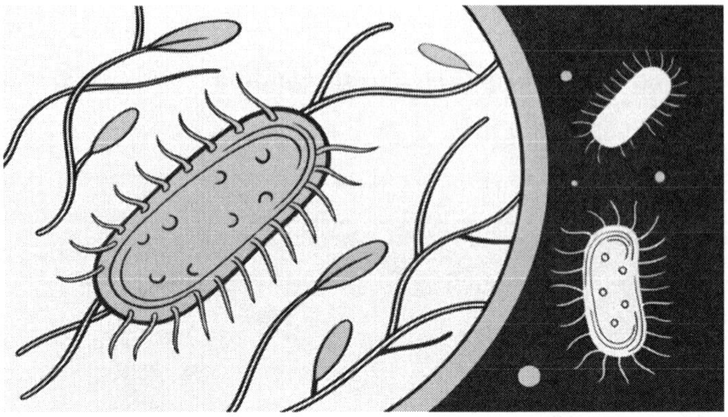

*Clostridium perfringens*는 혐기성 그람 양성 간균으로, 토양, 하수, 동물의 장관 등에 널리 분포한다. 포자를 형성하여 열악한 환경에서도 생존하며, 다양한 독소를 생산하여 사람에게 음식 매개 질환과 연조직 감염을 일으키는 중요한 병원균이다.

주요 독소로는 세포막 손상, 혈관 투과성 증가, 조직 괴사를 유발하는 알파, 베타, 엡실론, 아이오타 독소와 식중독을 일으키는 *C. perfringens* 엔테로톡신(CPE)이 있다.

음식 매개 질환은 오염된 육류나 가금류를 덜 익히거나 실온에 오래 방치했을 때 발생하며, 섭취 후 6~24시간 내에 복통과 설사를 유발한다. 구토나 발열은 드물고, 대개 24시간 내 자연 치유된다.

가스 괴저는 외상이나 수술 부위의 깊은 상처가 *C. perfringens*에 오염되어 발생한다. 세균 증식 시 강력한 독소 분비로 근육 조직 파괴 및 가스 생성을 일으킨다. 심한 통증, 부종, 피부 변색, 악취를 동반하며, 신속한 치료가 없으면 사망에 이를 수 있는 응급 질환이다.

괴사성 장염은 베타 독소 생성 특정 유형의 *C. perfringens*에 의해 드물게 발생하며, 심한 복통, 혈변, 장 괴사 등을 유발한다.

진단은 임상 증상과 검체에서 균 분리·동정으로 이루어진다. 가스 괴저는 특징적인 임상 소견과 방사선상 가스 확인으로 진단한다. 음식 매개 질환은 오염 식품이나 대변에서 다량의 균 또는 독소 확인으로 진단한다.

음식 매개 질환은 대개 자연 회복되나, 탈수 시 수액 보충이 필요하다. 가스 괴저는 외과적 괴사 조직 제거와 고용량 항생제 치료가 필수적이며, 고압 산소 치료를 병행하기도 한다.

예방을 위해 육류나 가금류를 충분히 익히고, 조리된 음식은 신속히 냉장 보관하며, 상처 부위 청결 유지가 중요하다.

7) *Clostridium tetani*

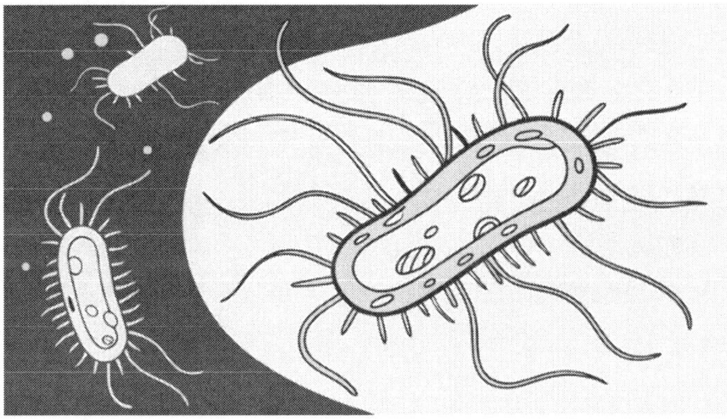

*Clostridium tetani*는 혐기성 그람 양성 간균으로, 토양이나 동물의 분변에 널리 분포하며, 강력한 신경독소인 테타노스파스민을 생성하여 파상풍을 유발한다. 포자를 형성하여 장기간 생존하며, 상처를 통해 인체 침입 후 발아, 독소 생성으로 질병을 일으킨다.

테타노스파스민은 억제성 신경전달물질 차단, 근육 과도 수축 및 경련 유발한다. 파상풍은 전신성, 국소성, 두부, 신생아 파상풍 등으로 분류된다. 전신성은 개구 불능으로 시작, 전신 강직성 경련 진행, 호흡근 마비로 사망 가능. 국소성은 상처 부위 근육 강직, 전신성 진행 가능. 두부 파상풍은 얼굴 부위 상처로 뇌신경 지배 근육 마비 특징. 신생아 파상풍은 비위생적 분만/탯줄 관리로 발생, 수유 곤란, 전신 강직, 경련 등 심각한 증상 유발한다.

진단은 주로 임상 증상 기반, 특징적 근육 경직 및 경련 소견이 중요. 균 배양이나 독소 검출은 민감도 낮아 진단적 가치 제한적이다.

치료는 기도 유지, 근육 이완제, 항독소 투여, 상처 관리, 항생제 투여 등 종합적 접근 필요. 파상풍 면역글로불린(TIG)은 유리 독소 중화, 이미 결합한 독소에는 효과 없다. 근육 경련 완화제 사용, 심하면 인공호흡기 치료. 상처 소독, 괴사 조직 제거, 항생제 투여한다.

파상풍은 예방 접종으로 효과적 예방 가능. 파상풍 톡소이드 백신(DTaP/Tdap) 접종 및 정기 추가 접종으로 면역력 유지 중요. 상처 발생 시 소독, 필요시 예방 주사 권장, 특히 흙/먼지 오염된 깊은 상처 주의해야 한다.

8) *Corynebacterium diphtheria*

*Corynebacterium diphtheriae*는 곤봉 모양의 그람 양성 간균으로, 디프테리아의 원인균이다. 호흡기 점막에 감염되어 회백색 위막을 형성하며, 디프테리아 독소를 분비하여 전신 장기에 손상을 유발할 수 있다.

주로 비말을 통해 전파되며, 잠복기는 2~5일이다. 초기 증상은 발열, 인후통, 권태감이며, 이후 위막 형성으로 인한 호흡 곤란, 목 부위 림프절 부종 등이 나타난다.

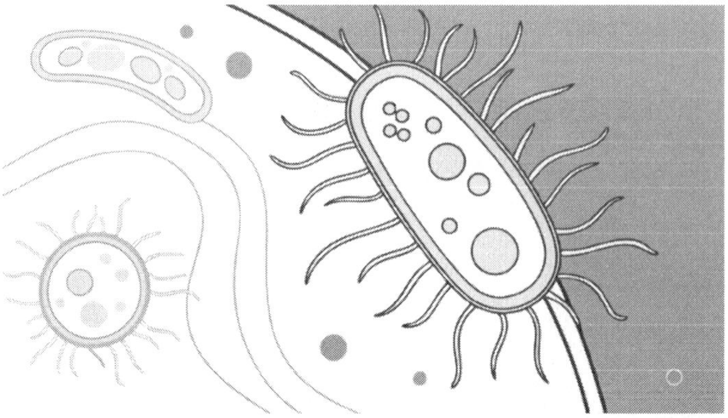

진단은 인후, 비인두 검체에서 균 분리 동정 및 독소 생성 여부 확인을 통해 이루어진다.

치료는 항독소 투여와 항생제(페니실린, 에리스로마이신 등) 투여를 병행한다. 항독소는 독소 중화, 항생제는 균 제거 및 전파 방지 역할을 한다. 심한 호흡 곤란 시 기도 확보, 합병증 관리도 중요하다.

DTaP 백신 접종으로 효과적인 예방이 가능하며, 영유아 기초 접종 및 추가 접종을 통해 면역력을 유지해야 한다. 발생률이 낮은 국가에서도 백신 접종은 필수적이며, 성인은 Tdap 백신 추가 접종이 권장된다.

9) *Lactobacillus acidophilus*

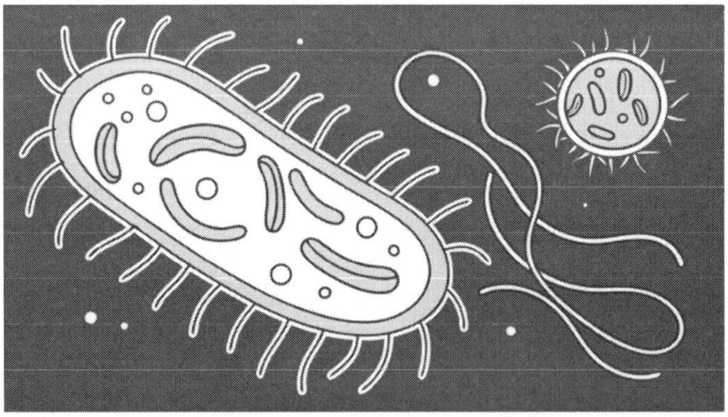

락토바실러스 아시도필루스는 사람과 동물의 장내에 서식하는 대표적인 유익균 중 하나이다. 이 균은 젖산을 생성하는 능력이 뛰어나 소화 과정에서 유해균의 성장을 억제하고 장내 환경을 개선하는 데 중요한 역할을 한다. 락토바실러스 아시도필루스는 탄수화물을 발효시켜 젖산을 만들어내는데, 이 젖산은 장내 pH를 낮춰 산성 환경을 조성함으로써 병원성 미생물의 생존과 번식을 어렵게 만든다. 또한, 유해균이 장 점막에 부착하는 것을 방해하고, 장 점막 세포의 면역 기능을 강화하는 데 도움을 줄 수 있다.

이러한 특성 덕분에 락토바실러스 아시도필루스는 프로바이오틱스 제품에 널리 사용된다. 프로바이오틱스는 살아있는 유익균을 함유한 식품 또는 건강기능식품으로, 적절한 양을 섭취했을 때 숙주에게 건강상의 이점을 제공한다. 락토바실러스 아시도필루스를 섭취하면 장내 세균총의 균형을 유지하고, 소화 불량, 과민성 대장 증후군과 같은 소화기 질환의 증상 완화에 도움을 받을 수 있다. 일부 연구에서는 락토바실러스 아시도필루스가 콜레스테롤 수치를 낮추거나 면역력을 강화하는 데에도 긍정적인 영향을 미칠 수 있다는 결과가 보고되기도 했다.

락토바실러스 아시도필루스는 다양한 형태로 섭취할 수 있다. 발효유 제품이나 프로바이오틱스 보충제를 통해 간편하게 섭취할 수 있으며, 최근에는 이를 첨가한 다양한 식품들이 출시되고 있다. 다만, 프로바이오틱스의 효과는 개인의 장내 환경이나 섭취하는 균주의 종류와 양에 따라 다를 수 있으므로, 자신에게 적합한 제품을 선택하는 것이 중요하다. 또한, 특정 질환을 앓고 있거나 면역력이 약한 경우에는 전문가와 상담 후 섭취하는 것이 바람직하다.

10) *Listeria monocytogenes*

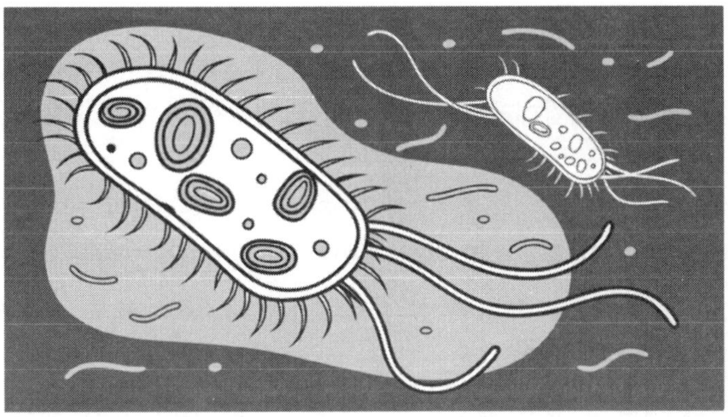

*Listeria monocytogenes*는 운동성 있는 그람 양성 간균으로, 포자를 형성하지 않는 통성 혐기성 저온성 세균이다. 냉장 온도에서도 생존 및 증식 가능하며, 토양, 물, 동물 분변 등 자연 환경에 널리 분포, 다양한 식품 오염시켜 리스테리아증 유발한다.

건강한 사람은 경미한 증상 보이나, 임산부, 신생아, 노인, 면역 저하자는 패혈증, 뇌수막염 등 심각한 침습성 감염으로 사망률 높다. 임산부 감염 시 태아 감염, 유산, 사산, 조산, 신생아 감염 등 초래 가능하다.

주요 오염원은 저온 살균 안 된 유제품, 델리 미트, 핫도그, 냉장 육류, 훈제 해산물, 멜론, 덜 익힌 채소 등이다. 생물막 형성 능력 있어 식품 가공 환경에서 장기간 생존, 교차 오염 유발 가능하다.

진단은 혈액, 뇌척수액, 태반 조직 등에서 균 배양 또는 유전자 검출 검사로 이루어진다. 치료는 암피실린, 겐타마이신 등 항생제 정맥 투여, 임산부도 항생제 치료로 태아 감염 예방 가능하다.

예방 위해 냉장고 4℃ 이하 유지, 조리 식품과 날식품 분리 보관, 육류 충분히 익혀 섭취 등 식품 안전 수칙 준수 중요하다. 특히 고위험군은 고위험 식품 섭취 피하고, 조리된 냉장 식품은 가급적 빨리 섭취하는 것이 안전하다.

11) *Nocardia asteroids*

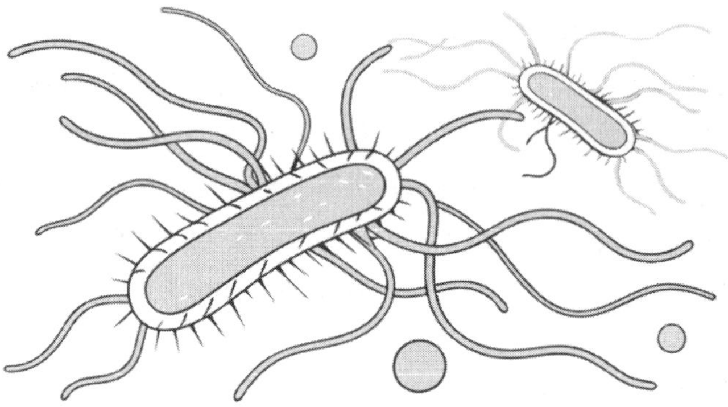

*Nocardia asteroides*는 토양에서 흔히 발견되는 호기성 그람 양성 세균으로, 가늘고 가지 치는 형태를 가지며 약산성균이다. 사람에게 노카르디아증을 유발하는 주요 원인균 중 하나이며, 주로 면역 저하 환자에게 발생한다.

폐렴은 가장 흔한 임상 양상으로, 호흡기 흡입 후 폐에서 증식하여 괴사성 폐렴이나 폐농양을 형성한다. 증상은 기침, 발열, 흉통, 호흡 곤란 등이며 만성적으로 진행될 수 있다. 혈행성 파종으로 뇌농양, 피부 감염, 신장, 눈 등 다양한 장기로 전이될 수 있다. 피부 감염은 외상 또는 혈행성 파종으로 농양, 봉와직염 형태로 나타난다.

진단은 객담, 기관지 세척액, 농양 흡인물 등 검체에서 균 분리 및 동정으로 이루어진다. 그람 염색 시 가늘고 긴 가지 치는 간균 관찰, 약산성 염색으로 확인한다. 배양에 수일~수주 소요되며, PCR 등 분자생물학적 방법으로 신속 진단 가능하다.

치료는 장기간 항생제 투여가 필요하며, 주로 트리메토프림-설파메톡사졸(TMP-SMX) 사용, 감수성 결과에 따라 아미카신, 이미페넴 등 병용 또는 대체 사용한다. 치료 기간은 감염 부위, 심각도, 환자 면역 상태에 따라 수개월 이상 지속된다. 뇌농양 등 큰 농양은 외과적 배농이 필요할 수 있다.

*Nocardia asteroides*는 기회 감염균으로, 면역 저하 환자에게 주로 발생하므로 조기 진단과 적절한 항생제 치료가 중요하다. 면역 저하 환자 환경 관리에 주의하여 감염 예방해야 한다.

12) *Rhodococccus equi*

*Rhodococcus equi*는 토양, 특히 마분에서 흔히 발견되는 호기성 그람 양성 세균이다. 말, 특히 어린 망아지에서 심각한 폐렴을 일으키는 주요 병원균이며, 사람에게도 기회 감염을 유발할 수 있다. 주로 면역 저하 환자에게 발생하며, 감염 경로는 토양이나 먼지 흡입으로 추정된다.

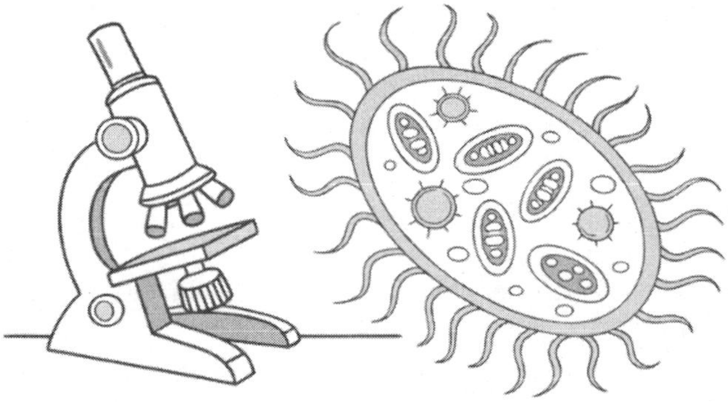

사람 감염은 드물지만, HIV 감염자, 장기 이식 환자, 암 환자 등 세포 매개 면역 결함 환자에게 더 흔하다. 가장 흔한 임상 양상은 서서히 진행되는 아급성 폐렴으로, 발열, 기침, 흉통, 호흡 곤란, 체중 감소 등을 동반한다. 흉부 X선/CT에서 폐 공동 형성 다발성 결절이나 폐농양 소견을 보여 결핵과 유사할 수 있다. 혈행성 파종으로 뇌, 피부, 뼈 등 다양한 장기에 농양 형성 등 전신 감염을 일으킬 수 있다.

진단은 임상 증상과 함께 객담, 혈액, 기관지 세척액 등에서 균 분리 및 동정으로 이루어진다. 그람 염색 시 다양한 형태의 그람 양성 간균/구균 관찰, 콜로니는 연어 핑크색을 띤다. 균 동정 후 항생제 감수성 검사로 적절한 치료 항생제 선택한다.

치료는 장기간 복합 항생제 요법 필요하며, 반코마이신, 카르바페넴, 플루오로퀴놀론, 리팜핀, 아미카신, TMP-SMX 등 사용될 수 있다. 감수성 결과에 따라 적절한 항생제 조합, 투여 경로, 치료 기간 결정한다. 치료 기간은 최소 수주~수개월 지속될 수 있으며, 면역 저하 환자는 재발 위험 높아 주의 깊은 관리 필요하다. 농양 형성 시 외과적 배농 필요할 수 있다.

R. equi 감염은 주로 면역 저하 환자에게 발생하므로, 면역 정상인에게는 드물다. 그러나 면역 저하 환자에게는 심각한 질환 유발 가능하므로, 의심 증상 시 신속 진단 및 적절한 치료가 중요하다. 특별한 예방 조치는 없으나, 면역 저하 환자는 농장 환경이나 동물 접촉 피하는 것이 도움 될 수 있다.

6. 그람음성간균

1) *Aeromonas hydrophila*

*Aeromonas hydrophila*는 담수에 널리 분포하는 그람 음성 통성 혐기성 간균이다. 어류 병원성이 높으며, 사람에게도 기회 감염을 유발한다. 면역 저하자에게 위장염, 피부/연조직 감염, 패혈증 등 다양한 질환을 일으킬 수 있다.

운동성이 있으며, 에어로리신, 세포독성 엔테로톡신 등 다양한 독소를 생산하여 조직 손상 및 염증 반응을 유발한다.

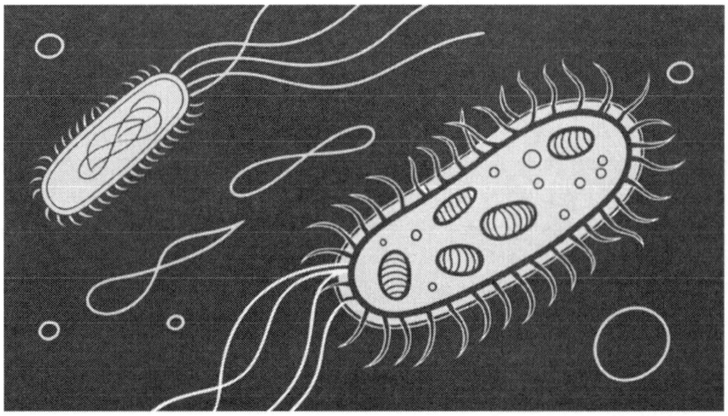

감염은 오염된 물/음식 섭취 또는 오염된 물과 상처 접촉으로 발생한다. 위장염은 설사, 복통, 구토, 심하면 혈변 동반. 피부/연조직 감염은 상처 부위 발적, 부종, 통증, 농양 유발. 드물게 패혈증, 뇌수막염, 심내막염 등 전신 감염 유발하기도 한다.

진단은 임상 증상과 혈액, 대변 등 검체에서 균 분리/동정으로 이루어진다. 항생제 감수성 검사로 적절한 치료 항생제 선택이 중요하다.

치료에는 시프로플록사신, TMP-SMX, 세프트리아손 등 항생제 사용. 페니실린, 일부 세팔로스포린 내성 보이는 경우가 많아 감수성 검사 기반으로 선택해야 한다. 심한 감염 시 복합 항생제 요법 필요, 농양 등 국소 감염 시 외과적 배농 고려한다.

예방 위해 오염된 물/음식 섭취 피하고, 상처 부위 청결 관리 중요하다. 특히 면역 저하자는 날음식 피하고, 물 끓여 마시는 등 위생 관리에 더욱 주의해야 한다.

2) *Bacteroides fragilis*

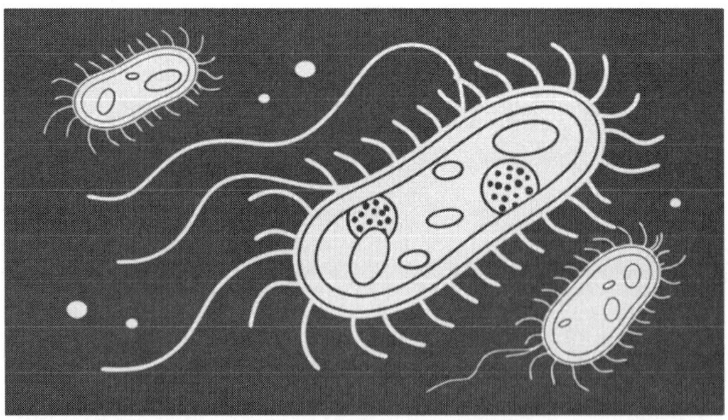

*Bacteroides fragilis*는 대장 내 정상 세균총의 주요 구성원인 그람 음성 혐기성 간균이다. 건강한 사람에게는 무해하나, 장벽 손상 시 기회 감염을 유발하여 복강, 골반, 피부/연조직 감염, 혈류 감염 등을 일으킬 수 있다. 혐기성 환경에서 잘 자란다.

특징적인 협막 다당류는 숙주 부착, 생물막 형성, 면역 회피에 기여한다. 다양한 효소 생산으로 조직 분해 및 감염 확산을 돕는다.

복강 내 감염은 장 내용물 유출 시 발생하며, 골반 내 감염은 수술/분만 후 나타날 수 있다. 피부/연조직 감염은 외상/수술 부위 감염, 혈류 감염은 다른 부위 감염 전파로 발생한다.

진단은 감염 부위 검체를 혐기 배양하여 균 분리/동정으로 이루어진다. 그람 염색 시 다형성 그람 음성 간균 관찰된다. 항생제 감수성 검사로 적절한 치료 항생제 선택이 중요하며, 일부 항생제에 내성 보인다.

치료에는 메트로니다졸, 클린다마이신, 카르바페넴, 베타-락탐/베타-락타마제 억제제가 효과적이다. 아미노글리코사이드, 일부 세팔로스포린에는 내성 보인다. 심한 복강 내 감염/농양 시 외과적 배농 필수적이다.

정상 장내 세균총이므로 특별한 예방은 어렵다. 수술 전후 항생제 예방 요법이 복강/골반 내 감염 위험 감소에 도움 될 수 있으며, 상처 관리 철저히 하여 피부/연조직 감염 예방 중요하다.

3) *Fusobacterium*

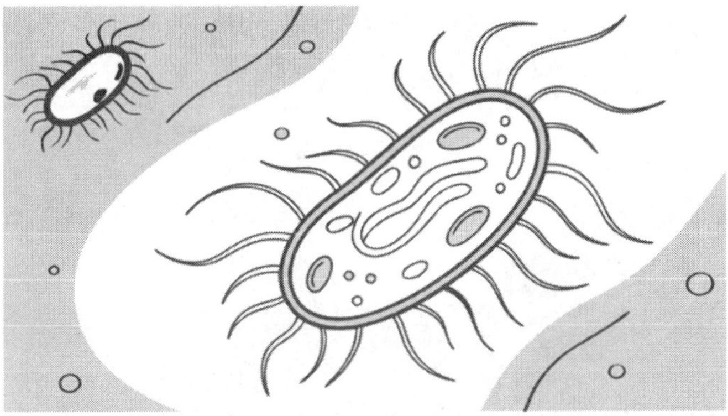

*Fusobacterium*은 혐기성 그람 음성 간균 속으로, 구강, 위장관, 생식기의 정상 세균총을 구성하며 일부 종은 기회 감염을 유발한다. 대표적으로 *F. nucleatum*과 *F. necrophorum*이 있다.

*F. nucleatum*은 구강 내 풍부하여 치주 질환의 발병 및 진행에 핵심적인 역할을 한다. 생물막 형성과 염증 유도를 통해 치은염, 치주염을 일으키며, 흡인성 폐렴, 뇌농양, 골반 내 감염 등 구강 외 감염에도 관여한다. 최근에는 암세포 성장 및 전이와의 관련성도 연구되고 있다.

*F. necrophorum*은 인후통, 편도 주위 농양 등 두경부 감염의 주요 원인균이며, 젊은 성인에게 발생하는 심각한 인후 감염인 Lemierre 증후군의 주요 원인균이다. 인두 감염 후 jugular vein 혈전 형성 및 패혈성 색전 전파를 유발할 수 있다.

진단은 감염 부위 검체를 혐기 배양하여 균을 분리·동정하고, 그람 염색으로 가늘고 긴 간균 형태를 확인한다. 항생제 감수성 검사를 통해 적절한 치료 항생제를 선택하며, 페니실린, 메트로니다졸, 클린다마이신 등에 비교적 감수성이 높다.

치료는 주로 항생제 투여이며, 감염 종류 및 심각도에 따라 선택한다. 농양 시 외과적 배농이 필요할 수 있으며, 치주 질환은 구강 위생 관리와 항생제 치료를 병행한다. Lemierre 증후군은 장기 항생제 및 항응고 치료가 필요할 수 있다.

정상 세균총의 일부이지만 특정 조건 하에 감염을 유발할 수 있으므로, 철저한 구강 위생 관리와 신속한 진단 및 치료가 중요하다.

4) Bordetella spp

Bordetella spp는 그람 음성 코코바실리 속으로, 호기성이며 배양이 까다롭다. 이 속에는 백일해균(B. pertussis), 파라백일해균(*B. parapertussis*), 기관지패혈증균(*B. bronchiseptica*) 등 다양한 종이 있으며, 사람과 동물의 호흡기 질환을 유발하는 중요한 병원균이다.
이 세균들은 숙주 세포에 부착하고 독성 물질을 분비하여 병원성을 나타낸다. 섬모성 혈구응집소(FHA), 퍼택틴 등 부착 인자는 호흡기 상피 세포 부착에 중요하며, 특히 *B. pertussis*는 백일해 독소를 분비하여 숙주 세포 기능 방해 및 면역 반응 조절을 한다. 기관 세포 독소는 기관 상피 세포 손상시켜 백일해 특징적 기침 발작 유발에 기여한다.

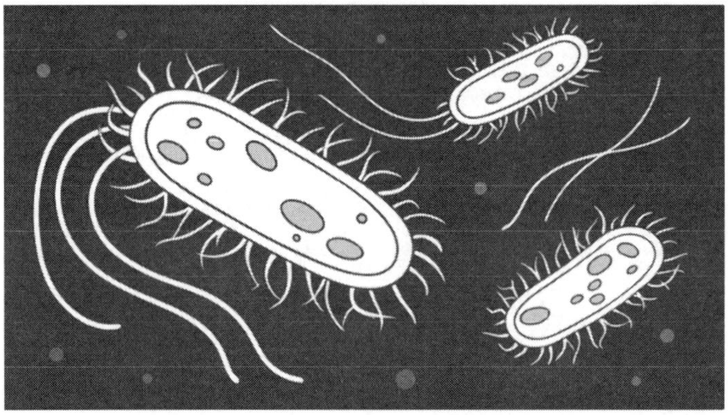

백일해는 *B. pertussis* 감염에 의한 급성 호흡기 질환으로, 초기 감기 유사 증상 후 심한 기침 발작과 'whoop' 소리 동반, 전염성 매우 높아 예방 접종이 중요하며 영유아에게 치명적일 수 있다. 파라백일해는 *B. parapertussis*에 의해 유발, 백일해와 유사하나 증상 경미한 경향 있다. *B. bronchiseptica*는 개, 고양이 등에서 기관지염/폐렴 유발, 드물게 면역 저하된 사람에게 호흡기 감염 유발할 수 있다.

진단은 비인두 검체 배양 또는 PCR 등 분자생물학적 방법으로 세균 유전자 검출한다. 배양은 시간 오래 걸리나 항생제 감수성 검사 가능, PCR은 민감도/특이도 높아 초기 진단에 유용하다.

백일해 치료에는 마크로라이드계 항생제(아지트로마이신, 에리스로마이신 등) 사용, 증상 완화 대증 요법 병행한다. 파라백일해 및 *B. bronchiseptica* 감염에도 유사 항생제 사용 가능하다. 예방은 백일해 백신 접종이 가장 효과적이며, DTaP 백신으로 영유아기 접종, Tdap 백신으로 청소년/성인 추가 접종 권장된다.

5) *Campylobacter jejuni*

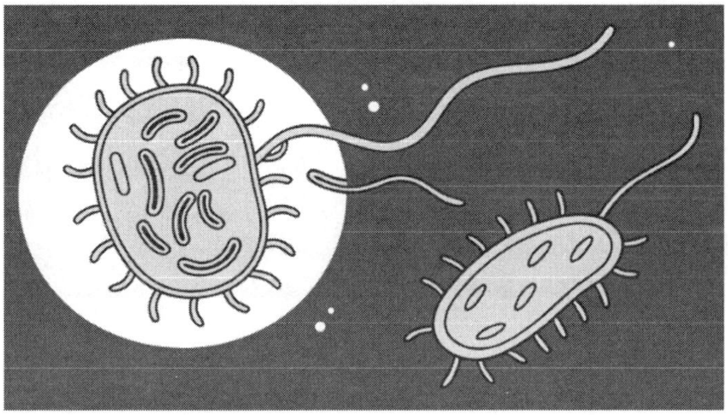

*Campylobacter jejuni*는 나선형 또는 S자 모양의 그람 음성 미호기성 간균으로, 사람과 동물의 장관에 서식하며, 주로 덜 익힌 가금류 섭취를 통해 사람에게 급성 설사를 유발하는 주요 원인균이다.

운동성이 강하며 편모를 이용하여 장 점막에 부착, 콜레라 유사 독소 등 분비하여 설사를 일으킨다. 잠복기는 보통 2~5일, 주요 증상은 발열, 두통, 근육통과 함께 심한 복통과 설사(물 설사 또는 혈변), 구토 동반 가능. 대부분 1주일 이내 자연 치유되나, 심한 경우나 면역 저하자에게는 더 오래 지속될 수 있으며, 드물게 길랑-바레 증후군 유발 가능성도 있다.

주요 감염 경로는 오염된 음식이나 물 섭취, 특히 덜 익힌 닭고기가 대표적이다. 오염된 우유, 육류, 채소, 조개류 통해서도 감염될 수 있으며, 감염된 동물/사람 분변과의 직접/간접 접촉으로도 전파 가능하다.

진단은 주로 대변 검체 배양으로 *C. jejuni* 균 분리 동정, 균 분리 시 항생제 감수성 검사 실시하여 적절한 치료 항생제 선택한다.

대부분 자연 치유되므로 특별한 항생제 치료 불필요하나, 증상 심하거나 고위험군 환자는 아지트로마이신, 시프로플록사신 등 사용 고려할 수 있다. 탈수 예방 위해 충분한 수분 섭취 중요, 심한 탈수 시 수액 보충 치료 필요하다.

예방 위해 음식(특히 가금류) 충분히 익혀 섭취, 조리 전후 손 깨끗이 씻는 등 개인위생 철저히 한다. 생고기와 조리된 음식 분리 보관, 조리 도구 구분 사용으로 교차 오염 방지, 오염된 물 피하고 살균 안 된 유제품 섭취 자제하는 것도 중요하다.

6) *Escherichia coli*

Escherichia coli(대장균)는 사람과 온혈동물의 장내 정상 세균으로, 대부분 무해하나 일부 혈청형은 병원성을 나타내 다양한 질병을 유발한다. 병원성은 독성 인자와 병원 기전에 따라 분류된다.

장병원성 대장균(EPEC)은 주로 개발도상국 영아 설사 원인균으로, 장 점막에 부착-소실 병변 형성, 미세융모 파괴로 흡수 장애 및 설사 유발한다.

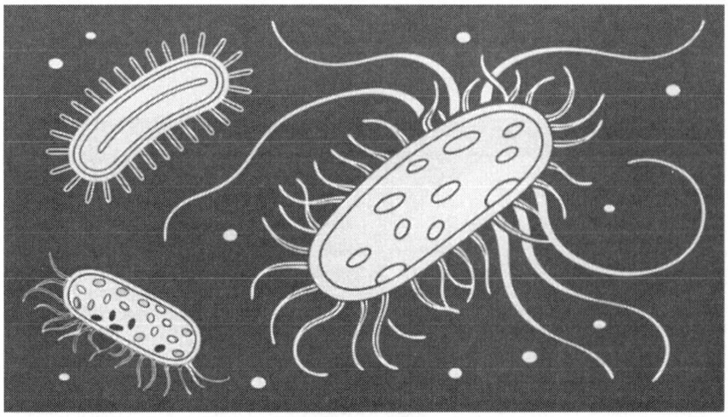

장독소성 대장균(ETEC)은 여행자 설사의 가장 흔한 원인균, 개발도상국 설사 주요 원인체이다. 열안정 독소(ST)와 열불안정 독소(LT) 분비, 장 세포 염분/수분 분비 촉진하여 수양성 설사 유발한다.

장침습성 대장균(EIEC)은 세균성 이질 유사 질환 유발, 장 상피 세포 침입 후 세포 내 증식, 염증/궤양 유발하여 혈액/점액 섞인 설사, 복통, 발열 등 일으킨다.

장출혈성 대장균(EHEC, O157:H7 등)은 시가 독소 생산, 장/신장 세포 손상시켜 출혈성 대장염, 심한 복통, 혈변 유발, 소아/노인에게 용혈성 요독 증후군(HUS) 등 심각한 합병증 유발 가능성 있다.

장집성 대장균(EAEC)은 만성 설사 원인균, 장 상피 세포에 벽돌 쌓기 형태로 부착, 생물막 형성 및 독소 분비하여 설사 유발한다.

감염은 주로 오염된 음식/물 섭취, 감염된 사람/동물 접촉 통해 발생한다. 진단은 대변 검체에서 병원성 대장균 분리, 독소 생산/특이 유전자 확인으로 이루어진다. 치료는 대부분 수분/전해질 보충 등 보존적 요법, 항생제는 특정 경우 제한적 사용, 특히 EHEC 감염 시 항생제 사용은 HUS 위험 증가시킬 수 있어 주의해야 한다. 예방은 개인위생 철저, 음식 익혀 먹기, 안전한 식수 섭취 등이다.

7) *Enterobacer*

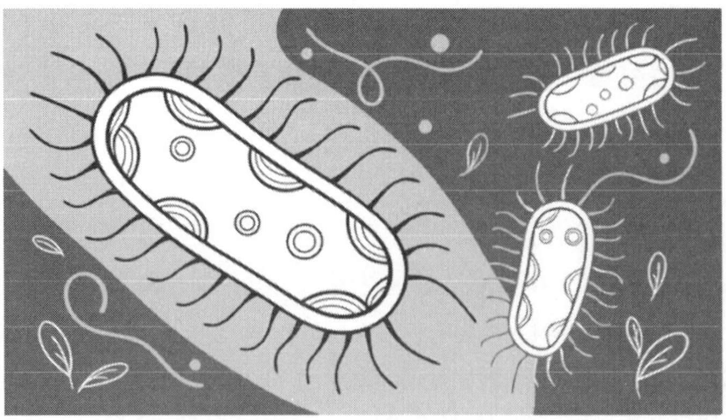

*Enterobacter*는 장내세균과에 속하는 그람 음성 통성 혐기성 간균이다. 토양, 물, 동물 장관 등 다양한 환경에 존재하며, 일부는 사람 장내 정상 세균총이나 기회 감염균으로 작용해 다양한 감염을 일으킨다. 운동성, 편모 보유, 비포자 형성, 우레아제 양성, 유당 발효 특징을 지닌다. 부착소, 지질다당류 등 병원성 인자를 가지며, 베타-락타마제 통한 항균제 내성 획득이 두드러진다.

주요 감염 양상은 균혈증, 하부 호흡기 감염, 요로 감염, 수술 부위 감염, 혈관 내 기기 관련 감염 등이다. 드물게 뇌수막염, 부비동염, 골수염 발생 가능. 균혈증 시 발열, 전신 염증 반응, 저혈압, 쇼크, 백혈구 증가 나타날 수 있다. 폐렴은 기침, 호흡 곤란, 흉부 X선상 폐경화 소견 보인다. 요로 감염은 배뇨 곤란, 빈뇨, 요절박, 요검사상 백혈구 에스테라제 또는 아질산염 양성으로 진단된다.

진단은 배양법이 표준이다. 혈액 배양은 호기/혐기 조건 모두에서 최소 2세트 채취 권장된다. MacConkey 한천 배지로 유당 발효 확인, 인돌 검사로 *Klebsiella*, *Enterobacter*, *E. coli* 감별 가능하다. *Enterobacter*는 운동성이나 *Klebsiella*는 비운동성이다.

치료는 항생제 감수성 결과에 따른다. 카바페넴계 항생제가 심각한 감염에 우선적으로 고려되며, 4세대 세팔로스포린이 차선택이다. 아미노글리코사이드, 플루오로퀴놀론, TMP-SMX도 효과적일 수 있다. 일부 균주는 다제내성을 보여 감수성 검사가 필수적이며, 카바페넴 내성균 감염 시 특정 항생제만이 유일한 치료 옵션일 수 있다.

8) *Gardnerella*

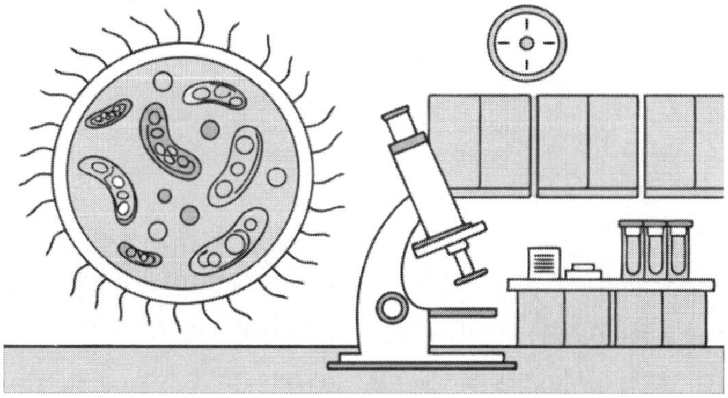

*Gardnerella vaginalis*는 그람 변이성 통성 혐기성 간균으로, 여성 질 내 정상 세균총의 일부이다. 과거 *Haemophilus vaginalis* 또는 *Corynebacterium vaginale*로 분류되기도 했다. 운동성 없고 비포자 형성 작은 코코바실리 형태를 띤다.

단독으로는 문제 없으나, 질 내 세균 균형 깨지면 과도 증식하여 세균성 질염(BV) 유발하는 주요 원인균 중 하나이다. BV는 질 분비물 이상, 생선 비린내 악취, 가려움증 특징적인 증상이며, 약 50% 여성은 무증상일 수 있다.

BV 발병 기전은 완전히 밝혀지지 않았으나, 질 내 pH 변화, 유익균 감소, *G. vaginalis* 포함 혐기성 세균 과증식 복합 작용 추정된다. *G. vaginalis*는 숙주 세포 부착 돕는 병독성 인자 보유,

다른 세균과 상호작용 통해 BV 발병 기여 가능. 바기노라이신 독소 생성하여 인간 세포에 영향 미치는 것으로 알려져 있다.

G. vaginalis 존재 자체가 감염 의미하지 않으며, 건강한 여성 질에서도 발견될 수 있다. 단순히 검출되었다고 반드시 치료 필요하지 않다. 치료는 주로 BV 증상 있는 경우에 이루어지며, 메트로니다졸이나 클린다마이신 등 항생제가 경구 또는 질 내 투여 형태로 사용된다. 재발성 BV는 장기간 치료나 다른 치료법 고려될 수 있다.

BV는 성병으로 간주되진 않지만, 새로운 성 파트너나 다수 성 파트너 갖는 것이 BV 발생 위험 증가시키는 요인으로 알려져 있다. 성관계 시 콘돔 사용이 BV 예방에 도움 될 수 있다. 질 세척은 질 내 세균 균형 깨뜨려 BV 위험 높일 수 있으므로 피하는 것이 좋다.

9) *Hemophilus*

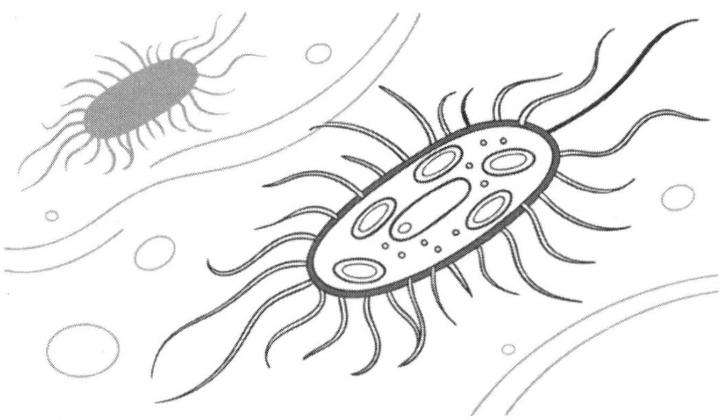

*Haemophilus*는 그람 음성 코코바실리 속으로, 사람과 동물의 점막에 흔히 존재하며, 일부 종은 병원성을 나타낸다.

*Haemophilus influenzae*는 인플루엔자와 무관하며, 5세 미만 소아에게 뇌수막염, 폐렴 등 심각한 침습성 감염을 유발할 수 있다. 성인 COPD 환자에게 폐렴/기관지염을 일으키고, 소아 중이염의 흔한 원인균이다. 피막 보유/비보유 균주로 나뉘며, 특히 b형 피막(Hib) 균주는 과거 주요 병원균이었으나 Hib 백신 접종으로 발생률이 크게 감소했다.

*Haemophilus ducreyi*는 성병인 연성하감의 원인균으로, 생식기 통증성 궤양을 특징으로 하며 개발도상국에서 주로 발생한다.

*Haemophilus parainfluenzae*는 구강/상기도 정상 세균총의 일부로, 일반적으로 비병원성이지만 드물게 심내막염 등 침습성 감염을 일으키는 기회 감염균으로 작용할 수 있다.

Haemophilus 속 세균은 배양이 까다롭고 특정 영양소 요구한다. 진단은 검체에서 균 분리 동정 또는 PCR 등 분자생물학적 방법으로 유전자 검출한다. 치료는 항생제 사용하며, 감수성 검사 결과에 따라 적절한 항생제 선택이 중요하며, 특히 *H. influenzae*의 항생제 내성률 증가에 주의해야 한다. Hib 감염은 백신 접종으로 효과적인 예방이 가능하다.

10) *Klebsiella pneuminiae*

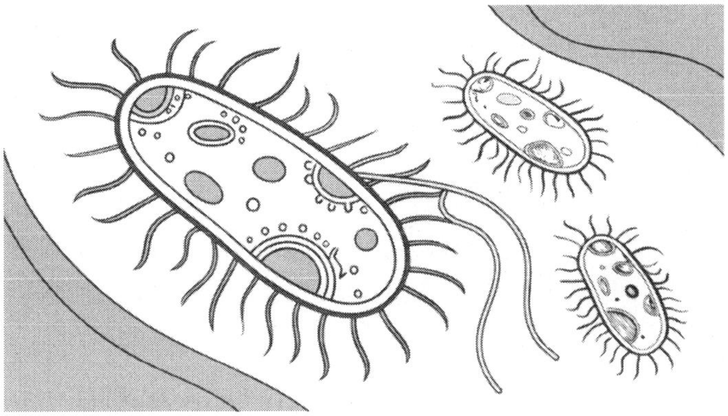

*Klebsiella pneumoniae*는 장내세균과에 속하는 그람 음성 통성 혐기성 간균으로, 자연 환경과 사람의 비인두 및 위장관에 정상적으로 존재할 수 있다. 협막을 가지며 비운동성인 것이 일반적이다. 병원성 획득 시 폐렴, 요로 감염, 혈류 감염, 수술 부위 감염, 뇌수막염, 간농양 등 다양한 감염 질환을 유발하는 주요 병원균으로, 특히 병원 내 감염의 중요한 원인균이다. 면역 저하자나 장기 항생제 치료 환자에게 감염 위험이 높다.

폐렴은 가장 흔한 임상 양상으로, 알코올 중독자, 당뇨병 환자, 만성 폐질환 환자 등에게 호발하며, 객혈이나 흉막 삼출을 동반하기도 한다. 병원성은 협막, 부착소, 독소 등 다양한 인자에 의해 매개되며, 특히 항생제 내성균의 증가로 치료에 어려움을 겪는 경우가 많다. 카바페넴 내성 장내세균목균(CRE)의 주요 원인균 중 하나이다.

진단은 환자 검체 배양을 통해 균을 분리 동정하고, 항생제 감수성 검사를 실시하여 적절한 치료 항생제를 결정한다. 치료에는 세팔로스포린계, 카바페넴계, 플루오로퀴놀론계 등 다양한 항생제가 사용될 수 있으나, 항생제 내성 여부에 따라 치료법이 달라진다. 다제내성균 감염 시에는 콜리스틴, 티게사이클린 등 제한적인 항생제만이 효과를 보일 수 있다.

예방을 위해서는 철저한 손 위생과 의료 기기 소독이 중요하며, 특히 병원 환경에서의 감염 관리가 필수적이다.

11) *Legionella pneumophila*

*Legionella pneumophila*는 그람 음성 간균으로, 자연 담수 및 인공 물 시스템에 서식한다. 에어로졸화된 오염된 물 흡입 또는 오염된 물 흡인으로 감염되어 레지오넬라병(폐렴)을 유발한다.

증상은 발열, 기침, 호흡 곤란, 두통, 근육통 등 급성 호흡기 질환이며, 설사, 혼돈 동반 가능. 잠복기는 노출 후 2~10일. 흉부 X선상 폐에 patchy한 침윤 소견 흔히 관찰된다.

따뜻한 물(20-42°C)에서 잘 증식, 생물막 형성으로 소독제 저항성 가짐. 호텔, 병원 냉각탑, 온수 탱크, 샤워기 등이 감염원 될 수 있다.

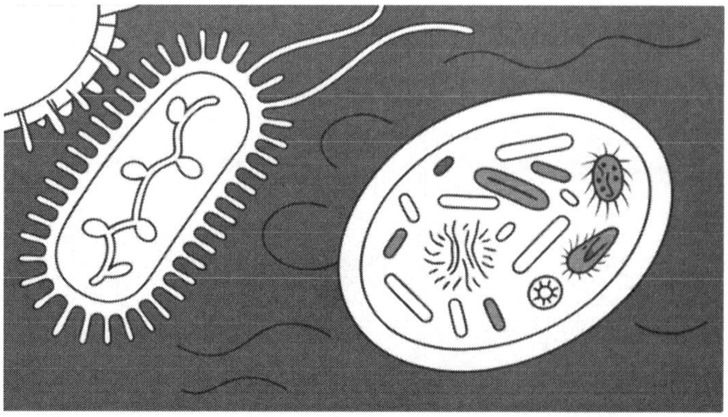

진단은 객담/기관지 폐포 세척액 배양, 소변 항원 검사, PCR 검사 등 사용. 소변 항원 검사는 *L. pneumophila* 혈청군 1 특이적이나 신속 결과 가능. 배양은 모든 종/혈청군 검출 가능하나 시간 오래 걸린다.

치료는 주로 마크로라이드계(아지트로마이신)나 퀴놀론계(레보플록사신 등) 항생제 사용. 중증 감염 시 입원 치료 필요. 조기 진단 및 적절한 항생제 치료가 예후 개선에 중요하다.

예방 위해 건물 내 물 시스템 적절 유지 관리 및 소독하여 Legionella 증식 억제 중요. 가정에서는 샤워기 헤드 청소, 장기간 미사용 온수기 물 빼기 등으로 감염 위험 줄일 수 있다.

12) *Pasteurella*

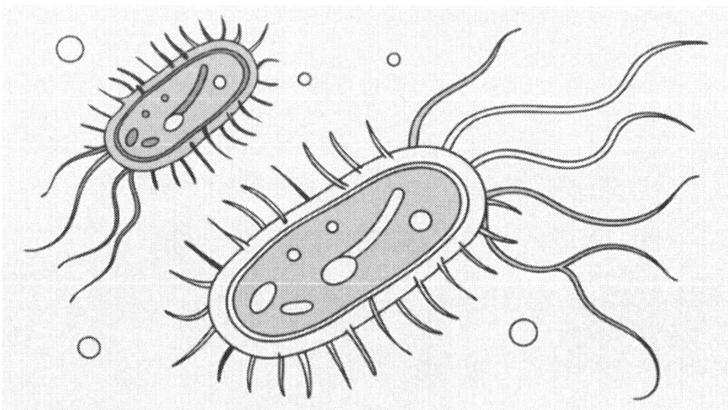

*Pasteurella*는 파스튜렐라과에 속하는 그람 음성 코코바실리 또는 짧은 막대 모양의 세균 속으로, 통성 혐기성균이며 운동성이 없고 포자를 형성하지 않는다. 전 세계 다양한 동물의 상부 호흡기계에서 정상 세균총으로 흔히 발견된다.

사람 감염은 주로 개나 고양이에게 물린 또는 긁힌 상처를 통해 발생하며, 가장 흔한 원인균은 *Pasteurella multocida*이다. 감염 부위는 급격히 붓고 붉어지며 통증과 고름 배출을 동반하는 연조직 염증으로 나타나고, 심하면 봉와직염으로 진행될 수 있다. 특히 고양이에게 물린 상처는 깊고 좁아 세균이 깊숙이 침투하여 더 심한 감염을 유발할 수 있다.

드물게 호흡기 감염을 일으키기도 하며, 만성 폐질환자나 면역 저하자에게 폐렴, 기관지염 등을 유발할 수 있다. 또한 균혈증, 뇌수막염, 심내막염, 골수염, 패혈성 관절염과 같은 침습적인 감염도 보고되었다.

진단은 상처 분비물이나 혈액 등을 배양하여 균을 분리 동정하며, 그람 염색 시 특징적인 짧은 그람 음성 간균 형태를 확인할 수 있다. 항생제 감수성 검사를 통해 적절한 치료 항생제를 선택하는 것이 중요하다.

치료에는 페니실린이 일반적으로 효과적이며, 아목시실린-클라불라네이트와 같은 베타-락탐/베타-락타마제 억제제도 널리 사용된다. 세팔로스포린계, 플루오로퀴놀론계, 테트라사이클린계 항생제도 효과를 보일 수 있다. 감염 심각도에 따라 경구 또는 주사 항생제를 투여하며, 농양 형성 시 외과적 배농이 필요할 수 있다. 동물에게 물린 상처는 즉시 깨끗하게 소독하여 감염을 예방하는 것이 중요하다.

13) *Proteus mirabilis*

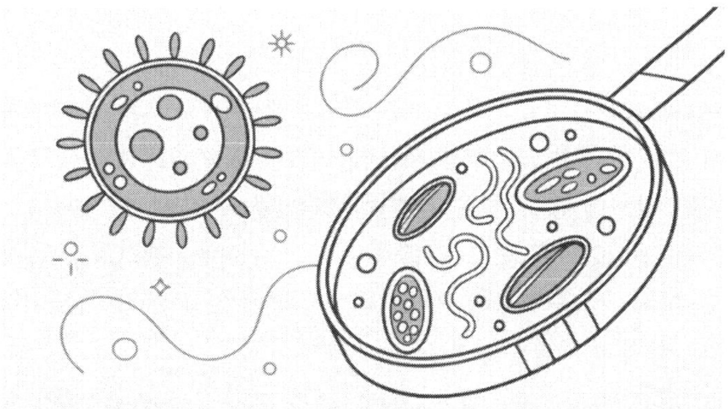

*Proteus mirabilis*는 장내세균과에 속하는 그람 음성 통성 혐기성 간균으로, 토양, 물, 하수 등 자연 환경에 널리 분포하며 사람의 위장관에도 존재할 수 있다. 강력한 우레아제 활성을 가져 요소를 암모니아와 이산화탄소로 분해하며, 한천 배지에서 특징적인 '떼 지어 이동하는' 운동성을 보인다.

주로 요로 감염의 주요 원인균이며, 특히 장기 카테터 삽입 환자에게 흔하다. 우레아제 활성으로 소변 pH 상승시켜 스트루바이트 결정을 형성, 신장/방광 결석 유발하여 요로 폐쇄 및 신장 손상 초래 가능. 요로 감염이 혈류로 확산되면 패혈증 유발할 수도 있다. 드물게 상처 감염, 폐렴, 뇌수막염 등 다른 부위 감염 일으키기도 한다.

진단은 소변, 혈액 등 검체 배양하여 균 동정하는 방식으로 이루어진다. 특징적인 떼 이동 콜로니 형태와 락토오스 비발효, 우레아제 양성 특징이 진단에 도움 된다. 항생제 감수성 검사 통해 적절한 치료 항생제 선택 중요하다.

치료에는 다양한 항생제 사용 가능하나, 일부 항생제에 자연적 또는 후천적 내성 보이는 경우 있어 감수성 검사 결과 따라 신중히 선택해야 한다. 일반적으로 아미노페니실린, 세팔로스포린, 플루오로퀴놀론, 카바페넴 등이 사용될 수 있다. 요로 결석으로 인한 폐쇄 시 외과적 제거 필요할 수 있다. 장기 카테터 사용 환자는 카테터 관리 및 교체가 감염 예방에 중요하다.

14) *Pseudomonas aeruginosa*

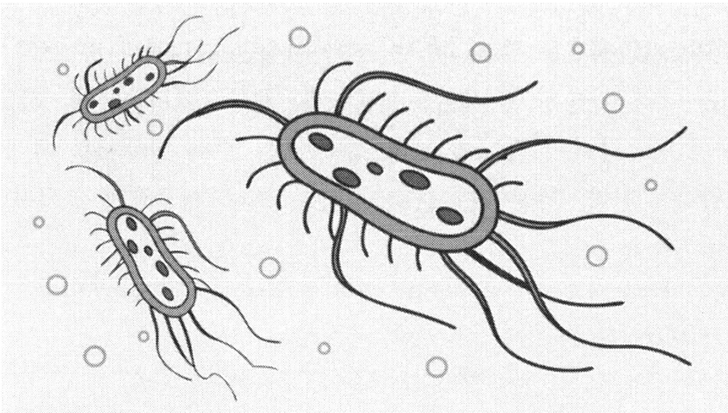

*Pseudomonas aeruginosa*는 그람 음성 호기성 간균으로, 토양과 물 등 자연 환경에 널리 분포하며 병원 환경에서도 흔히 발견되는 기회 감염균이다. 운동성이 있고 편모를 가지며, 다양한 항생제에 내성을 나타내는 경우가 많아 치료가 어려운 감염을 유발할 수 있다.

다양한 병독성 인자를 생산하여 질병을 일으키는데, 외독소 A, 엘라스타제, 알칼리성 프로테아제 등이 조직 손상, 면역 회피, 세균 확산에 기여한다. 생물막 형성 능력이 뛰어나 의료 기기 표면이나 만성 감염 부위에서 항생제 저항성을 더욱 높인다.

주요 감염 부위는 호흡기계로, 특히 인공호흡기 사용 환자에게 폐렴을 일으키는 주요 원인균이다. 낭포성 섬유증 환자에게 만성 폐 감염을 유발하며, 요로, 피부/연조직(화상, 욕창), 혈류, 수술 부위, 외이도, 각막 등 다양한 부위에서 감염을 일으킬 수 있다. 혈류 감염은 사망률이 높은 심각한 감염이다.

진단은 환자 검체 배양을 통해 균을 분리 동정하고, 항생제 감수성 검사를 실시하여 적절한 치료 항생제를 결정한다. 배지에서 특징적인 녹색 또는 청록색 색소(피오시아닌)를 생성하고, 달콤한 과일 향과 유사한 냄새를 풍기기도 한다.

치료에는 아미노글리코사이드, 카바페넴, 세프타지딤 등 다양한 항생제를 사용하나, 다제내성균 출현으로 치료가 어렵다. 감수성 검사 결과에 따라 단독 또는 병용 투여하며, 생물막 감염 시 항생제 효과가 떨어져 외과적 제거가 필요할 수 있다. 예방은 철저한 손 위생과 의료 기기 소독이 중요하며, 특히 병원 환경 감염 관리가 필수적이다.

15) *Salmonella typhi*

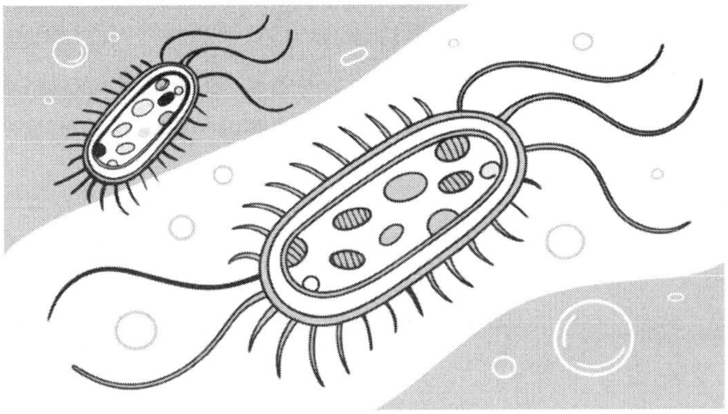

*Salmonella typhi*는 장티푸스의 원인균인 그람 음성 간균으로, 사람에게만 감염을 일으킨다. 감염자의 대변이나 소변으로 오염된 음식이나 물을 통해 전파되며, 위생 상태가 좋지 않은 개발도상국에서 주로 발생하고 여행객을 통해 유입될 수 있다.

감염 초기에는 발열, 두통, 권태감, 식욕 부진 등의 증상이 나타난다. 특징적으로 시간이 지날수록 열이 점차 상승하는 계단식 발열 양상을 보이며, 복통, 설사 또는 변비가 동반될 수 있다. 일부 환자에게서는 몸통에 장미진이라고 불리는 작은 붉은 반점이 나타나기도 한다. 치료하지 않으면 장출혈, 장천공, 뇌염 등 심각한 합병증이 발생할 수 있으며, 드물게 사망에 이를 수도 있다.

진단은 혈액, 대변, 소변 검체를 배양하여 *S. typhi*를 확인하는 것으로 이루어진다. 조기 진단과 항생제 치료가 중요하며, 시프로플록사신, 세프트리악손 등 항생제가 주로 사용된다. 증상 호전 후에도 보균 상태가 지속될 수 있으므로, 완치 판정을 받을 때까지 의료진의 지시를 잘 따라야 한다.

예방을 위해서는 개인위생, 특히 손 씻기를 철저히 하고, 안전한 식수와 음식을 섭취하는 것이 중요하다. 유행 지역을 여행하는 경우에는 장티푸스 백신 접종을 고려해야 한다. 음식은 충분히 익혀 먹고, 포장되지 않은 길거리 음식이나 위생 상태가 불확실한 음식은 피하는 것이 좋다.

16) *Serratia*

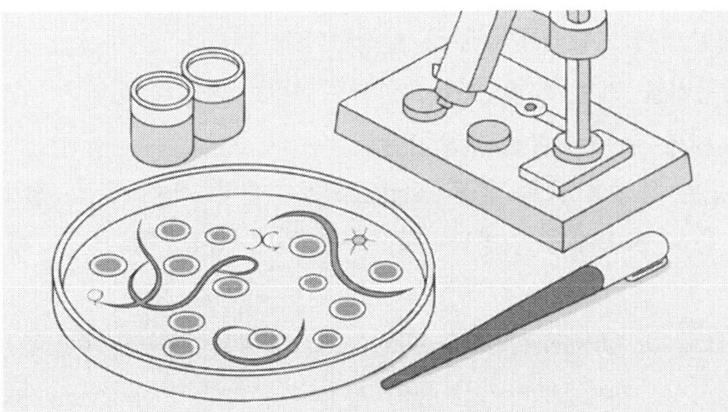

*Serratia marcescens*는 장내세균과에 속하는 그람 음성 통성 혐기성 간균이다. 토양, 물, 식물 등 환경에 널리 분포하며, 사람의 장내 세균총에도 존재할 수 있다. 병원 환경에서 기회 감염균으로 작용하여 요로, 호흡기계, 피부/연조직, 혈류 등 다양한 부위에서 감염을 일으킬 수 있으며, 특히 면역 저하자, 장기 입원 환자, 의료 기기 삽입 환자에게 위험이 높다. 생물막 형성과 다제내성 특징으로 치료가 어려울 수 있으며, 일부 균주는 붉은 색소인 프로디지오신을 생성하여 붉은색 콜로니를 형성한다.

진단은 환자 검체 배양을 통해 균을 분리 동정하고, 항생제 감수성 검사를 실시하여 적절한 치료 항생제를 결정한다.

치료에는 카바페넴, 아미노글리코사이드, 퀴놀론, 4세대 세팔로스포린 등이 사용될 수 있으며, 다제내성균 감염 시 병용 요법이 필요할 수 있다.

예방은 철저한 손 위생, 의료 기기 소독 및 관리, 감염 환자 격리 등 병원 내 감염 관리 프로토콜 준수가 중요하다. 가정 환경의 습한 곳에서 붉은색 필름 형태로 발견될 수 있으나, 건강한 사람에게는 일반적으로 문제를 일으키지 않는다.

17) *Shigella dysenteriae*

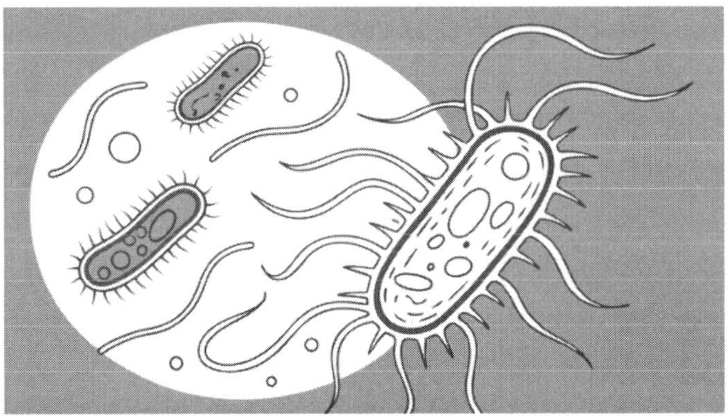

*Shigella dysenteriae*는 그람 음성 간균으로, 세균성 이질의 가장 심각한 형태를 유발한다. 시가 독소를 생산하여 장 점막 손상 및 전신 합병증을 일으킨다. 오염된 물이나 음식을 통해 전파력이 강하며, 위생 불량한 개발도상국에서 주로 발생한다.

감염 후 1~3일 잠복기를 거쳐 발열, 복통, 설사로 시작, 혈변과 점액이 섞인 이질 증상으로 진행된다. 심한 복통과 배변 후 잔변감을 호소한다.

가장 심각한 합병증은 용혈성 요독 증후군(HUS)으로, 신장 기능 부전, 혈소판 감소, 용혈성 빈혈을 특징으로 하며 특히 소아에게 치명적이다. 독성 거대 결장, 장 천공, 패혈증, 신경학적 증상도 발생할 수 있다.

진단은 대변 배양으로 *S. dysenteriae*를 확인하고, 항생제 감수성 검사를 통해 치료 항생제를 선택한다. 시프로플록사신, 아지트로마이신 등이 사용되나 항생제 내성균이 문제된다. 지사제는 사용하지 않고 수액 공급으로 탈수를 예방한다.

예방은 철저한 손 씻기 등 개인위생이 중요하며, 안전한 식수와 음식을 섭취해야 한다. 유행 지역 여행 시 위생 관리에 더욱 주의해야 한다. 효과적인 백신은 아직 상용화되지 않았다.

18) *Vibrio cholera*

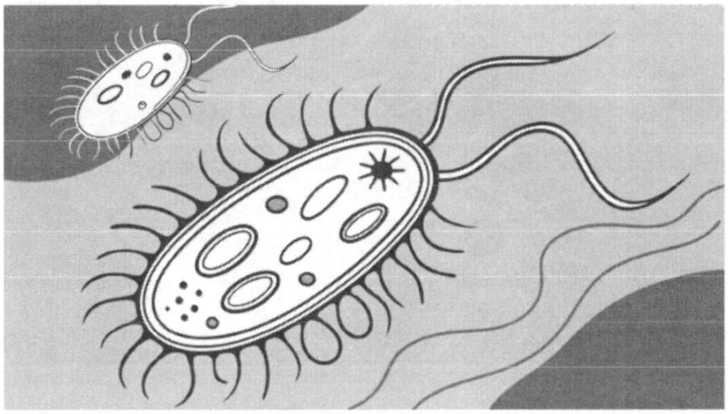

*Vibrio cholerae*는 콤마 모양의 그람 음성 간균으로, 강력한 운동성을 지닌 단극 편모를 이용하여 이동한다. 오염된 물이나 음식을 통해 사람에게 전파되어 콜레라라는 급성 설사 질환을 유발하며, 심한 탈수와 전해질 불균형을 초래하여 빠르게 사망에 이를 수 있는 위험한 감염병이다.

주로 O1과 O139 혈청형이 콜레라 유행의 원인균이며, 콜레라 독소(CT)라는 강력한 장독소를 생산한다. 이 독소는 장 상피 세포에 작용하여 염소 이온과 수분의 과도한 분비를 유도, 특징적인 '쌀뜨물'과 같은 다량의 수양성 설사를 유발한다. 설사는 매우 빠른 속도로 진행될 수 있으며, 심한 경우 시간당 1리터 이상의 수분 손실을 일으키기도 한다.

콜레라의 주요 증상은 갑작스럽게 시작되는 다량의 물 설사, 구토, 복부 경련 등이며, 발열은 흔하지 않다. 심한 설사로 인해 탈수가 빠르게 진행되면 빈맥, 혈압 저하, 피부 건조, 소변량 감소, 심지어 의식 저하까지 나타날 수 있다. 특히 어린이와 노인에게 탈수는 더욱 치명적일 수 있다.

감염 경로는 주로 오염된 식수, 제대로 익히지 않은 해산물, 오염된 채소 섭취 등이며, 사람 간의 직접적인 전파는 드물다. 위생 상태가 불량하고 깨끗한 물 공급이 어려운 지역에서 콜레라가 유행하기 쉽다.

진단은 환자의 대변 검체를 배양하여 *V. cholerae*를 확인하는 것이 기본이며, 콜레라 독소 유전자나 O1/O139 혈청형 특이 유전자를 검출하는 PCR 검사도 진단에 도움이 된다.

치료의 핵심은 신속하고 충분한 수분 및 전해질 보충이다. 경구 수액 보충(ORS)이 가능하다면 우선적으로 사용하고, 심한 탈수 시에는 정맥 주사를 통한 수액 공급이 필수적이다. 항생제(독시사이클린 등)는 설사 기간을 단축시키고 균 배출을 줄이는 데 도움을 줄 수 있지만, 수액 보충이 가장 중요한 치료법이다.

예방을 위해서는 안전한 식수 사용, 음식 위생 철저(특히 해산물은 충분히 익혀 섭취), 올바른 손 씻기 등 개인위생 관리가 필수적이다. 콜레라 유행 지역을 여행하는 경우에는 예방 백신 접종을 고려할 수 있으며, 경구용 콜레라 백신이 사용 가능하다.

19) *Vibrio parahaemolyticus*

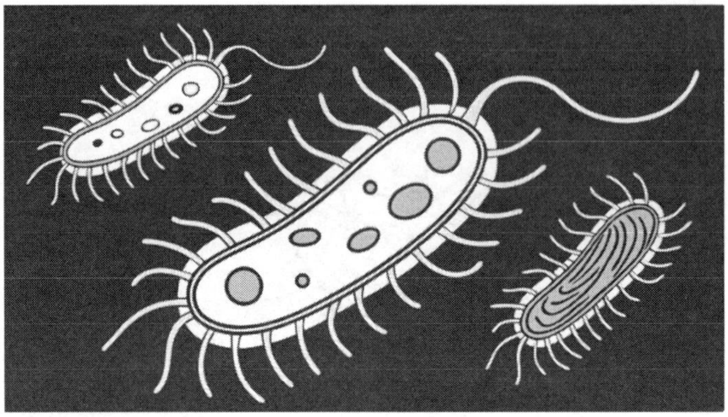

*Vibrio parahaemolyticus*는 콤마 모양의 그람 음성 호염성 간균으로, 여름철 덜 익히거나 날로 섭취한 해산물을 통해 급성 위장염을 유발하는 주요 원인균이다. 자연 해수 및 해산물에 널리 분포한다.

TDH, TRH 등 용혈소를 포함한 다양한 병독성 인자를 가지며, 장 세포 손상 일으켜 설사, 복통, 구토 등 유발한다. 잠복기는 4~30시간, 주요 증상은 설사, 복통, 구토, 발열, 오한 등이다. 설사는 물 설사 또는 혈변 형태 보일 수 있으며, 심한 경우 탈수 동반한다. 대부분 2~3일 내 자연 치유되나, 면역 저하자나 노약자는 증상 심하거나 오래 지속될 수 있다. 드물게 패혈증 등 전신 감염 일으키기도 한다.

주요 감염 경로는 여름철 덜 익히거나 날로 섭취한 해산물(조개류, 생선회 등)이다. 오염된 해수로 인한 상처 감염은 드문 경우이다.

진단은 대변, 구토물, 의심 해산물 검체에서 균 분리 동정으로 이루어진다. TCBS 배지에서 녹색 또는 청록색 콜로니 형성한다.

대부분 자연 치유되므로 특별한 항생제 치료 불필요하나, 증상 심하거나 고위험군 환자는 시프로플록사신, 독시사이클린 등 사용할 수 있다. 탈수 예방 위해 충분한 수분 섭취 중요, 심한 탈수 시 수액 보충 치료 필요하다. 지사제는 증상 완화 위해 사용될 수 있으나, 감염 지속 기간 늘릴 수 있다는 보고도 있다.

예방 위해 해산물 충분히 익혀 섭취, 날 해산물 섭취 피하는 것이 가장 중요하다. 해산물 취급 시 위생 주의, 사용 조리 도구 깨끗이 세척해야 한다. 여름철 해수욕/어패류 채취 시 상처 주의, 상처 시 깨끗이 소독하는 것이 좋다.

20) *Vibrio vulnificus*

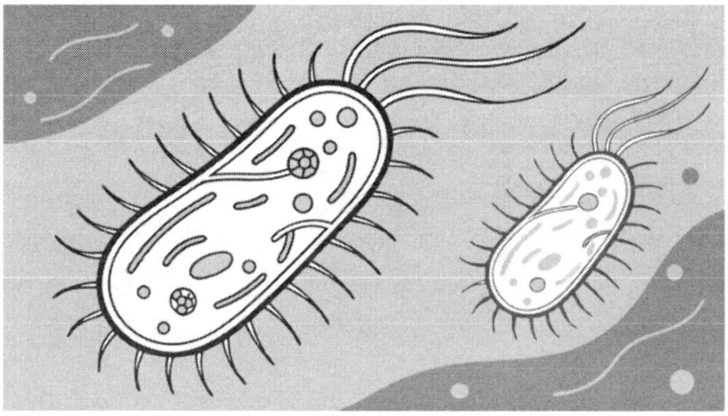

*Vibrio vulnificus*는 콤마(,) 모양의 그람 음성 호염성 세균으로, 자연 해수 및 특히 굴과 같은 어패류에 서식한다. 주로 여름철에 날것 또는 덜 익힌 해산물을 섭취하거나, 상처난 피부가 오염된 바닷물에 접촉했을 때 감염될 수 있는 위험한 병원균이다.

이 균은 급성 패혈증과 심한 상처 감염을 일으킬 수 있으며, 특히 만성 간질환자, 알코올 중독자, 당뇨병 환자, 면역 저하 환자 등 고위험군에서 치사율이 매우 높다.

감염 시 12~72시간의 잠복기를 거쳐 급성 발열, 오한, 혈압 저하, 복통, 구토, 설사 등의 증상이 나타난다. 특징적으로 발열 후 24시간 이내에 하지에서 시작하여 수포, 출혈성 수포, 괴사성 병변으로 진행하는 피부 병변이 발생한다. 패혈증 환자의 약 50%가 사망에 이를 정도로 치명적이다.

진단은 혈액, 대변, 피부 병변 등 검체에서 *V. vulnificus* 균을 분리 동정하여 확인한다.

치료는 즉각적인 항생제 투여가 중요하며, 3세대 세팔로스포린, 플루오로퀴놀론, 테트라사이클린계 항생제가 사용될 수 있다. 괴사성 병변이 있는 경우 적극적인 외과적 절제(debridement)가 필요할 수 있다.

예방을 위해서는 특히 고위험군에서 여름철에 어패류를 날것으로 먹는 것을 피하고, 충분히 익혀 섭취해야 한다. 피부에 상처가 있는 사람은 바닷물과의 접촉을 피하고, 어패류를 다룰 때는 위생에 주의하며 조리 도구를 소독해야 한다. 어패류는 5℃ 이하로 저온 보관하고, 85℃ 이상으로 가열 처리하는 것이 안전하다. 사람 간 전파는 되지 않으므로 격리는 불필요하다.

21) *Yersinia enterocolitica*

*Yersinia enterocolitica*는 사람과 다양한 동물에 질병을 유발하는 그람 음성 간균 세균이다. Yersiniaceae 과에 속하며, 냉장 온도에서도 생존 및 증식이 가능하여 저온 살균되지 않은 유제품이나 덜 익힌 식품을 통해 감염될 수 있다.

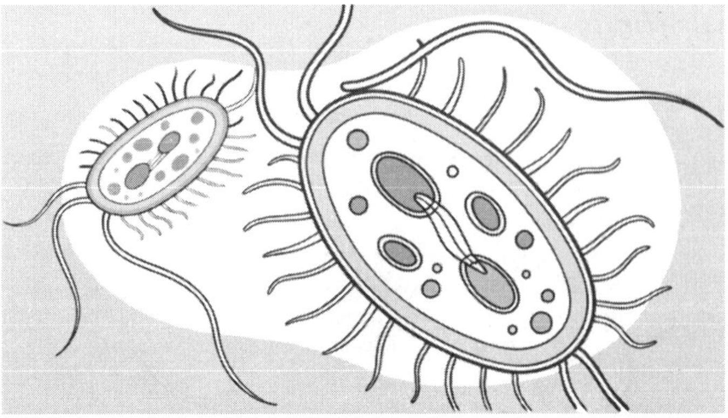

이 세균은 짧고 둥근 막대 모양이며, 운동성이 있는 통성 혐기성 세균이다. 최적 생장 온도는 22-29°C이며, 37°C에서는 운동성을 잃는다. 유전체 분석에 따라 여러 생형과 혈청형으로 분류되지만, 사람에게 병원성을 나타내는 혈청형은 특정 그룹에 한정된다. *Y. enterocolitica*는 물, 토양, 동물의 장내 등 자연 환경에 널리 분포하며, 돼지, 개, 고양이 등이 보균자 역할을 할 수 있다. 냉수 환경에서도 잘 생존하며, 냉장 식품에서도 증식 가능하다. 항생제 감수성은 클로람페니콜, 플루오로퀴놀론 등에 일반적으로 높지만, 페니실린 및 일부 세팔로스포린에는 내성을 보이는 경우가 많다.

감염 시 나타나는 임상 증상은 연령에 따라 다르다. 어린 아이는 발열, 복통, 설사, 구토 등을 겪을 수 있으며, 나이든 어린이와 성인은 우측 하복부 통증과 발열이 주된 증상으로 나타나 가성 충수염으로 오인되기도 한다. 설사나 인후통이 동반될 수 있으며, 드물게 반응성 질환이나 심각한 합병증으로 진행될 수 있다. 면역 저하자에게는 감염 위험과 패혈증 사망률이 높다. 잠복기는 보통 4-7일이며, 증상 소실 후에도 수 주 동안 대변으로 균이 배출될 수 있다. 주된 전파 경로는 오염된 음식이나 물 섭취이다.

진단은 대변, 혈액 등 검체에서 세균 분리 및 배양을 통해 이루어지며, 혈청학적 검사로 항체 존재를 확인할 수도 있다. 대부분 자연 치유되지만, 심한 증상이나 합병증 위험 시 항생제 치료가 필요하다. 예방을 위해서는 식품 위생 관리, 충분한 조리, 저온 살균된 유제품 섭취, 동물 접촉 후 손 위생 철저 등이 중요하다.

22) *Yersinia pestis*

*Yersinia pestis*는 흑사병(페스트)의 원인균으로 알려진 그람 음성 간균 세균이다. 이 세균은 주로 쥐와 같은 설치류에 기생하는 벼룩을 통해 사람에게 전파되는 인수공통감염병이다. 과거 유럽에서 대규모 유행을 일으켜 많은 사망자를 낸 무서운 질병의 원인균이며, 현재는 발생 빈도가 낮지만 여전히 공중 보건학적으로 중요한 의미를 지닌다.

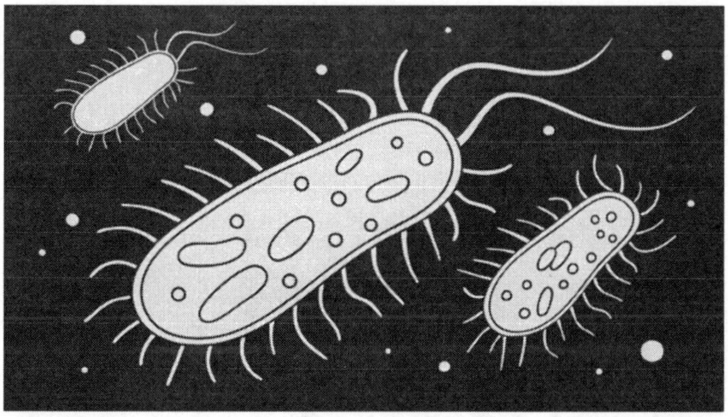

*Y. pestis*는 비운동성의 짧은 막대 모양을 하고 있으며, 특정 조건 하에서 협막을 형성할 수 있다. 이 세균은 주로 벼룩의 소화기관 내에서 증식하며, 벼룩이 사람이나 다른 동물을 물 때 혈액과 함께 숙주 내로 들어가 감염을 일으킨다. 감염된 숙주 내에서 *Y. pestis*는 림프절, 혈액, 폐 등 다양한 기관으로 퍼져나가 특징적인 임상 증상을 유발한다. 흑사병은 임상 양상에 따라 림프절 페스트, 패혈증 페스트, 폐 페스트의 세 가지 주요 형태로 분류된다. 림프절 페스트는 감염 부위 주변의 림프절이 붓고 통증을 동반하는 것이 특징이며, 패혈증 페스트는 혈액을 통해 전신으로 균이 퍼져 심각한 전신 증상을 나타낸다. 폐 페스트는 폐를 침범하여 기침, 호흡 곤란, 객혈 등의 호흡기 증상을 일으키며, 사람 간 비말 전파가 가능하여 가장 위험한 형태이다.

Y. pestis 감염은 갑작스러운 발열, 오한, 두통, 근육통과 같은 전신 증상으로 시작될 수 있다. 림프절 페스트의 경우, 벼룩에 물린 부위 주변의 림프절이 붓고 심한 통증을 유발한다. 패혈증 페스트는 발열, 구토, 복통, 설사 등의 비특이적인 패혈증 증상을 보이며, 심한 경우 쇼크, 파종성 혈관 내 응고증, 말단부 괴사 등을 일으킬 수 있다. 폐 페스트는 기침, 흉통, 호흡 곤란, 객혈 등의 폐렴 증상을 보이며 빠르게 진행되어 호흡 부전으로 사망에 이를 수 있다.

Y. pestis 감염의 진단은 환자의 혈액, 림프절 흡인액, 객담 등에서 균을 배양하거나 유전자 검출법(PCR) 등을 통해 이루어진다. 치료는 주로 스트렙토마이신, 겐타마이신, 독시사이클린, 시프로플록사신 등의 항생제를 사용하여 진행하며, 조기에 치료를 시작하는 것이 예후에 매우 중요하다. 페스트 발생 위험 지역에서는 쥐나 벼룩과의 접촉을 피하고, 야생동물 사체를 만지지 않는 것이 예방의 기본이다. 또한, 감염 의심 환자와의 접촉을 피하고, 필요시 마스크를 착용하는 등 개인 위생 수칙을 철저히 지켜야 한다.

7. Spirochetes

1) *Borrelia burgdorferi*

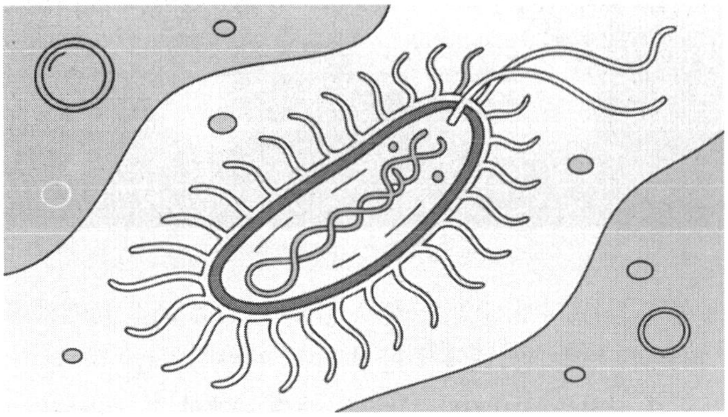

*Borrelia burgdorferi*는 라임병의 원인균인 나선균으로, 사슴진드기를 매개로 사람에게 전파되는 인수공통감염병이다. 감염 초기에는 특징적인 유주성 홍반과 함께 발열, 두통, 피로감 등의 증상을 보이며, 치료 없이 방치하면 신경계, 심장, 관절 등 다양한 기관으로 퍼져 심각한 합병증을 유발할 수 있다.

*B. burgdorferi*는 그람 음성 세균으로, 나선형 형태를 띠며 축사를 이용해 운동한다. 배양이 어렵고 느리게 성장하는 특징이 있다. 사슴진드기의 생활사를 거치며 사람에게 주로 약충 시기에 전파된다. 감염된 진드기가 흡혈하는 과정에서 균이 인체 내로 침투한다.

라임병의 임상 증상은 초기 국소 감염, 파종성 감염, 만성 감염의 3단계로 나뉜다. 초기에는 유주성 홍반과 전신 증상이 나타난다. 파종성 감염 단계에서는 신경계(뇌수막염, 안면 마비), 심장(심근염, 부정맥), 피부 등에 다양한 증상이 나타날 수 있다. 만성 감염 단계에서는 주로 관절염이 발생하며, 신경계 증상이나 만성 피부 병변이 드물게 나타날 수 있다.

진단은 임상 증상과 혈액 검사를 통한 항체 확인으로 이루어진다. 초기 감염 시 항체 형성이 늦을 수 있으므로 임상적 판단이 중요하다. 치료는 독시사이클린, 아목시실린 등의 항생제를 사용하며, 초기 치료 시 대부분 완치가 가능하다. 만성 라임병은 항생제 치료 효과가 낮을 수 있다. 예방을 위해서는 진드기 서식 지역에서의 야외 활동을 자제하고, 긴 옷 착용, 기피제 사용, 야외 활동 후 진드기 확인 및 제거 등의 주의가 필요하다.

2) *Borrelia hermsii*

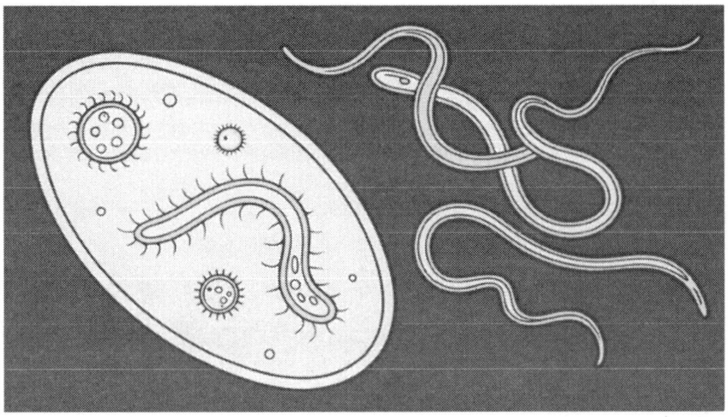

*Borrelia hermsii*는 재귀열을 일으키는 나선균의 일종으로, 주로 Ornithodoros 속의 연진드기를 통해 사람에게 전파되는 세균이다. 이 질병은 특징적으로 고열이 며칠간 지속되다가 해열되고, 이 주기가 반복되는 양상을 보인다. B. hermsii는 주로 북미 지역, 특히 고도가 높은 산악 지대의 야생 설치류와 연진드기 사이에서 자연적인 감염 고리를 형성하며, 사람이 오염된 진드기에 물릴 경우 감염될 수 있다.

*B. hermsii*는 다른 보렐리아 속 세균과 마찬가지로 그람 음성균이며, 나선형의 긴 형태를 가지고 있다. 운동성은 축사(axial filament)라는 구조를 이용하여 나타낸다. 이 세균은 숙주 내에서 항원 변이를 일으키는 능력이 있어, 숙주의 면역 체계를 회피하며 재발성 열을 유발하는 특징적인 임상 양상을 보인다. *B. hermsii*의 표면에는 다양한 변이성 주요 단백질(Variable Major Proteins, Vmps)이 존재하며, 이 단백질들의 발현을 주기적으로 전환함으로써 숙주의 항체 반응을 피할 수 있다.

*B. hermsii*에 감염되면 일반적으로 진드기에 물린 후 3일에서 12일 정도의 잠복기를 거쳐 증상이 나타난다. 특징적인 증상은 갑작스러운 고열, 오한, 두통, 근육통, 관절통 등이다. 발열기는 보통 2일에서 6일 정도 지속된 후 갑자기 해열되고, 환자는 며칠 동안 무증상 상태를 보인다. 이후 다시 발열, 오한 등의 증상이 재발하는 양상을 반복할 수 있다. 발진은 흔하지 않지만 나타날 수도 있다. 심한 경우 간 비대, 비장 비대, 황달, 신경학적 증상 등이 동반될 수 있다. 임신 중 감염은 유산, 조산, 신생아 감염과 같은 심각한 결과를 초래할 수 있다.

B. hermsii 감염의 진단은 발열기에 혈액 도말 검사를 통해 직접 세균을 확인하거나, 혈액 배양, 유전자 검출(PCR) 등의 방법을 이용할 수 있다. 혈청학적 검사는 항체 확인에 도움을 줄 수 있지만, 초기 감염 시에는 항체가 검출되지 않을 수 있다. 치료는 테트라사이클린, 독시사이클린, 페니실린과 같은 항생제를 사용하여 효과적으로 이루어질 수 있다.

치료 시작 후 수 시간 내에 야리쉬-헤르크스하이머 반응(Jarisch-Herxheimer reaction)이 나타날 수 있는데, 이는 세균 사멸 시 방출되는 물질에 의해 유발되는 일시적인 발열, 오한, 근육통 등의 증상이다. 재귀열 예방을 위해서는 진드기 서식 환경을 피하고, 진드기 기피제를 사용하며, 야외 활동 후 진드기에 물리지 않도록 주의하는 것이 중요하다. 특히 설치류가 많은 오두막이나 동굴 등에서 잠자거나 활동할 때는 더욱 주의해야 한다.

3) *Helicobacter pylori*

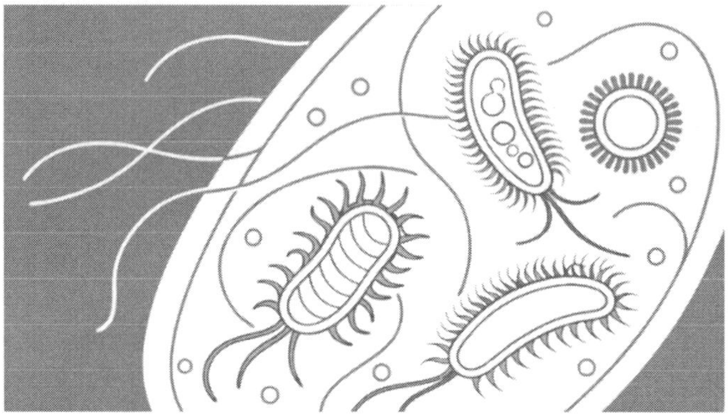

헬리코박터 파일로리는 위 점막에 서식하는 나선형 세균으로, 만성 위염, 위궤양, 십이지장궤양, 심지어 위암의 주요 원인으로 알려져 있다. 전 세계적으로 많은 사람들이 이 세균에 감염되어 있지만, 대부분은 특별한 증상을 느끼지 못한다. 헬리코박터 파일로리균은 위산으로부터 스스로를 보호하기 위해 요소분해효소(urease)를 분비하여 요소를 암모니아와 이산화탄소로 분해한다. 이 암모니아는 위산의 산도를 중화시켜 세균이 위 내에서 생존할 수 있도록 돕는다.

헬리코박터 파일로리 감염은 주로 어린 시절에 발생하며, 감염 경로에 대해서는 아직 명확하게 밝혀지지 않았지만, 오염된 물이나 음식, 또는 감염된 사람과의 직접적인 접촉(예: 침을 통한 전파)을 통해 전염될 수 있다고 추정된다. 위생 상태가 좋지 않은 환경이나 인구 밀도가 높은 지역에서 감염률이 더 높은 경향을 보인다.

헬리코박터 파일로리 감염 자체는 대부분 무증상이지만, 일부 감염자에게서는 위염이나 소화성 궤양과 관련된 증상이 나타날 수 있다. 이러한 증상으로는 복통, 속쓰림, 메스꺼움, 구토, 식욕 부진, 잦은 트림, 복부 팽만감 등이 있다. 특히 위궤양이나 십이지장궤양이 발생했을 경우에는 공복 시 통증이 심해지거나 식사 후에도 통증이 지속될 수 있다. 심한 경우에는 위장 출혈로 인해 혈변이나 흑색변, 또는 커피 찌꺼기 같은 구토물을 보이기도 한다.

헬리코박터 파일로리 감염 여부는 다양한 검사를 통해 확인할 수 있다. 비침습적인 검사로는 요소호기검사, 혈액 검사, 대변 항원 검사 등이 있으며, 침습적인 검사로는 위내시경 검사를 통해 위 점막 조직을 채취하여 균을 확인하는 방법이 있다.

헬리코박터 파일로리 감염으로 인한 질환의 치료는 주로 항생제와 위산 분비 억제제를 병용하는 방식으로 진행된다. 일반적으로 2~3가지의 항생제를 함께 사용하며, 위산 분비 억제제는 위산으로부터 위 점막을 보호하고 항생제의 효과를 높이는 역할을 한다. 치료 후에는 균이 완전히 제거되었는지 확인하기 위해 다시 검사를 시행한다. 헬리코박터 파일로리균은 위암 발생의 중요한 위험 요인이므로, 감염이 확인된 경우에는 적극적인 치료를 통해 균을 제거하는 것이 중요하다.

4) *Leptospira interrogans*

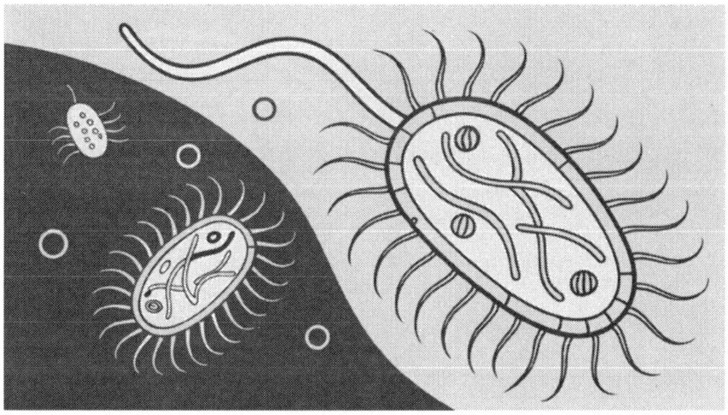

*Leptospira interrogans*는 렙토스피라증을 일으키는 병원성 나선균으로, 사람과 다양한 동물에 감염될 수 있는 인수공통전염병이다. 이 세균은 주로 감염된 동물의 소변으로 오염된 물이나 토양을 통해 사람에게 전파된다. 특히 농업 종사자, 수의사, 하수 처리 작업자, 수상 레저 활동가 등 오염된 환경에 노출될 위험이 높은 직업군이나 활동을 하는 사람들에게서 발생률이 높다.

*L. interrogans*는 가늘고 긴 나선형의 형태를 가지며, 운동성이 있는 그람 음성 세균이다. 현재까지 200개가 넘는 혈청형이 보고되었으며, 각 혈청형은 병원성과 숙주 특이성에 차이를 보인다. 이 세균은 습한 환경에서 비교적 오랫동안 생존할 수 있지만, 건조하거나 산성 환경에서는 쉽게 사멸한다. 감염된 동물은 신장에 균을 보유하면서 장기간 소변으로 균을 배출하여 환경을 오염시키고, 이를 통해 다른 동물이나 사람이 감염될 수 있다.

사람에게 *L. interrogans* 감염은 다양한 임상 증상을 나타낼 수 있으며, 경미한 감기 유사 증상부터 심각한 웨일씨병(Weil's disease)까지 그 정도가 다양하다. 초기 증상으로는 갑작스러운 발열, 두통, 근육통(특히 종아리 부위), 오한 등이 나타날 수 있다. 일부 환자에서는 결막 충혈, 구토, 설사, 복통 등이 동반되기도 한다. 중증으로 진행되는 웨일씨병의 경우 황달, 신부전, 출혈 등의 심각한 증상을 보이며, 적절한 치료를 받지 못하면 사망에 이를 수도 있다. 뇌수막염, 심근염, 폐출혈 등의 합병증도 드물게 발생할 수 있다.

L. interrogans 감염의 진단은 임상 증상과 함께 실험실 검사를 통해 이루어진다. 급성기에는 혈액이나 뇌척수액에서 균을 배양하거나 PCR 검사를 통해 균의 유전자를 검출할 수 있다. 회복기에는 혈청 항체 검사를 통해 항체가의 상승을 확인하는 것이 진단에 도움이 된다.

치료는 독시사이클린, 페니실린, 세프트리악손 등의 항생제를 사용하여 진행하며, 증상 발현 초기에 치료를 시작하는 것이 예후를 개선하는 데 중요하다. 렙토스피라증 예방을 위해서는 오염이 의심되는 물이나 토양과의 접촉을 피하고, 불가피하게 접촉해야 할 경우에는 보호 장비를 착용하는 것이 중요하다. 또한, 쥐와 같은 설치류를 방제하고, 애완동물에 대한 예방 접종을 실시하는 것도 감염 위험을 줄이는 데 도움이 될 수 있다.

5) Treponema pallidum

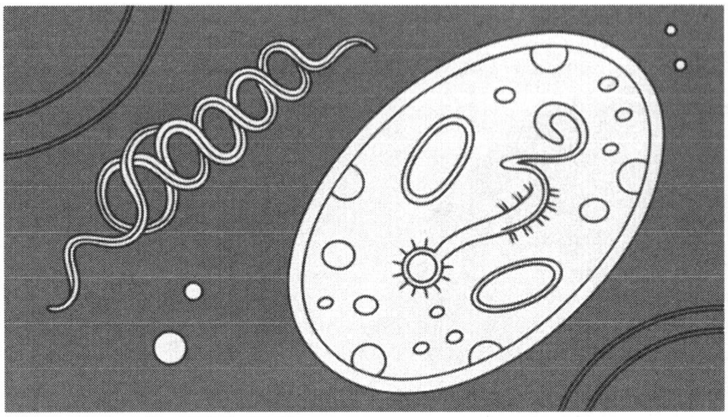

*Leptospira interrogans*는 렙토스피라증을 일으키는 병원성 나선균으로, 사람과 다양한 동물에 감염될 수 있는 인수공통전염병이다. 이 세균은 주로 감염된 동물의 소변으로 오염된 물이나 토양을 통해 사람에게 전파된다. 특히 농업 종사자, 수의사, 하수 처리 작업자, 수상 레저 활동가 등 오염된 환경에 노출될 위험이 높은 직업군이나 활동을 하는 사람들에게서 발생률이 높다.

*L. interrogans*는 가늘고 긴 나선형의 형태를 가지며, 운동성이 있는 그람 음성 세균이다. 현재까지 200개가 넘는 혈청형이 보고되었으며, 각 혈청형은 병원성과 숙주 특이성에 차이를 보인다. 이 세균은 습한 환경에서 비교적 오랫동안 생존할 수 있지만, 건조하거나 산성 환경에서는 쉽게 사멸한다. 감염된 동물은 신장에 균을 보유하면서 장기간 소변으로 균을 배출하여 환경을 오염시키고, 이를 통해 다른 동물이나 사람이 감염될 수 있다.

사람에게 *L. interrogans* 감염은 다양한 임상 증상을 나타낼 수 있으며, 경미한 감기 유사 증상부터 심각한 웨일씨병(Weil's disease)까지 그 정도가 다양하다. 초기 증상으로는 갑작스러운 발열, 두통, 근육통(특히 종아리 부위), 오한 등이 나타날 수 있다. 일부 환자에서는 결막 충혈, 구토, 설사, 복통 등이 동반되기도 한다. 중증으로 진행되는 웨일씨병의 경우 황달, 신부전, 출혈 등의 심각한 증상을 보이며, 적절한 치료를 받지 못하면 사망에 이를 수도 있다. 뇌수막염, 심근염, 폐출혈 등의 합병증도 드물게 발생할 수 있다.

L. interrogans 감염의 진단은 임상 증상과 함께 실험실 검사를 통해 이루어진다. 급성기에는 혈액이나 뇌척수액에서 균을 배양하거나 PCR 검사를 통해 균의 유전자를 검출할 수 있다. 회복기에는 혈청 항체 검사를 통해 항체가의 상승을 확인하는 것이 진단에 도움이 된다. 치료는 독시사이클린, 페니실린, 세프트리악손 등의 항생제를 사용하여 진행하며, 증상 발현 초기에 치료를 시작하는 것이 예후를 개선하는 데 중요하다.

렙토스피라증 예방을 위해서는 오염이 의심되는 물이나 토양과의 접촉을 피하고, 불가피하게 접촉해야 할 경우에는 보호 장비를 착용하는 것이 중요하다. 또한, 쥐와 같은 설치류를 방제하고, 애완동물에 대한 예방 접종을 실시하는 것도 감염 위험을 줄이는 데 도움이 될 수 있다.

8. 기타

1) *Chlamydia pneumoniae*

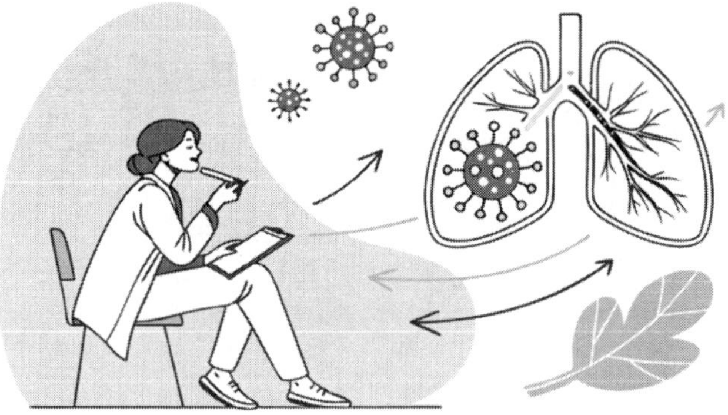

*Chlamydia pneumoniae*는 사람에게 호흡기 질환을 일으키는 흔한 세균으로, 클라미디아속에 속하는 그람 음성 세균이다. 이 세균은 주로 비말 감염을 통해 사람 간에 전파되며, 폐렴, 기관지염, 인두염, 부비동염 등 다양한 호흡기 질환의 원인이 된다. 특히 젊은 성인과 학령기 아동에게서 지역사회 획득 폐렴의 중요한 원인균으로 알려져 있다.

C. pneumoniae 감염은 잠복기가 비교적 길어 3~4주 정도이며, 증상이 서서히 나타나는 것이 특징이다. 초기에는 콧물, 코막힘, 인후통, 쉰 목소리 등의 가벼운 상기도 감염 증상으로 시작될 수 있으며, 점차 기침이 심해지고 발열, 두통, 권태감 등이 동반될 수 있다. 특징적인 기침은 마른 기침으로 시작하여 수 주에서 수개월까지 지속될 수 있으며, 흉부 X선 검사에서는 비특이적인 폐렴 소견이 나타나는 경우가 많다. 일부 감염자는 증상이 경미하거나 무증상으로 지나가는 경우도 있어 진단이 어렵기도 하다. 하지만, 면역력이 약한 사람이나 노인의 경우에는 중증 폐렴으로 진행될 위험도 있다. 또한, *C. pneumoniae* 감염은 천식 악화, 동맥경화증, 심근염 등 다른 질환과의 관련성도 연구되고 있다.

C. pneumoniae 감염의 진단은 임상 증상과 함께 실험실 검사를 통해 이루어진다. 혈액 검사에서는 백혈구 수가 정상 범위이거나 약간 증가하는 소견을 보일 수 있으며, 특이 항체 검사를 통해 감염 여부를 확인할 수 있다. 급성기와 회복기 혈청에서 항체 역가가 4배 이상 증가하는 것을 확인하는 방법이 진단에 활용될 수 있다. 유전자 증폭 검사(PCR)를 통해 객담이나 비인두 흡인물 등에서 *C. pneumoniae*의 유전자를 직접 검출하는 방법도 정확한 진단에 도움이 된다.

치료는 주로 마크로라이드계 항생제(아지스로마이신, 클래리트로마이신 등)나 테트라사이클린계 항생제를 10~14일 동안 투여한다. 소아의 경우에는 테트라사이클린계 항생제 사용에 주의해야 한다. 대부분의 환자는 항생제 치료에 잘 반응하지만, 기침 등의 증상이 완전히 사라지는 데는 시간이 걸릴 수 있다. *C. pneumoniae* 감염 예방을 위한 특별한 백신은 아직 개발되지 않았으며, 일반적인 호흡기 감염 예방 수칙인 손 위생 철저히 하기, 기침 예절 지키기 등을 통해 감염 위험을 줄일 수 있다.

2) *Chlamydia psittaci*

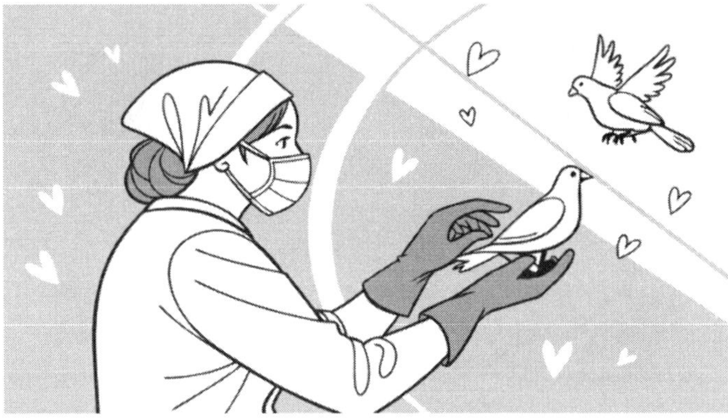

*Chlamydia psittaci*는 조류 클라미디아증 또는 앵무병을 일으키는 병원성 세균으로, 클라미디아속에 속하는 그람 음성 세균이다. 이 세균은 다양한 종류의 조류, 특히 앵무새, 잉꼬, 비둘기, 닭, 칠면조 등에 감염을 일으키며, 감염된 조류의 분변, 깃털, 호흡기 분비물 등을 통해 사람에게 전파될 수 있는 인수공통감염병이다. 사람 간 전파는 드물게 발생한다.

*C. psittaci*는 절대 세포 내 기생 세균으로, 숙주 세포 내에서만 생존하고 증식할 수 있다. 이 세균은 독특한 생활환을 가지며, 감염성 형태인 기본소체(elementary body)와 대사 활성형인 망상소체(reticulate body)의 두 가지 형태를 번갈아 가진다. 기본소체는 숙주 세포 밖에서 생존하며 다른 세포를 감염시키는 역할을 하고, 숙주 세포 내로 들어가면 망상소체로 전환되어 증식한 후 다시 기본소체로 변하여 세포 밖으로 방출된다.

사람이 *C. psittaci*에 감염되면 잠복기는 보통 5일에서 19일 정도이지만, 길게는 4주까지 지속될 수 있다. 임상 증상은 다양하게 나타날 수 있으며, 독감과 유사한 증상으로 갑작스러운 발열, 오한, 두통, 근육통, 권태감 등이 흔하게 나타난다. 또한, 마른기침, 흉통, 호흡곤란과 같은 호흡기 증상이 동반될 수 있으며, 심한 경우에는 폐렴으로 진행될 수 있다. 간비종대, 오심, 구토, 설사와 같은 소화기 증상이나 신경계 증상(뇌염, 혼수 등)이 드물게 나타나기도 한다. 적절한 치료를 받지 못할 경우 치사율은 15~20%에 달할 수 있지만, 항생제 치료를 통해 1% 미만으로 낮출 수 있다.

C. psittaci 감염의 진단은 임상 증상과 함께 혈액 검사, 흉부 X선 검사, 객담 또는 비인두 검체에 대한 유전자 증폭 검사(PCR) 등을 통해 이루어질 수 있다. 혈액 검사에서는 특이 항체 역가의 상승을 확인하는 것이 진단에 도움이 될 수 있다. 치료는 주로 테트라사이클린계 항생제(독시사

이클린)를 2~3주 동안 투여하며, 마크로라이드계 항생제나 퀴놀론계 항생제도 대체 약물로 사용될 수 있다.

치료 시 야리쉬-헤르크스하이머 반응이 나타날 수 있다. 예방을 위해서는 조류 사육 환경을 청결하게 유지하고, 감염된 조류와의 접촉을 피하며, 부득이하게 접촉할 경우에는 마스크나 장갑 등의 보호 장비를 착용하는 것이 중요하다. 조류에서 앵무병이 의심될 경우에는 수의사의 진료를 받도록 해야 한다.

3) *Chlamydia trachomatis*

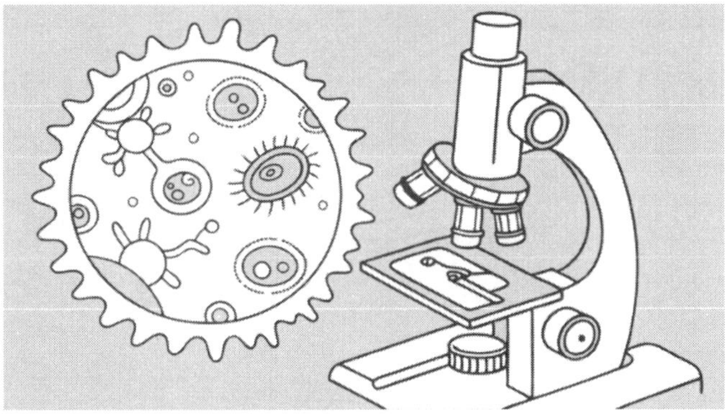

*Chlamydia trachomatis*는 사람에게 다양한 감염 질환을 일으키는 그람 음성 세균으로, 클라미디아속에 속한다. 이 세균은 절대 세포 내 기생균으로, 숙주 세포 내에서만 생존하고 증식할 수 있다. *C. trachomatis*는 성 매개 질환의 가장 흔한 원인균 중 하나이며, 눈 감염(트라코마), 비뇨생식기 감염, 신생아 감염 등 다양한 질환을 유발한다.

*C. trachomatis*는 독특한 생활환을 가지는데, 감염성이 있는 작은 형태인 기본소체(elementary body)와 세포 내에서 증식하는 큰 형태인 망상소체(reticulate body)를 번갈아 가진다. 기본소체는 숙주 세포 밖에서 안정적으로 존재하며, 새로운 세포를 감염시킨다. 감염된 세포 내로 들어간 기본소체는 망상소체로 전환되어 분열 증식한 후, 다시 기본소체로 변하여 세포 밖으로 방출되어 다른 세포를 감염시키는 과정을 반복한다.

C. trachomatis 감염은 주로 성 접촉을 통해 전파되며, 감염된 산모에서 태아로 수직 감염될 수도 있다. 임상 증상은 감염 부위와 성별에 따라 다양하게 나타나거나, 무증상인 경우도 많아 감염 사실을 인지하지 못하는 경우가 많다. 여성에서는 자궁경부염, 요도염, 골반 염증성 질환 등을 일으킬 수 있으며, 남성에서는 요도염, 부고환염 등을 유발할 수 있다. 눈 감염인 트라코마는 만성 결막염을 일으켜 실명에 이를 수 있으며, 신생아에게는 결막염이나 폐렴을 유발할 수 있다. 또한, 성병성 림프 육아종(Lymphogranuloma venereum, LGV)이라는 드문 질환의 원인균이기도 하다.

C. trachomatis 감염의 진단은 임상 증상과 함께 다양한 검사 방법을 통해 이루어진다. 여성의 자궁경부나 질 분비물, 남성의 요도 분비물, 소변 등에서 핵산 증폭 검사(NAATs)가 가장 민감하고 특이적인 진단 방법으로 사용된다. 배양 검사나 항원 검출법도 사용될 수 있지만, NAATs에 비

해 민감도가 낮다. 치료는 주로 아지스로마이신이나 독시사이클린과 같은 항생제를 사용하여 진행하며, 성 파트너와 함께 치료하는 것이 재감염을 예방하는 데 중요하다. 콘돔을 정확하게 사용하는 것이 C. trachomatis 감염을 예방하는 가장 효과적인 방법이다. 정기적인 성병 검진을 통해 무증상 감염을 조기에 발견하고 치료하는 것도 중요하다.

4) *Coxiella burnetii*

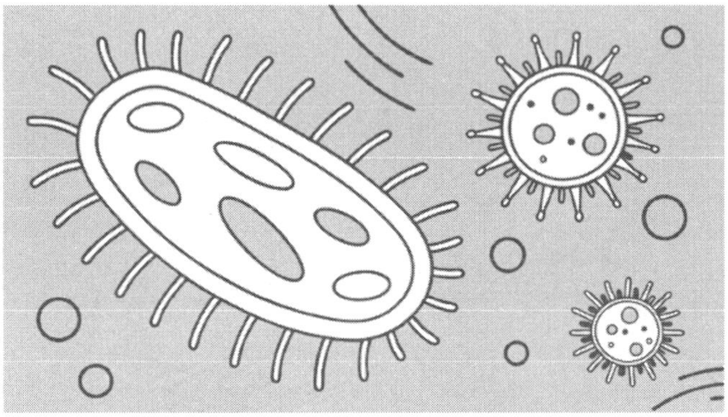

*Coxiella burnetii*는 큐열(Q fever)이라는 인수공통감염병의 원인균으로, 그람 음성의 세포 내 절대 기생 세균이다. 이 세균은 주로 소, 양, 염소와 같은 반추동물에 감염되어 있으며, 이들 동물의 분만 시 배출되는 태반, 양수, 오염된 흙먼지 등을 통해 사람에게 전파될 수 있다. 또한, 저온살균되지 않은 우유나 유제품 섭취를 통해서도 감염이 일어날 수 있으며, 드물게 진드기를 통해 전파되기도 한다. 사람 간 직접 전파는 거의 발생하지 않는다.

*C. burnetii*는 환경 저항성이 매우 강하여 건조한 환경이나 다양한 소독제에도 비교적 오랫동안 생존할 수 있다. 숙주 세포 내에서는 파고리소좀 내에서 생존하고 증식하는 독특한 특징을 가지고 있다. 이 세균은 전 세계적으로 분포하며, 특히 가축 사육 지역이나 관련 직업 종사자(수의사, 축산업자, 도축업자 등)에서 감염 위험이 높다.

큐열의 임상 증상은 다양하며, 급성형과 만성형으로 나눌 수 있다. 급성 큐열은 보통 2~3주의 잠복기를 거쳐 갑작스러운 발열, 심한 두통, 근육통, 오한, 피로감 등의 감기 유사 증상으로 시작되는 경우가 많다. 일부 환자에서는 기침, 흉통, 복통, 설사, 구토, 간염 등의 증상이 동반될 수 있다. 급성 큐열은 대부분 저절로 회복되지만, 일부 환자에서는 폐렴, 심근염, 뇌염과 같은 합병증이 발생할 수 있다. 만성 큐열은 6개월 이상 지속되는 경우로, 주로 심내막염의 형태로 나타나며, 만성 피로, 발열, 체중 감소 등의 증상을 보일 수 있다. 만성 큐열은 치료가 어렵고 사망률도 높은 편이다.

C. burnetii 감염 진단은 환자의 혈액이나 골수 검체에서 균을 분리하거나 유전자 검출(PCR) 검사를 통해 확진할 수 있다. 또한, 급성기와 회복기 혈청의 항체가를 비교하여 4배 이상 증가하는 것을 확인하는 혈청학적 검사도 진단에 활용된다. 급성 큐열의 치료에는 독시사이클린과 같은 테트라사이클린계 항생제가 주로 사용되며, 만성 큐열의 경우에는 장기간의 항생제 치료가 필요하

다. 큐열 예방을 위해서는 가축의 분만 시 태반 등 부산물을 안전하게 처리하고, 저온 살균된 유제품을 섭취하며, 가축과 접촉하는 직업군에서는 개인 보호 장비를 착용하는 것이 중요하다. 현재 사람 대상 큐열 백신은 국내에서 사용되지 않고 있다.

5) *Mycobacterium leprae*

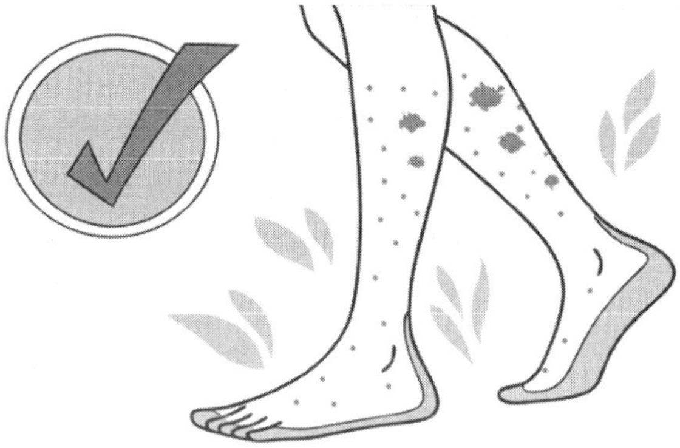

*Mycobacterium leprae*는 나병(한센병)의 원인균으로, 세포 내 기생하는 항산성 세균이다. 이 세균은 매우 느리게 증식하는 특징을 가지고 있어, 감염 후 증상이 나타나기까지 수년에서 수십 년의 잠복기를 가질 수 있다. *M. leprae*는 주로 피부, 말초 신경, 상기도 점막을 침범하여 다양한 임상 증상을 유발하는 만성 감염 질환이다.

*M. leprae*의 정확한 전파 경로는 아직 명확히 밝혀지지 않았으나, 주로 치료받지 않은 나병 환자의 코 점막 분비물(비말)을 통해 장기간 밀접하게 접촉했을 때 전파되는 것으로 추정된다. 피부의 상처를 통해 균이 침투할 가능성도 제시되고 있다. 나균의 감염력은 비교적 낮은 것으로 알려져 있으며, 대부분의 사람들은 자연적으로 나균에 대한 면역력을 가지고 있어 쉽게 발병하지 않는다. 치료를 받고 있는 환자나 과거 병력이 있는 사람은 전염력이 없는 것으로 간주된다.

나병의 임상 양상은 환자의 면역 상태에 따라 다양하게 나타난다. 주요 증상으로는 피부 병변, 말초 신경 손상, 그리고 병변 부위에서 나균이 검출되는 것이다. 피부 병변은 색깔이 옅어지거나 붉은 반점, 구진, 결절 등의 형태로 나타나며, 감각 저하 또는 소실을 동반하는 경우가 많다. 말초 신경 침범은 감각 이상, 근력 약화, 신경 비대 및 통증을 유발할 수 있으며, 진행되면 손, 발 등의 변형을 초래할 수 있다. 눈에 침범하면 홍채염이나 각막염이 발생하여 시력 저하를 유발할 수 있다.

나병의 진단은 피부 병변의 조직 검사를 통해 나균을 확인하는 것이 가장 확실한 방법이다. 그 외에도 피부 도말 검사, 레프로민 검사, 항PGL-1 항체 검사 등이 보조적으로 사용될 수 있다. 치료는 여러 종류의 항생제를 함께 사용하는 병합 요법(MDT)을 통해 이루어지며, 답손, 리팜피신, 클로파지민 등이 주요 약물로 사용된다. 조기에 진단하고 치료를 시작하면 완치가 가능하며, 후유증을 최소화할 수 있다. 나병 치료는 국가에서 무상으로 지원하고 있다.

6) *Mycobacterium tuberculosis*

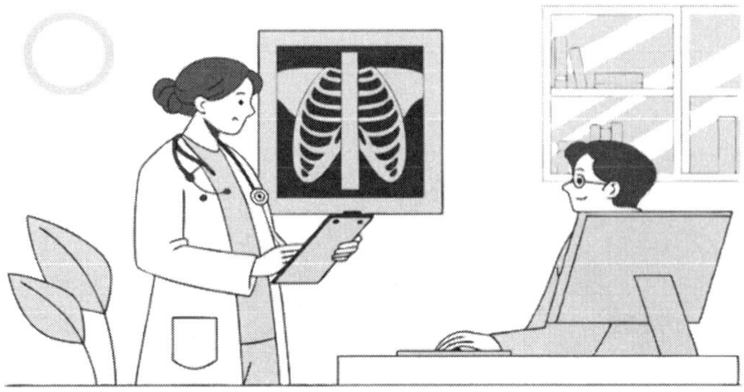

*Mycobacterium tuberculosis*는 결핵의 원인균으로, 느리게 증식하는 호기성 항산성 세균이다. 이 세균은 주로 폐를 감염시키지만, 림프절, 뼈, 뇌, 신장 등 신체의 다른 부위에도 침범할 수 있다. *M. tuberculosis*는 독특한 세포벽 구조를 가지고 있어 일반적인 그람 염색으로는 염색되지 않으며, 항산성 염색 시 붉게 염색되는 특징을 보인다.

결핵은 주로 활동성 폐결핵 환자가 기침, 재채기, 말하기 등으로 배출한 결핵균이 포함된 미세한 침방울을 통해 공기로 전파된다. 환자와 가까이 접촉한 사람 중 약 30%가 감염될 수 있지만, 감염된 사람 중 실제로 발병하는 경우는 10% 미만이다. 면역력이 약한 사람의 경우 발병 위험이 더 높다. 결핵균은 햇빛(자외선)에 약해 실외에서는 전염력이 낮고, 적절한 항결핵제 치료를 시작하면 약 2주 후부터 전염력이 크게 감소한다.

활동성 결핵의 초기 증상은 미미하거나 없을 수 있지만, 진행되면 2주 이상의 기침, 객담, 피로감, 식욕 부진, 체중 감소, 발열, 밤에 땀이 나는 등의 증상이 나타날 수 있다. 폐 외 결핵의 경우, 침범된 장기에 따라 다양한 증상이 나타날 수 있다. 결핵 진단에는 흉부 X선 검사, 객담 도말 및 배양 검사, 결핵균 핵산 증폭 검사(PCR), 투베르쿨린 피부 반응 검사, 인터페론 감마 분비 검사 등이 사용된다.

결핵은 항결핵제를 꾸준히 복용하면 대부분 완치가 가능하다. 표준 치료 기간은 6개월이며, 여러 종류의 항생제를 병용하여 치료한다. 약물 복용 중 위장 장애, 간 기능 이상 등의 부작용이 나타날 수 있으므로 주의해야 한다. 다제내성 결핵의 경우 치료가 더 어렵고 오랜 시간이 소요된다. 결핵 예방을 위해서는 BCG 백신 접종이 중요하며, 결핵 환자와 접촉한 경우 잠복 결핵 감염 검사를 받고 필요시 예방 치료를 받는 것이 권장된다.

7) *Mycoplasma pneumoniae*

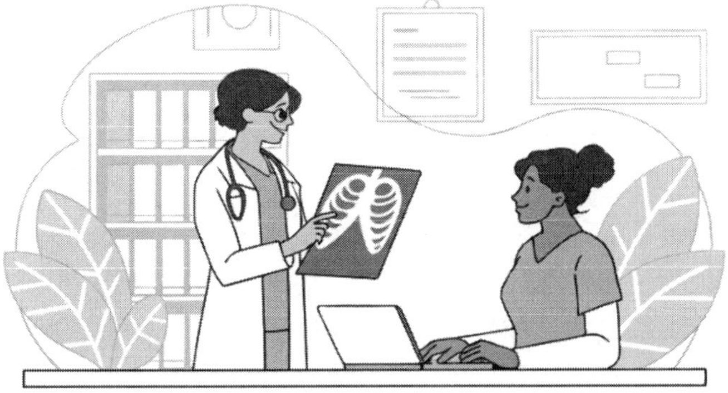

*Mycoplasma pneumoniae*는 세포벽이 없는 가장 작은 자유 생활 세균으로, 사람에게 다양한 호흡기 질환을 일으키는 주요 원인균 중 하나이다. 이 세균은 주로 비말을 통해 사람 간에 전파되며, 폐렴, 기관지염, 인두염 등 다양한 하기도 및 상기도 감염을 유발한다. 특히 젊은 성인과 학령기 아동에게서 흔하게 발생하며, 때로는 "walking pneumonia"라고 불리는 비교적 가벼운 형태의 폐렴을 일으키기도 한다.

M. pneumoniae 감염의 잠복기는 일반적으로 1~4주로 비교적 긴 편이며, 증상은 서서히 나타나는 경향이 있다. 초기 증상으로는 인후통, 마른기침, 두통, 피로감 등이 나타날 수 있으며, 점차 기침이 심해지고 발열, 오한, 흉통 등이 동반될 수 있다. 특징적인 기침은 오랫동안 지속될 수 있으며, 일부 환자에서는 피부 발진이나 귀의 통증을 호소하기도 한다. 소아의 경우, 폐렴보다는 콧물, 재채기, 쌕쌕거림 등의 상기도 감염 증상이 더 흔하게 나타날 수 있다. *M. pneumoniae* 감염은 천식 환자의 증상을 악화시키거나, 드물게 뇌염, 심근염, 신장 기능 이상과 같은 폐 외 합병증을 유발할 수도 있다.

M. pneumoniae 감염의 진단은 임상 증상과 흉부 X선 검사를 통해 의심할 수 있으며, 확진을 위해서는 실험실 검사가 필요하다. 비인두 면봉이나 객담 검체를 이용한 유전자 증폭 검사(PCR)는 민감도와 특이도가 높아 조기에 진단하는 데 유용하다. 혈액 검사를 통해 M. pneumoniae에 대한 항체 유무를 확인하는 혈청학적 검사도 진단에 활용될 수 있지만, 항체 형성까지 시간이 걸릴 수 있어 초기 진단에는 PCR이 더 유용할 수 있다.

치료는 주로 마크로라이드계 항생제(아지스로마이신, 클래리트로마이신 등)나 테트라사이클린계 항생제를 사용하며, 퀴놀론계 항생제도 대체 약물로 고려될 수 있다. 페니실린이나 세팔로스포린계 항생제는 세포벽이 없는 *M. pneumoniae*에는 효과가 없다. 대부분의 환자는 항생제 치료를 통해 회복되지만, 기침과 피로감은 수 주 동안 지속될 수 있다. *M. pneumoniae* 감염 예방을 위한 특별한 백신은 아직 개발되지 않았으며, 일반적인 호흡기 감염 예방 수칙을 준수하는 것이 중요하다.

8) *Rickettsia prowazekii*

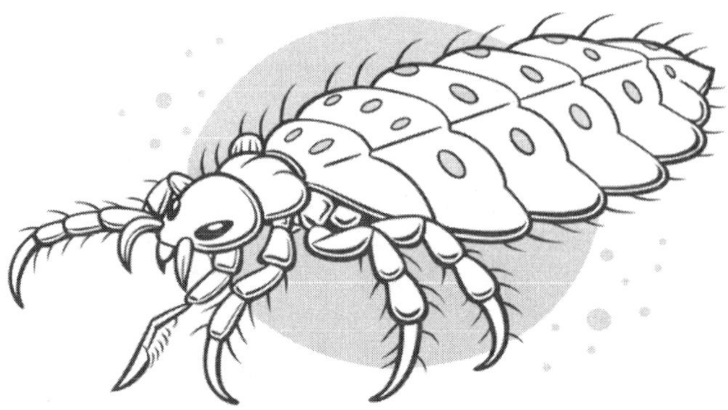

*Rickettsia prowazekii*는 발진티푸스의 원인균으로, 리케차속에 속하는 그람 음성의 세포 내 기생 세균이다. 이 세균은 주로 사람의 몸니(*Pediculus humanus corporis*)를 매개로 전파되며, 과거 전쟁이나 기근 등으로 위생 상태가 불량한 환경에서 집단적으로 발생하여 많은 사망자를 낸 질병의 원인균이다. 현재는 위생 환경 개선으로 발생이 현저히 줄었으나, 여전히 일부 지역에서 산발적으로 발생할 수 있다.

*R. prowazekii*는 짧은 막대 모양의 세균으로, 살아있는 진핵세포 내에서만 증식하는 절대 세포 내 기생체이다. 감염된 몸니가 사람의 피를 빨 때, 세균이 몸니의 대변을 통해 배출되고, 사람이 물린 부위를 긁거나 상처 부위를 통해 균이 체내로 침입하여 감염을 일으킨다. 또한, 감염된 몸니의 배설물이 공기 중으로 떠다니다 호흡기를 통해 감염될 수도 있다. *R. prowazekii*는 건조한 환경에서도 비교적 오랫동안 생존할 수 있는 특징을 가지고 있다.

발진티푸스의 잠복기는 보통 6~15일 정도이며, 초기 증상은 감기와 유사하게 갑작스러운 발열, 심한 두통, 오한, 근육통 등이 나타난다. 특징적인 증상 중 하나는 발진으로, 발병 후 2~5일경에 몸통에서 시작하여 팔다리로 퍼져나가지만, 얼굴, 손바닥, 발바닥에는 나타나지 않는 경향이 있다. 발진은 초기에는 붉은 반점 모양을 띠지만, 점차 암적색으로 변하기도 한다. 적절한 치료를 받지 못하면 의식 저하, 섬망, 혼수 상태에 이를 수 있으며, 심한 경우 사망할 수도 있다. 발진티푸스를 앓고 회복된 후 수십 년 뒤에 면역력이 저하되면 브릴-진서병이라는 경미한 형태의 재발성 발진티푸스가 나타날 수도 있다.

발진티푸스의 진단은 임상 증상과 함께 혈액 검체에서 *R. prowazekii* 균을 분리하거나 유전자를 검출하는 방법으로 이루어진다. 또한, 급성기와 회복기 혈청의 항체가 상승하는 것을 확인하는 혈청학적 검사도 진단에 도움이 될 수 있다. 치료는 독시사이클린과 같은 테트라사이클린계 항생제를 투여하며, 발열이 멈춘 후에도 2~3일간 더 치료를 지속하는 것이 일반적이다. 환자와 접촉한 사람들의 옷이나 침구류에 살충제를 사용하여 이를 제거하는 것도 중요하다. 발진티푸스 예방을 위해서는 개인위생을 철저히 하고, 이를 박멸하는 것이 가장 효과적인 방법이다.

9) *Rickettsia rickettesiei*

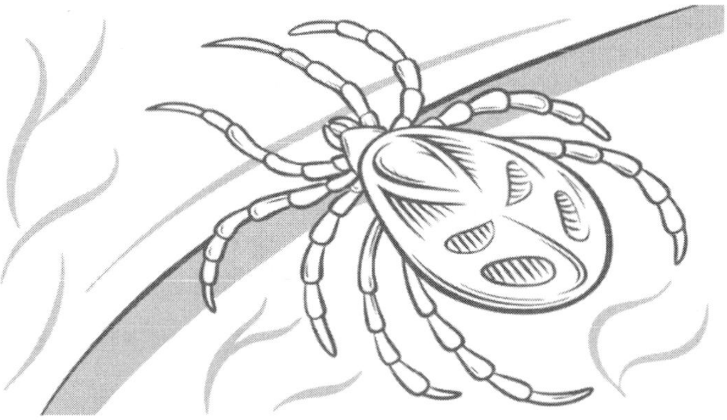

*Rickettsia rickettsii*는 록키산 홍반열(Rocky Mountain spotted fever, RMSF)의 원인균으로, 리케차속에 속하는 그람 음성의 세포 내 기생 세균이다. 이 질병은 주로 참진드기(특히 *Dermacentor* 속)를 통해 사람에게 전파되는 급성 발열성 질환이다. 록키산맥 지역에서 처음 발견되었으나, 현재는 북미, 중미, 남미 대부분 지역에서 발생하며, 미국에서는 가장 흔하고 치명적인 리케차 감염증 중 하나이다.

*R. rickettsii*는 짧은 막대 모양의 세균으로, 살아있는 진핵세포 내에서만 증식하는 절대 세포 내 기생체이다. 감염된 진드기가 사람이나 다른 포유류를 물 때, 세균이 침샘을 통해 혈액 속으로 들어가 감염을 일으킨다. *R. rickettsii*는 혈관 내피 세포를 침범하여 혈관염을 유발하고, 이로 인해 다양한 임상 증상이 나타난다.

록키산 홍반열의 잠복기는 보통 3일에서 12일 정도이며, 초기 증상은 갑작스러운 발열, 심한 두통, 오한, 근육통, 권태감 등이다. 특징적인 발진은 발병 후 2~4일경에 손목, 발목에서 시작하여 팔, 다리, 몸통으로 퍼져나가며, 일부 환자에서는 손바닥과 발바닥에도 나타날 수 있다. 발진은 초기에는 납작한 반점 모양이지만, 시간이 지나면서 융기되거나 점상 출혈성 발진으로 진행될 수 있다. 록키산 홍반열은 진행되면 뇌염, 폐렴, 신부전, 심근염 등 심각한 합병증을 유발할 수 있으며, 치료하지 않을 경우 사망률이 높다. 일부 환자에서는 발진이 나타나지 않는 경우도 있어 진단이 더욱 어려울 수 있다.

록키산 홍반열의 진단은 임상 증상과 함께 혈액 검사를 통해 이루어지며, 급성기와 회복기 혈청에서 항체 역가가 4배 이상 증가하는 것을 확인하거나, PCR 검사를 통해 *R. rickettsii*의 유전자를 검출할 수 있다. 그러나 초기에는 항체 형성이 늦을 수 있으므로, 진드기 물린 병력과 특징적인 임상 증상이 있다면 즉시 치료를 시작하는 것이 중요하다. 치료는 독시사이클린이 1차 선택 약제이며, 클로람페니콜도 사용할 수 있다. 치료는 발열이 멈춘 후에도 2~3일간 지속하는 것이 권장된다. 록키산 홍반열 예방을 위해서는 진드기가 많이 서식하는 지역에서의 야외 활동을 피하고, 긴 옷 착용, 기피제 사용, 야외 활동 후 진드기 확인 및 제거 등의 주의가 필요하다.

10) *Rikettsiaa tsutsugamushi*

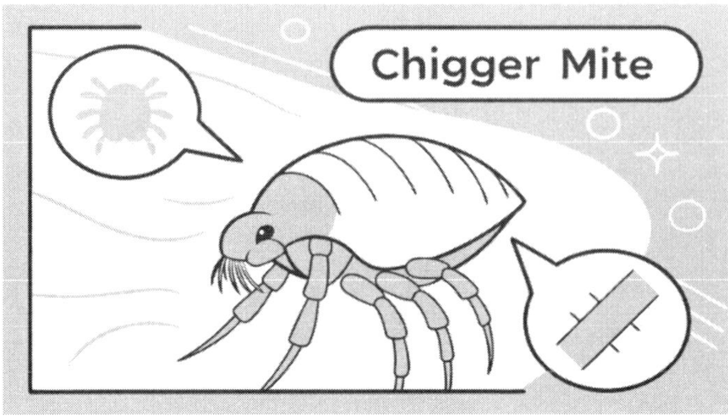

*Rickettsia tsutsugamushi*는 쯔쯔가무시병의 원인균으로, 리케차속에 속하는 그람 음성의 세포 내 기생 세균이다. 이 세균은 주로 털진드기 유충(chigger)을 매개로 사람에게 전파되는 급성 발열성 질환이다. 쯔쯔가무시병은 한국, 일본, 동남아시아, 인도, 호주 북부 등 특정 지역에서 풍토병으로 발생하며, 농작업이나 야외 활동이 많은 사람들에게 주로 발병한다.

*R. tsutsugamushi*는 짧은 막대 모양의 세균으로, 살아있는 진핵세포 내에서만 증식하는 절대 세포 내 기생체이다. 감염된 털진드기 유충이 사람의 피부에 붙어 흡혈할 때, 세균이 침샘을 통해 혈액 속으로 들어가 감염을 일으킨다. 특징적으로, 털진드기 유충이 물린 부위에는 딱지(eschar)가 형성되는 경우가 많다. R. tsutsugamushi는 다양한 혈청형을 가지고 있어 한 번 감염되더라도 다른 혈청형에 다시 감염될 수 있다.

쯔쯔가무시병의 잠복기는 보통 6~21일 정도이며, 초기 증상은 발열, 오한, 두통, 근육통 등이다. 특징적인 임상 증상으로는 털진드기 유충이 물린 부위에 형성되는 딱지(eschar)와 함께 반점상 발진이 몸통에서 시작하여 팔다리로 퍼져나가는 것을 들 수 있다. 림프절이 붓는 림프절 종창도 흔하게 나타난다. 적절한 치료를 받지 못하면 폐렴, 뇌염, 수막염, 심근염 등 심각한 합병증이 발생할 수 있으며, 치사율도 높은 편이다.

쯔쯔가무시병의 진단은 임상 증상, 특히 딱지의 존재 여부와 발진의 양상을 확인하는 것이 중요하다. 혈액 검사를 통해 *R. tsutsugamushi*에 대한 항체 유무를 확인하거나, PCR 검사를 통해 균의 유전자를 검출할 수 있다. 치료는 독시사이클린과 같은 테트라사이클린계 항생제를 투여하며, 조기에 치료를 시작하는 것이 예후를 개선하는 데 매우 중요하다.

쯔쯔가무시병 예방을 위해서는 털진드기가 많이 서식하는 풀밭이나 숲에서의 야외 활동을 자제하고, 긴 옷 착용, 기피제 사용, 작업복과 침구류 세탁 등의 주의가 필요하다. 야외 활동 후에는 몸에 털진드기 유충이 붙어 있는지 꼼꼼히 확인하고, 발견 즉시 제거하는 것이 중요하다.

10장. 진균

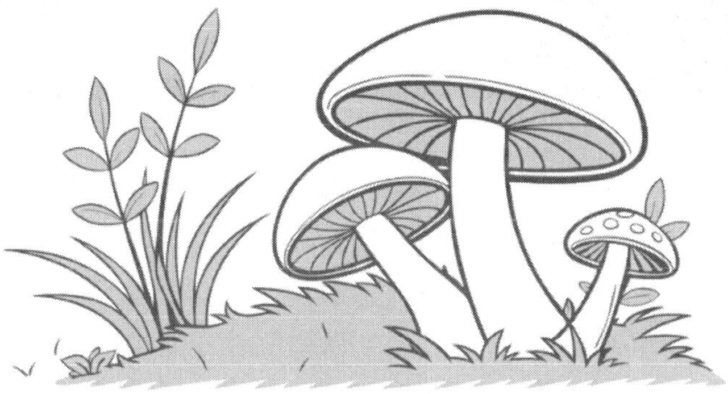

진균은 곰팡이, 효모, 버섯 등을 포함하는 진핵생물 미생물 군으로, 세균과는 다른 복잡한 세포 구조와 생활 방식을 갖는다. 세포벽의 주성분은 키틴이며, 엽록소가 없어 광합성을 하지 못하고 다른 유기물을 이용하여 종속영양 생활을 한다. 대부분의 진균은 균사라는 실 모양의 구조로 이루어진 몸체를 가지며, 포자를 통해 번식한다.

진균은 생태계에서 유기물 분해자로서 중요한 역할을 수행하며, 일부는 식물과 공생 관계를 맺기도 한다. 또한, 페니실린과 같은 항생 물질 생산이나 식품 발효 등 산업적으로도 널리 이용된다. 하지만, 사람에게 질병을 일으키는 병원성 진균도 존재하며, 피부, 손발톱, 점막 등에 국한된 표재성 감염부터 폐, 뇌 등 내부 장기를 침범하는 심재성 감염까지 다양한 질환을 유발할 수 있다. 면역력이 저하된 환자에게는 기회 감염의 형태로 심각한 질병을 일으키기도 한다.

진균 감염의 진단은 임상 증상과 함께 현미경 검사, 배양 검사, 혈청 검사, 유전자 검사 등을 통해 이루어진다. 치료에는 아졸계, 폴리엔계, 에키노칸딘계 등 다양한 항진균제가 사용되며, 감염의 종류와 심각도에 따라 적절한 약물을 선택하여 치료한다. 최근에는 면역 저하 환자의 증가와 함께 침습성 진균 감염의 발생이 늘고 있어, 조기 진단과 적절한 치료의 중요성이 더욱 강조되고 있다.

1. 진균 개요

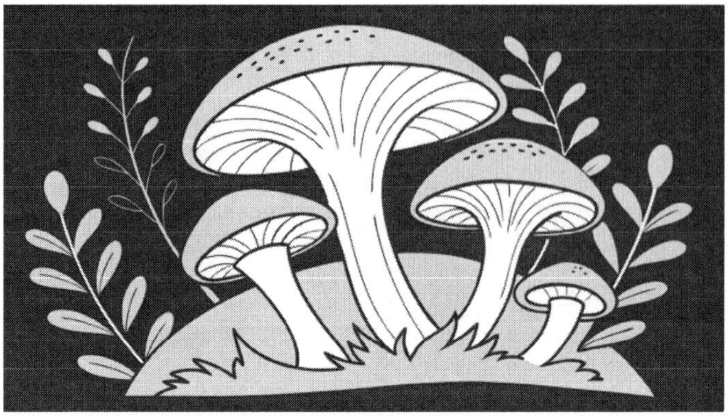

진균은 곰팡이, 효모, 버섯 등을 포함하는 진핵생물 미생물 군으로, 세균과는 구별되는 독자적인 생물학적 '계'에 속한다. 이들은 엽록소가 없어 광합성을 하지 못하며, 다른 유기물을 이용하여 종속영양 생활을 한다. 대부분 다세포 생물이며, 균사라는 실 모양의 구조로 이루어진 몸체를 가지고, 포자를 통해 번식하는 특징을 보인다. 하지만 효모와 같이 단세포 형태를 가지는 진균도 존재하며, 일부는 생활 주기에 따라 형태를 바꾸는 이형성 진균이기도 하다.

진균의 세포벽은 키틴, 글루칸 등으로 이루어져 있으며, 세포막에는 에르고스테롤이 존재한다. 이는 세균의 세포벽 성분인 펩티도글리칸이나 동물 세포막의 콜레스테롤과는 다른 특징이다. 이러한 세포벽과 세포막의 차이는 항진균제 개발의 중요한 표적이 된다. 진균은 생태계에서 유기물 분해자로서 탄소 순환에 중요한 역할을 하며, 일부는 식물과 공생 관계를 맺어 영양분 흡수를 돕기도 한다. 또한, 식품 발효, 항생제 생산 등 다양한 산업 분야에서 활용 가치가 높다.

하지만 약 200여 종의 진균은 사람에게 병원성을 나타내어 진균증을 유발할 수 있다. 감염 부위에 따라 피부, 모발, 손발톱 등 표면에 국한된 표재성 감염과 피부 깊숙이 또는 폐, 뇌 등 내부 장기를 침범하는 심재성 감염으로 나눌 수 있다. 특히 면역력이 저하된 환자에게는 아스페르길루스, 칸디다, 크립토코쿠스와 같은 진균들이 기회 감염을 일으켜 심각한 질병을 초래할 수 있다. 진균 감염은 토양, 공기 중의 포자 흡입, 오염된 물질과의 접촉 등을 통해 발생하며, 사람 간 전파는 드문 편이다.

진균증의 진단은 임상 증상과 함께 현미경 검사, 배양 검사, 혈청 검사, 분자생물학적 검사 등 다양한 방법을 통해 이루어진다. 치료에는 아졸계, 폴리엔계, 에키노칸딘계 등 다양한 종류의 항진균제가 사용되며, 감염의 종류와 심각도, 환자의 상태에 따라 적절한 약물을 선택한다. 최근에는 침습성 진균 감염의 증가와 함께 진단 및 치료의 중요성이 더욱 강조되고 있다.

2. 분류

1) 조균류

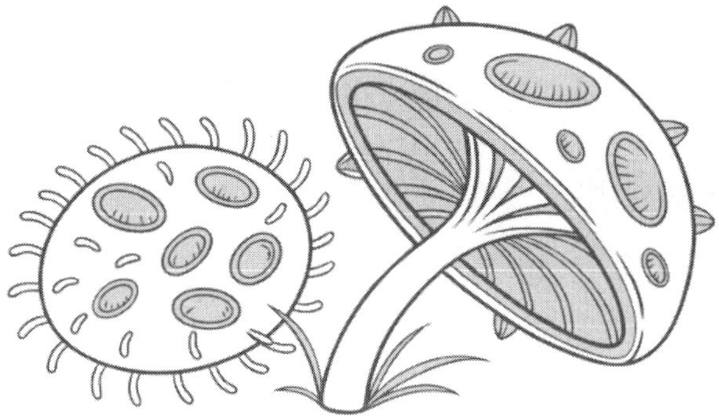

조균류는 과거에 접합균류(Zygomycota)로 분류되었던 비교적 작은 진균 그룹으로, 현재는 털곰팡이아문(Mucoromycota)과 포충균아문(Zoopagomycota)으로 나뉜다. 이들은 전 세계적으로 발견되며, 토양이나 부패하는 식물 및 동물성 물질에서 주로 서식한다. 일부는 식물, 곤충, 작은 동물의 기생균으로 살아가기도 하며, 식물과 상리 공생 관계를 형성하는 종도 있다.

조균류의 특징적인 구조는 격벽이 거의 없거나 없는 다핵체(coenocytic)의 균사이다. 즉, 길고 튜브 모양의 균사 내에 세포질이 자유롭게 이동하며 여러 개의 핵이 존재한다. 이러한 균사는 빠르게 성장하여 균사체를 형성한다. 조균류는 무성생식과 유성생식 모두를 통해 번식할 수 있다. 무성생식은 포자낭(sporangium) 안에서 형성되는 무성 포자인 포자낭포자(sporangiospore)를 통해 이루어진다. 포자낭은 포자낭자루(sporangiophore) 끝에 형성되며, 포자가 방출되면 새로운 균사체로 발아한다.

유성생식은 환경 조건이 불리해질 때 주로 일어나며, 서로 다른 접합형(mating type, +형과 -형)의 균사가 가까이 접근하여 배우자낭(gametangium)을 형성하고 융합하는 접합(conju- gation) 과정을 거친다. 배우자낭의 융합으로 핵이 합쳐져서 형성된 접합포자(zygospore)는 두꺼운 벽을 가지고 있어 건조, 온도 변화 등 불리한 환경 조건에 잘 견딜 수 있다. 환경이 다시 좋아지면 접합포자는 감수분열을 거쳐 발아하여 새로운 균사체를 형성한다. 이러한 유성생식 과정에서 접합포자를 형성하는 특징 때문에 과거에는 접합균류로 불렸다.

조균류에는 우리에게 친숙한 빵 곰팡이인 *Rhizopus stolonifer*와 같은 종들이 포함된다. 이 곰팡이는 과일이나 빵 등의 표면에서 빠르게 번식하여 부패를 일으키는 원인이 되기도 한다. 또한, 일부 조균류는 곤충 병원성 곰팡이로 작용하여 생물학적 해충 방제에 이용되기도 하며, 특정 종의 대사 산물은 스테로이드 호르몬 합성의 중간체로 사용되는 등 산업적으로도 중요한 역할을 한다. 하지만, 면역력이 저하된 사람에게는 털곰팡이증(zygomycosis 또는 mucormycosis)과 같은 심각한 감염 질환을 일으킬 수 있는 병원성 조균류도 존재하므로 주의가 필요하다.

2) 담자균류

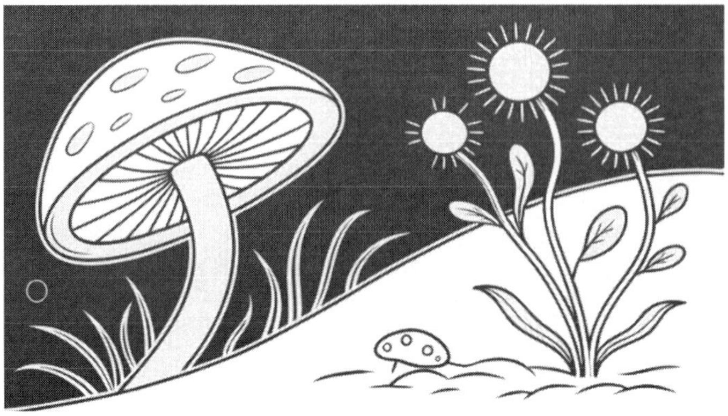

담자균류는 진균류 중 가장 진화된 그룹으로, 우리에게 친숙한 대부분의 버섯을 포함하며, 녹병균이나 깜부기균과 같은 식물 병원균도 이 그룹에 속한다. 전 세계적으로 약 3만 종 이상이 알려져 있으며, 다양한 생태 환경에서 발견된다. 이들은 유성생식의 결과로 담자기라는 특수한 세포에서 담자포자를 외생적으로 형성하는 특징을 가진다. 담자기는 곤봉 모양의 구조로, 보통 하나의 담자기에 네 개의 담자포자가 형성된다.

담자균류의 균사체는 격벽을 가지고 있으며, 핵상은 생활 주기에 따라 단상(n)과 복상(2n)을 번갈아 나타낸다. 유성생식은 서로 다른 핵형을 가진 균사체의 세포질 융합(plasmogamy)으로 시작되어, 핵융합(karyogamy)이 일어나 이배체(2n)의 담자기를 형성한다. 담자기 내에서 감수분열이 일어나 네 개의 반수체(n) 핵이 생성되고, 이 핵들이 각각 담자포자로 이동한다. 성숙한 담자포자는 환경으로 방출되어 적절한 조건에서 발아하여 새로운 균사체를 형성한다.

담자균류는 다양한 형태의 자실체를 형성하는데, 우리가 흔히 '버섯'이라고 부르는 구조가 바로 이 자실체이다. 자실체의 형태와 구조는 담자균류의 분류에 중요한 기준이 된다. 예를 들어, 주름버섯목(Agaricales)은 갓 아래 주름살에서 담자기를 형성하고, 구멍장이버섯목(Polyporales)은 갓 아래 관공에서 담자기를 형성한다. 이 외에도 말뚝버섯목(Phallales), 그물버섯목(Boletales), 끈적버섯목(Gomphidiales), 민주름버섯목(Aphyllophorales) 등 다양한 목으로 분류된다.

담자균류는 생태계에서 중요한 역할을 수행한다. 많은 종들이 목재나 낙엽 등의 유기물을 분해하는 부생 생활을 하며, 일부는 식물 뿌리와 공생 관계를 형성하는 균근균으로 존재하여 식물의 영양분 흡수를 돕는다. 또한, 송이버섯, 표고버섯, 느타리버섯 등은 식용으로 이용되며, 영지버섯이나 상황버섯과 같은 약용 버섯도 담자균류에 속한다. 하지만, 독버섯으로 알려진 광대버섯속(Amanita)이나 일부 곰팡이 병원균과 같이 인간에게 해로운 영향을 미치는 종도 존재한다.

3) 자낭균류

자낭균류는 균계에서 가장 큰 문(Phylum)으로, 곰팡이, 효모 등 약 6만 4천여 종 이상을 포함하는 매우 다양하고 광범위한 그룹이다. 이들은 유성생식의 결과로 자낭(ascus)이라는 주머니 모양의 구조 안에서 내생 포자인 자낭포자(ascospore)를 형성하는 독특한 특징을 가진다. 자낭은 보통 8개의 자낭포자를 포함하지만, 종에 따라 그 수가 다를 수 있다.

자낭균류의 균사는 격벽이 있는 것이 일반적이며, 무성생식은 분생포자(conidia)라는 특수한 포자를 통해 흔하게 일어난다. 분생포자는 분생자경(conidiophore)이라는 균사 끝부분에서 다양한 방식으로 형성되어 환경으로 퍼져나가 새로운 균사체를 만든다. 유성생식은 서로 다른 핵형의 균사체가 접합하여 자낭을 형성하는 과정을 거치며, 자낭 안에서 핵융합과 감수분열을 통해 자낭포자가 생성된다.

자낭균류는 다양한 환경에서 서식하며, 생활 방식 또한 매우 다채롭다. 부패한 유기물을 분해하는 부생 생활을 하는 종이 많으며, 식물, 곤충, 다른 동물에 기생하는 종도 존재한다. 또한, 일부는 조류와 공생하여 지의류를 형성하기도 한다. 우리 주변에서 흔히 볼 수 있는 푸른곰팡이(*Penicillium*), 누룩곰팡이(*Aspergillus*), 붉은빵곰팡이(*Neurospora crassa*) 등이 자낭균류에 속하며, 빵과 술 제조에 이용되는 효모(*Saccharomyces cerevisiae*), 식용 버섯인 곰보버섯과 송로버섯 등도 자낭균류에 포함된다.

자낭균류는 인간에게 유익한 역할뿐만 아니라 해로운 영향도 미친다. 많은 식물 질병의 원인균이 자낭균류에 속하며, 일부는 사람에게 알레르기 반응이나 심각한 감염 질환을 일으키기도 한다. 예를 들어, *Candida albicans*는 구강이나 질염을 일으키는 대표적인 병원성 자낭균이다. 이처럼 자낭균류는 생태계와 인간 생활에 다양한 방식으로 관여하는 중요한 미생물 그룹이다.

4) 불완전균류

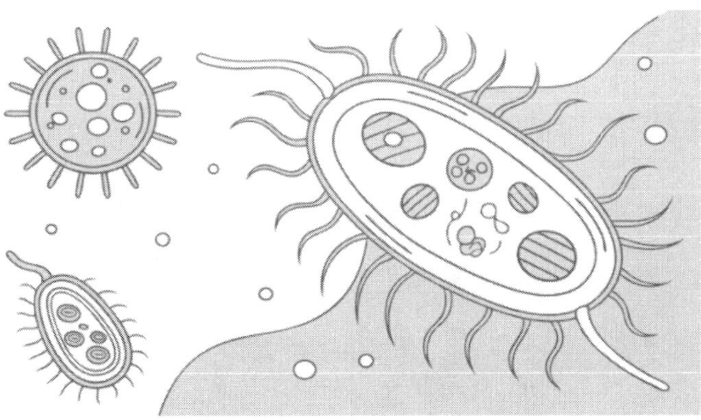

불완전균류(Deuteromycota)는 과거에 진균류의 한 문으로 분류되었으나, 현재는 유성생식 단계가 관찰되지 않거나 아직 밝혀지지 않은 다양한 진균들을 편의상 묶어 놓은 인위적인 그룹이다. 따라서 불완전균류 자체는 계통학적으로 유효한 분류군이 아니며, 분자생물학적 연구가 진행됨에 따라 대부분 자낭균류나 담자균류로 재분류되고 있다. 하지만 여전히 의학, 농업, 산업적으로 중요한 많은 진균들이 이 그룹에 속해 있어 역사적인 중요성과 실용적인 의미를 지닌다.

불완전균류는 주로 무성생식, 특히 분생포자를 통해 번식한다. 분생포자는 다양한 형태와 색깔을 가지며, 분생자경이라는 특수한 구조에서 형성되어 공기, 물, 곤충 등을 통해 널리 퍼져나간다. 불완전균류에 속하는 진균들은 다양한 환경에서 서식하며, 부패한 유기물을 분해하는 부생 생활을 하거나 식물, 동물에 기생하는 등 다양한 생활 방식을 보인다.

의학적으로 중요한 불완전균류로는 *Penicillium* 속의 일부 종들이 있다. 이들은 페니실린과 같은 중요한 항생 물질을 생산하며, 식품 산업에서는 특정 종이 치즈 숙성에 이용되기도 한다. *Aspergillus* 속 역시 다양한 종들이 불완전균류에 속하며, 일부는 식품 발효에 사용되지만, *Aspergillus fumigatus*와 같은 종은 면역 저하 환자에게 심각한 폐 감염을 일으키는 중요한 병원균이다. *Trichophyton, Microsporum, Epidermophyton* 속은 피부사상균으로, 피부, 모발, 손발톱에 다양한 곰팡이 감염증을 유발한다. *Histoplasma, Blastomyces, Coccidioides* 속은 심재성 진균 감염을 일으키는 병원균으로, 주로 호흡기를 통해 감염되어 전신으로 퍼질 수 있다.

농업적으로 중요한 불완전균류로는 다양한 식물 병원균들이 있다. 이들은 작물에 심각한 질병을 일으켜 농작물 생산량 감소의 원인이 되기도 한다. 산업적으로는 특정 불완전균류가 다양한 효소 생산에 이용되기도 한다.

최근 분자생물학적 기술의 발전으로 불완전균류에 속했던 많은 진균들의 유성생식 단계가 밝혀지거나 유전적 연관성이 규명되면서 자낭균류나 담자균류로 재분류되는 추세이다. 예를 들어, *Penicillium* 속과 *Aspergillus* 속의 일부 종들은 유성생식 단계가 발견되어 자낭균류로 분류되었다. 하지만 여전히 많은 불완전균류들이 분류학적 위치가 명확하게 밝혀지지 않은 채 남아 있으며, 지속적인 연구를 통해 이들의 정확한 분류가 이루어질 것으로 예상된다.

3. 형태

1) 형태의 관찰법

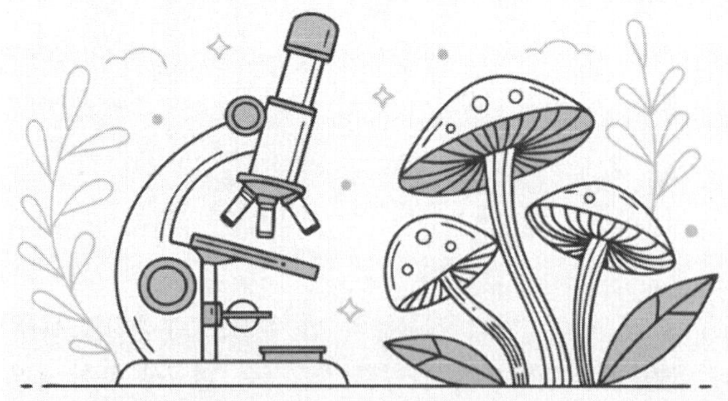

진균의 형태를 관찰하는 것은 진균의 분류, 동정, 병원성 연구 등 다양한 분야에서 매우 중요한 과정이다. 진균은 다양한 형태를 나타내며, 균사, 포자, 자실체 등 여러 구조를 종합적으로 관찰해

야 정확한 정보를 얻을 수 있다. 형태 관찰 방법은 크게 육안 관찰, 광학 현미경 관찰, 전자 현미경 관찰 등으로 나눌 수 있으며, 각 방법은 관찰하고자 하는 구조의 크기, 해상도, 세부적인 특징에 따라 선택적으로 또는 병행하여 사용된다.

육안 관찰은 주로 자실체와 같이 비교적 큰 구조를 관찰하는 데 사용된다. 버섯의 갓, 자루, 주름, 관공 등의 형태, 크기, 색깔, 질감 등을 기록하며, 곰팡이의 집락 형태, 색깔, 성장 패턴 등도 육안으로 관찰할 수 있다. 배지에서의 성장 속도, 배지 색깔 변화 등도 중요한 정보가 된다. 육안 관찰은 진균 분류 및 특징 파악에 유용하지만, 미세 구조를 확인하는 데는 한계가 있다.

광학 현미경 관찰은 진균의 미세 구조, 즉 균사의 형태, 격벽 유무, 포자의 모양과 크기, 포자 형성 구조 등을 관찰하는 데 필수적인 방법이다. 슬라이드 글라스 위에 진균 샘플을 놓고 직접 관찰하거나, 필요에 따라 염색하여 세포 구조를 더욱 명확하게 확인할 수 있다. 대표적인 염색 방법으로는 러플 염색(Lactophenol Cotton Blue stain)이 있으며, 이는 키틴 성분의 세포벽을 푸르게 염색하여 균사 및 포자 형태를 선명하게 보여준다. 또한, KOH 용액을 사용하여 주변 물질을 용해시키고 진균 구조만 남겨 관찰하기도 한다. 광학 현미경은 비교적 간단한 조작으로 다양한 진균의 형태적 특징을 상세하게 관찰할 수 있다는 장점이 있다.

전자 현미경 관찰은 광학 현미경으로 관찰하기 어려운 진균의 초미세 구조, 예를 들어 세포벽의 층 구조, 포자 표면의 미세한 장식, 세포 내 소기관 등을 관찰하는 데 사용된다. 투과 전자 현미경(TEM)은 세포 내부 구조를 높은 해상도로 보여주며, 주사 전자 현미경(SEM)은 포자나 균사 표면의 3차원적인 형태를 관찰하는 데 유용하다. 전자 현미경 관찰을 위해서는 복잡한 시료 준비 과정이 필요하며, 살아있는 세포를 관찰할 수 없다는 단점이 있지만, 진균의 미세 구조와 기능 연구에 매우 중요한 정보를 제공한다.

이 외에도 진균의 형태 관찰에는 다양한 배양 방법과 특수 기술이 활용된다. 예를 들어, 슬라이드 배양법은 균사의 성장 과정과 포자 형성 과정을 입체적으로 관찰하는 데 유용하며, 형광 염색법은 특정 세포 성분이나 구조를 선택적으로 염색하여 시각화하는 데 활용된다. 진균의 형태 관찰은 단일 방법으로 완벽하게 이루어지는 것이 아니라, 다양한 방법을 종합적으로 적용하여 얻어진 정보를 바탕으로 이루어진다.

2) 균사

균사는 진균류의 기본적인 영양 기관이자 생장 단위로, 가늘고 긴 실 모양의 세포들이 연결되어 형성된 구조이다. 이 균사들이 모여 마치 실타래처럼 얽힌 덩어리를 균사체(mycelium)라고 부르며, 이는 진균의 영양을 흡수하고 생장하는 주요 부분이다. 균사는 세포벽을 가지고 있으며, 대부분의 경우 격벽(septum)이라는 칸막이에 의해 나뉘어 있지만, 조균류와 같이 격벽이 없는 다핵체의 균사도 존재한다. 격벽에는 작은 구멍이 있어 세포질과 핵이 자유롭게 이동할 수 있다.

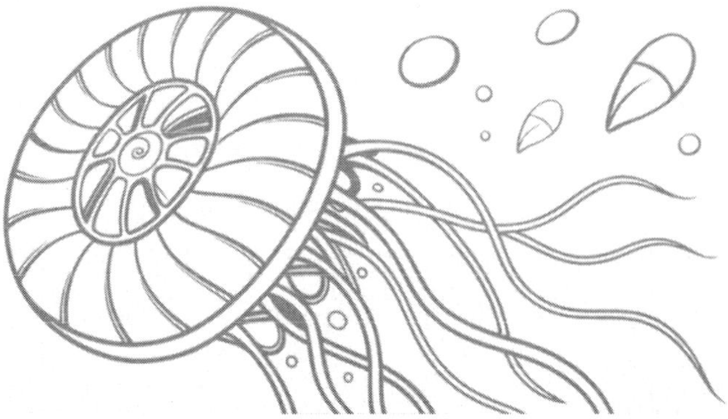

균사는 진균의 생존과 번식에 필수적인 역할을 수행한다. 균사체는 넓은 표면적을 확보하여 토양이나 다른 기질로부터 물과 영양분을 효율적으로 흡수하며, 분해 효소를 분비하여 복잡한 유기물을 단순한 형태로 분해한 후 흡수하는 종속 영양 생활을 한다. 균사의 생장은 주로 끝부분에서 일어나며, 환경 조건이 적절하면 매우 빠른 속도로 확장하여 새로운 영양원을 탐색하고 영역을 넓혀나간다.

균사의 형태와 구조는 진균의 분류 및 동정에 중요한 특징이 된다. 균사의 굵기, 격벽의 유무와 형태, 가지의 분기 방식, 특수한 세포 구조의 존재 여부 등이 분류학적 기준으로 활용된다. 예를 들어, 일부 진균은 숙주 세포 내로 침투하는 흡기(haustorium)라는 특수한 균사를 형성하기도 한다. 또한, 환경 조건이 불리해지면 후막포자(chlamydospore)와 같은 저항성 구조를 형성하여 생존력을 높이기도 한다.

균사는 무성생식과 유성생식 모두에 관여한다. 무성생식 시에는 균사 끝에서 다양한 형태의 포자(분생포자, 포자낭포자 등)를 형성하여 새로운 개체를 퍼뜨린다. 유성생식 시에는 서로 다른 핵형의 균사가 접합하여 유성 생식 구조를 형성하는 데 참여한다. 담자균류의 경우, 균사체가 모여 형성된 자실체(버섯)의 특정 부위에서 유성 포자인 담자포자가 생성된다. 자낭균류 역시 균사로부터 유래된 자낭 안에서 유성 포자인 자낭포자가 형성된다.

균사의 관찰은 광학 현미경을 통해 이루어지며, 필요에 따라 염색하여 세포 구조를 더욱 명확하게 확인할 수 있다. 배지에서의 균사 생장 양상, 색깔, 질감 등도 중요한 관찰 대상이다. 전자 현미경을 통해서는 균사 표면의 미세 구조나 세포벽의 층 구조 등을 더욱 자세하게 관찰할 수 있다. 균사에 대한 이해는 진균의 생태, 병원성, 산업적 이용 등 다양한 측면에서 필수적이다.

3) 포자

포자는 진균류가 번식하거나 생존에 불리한 환경을 견디기 위해 형성하는 작고 특수한 구조이다. 세균의 내생포자와 유사하게 극한 환경에서 휴면 상태로 존재하다가 적절한 조건이 되면 발아하여 새로운 균사체를 형성할 수 있으며, 홀씨 또는 아포라고도 불린다. 포자는 크기, 형태, 색깔, 표면 구조 등 매우 다양하며, 이는 진균의 분류 및 동정에 중요한 특징으로 활용된다.

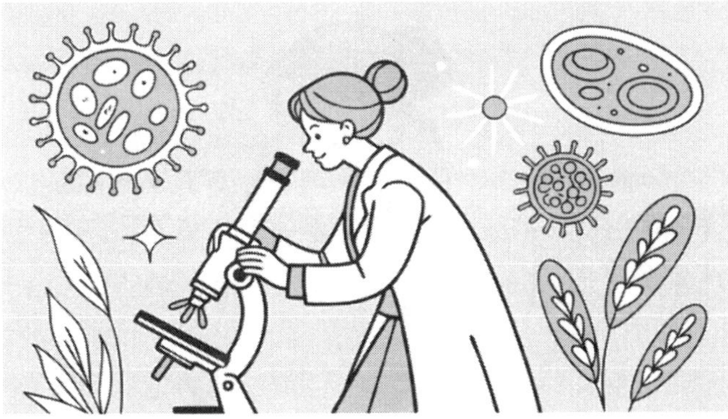

진균은 무성생식과 유성생식 모두를 통해 포자를 형성한다. 무성생식 포자는 감수분열 없이 유사분열을 통해 형성되므로, 모체의 유전적 형질을 그대로 물려받는다. 이러한 무성포자는 진균이 빠르게 개체 수를 늘리고 새로운 환경으로 퍼져나가는 데 중요한 역할을 한다. 반면, 유성생식 포자는 서로 다른 핵형의 균사체가 접합하여 핵융합과 감수분열을 거쳐 형성되므로, 유전적 재조합이 일어나 다양한 유전적 변이를 가진 후손을 만들어낸다. 이는 진균이 환경 변화에 적응하고 진화하는 데 중요한 원동력이 된다.

무성포자는 형성되는 방식과 형태에 따라 다양한 종류로 나뉜다. 포자낭포자(sporangiospore)는 포자낭이라는 주머니 모양의 구조 안에서 여러 개가 동시에 형성되는 반면, 분생포자(conidia)는 균사 끝이나 옆에 있는 특수한 세포에서 하나씩 또는 사슬 형태로 외부로 만들어진다. 그 외에도 후막포자(chlamydospore), 분절포자(arthrospore) 등 다양한 형태의 무성포자가 존재한다. 유성포자 역시 접합포자(zygospore), 자낭포자(ascospore), 담자포자(basidiospore) 등 진균류의 각 문에 따라 특정한 형태로 형성된다.

포자는 발아하여 새로운 균사체를 형성하는 과정을 거친다. 포자가 적절한 온도, 습도, 영양분 등의 환경 조건을 만나면, 휴면 상태에서 깨어나 수분을 흡수하고 세포 내 대사 활동을 재개한다. 포자벽이 얇아지거나 특정 부위가 터지면서 발아관(germ tube)이Emerges out하고, 이 발아관이 성장하여 새로운 균사를 형성하게 된다. 포자의 발아율은 환경 조건에 따라 크게 영향을 받는다.

진균 포자의 관찰은 광학 현미경을 통해 주로 이루어진다. 포자의 크기, 모양, 색깔, 격벽 유무, 표면 장식 등을 확인하며, 필요에 따라 염색하여 더욱 자세한 구조를 관찰하기도 한다. 주사 전자 현미경을 이용하면 포자 표면의 미세한 구조를 3차원적으로 관찰할 수 있어 분류학적 연구에 유용하다.

4. 진단

진균 감염을 진단하는 과정은 환자의 상태를 종합적으로 평가하는 것에서부터 시작한다. 의료진은 환자의 병력, 즉 과거의 건강 상태와 현재 느끼는 증상들을 자세히 파악하며, 특히 면역력이 저하되었거나 특정 환경에 노출된 경험이 있는지 등을 확인한다. 피부 발진이 나타났다면 그 형태와 분포, 감염 부위 등을 꼼꼼하게 관찰하고, 동반되는 다른 증상들을 함께 고려한다.

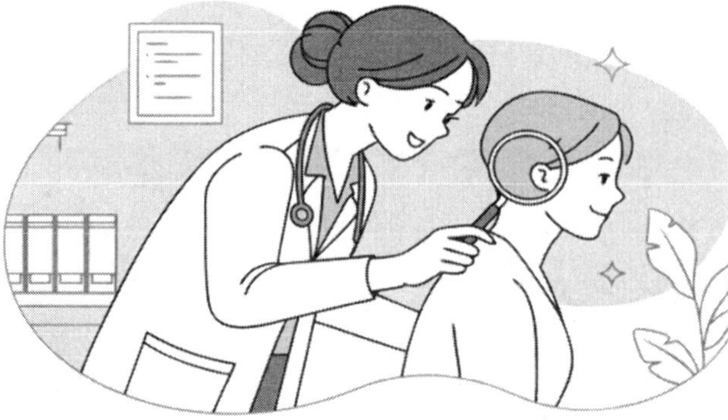

이러한 임상적인 평가를 바탕으로, 진균 감염이 의심되는 경우 다양한 검사 방법을 통해 확진을 시도한다. 가장 기본적인 방법 중 하나는 직접 검경이다. 감염된 것으로 보이는 피부, 손발톱, 모발, 가래, 체액 등의 검체를 채취하여 슬라이드 위에 놓고 특정 용액으로 처리한 후 현미경으로 관찰하는 것이다. 이 과정을 통해 진균의 기본적인 형태, 즉 균사나 포자, 효모 세포 등을 직접 눈으로 확인할 수 있으며, 때로는 진균의 종류를 추정하는 데 도움을 얻기도 한다. 칼코플루오르화이트라는 염색 시약은 진균 세포벽의 특정 성분에 결합하여 형광을 나타내기 때문에, 진균을 더욱 쉽게 찾아낼 수 있도록 돕는다.

배양 검사는 진균의 종류를 보다 정확하게 확인하고, 치료에 사용할 항진균제의 효과를 예측하는 데 중요한 역할을 한다. 채취한 검체를 진균이 잘 자랄 수 있는 특별한 배지에 접종한 후, 적절한 온도 조건에서 일정 기간 동안 배양한다. 배양된 진균의 집락 형태, 색깔, 성장 속도 등을 관찰하고, 필요에 따라 현미경 검사를 추가적으로 시행하여 진균의 종류를 최종적으로 동정한다. 또한, 배양된 진균에 다양한 항진균제를 처리하여 어떤 약물에 효과가 있는지 확인하는 항진균제 감수성 검사도 함께 진행될 수 있다.

심부 진균 감염이 의심되는 경우에는 조직 생검이라는 좀 더 침습적인 방법을 사용하기도 한다. 감염된 것으로 보이는 조직의 일부를 외과적으로 채취하여 병리 조직학적인 검사를 통해 진균의 존재 여부와 조직 내 침범 정도를 확인한다. 특수 염색 방법을 통해 진균의 형태를 더욱 명확하게 관찰할 수 있으며, 유사한 증상을 보이는 다른 질환과의 감별 진단에도 도움을 받을 수 있다.

혈액 검사를 통해 특정 진균에 대한 항체나 항원을 확인하는 혈청학적 검사도 진단에 활용된다. 예를 들어, 침습성 아스페르길루스증에서는 갈락토만난이라는 항원을 검출하거나, 크립토코쿠스증에서는 협막 항원을 확인하는 검사가 사용된다. 하지만 면역력이 저하된 환자의 경우에는 항체 생성이 충분하지 않아 혈청학적 검사의 정확도가 떨어질 수 있다는 한계가 있다.

최근에는 분자생물학적 기술의 발달로 PCR과 같은 유전자 증폭 검사를 이용하여 검체 내에 존재하는 특정 진균의 DNA를 직접 검출하는 방법도 활발하게 사용되고 있다. 이 방법은 신속하고 민감도가 높아 배양이 어렵거나 초기 감염 단계의 진균을 진단하는 데 매우 유용하다.

결론적으로, 진균 감염의 정확한 진단은 환자의 임상적인 정보와 다양한 검사 결과들을 종합적으로 판단하여 이루어진다. 감염 부위와 의심되는 진균의 종류에 따라 적절한 검사 방법을 선택하고, 결과를 신중하게 해석하는 것이 효과적인 치료로 이어지는 첫걸음이다.

5. 치료

1) Amphotericin B

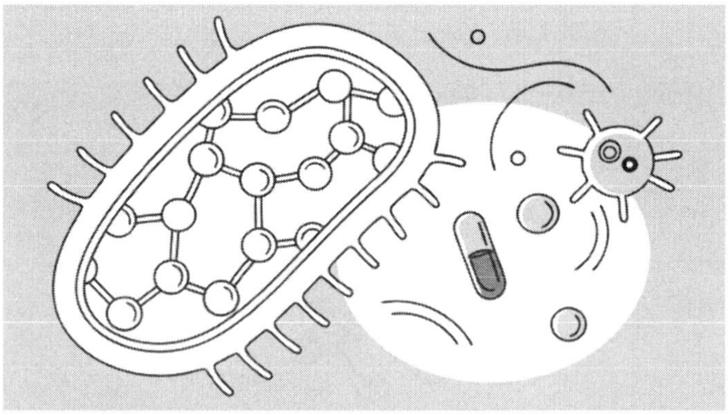

암포테리신 B는 폴리엔 계열의 항진균제로, 광범위한 진균 감염 치료에 사용되는 강력한 약물이다. 1950년대에 발견된 이후로 오랫동안 심각한 침습성 진균 감염의 주요 치료제로 자리매김해 왔다. 암포테리신 B는 다양한 제형으로 출시되어 있으며, 전통적인 데옥시콜레이트 제형과 함께 지질 복합체 또는 리포좀 형태로 개발되어 부작용을 줄이고 약물 전달을 개선하려는 노력이 지속되고 있다.

암포테리신 B의 주요 작용 기전은 진균 세포막의 필수 구성 성분인 에르고스테롤에 결합하여 세포막의 투과성을 변화시키는 것이다. 약물 분자가 에르고스테롤에 결합하면 세포막에 채널이 형성되어 세포 내 내용물이 누출되고, 결국 진균 세포가 사멸하게 된다. 암포테리신 B는 광범위한 진균에 활성을 나타내어 칸디다, 아스페르길루스, 크립토코쿠스, 털곰팡이 등 다양한 병원성 진균에 효과적이다.

암포테리신 B는 주로 정맥 주사를 통해 투여되며, 감염의 종류와 심각도, 환자의 상태에 따라 용량과 투여 기간이 결정된다. 투여 시에는 발열, 오한, 혈압 변화 등의 급성 부작용이 나타날 수 있으며, 이를 완화하기 위해 항히스타민제, 해열제, 코르티코스테로이드 등을 병용 투여하기도 한다. 장기 투여 시 가장 흔하고 심각한 부작용은 신독성이다. 신장 기능 저하를 최소화하기 위해 충분한 수액 공급이 필수적이며, 신장 기능에 대한 주기적인 모니터링이 필요하다. 그 외에도 저칼륨혈증, 저마그네슘혈증, 빈혈 등의 전신적인 부작용이 나타날 수 있다.

최근에는 암포테리신 B의 부작용을 줄이기 위해 지질 복합체(Amphotericin B Lipid Complex, ABLC)와 리포좀 암포테리신 B(Liposomal Amphotericin B, L-AmB) 제형이 개발되

어 사용되고 있다. 이들 제형은 약물이 신장 조직으로의 분포를 줄이고 감염 부위로의 전달을 높여 신독성을 감소시키는 장점을 가진다. 따라서 신장 기능 저하의 위험이 높은 환자나 기존 암포테리신 B에 부작용을 경험한 환자에게 고려될 수 있다.

암포테리신 B는 여전히 심각한 침습성 진균 감염 치료의 중요한 약물이며, 특히 다른 항진균제에 반응하지 않거나 사용할 수 없는 경우에 필수적인 치료 옵션이다. 그러나 부작용 발생 가능성을 염두에 두고, 환자의 상태를 면밀히 관찰하며 신중하게 투여해야 한다.

2) Azoles

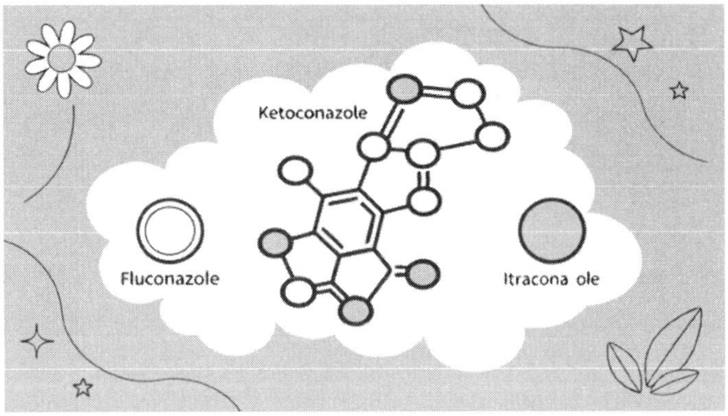

아졸계 항진균제는 광범위한 진균 감염 치료에 사용되는 중요한 약물 그룹이다. 이들은 화학 구조 내에 아졸 고리를 가지고 있으며, 작용 기전에 따라 이미다졸(imidazole)계와 트리아졸(triazole)계로 나뉜다. 트리아졸계는 이미다졸계에 비해 부작용이 적고 약물 상호작용이 덜하여 임상에서 더 널리 사용되는 추세이다.

아졸계 항진균제의 주요 작용 기전은 진균 세포막의 필수 구성 성분인 에르고스테롤의 생합성을 억제하는 것이다. 구체적으로, 이들은 진균의 시토크롬 P450 효소인 라노스테롤 14-알파-데메틸라제(lanosterol 14-α-demethylase)를 억제하여 라노스테롤이 에르고스테롤로 전환되는 과정을 방해한다. 에르고스테롤은 진균 세포막의 안정성과 기능 유지에 필수적인 물질이므로, 그 생합성 억제는 결국 진균 세포의 성장 억제 및 사멸을 초래한다. 아졸계 항진균제는 칸디다, 아스페르길루스, 크립토코쿠스, 피부사상균 등 다양한 병원성 진균에 대해 정균 또는 살균 효과를 나타낸다.

아졸계 항진균제는 경구, 정맥 주사, 국소 도포 등 다양한 제형으로 제공되어 감염의 종류와 심각도에 따라 적절한 투여 경로를 선택할 수 있다. 경구 투여는 비교적 경미하거나 만성적인 감염에 사용되며, 심각한 침습성 감염에는 정맥 주사가 필요할 수 있다. 국소 제제는 피부, 손발톱, 점막의 표재성 진균 감염 치료에 주로 사용된다.

아졸계 항진균제의 종류는 매우 다양하며, 각각의 약물은 약동학적 특성, 항진균 스펙트럼, 부작용 등이 다를 수 있다. 흔히 사용되는 아졸계 항진균제로는 플루코나졸, 이트라코나졸, 보리코나졸, 포사코나졸, 케토코나졸, 미코나졸, 클로트리마졸 등이 있다. 플루코나졸은 수용성이 높아 체액 침투가 용이하며, 칸디다 감염 치료에 널리 사용된다. 이트라코나졸은 지용성이 높아 피부 및 손발톱 진균 감염에 효과적이다. 보리코나졸과 포사코나졸은 광범위한 항진균 활성을 가지며, 특히 아스페르길루스 감염 치료에 중요한 역할을 한다. 케토코나졸은 과거 널리 사용되었으나, 다른 아졸계 약물에 비해 부작용 및 약물 상호작용 위험이 높아 사용이 줄어드는 추세이다. 미코나졸과 클로트리마졸은 주로 국소 제제로 사용된다.

아졸계 항진균제의 주요 부작용으로는 위장 관계 이상(오심, 구토, 복통), 간 기능 이상, 피부 발진 등이 나타날 수 있다. 또한, 아졸계 약물은 시토크롬 P450 효소계를 억제하여 다른 약물과의 상호작용을 일으킬 수 있으므로, 병용 투여하는 약물에 대한 주의가 필요하다. 예를 들어, 스타틴 계열 약물, 일부 항응고제, 면역억제제 등과의 병용은 약물 농도 상승으로 인한 부작용 위험을 증가시킬 수 있다. 따라서 아졸계 항진균제 투여 시에는 환자의 복용 약물력을 확인하고, 필요한 경우 용량 조절 또는 다른 약물로의 변경을 고려해야 한다.

3) Griseofulvin

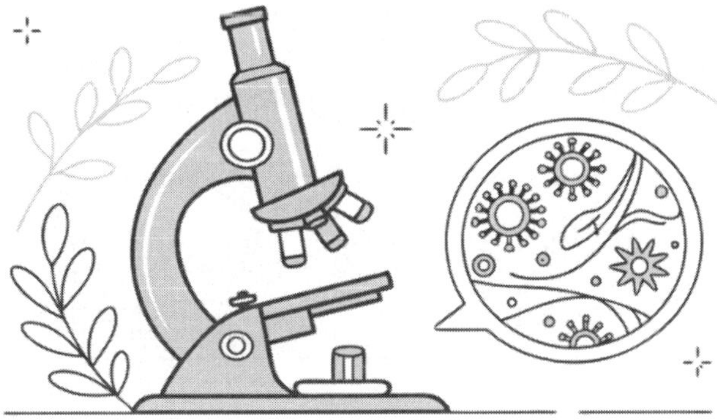

그리세오풀빈은 페니실리움 그리세오풀붐(*Penicillium griseofulvum*)이라는 곰팡이에서 유래한 항진균제이다. 1939년에 처음 발견되었으며, 오랫동안 피부사상균(dermatophytes)에 의한 감염, 즉 백선증 치료에 사용되어 왔다. 이는 피부, 모발, 손톱, 발톱의 곰팡이 감염에 효과적이며, 특히 국소 치료가 어렵거나 광범위한 감염에 경구 투여된다.

그리세오풀빈의 주요 작용 기전은 진균 세포의 유사분열을 억제하는 것이다. 이는 세포 분열 시 방추사를 형성하는 미세소관(microtubule)의 기능에 간섭하여 진균 세포의 성장을 막는다. 또한, 그리세오풀빈은 새로 생성되는 각질 세포에 축적되어 감염된 각질이 탈락될 때까지 진균의 성장을 억제하는 역할도 한다. 따라서 치료 효과를 보기 위해서는 감염된 피부, 모발, 손톱 등이 새로운 건강한 조직으로 대체될 때까지 비교적 장기간 투여해야 한다.

그리세오풀빈은 주로 경구로 투여되며, 음식, 특히 지방이 많은 음식과 함께 복용하면 흡수율을 높일 수 있다. 성인의 일반적인 용량은 하루 250mg에서 500mg이며, 감염의 종류와 심각도에 따라 증감될 수 있다. 소아의 경우 체중 kg당 10mg의 용량으로 투여한다. 치료 기간은 감염 부위에 따라 다르지만, 두부 백선은 4~6주, 체부 백선 및 완선은 2~4주, 수족 백선은 4~8주, 조갑 백선은 손톱의 경우 최소 6개월, 발톱의 경우 12개월 이상 지속될 수 있다.

그리세오풀빈의 일반적인 부작용으로는 두통, 위장 장애(오심, 구토, 설사), 피로감, 현기증 등이 있다. 드물게 알레르기 반응, 광과민성, 간 기능 이상, 백혈구 감소 등이 나타날 수 있으므로, 약물 투여 중 이상 증상이 발생하면 의사에게 알려야 한다. 포르피린증이나 심각한 간 기능 장애가 있는 환자, 임산부 또는 임신 가능성이 있는 여성에게는 투여가 금지되어 있다. 또한, 와파린과 같은 특정 약물과의 상호작용이 있을 수 있으므로 병용 투여 시 주의가 필요하다.

최근에는 이트라코나졸, 테르비나핀 등 더 짧은 치료 기간과 높은 효과를 보이는 새로운 항진균제들이 개발되어 그리세오풀빈의 사용 빈도는 줄어들고 있지만, 여전히 일부 특정 상황에서 유용한 치료 옵션으로 남아있다.

4) 5-fluorocytosine

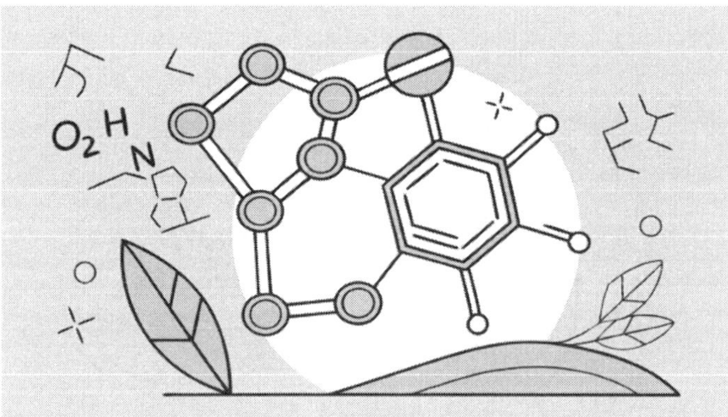

5-플루오로시토신(5-Fluorocytosine, 5-FC)은 피리미딘 계열의 항진균제로, 특정 진균 감염 치료에 사용되는 약물이다. 암포테리신 B나 아졸계 항진균제와는 다른 작용 기전을 가지며, 주로 칸디다(Candida)와 크립토코쿠스(Cryptococcus) 감염증에 효과를 나타낸다.

5-FC는 진균 세포 내로 흡수된 후, 시토신 데아미나제(cytosine deaminase)라는 효소에 의해 5-플루오로우라실(5-Fluorouracil, 5-FU)로 전환된다. 5-FU는 다시 여러 단계의 대사 과정을 거쳐 활성형 대사체로 변환되어 항진균 효과를 나타낸다. 이 활성 대사체들은 진균의 DNA 및 RNA 합성을 억제하여 세포 성장을 막고 결국 사멸에 이르게 한다. 흥미로운 점은 인체 세포에는 시토신 데아미나제가 거의 존재하지 않아 5-FC가 선택적으로 진균에 독성을 나타낸다는 것이다.

5-FC는 주로 경구로 투여되며, 신장을 통해 대부분 미변화체로 배설된다. 따라서 신장 기능에 이상이 있는 환자의 경우 용량 조절이 필요할 수 있다. 5-FC는 단독으로 사용되는 경우 내성 발생률이 높기 때문에, 보통 암포테리신 B와 병용하여 치료 효과를 높이고 내성 발생을 줄이는 전략이 많이 사용된다. 특히 크립토코쿠스 수막염과 같은 심각한 감염증에서 병용 요법은 중요한 치료법으로 자리 잡고 있다.

5-FC의 주요 부작용으로는 골수 억제(백혈구 감소, 혈소판 감소), 위장 관계 이상(오심, 구토, 설사, 복통), 간 기능 이상 등이 있다. 이러한 부작용은 투여 용량과 기간에 따라 다르게 나타날 수 있으며, 특히 신장 기능이 저하된 환자에게서 더 흔하게 발생할 수 있다. 따라서 5-FC 투여 중에는 정기적인 혈액 검사와 간 기능 검사를 통해 부작용 발생 여부를 주의 깊게 관찰해야 한다.

5-FC는 칸디다 혈증, 심내막염, 요로 감염, 호흡기 감염 및 크립토코쿠스 수막염, 호흡기 감염, 패혈증, 요로 감염 등 심각한 진균 감염 치료에 중요한 역할을 하는 약물이다. 하지만 내성 발생 가능성과 부작용을 고려하여, 다른 항진균제와의 병용 요법을 통해 치료 효과를 극대화하고 부작용을 최소화하는 것이 임상적으로 중요하다.

6. 질병 유발 진균

1) 조균류

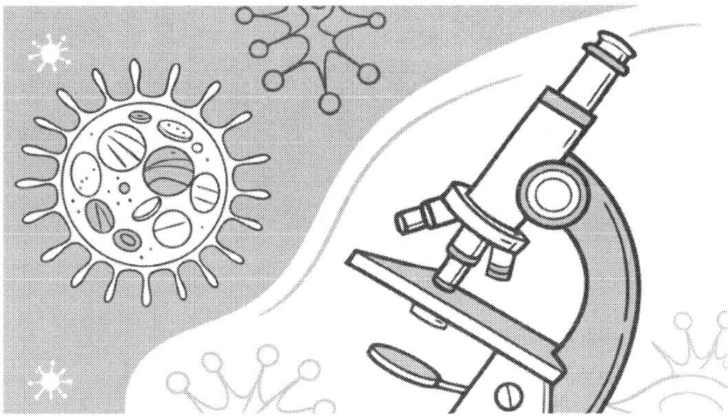

조균류는 과거 접합균류로 불렸으며, 현재는 털곰팡이아문과 포충균아문으로 나뉜다. 이들은 흙이나 썩어가는 유기물에서 주로 발견되며, 일부는 다른 생물에 기생하거나 공생하기도 한다. 건강한 사람에게는 질병을 잘 일으키지 않지만, 면역력이 심하게 떨어진 환자에게는 심각한 감염증을 유발할 수 있다. 대표적인 질병은 털곰팡이증이다.

털곰팡이증은 *Rhizopus*, *Mucor*, *Lichtheimia* 등의 털곰팡이목 진균에 의해 발생한다. 감염은 주로 포자 흡입이나 오염된 상처를 통해 일어나며, 드물게 오염된 음식 섭취로도 발생한다. 감염 부위에 따라 비강뇌, 폐, 피부 등 다양한 형태로 나타난다. 비강뇌 털곰팡이증은 부비동, 눈, 뇌를 침범하여 얼굴 부종, 두통, 시력 변화 등을 일으킨다. 폐 털곰팡이증은 발열, 기침, 흉통을 유발하며, 피부 털곰팡이증은 피부 궤양이나 괴사를 특징으로 한다.

진단은 임상 증상과 함께 조직 생검으로 균사를 확인하고, 배양 검사로 원인균을 동정한다. CT나 MRI는 감염 범위를 파악하는 데 도움이 된다. 치료는 암포테리신 B 지질 제형, 이사부코나졸, 포사코나졸 등의 항진균제를 사용하며, 감염된 조직을 외과적으로 제거하는 것도 중요하다. 특히 비강뇌 털곰팡이증은 괴사 조직 제거가 예후에 큰 영향을 미친다. 털곰팡이증은 진행이 빠르고 사망률이 높아 고위험군 환자의 예방과 조기 진단이 중요하다.

또 다른 조균류인 푸른곰팡이목의 일부 진균은 Entomophthoromycosis를 유발할 수 있다. 이는 주로 열대 및 아열대 지역에서 발생하며, 피하 조직에 만성적인 염증을 일으킨다. *Conidiobolus coronatus*는 코와 얼굴 부종을, *Basidiobolus ranarum*은 팔다리 등에 피하 결절을 유발한다. 진단은 조직 생검으로 하며, 이트라코나졸 등의 아졸계 항진균제나 아이오딘화칼륨으로 치료할 수 있다.

2) 자낭균류

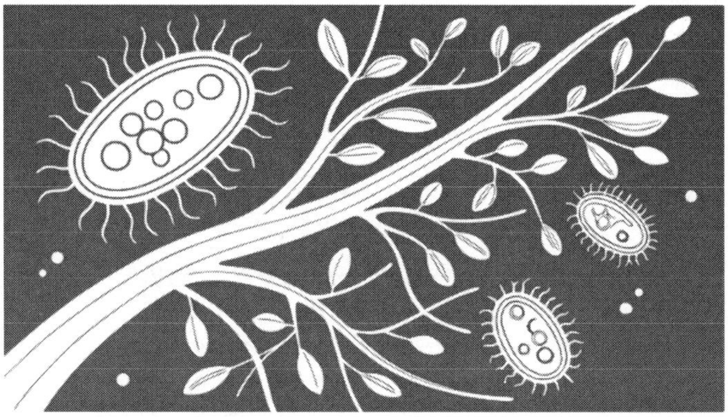

자낭균류는 균계에서 가장 큰 문으로, 곰팡이와 효모를 포함하여 다양한 종을 아우른다. 이들은 유성생식 시 자낭이라는 주머니 모양 구조 안에서 자낭포자를 형성하는 특징을 지닌다. 자낭균류는 자연계에 널리 분포하며, 부패한 유기물을 분해하는 역할을 하거나 다른 생물과 공생하기도 하지만, 일부는 사람, 동물, 식물에 질병을 일으키는 병원성을 나타낸다.

사람에게 질병을 유발하는 자낭균류는 다양하며, 감염 부위와 증상 또한 여러 가지 형태로 나타난다. 대표적인 예로는 칸디다속(*Candida*)에 속하는 효모들이 있다. *Candida albicans*는 구강, 질, 피부 등에 기회감염을 일으켜 아구창, 질염, 피부염 등을 유발할 수 있으며, 면역력이 심하게 저하된 환자에게는 혈류 감염과 같은 심각한 침습성 감염을 일으키기도 한다.

아스페르길루스속(*Aspergillus*)에 속하는 곰팡이 또한 중요한 병원성 자낭균류이다. *Aspergillus fumigatus*는 주로 호흡기를 통해 감염되어 폐 아스페르길루스증을 유발하며, 알레르기성 질환이나 부비동염을 일으키기도 한다. 면역력이 약한 환자에게는 침습성 폐 아스페르길루스증과 같은 치명적인 감염을 일으킬 수 있다.

피부사상균증을 일으키는 *Trichophyton, Microsporum, Epidermophyton* 속의 곰팡이들도 자낭균류에 속한다. 이들은 피부, 모발, 손발톱의 각질을 영양분으로 이용하여 백선, 즉 무좀, 완선, 백선 등의 피부 질환을 유발한다.

그 외에도 *Histoplasma capsulatum, Blastomyces dermatitidis, Coccidioides immitis* 등

은 토양에 존재하다가 포자를 통해 호흡기로 감염되어 심부 진균 감염증을 일으킬 수 있는 자낭균류이다. 이들 질환은 폐렴과 유사한 증상을 보이며, 심한 경우 전신으로 퍼져 생명을 위협할 수도 있다.

자낭균류에 의한 질병은 감염 부위와 원인균에 따라 다양한 임상 양상을 보이므로, 정확한 진단과 적절한 항진균제 치료가 중요하다. 면역력이 저하된 환자의 경우, 진균 감염에 더욱 취약하므로 예방과 조기 진단에 특별한 주의가 필요하다.

3) 불완전교류

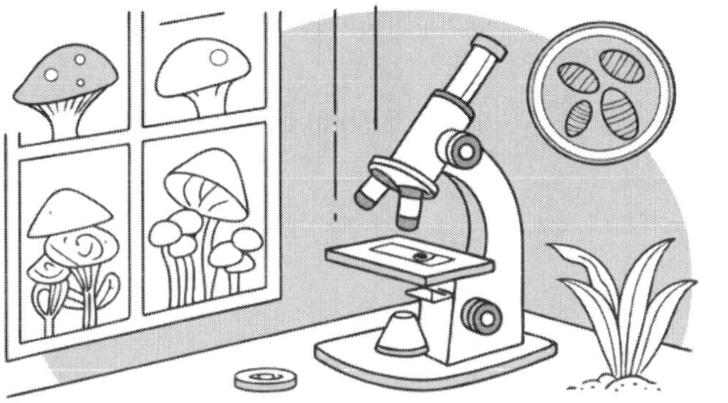

불완전균류는 유성생식 단계가 아직 밝혀지지 않았거나 관찰되지 않는 다양한 진균들을 모아 놓은 그룹이다. 따라서 계통학적으로는 명확한 분류군이 아니지만, 의학, 농업, 산업적으로 중요한 많은 진균들이 이 그룹에 속해 있다. 분자생물학적 연구가 진행됨에 따라 이들은 주로 자낭균류나 담자균류로 재분류되는 추세이다.

사람에게 질병을 일으키는 불완전균류는 다양하며, 표재성 감염부터 심재성 감염까지 다양한 질환을 유발한다. 피부사상균으로 알려진 *Trichophyton, Microsporum, Epidermophyton* 속의 곰팡이들은 피부, 모발, 손발톱의 각질을 영양분으로 이용하여 백선, 즉 무좀, 백선, 완선 등을 일으킨다. 이들은 피부에 특징적인 병변을 형성하며, 가려움증을 동반하는 경우가 많다.

Aspergillus 속의 일부 곰팡이들은 기회감염을 일으키는 중요한 불완전균류이다. 특히 *Aspergillus fumigatus*는 면역력이 저하된 환자에게 폐 아스페르길루스증을 유발하여 발열, 기침, 호흡 곤란 등의 증상을 나타내며, 심한 경우 치명적일 수 있다. 또한, 알레르기성 기관지폐 아스페르길루스증과 같은 알레르기 질환의 원인이 되기도 한다.

*Penicillium marneffei*는 동남아시아 지역에서 HIV 감염 환자 등 면역 저하 환자에게 전신성 진균 감염증을 일으키는 불완전균류이다. 발열, 체중 감소, 빈혈, 피부 병변, 림프절 비대 등의 증상을 나타내며, 적절한 치료가 이루어지지 않으면 사망에 이를 수 있다.

그 외에도 *Pneumocystis jirovecii*(과거에는 원생생물로 분류되었으나 현재는 진균으로 분류됨)는 면역력이 심하게 저하된 환자, 특히 HIV 감염 환자에게 폐렴을 일으키는 중요한 기회감염

병원체이다. 마른기침, 호흡 곤란, 발열 등의 증상을 보이며, 적절한 치료가 늦어지면 호흡 부전으로 진행될 수 있다.

불완전균류에 의한 질병은 다양한 임상 양상을 보이므로, 정확한 진단과 적절한 항진균제 치료가 필수적이다. 면역 저하 환자의 경우, 불완전균류를 포함한 다양한 진균 감염에 취약하므로 예방적 항진균제 투여가 고려되기도 한다.

11장. 바이러스

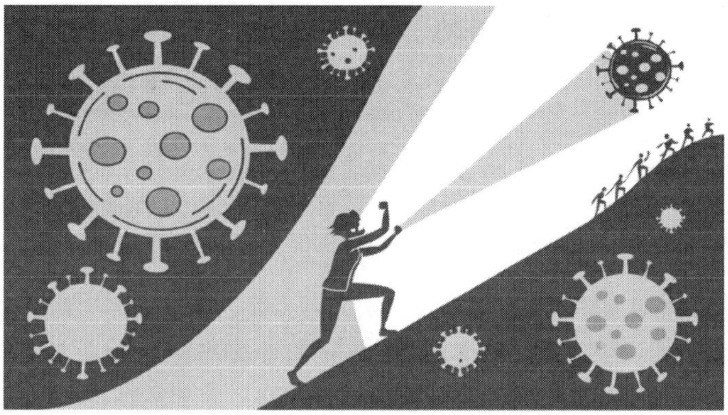

바이러스는 살아있는 세포 내에서만 증식하는 아주 작은 감염성 입자이다. 스스로 물질대사를 할 수 없어 숙주 세포의 기능을 빌려 자신의 유전 물질(DNA 또는 RNA)을 복제하고 새로운 바이러스 입자를 만든다. 기본적인 구조는 유전체와 이를 둘러싸는 단백질 껍질인 캡시드로 이루어져 있으며, 일부는 외피를 갖기도 한다.

바이러스는 숙주 특이성이 강해 특정 세포나 생물에만 감염을 일으킨다. 감염 과정은 숙주 세포 표면의 수용체 결합, 유전 물질 주입, 숙주 세포 복제 기구 이용, 새로운 바이러스 입자 형성 및 방출 순으로 진행된다. 이 과정에서 숙주 세포는 파괴되거나 기능을 잃게 된다.

바이러스는 감기, 독감부터 에이즈, 에볼라까지 다양한 질병의 원인이 된다. 세균에 작용하는 항생제로는 치료할 수 없으며, 항바이러스제를 사용하여 바이러스의 특정 단계를 억제하는 방식으로 치료한다.

바이러스 감염 예방에는 백신이 효과적이다. 백신은 약화시키거나 죽인 바이러스 또는 그 일부를 주입하여 인체의 면역 체계가 항체를 형성하도록 유도하여 실제 감염 시 질병을 예방하거나 증상을 완화한다.

1. 바이러스 개요

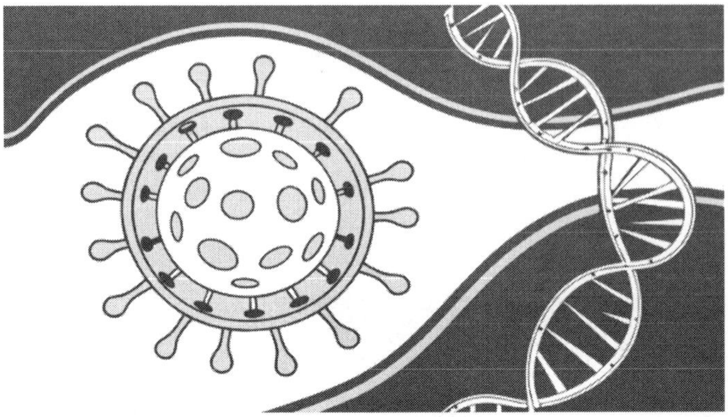

바이러스는 스스로 증식할 수 없는 아주 작은 감염성 입자로서, 생존과 번식을 위해서는 반드시 살아있는 숙주 세포 내부를 필요로 한다. 숙주 세포가 가진 물질대사 기구를 이용하여 자신의 유전 물질을 복제하고 필요한 단백질을 합성함으로써 새로운 바이러스 입자를 만들어낸다. 세포 밖에서는 어떠한 생명 활동도 나타내지 않고 단순한 화학 물질의 형태로 존재한다.

바이러스의 기본적인 구조는 유전체와 캡시드로 구성된다. 유전체는 DNA 또는 RNA 중 하나의 형태로 이루어져 있으며, 이 유전 물질은 캡시드라고 불리는 단백질 껍질에 의해 보호받고, 바이러스 입자의 전체적인 형태를 결정하는 역할을 한다. 일부 바이러스는 이 캡시드 외부를 다시 지질막 형태의 외피가 둘러싸고 있는데, 이 외피는 바이러스가 숙주 세포에 침입하는 과정을 돕는 기능을 수행한다. 특히 외피 표면에는 숙주 세포의 특정 수용체에 결합하는 당단백질 스파이크가 존재하여 숙주 세포와의 상호작용에 중요한 역할을 한다.

바이러스는 숙주 특이성이 매우 강하게 나타나 특정 종류의 세포나 특정 생물 종에 대해서만 감염을 일으키는 경향이 있다. 바이러스의 감염 과정은 일반적으로 흡착, 침투, 탈피, 복제, 조립, 방출의 여러 단계를 거친다. 먼저 바이러스는 숙주 세포 표면에 있는 특정 수용체에 결합하는 흡착 단계를 거친 후, 자신의 유전 물질을 숙주 세포 내부로 주입하는 침투 단계를 진행한다. 침투 후에는 캡시드나 외피를 벗어버리는 탈피 과정을 거쳐 바이러스 유전체가 숙주 세포 내부에 노출된다.

이후 바이러스 유전체는 숙주 세포의 복제 기구를 이용하여 자신의 유전 물질을 복제하고, 숙주 세포의 리보솜 등을 이용하여 바이러스의 구성 성분인 단백질을 합성한다. 복제된 유전 물질과 합성된 단백질들은 조립 과정을 거쳐 새로운 바이러스 입자를 형성하게 되며, 마지막으로 이 새로운 바이러스 입자들은 숙주 세포를 파괴하거나 숙주 세포 밖으로 방출되어 다른 세포를 감염시키는 과정을 반복한다.

바이러스는 우리에게 익숙한 감기나 독감과 같은 비교적 가벼운 질병부터 에이즈, 에볼라, 그리고 최근 전 세계적인 유행을 일으킨 코로나19와 같이 심각한 질병에 이르기까지 매우 다양한 질병의 원인이 된다. 세균 감염에 효과적인 항생제는 바이러스 감염에는 전혀 효과가 없으며, 바이러스 감염 치료에는 바이러스의 특정 단계를 선택적으로 억제하는 항바이러스제를 주로 사용한다. 바이러스 감염을 예방하는 가장 효과적인 방법 중 하나는 백신 접종이다. 백신은 약화시키거나 완전히 죽인 바이러스 또는 바이러스의 일부 성분을 인체에 주입하여 인체의 면역 체계가 특정 바이러스에 대한 항체를 미리 형성하도록 유도하는 원리를 이용한다. 이렇게 형성된 항체는 실제 바이러스 감염 시 신속하고 효과적으로 바이러스를 제거하여 질병 발병을 막거나 증상을 완화시키는 역할을 한다.

2. 바이러스의 일반적 특징

1) 바이러스의 숙주

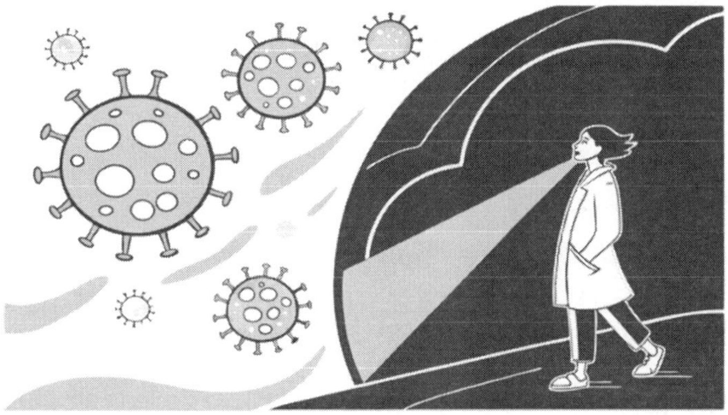

바이러스는 살아있는 숙주 세포 내에서만 생존하고 증식하는 절대 세포 내 기생체이다. 스스로 물질대사를 할 수 없어 숙주 세포의 기능을 이용하여 번식하며, 감염 대상인 숙주의 범위는 바이러스의 중요한 특징이다. 바이러스는 세균부터 동물, 식물까지 거의 모든 생명체를 숙주로 삼을 수 있다.

숙주 특이성은 바이러스마다 다르다. 일부는 특정 종의 특정 세포에만 감염하는 좁은 숙주 범위를 가지는 반면, 일부는 여러 종이나 다양한 세포 유형을 감염시키는 넓은 숙주 범위를 가진다. 바이러스 표면의 특정 단백질이 숙주 세포 표면의 특정 수용체와 상호작용해야 감염이 시작되므로, 이 상호작용의 특이성이 숙주 범위를 결정하는 핵심 요인이다. 적절한 수용체가 없거나 세포 내 침투 및 복제에 필요한 기구를 이용할 수 없으면 감염이 일어나지 않는다.

바이러스의 숙주 범위는 진화 과정에서 변화할 수 있다. 유전적 변이나 재조합을 통해 새로운 표면 단백질을 획득하거나 숙주 세포 인식 메커니즘이 바뀌면, 이전에는 감염시키지 못했던 새로운 숙주를 감염시킬 수 있게 된다. 이러한 숙주 범위 확장은 새로운 전염병 발생의 원인이 될 수 있으며, 인수공통감염병 이해에 중요하다.

바이러스의 숙주 연구는 바이러스의 생태, 병원성, 진화 이해에 필수적이다. 항바이러스제 개발이나 백신 설계 시 숙주 세포와의 상호작용 메커니즘 파악이 중요하다. 숙주 세포 수용체 차단 또는 바이러스 결합 능력 억제 약물 개발, 바이러스 복제에 필요한 숙주 인자 표적 치료 전략 등이 연구되고 있다.

2) 바이러스의 크기

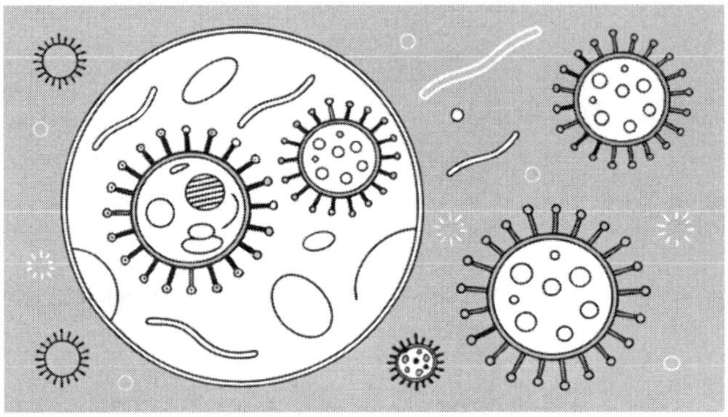

바이러스는 생물학적 개체 중 가장 작은 축에 속하며, 그 크기는 매우 다양하지만 일반적으로 세균보다 훨씬 작다. 대부분의 바이러스는 나노미터(nm) 단위의 크기를 가지며, 이는 1미터의 10억 분의 1에 해당하는 길이이다. 바이러스의 크기는 형태, 유전체의 크기, 캡시드 및 외피의 구조 등에 따라 다르며, 수십 나노미터에서 수백 나노미터에 이르기까지 넓은 범위에 걸쳐 분포한다.

가장 작은 바이러스 중 하나는 파르보바이러스(Parvovirus)로, 직경이 약 20nm 정도이다. 이 바이러스는 단일 가닥 DNA 유전체를 가지며, 비교적 단순한 캡시드 구조를 가지고 있다. 반대로 가장 큰 바이러스 중 하나는 판도라바이러스(Pandoravirus)로, 길이가 약 1마이크로미터(μm)에 달한다. 이는 일부 작은 세균과 비슷한 크기이며, 매우 큰 DNA 유전체를 가지고 복잡한 구조를 가진다. 피토바이러스(Pithovirus)와 메가바이러스(Megavirus) 역시 수백 나노미터 크기의 거대 바이러스에 속한다.

일반적으로 인체에 감염을 일으키는 바이러스들의 크기는 이 중간 정도에 해당한다. 예를 들어, 인플루엔자 바이러스는 직경이 약 80-120nm, HIV(인간 면역결핍 바이러스)는 약 100-120nm, 코로나바이러스(SARS-CoV-2)는 약 80-160nm 정도의 크기를 가진다. 이처럼 다양한 크기의 바이러스들은 각각 다른 구조와 유전체 구성을 가지며, 숙주 세포 내에서 복제되는 방식 또한 차이를 보인다.

바이러스의 작은 크기는 광학 현미경으로는 관찰하기 어렵게 만든다. 일반적인 광학 현미경의 해상도는 약 200nm 정도이므로, 대부분의 바이러스는 빛의 파장보다 작아 직접적인 형태 관찰이 불가능하다. 따라서 바이러스의 크기와 형태를 정확하게 확인하기 위해서는 투과 전자 현미경(TEM)이나 주사 전자 현미경(SEM)과 같은 고해상도 전자 현미경 기술이 필수적으로 사용된다. 전자 현미경은 전자빔을 이용하여 매우 작은 물체의 이미지를 확대하여 보여주기 때문에, 나노미터 크기의 바이러스 입자 구조를 상세하게 분석할 수 있다.

바이러스의 크기를 이해하는 것은 바이러스의 여과, 숙주 세포 내 침투 메커니즘, 면역 반응 유도 등 다양한 측면에서 중요하다. 예를 들어, 특정 크기의 필터를 사용하여 바이러스를 걸러낼 수 있으며, 바이러스의 크기는 숙주 세포 내로 들어가는 방식과 세포 내 이동 경로에 영향을 미칠 수 있다. 또한, 바이러스 입자의 크기는 면역 체계가 바이러스를 인식하고 반응하는 방식에도 영향을 미칠 수 있다. 거대 바이러스의 발견은 기존의 바이러스에 대한 이해를 넓히고 생명의 경계에 대한 새로운 질문을 던지고 있다.

3. 바이러스의 구조

1) 핵산

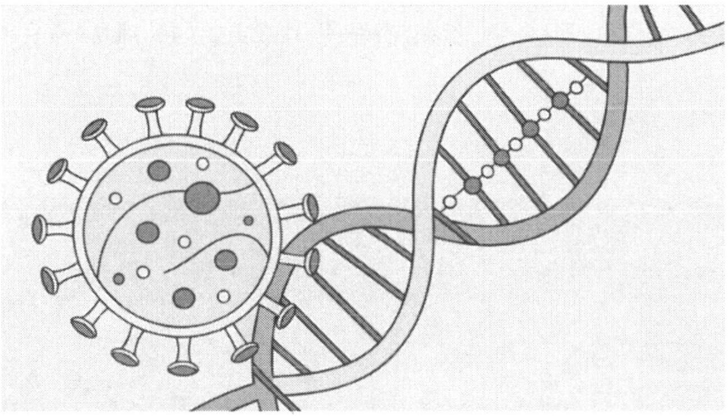

바이러스의 핵심적인 구성 요소 중 하나는 핵산, 즉 유전체이다. 바이러스는 생명체의 유전 물질인 DNA 또는 RNA 중 단 하나의 종류만을 유전체로 가진다는 특징이 있다. 이는 DNA와 RNA 모두를 유전 물질로 가지는 대부분의 세포 생물과는 뚜렷하게 구별되는 점이다. 바이러스 유전체의 형태와 크기는 매우 다양하며, 바이러스의 종류와 특성에 따라 다양한 구조를 나타낸다.

바이러스 유전체는 단일 가닥(single-stranded, ss) 또는 이중 가닥(double-stranded, ds)의 형태로 존재할 수 있다. 또한, 선형(linear) 또는 원형(circular) 구조를 가질 수도 있다. DNA를 유전체로 가지는 바이러스(DNA 바이러스)는 ssDNA 또는 dsDNA 형태를 취할 수 있으며, RNA를 유전체로 가지는 바이러스(RNA 바이러스) 역시 ssRNA 또는 dsRNA 형태를 가질 수 있다. 일부 RNA 바이러스는 유전체가 여러 개의 분절된 RNA 조각으로 이루어진 분절형 유전체를 가지기도 한다.

바이러스 유전체의 크기는 염기쌍 또는 뉴클레오타이드의 수로 표시되며, 바이러스의 종류에 따라 수천 개에서 수십만 개에 이르기까지 매우 다양한 범위를 보인다. 일반적으로 RNA 바이러스의 유전체 크기는 DNA 바이러스에 비해 작은 경향이 있다. 유전체의 크기는 바이러스가 가질 수 있는 유전 정보의 양, 즉 바이러스가 암호화할 수 있는 단백질의 종류와 개수에 직접적인 영향을 미친다. 작은 유전체를 가진 바이러스는 숙주 세포의 기능을 더 많이 의존하는 경향이 있으며, 큰 유전체를 가진 바이러스는 스스로 더 많은 기능을 수행할 수 있는 단백질을 암호화할 수 있다.

바이러스 유전체는 바이러스의 복제, 조립, 숙주 세포와의 상호작용 등에 필요한 모든 유전 정보를 담고 있다. 여기에는 캡시드 단백질, 외피 당단백질(외피를 가진 바이러스의 경우), 바이러스 복제 효소, 숙주 세포의 면역 반응을 억제하는 단백질 등 다양한 기능의 단백질을 암호화하는 유전자들이 포함된다. 일부 바이러스는 숙주 세포 내에서 자신의 유전체를 안정적으로 유지하거나 숙주 세포의 유전체에 삽입될 수 있도록 하는 특별한 서열이나 구조를 유전체 내에 가지고 있기도 하다.

바이러스 유전체의 다양성은 바이러스의 진화와 숙주 적응에 중요한 역할을 한다. 유전체 복제 과정에서의 오류, 유전자 재조합, 유전자 재배열 등의 유전적 변이는 새로운 바이러스 변이체의 출현을 촉진하고, 바이러스가 새로운 숙주를 감염시키거나 기존 숙주 내에서 약물 내성을 획득하는 등의 변화를 유발할 수 있다. 따라서 바이러스 유전체의 분석은 바이러스의 기원, 진화 경로, 병원성 메커니즘을 이해하고 새로운 진단 및 치료 전략을 개발하는 데 매우 중요한 정보를 제공한다.

2) 캡시드와 외피

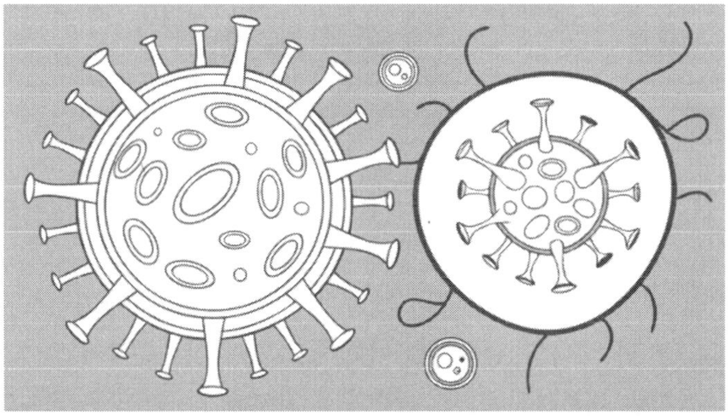

캡시드(capsid)는 바이러스의 유전체인 핵산을 둘러싸고 보호하는 단백질 껍질이다. 이는 여러 개의 단백질 소단위체, 즉 캡소미어(capsomere)들이 모여 형성되며, 바이러스의 형태를 결정하는 중요한 역할을 한다. 캡시드는 바이러스 유전체를 외부의 물리적, 화학적 손상으로부터 보호할 뿐만 아니라, 숙주 세포 표면의 특정 수용체에 결합하여 바이러스가 숙주 세포 내로 침투하는 과정을 돕기도 한다. 캡시드의 구조는 바이러스 종류에 따라 다양하며, 정이십면체, 나선형, 복합형 등의 형태를 나타낼 수 있다.

정이십면체 캡시드는 20개의 삼각형 면과 12개의 꼭짓점을 가진 대칭적인 구조로, 많은 구형 바이러스에서 발견된다. 나선형 캡시드는 캡소미어들이 핵산을 따라 나선형으로 배열된 막대 모양의 구조로, 일부 RNA 바이러스에서 관찰된다. 복합형 캡시드는 정이십면체와 나선형 구조가 혼합된 형태이거나, 추가적인 단백질 구조를 포함하는 более 복잡한 형태를 띤다.

외피(envelope)는 일부 바이러스에서 캡시드 바깥쪽을 둘러싸는 지질막이다. 이 외피는 바이러스가 숙주 세포에서 출아(budding)하는 과정에서 숙주 세포막의 일부를 획득하여 형성된다. 따라서 외피의 지질 성분은 숙주 세포막과 유사하지만, 바이러스 자체의 유전체에 의해 암호화된 외피 당단백질(envelope glycoprotein)이 박혀 있어 바이러스의 숙주 세포 인식 및 융합에 중요한 역할을 한다. 이러한 외피 당단백질은 종종 스파이크(spike) 또는 페플로머(peplomer)라고 불리며, 바이러스의 감염력과 숙주 특이성을 결정하는 데 핵심적인 역할을 수행한다.

외피를 가진 바이러스는 숙주 세포와의 융합을 통해 세포 내로 침투하는 반면, 외피가 없는 바이러스(naked virus 또는 non-enveloped virus)는 캡시드 자체의 단백질을 이용하여 숙주 세포 표면에 부착하고 세포 내로 들어가거나, 세포막에 구멍을 형성하여 유전체를 주입하는 등의 다른 메커니즘을 사용한다.

외피는 지질 성분으로 이루어져 있어 에테르나 알코올과 같은 지질 용해제에 취약하며, 이러한 물질에 노출되면 바이러스의 감염력이 상실될 수 있다. 반면, 외피가 없는 바이러스는 환경적인 요인에 대해 상대적으로 더 안정적인 경향을 보인다. 인플루엔자 바이러스, HIV, 코로나바이러스 등은 외피를 가진 대표적인 바이러스이며, 폴리오바이러스, 아데노바이러스 등은 외피가 없는 바이러스의 예이다.

3) 일반적인 형태

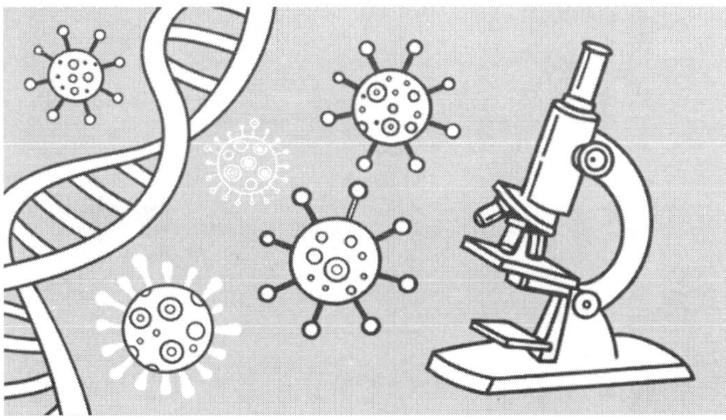

바이러스는 놀라울 정도로 다양한 형태를 나타내며, 이는 캡시드와 외피의 구조, 그리고 유전체의 형태와 크기에 따라 결정된다. 바이러스의 일반적인 형태는 크게 정이십면체형, 나선형, 그리고 이 둘의 조합이거나 더 복잡한 구조를 갖는 복합형으로 분류할 수 있다.

정이십면체형 바이러스는 20개의 삼각형 면과 12개의 꼭짓점을 가진 구에 가까운 다면체 구조를 하고 있다. 이 형태는 캡시드를 구성하는 단백질 소단위체들이 규칙적으로 배열되어 안정적인 구조를 형성하는 데 효율적이다. 아데노바이러스, 폴리오바이러스 등이 대표적인 정이십면체형 바이러스이다.

나선형 바이러스는 캡시드 단백질들이 핵산을 따라 나선 모양으로 배열된 형태를 가진다. 이로 인해 바이러스 입자는 길쭉한 막대 모양이나 실 모양을 띠게 된다. 담배 모자이크 바이러스(TMV)가 대표적인 나선형 바이러스이다. 일부 나선형 바이러스는 외피를 가지기도 하는데, 인플루엔자 바이러스의 뉴클레오캡시드가 나선형 구조를 이룬다.

복합형 바이러스는 정이십면체 구조와 나선형 구조가 결합되거나, 그 외 더 복잡한 구조를 갖는 바이러스를 말한다. 박테리오파지(bacteriophage)가 대표적인 예로, 머리 부분은 정이십면체 형태의 캡시드로 이루어져 유전체를 보호하고, 꼬리 부분은 나선형 구조로 되어 숙주 세균에 부착하고 유전체를 주입하는 역할을 한다. 폭스바이러스(poxvirus) 역시 복잡한 구조를 가지며, 뚜렷한 캡시드 형태를 보이지 않고 여러 개의 단백질 층과 내부 코어를 가지고 있다.

이러한 다양한 형태는 바이러스가 숙주 세포를 인식하고 침투하는 방식, 유전체를 포장하는 효율성, 환경적인 안정성 등 바이러스의 생존 전략과 밀접하게 관련되어 있다. 전자 현미경 기술의 발달을 통해 바이러스의 다양한 형태와 구조가 상세하게 밝혀지고 있으며, 이는 바이러스의 분류, 진단, 치료 전략 개발에 중요한 기반 정보를 제공한다.

4. 바이러스의 분류

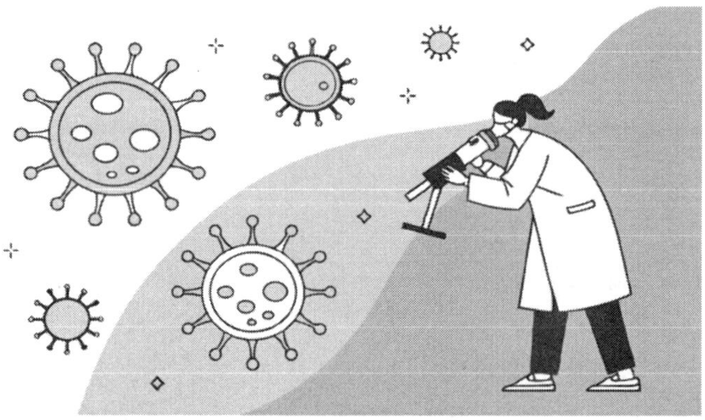

바이러스는 생물과 무생물의 중간적 존재로, 살아있는 숙주 세포 내에서만 증식하는 아주 작은 감염성 입자이다. 스스로 물질대사를 할 수 없어 숙주 세포의 기능을 이용하여 자신의 유전 물질을 복제하고 단백질을 합성하여 새로운 바이러스 입자를 만든다. 세포 밖에서는 단순한 화학 물질의 형태로 존재하며 생명체의 특징을 나타내지 않는다.

바이러스의 기본 구조는 유전체와 캡시드로 이루어진다. 유전체는 DNA 또는 RNA 중 하나의 핵산으로 구성되며, 캡시드는 단백질 껍질로 유전체를 보호하고 바이러스 입자의 형태를 결정한다. 일부 바이러스는 캡시드 외부에 지질막 형태의 외피를 가지며, 이는 숙주 세포 침입을 돕는 역할을 한다. 외피에는 숙주 세포 수용체에 결합하는 당단백질 스파이크가 존재한다.

바이러스는 숙주 특이성이 강하여 특정 세포나 생물에만 감염을 일으킨다. 감염 과정은 흡착,

침투, 탈피, 복제, 조립, 방출의 단계를 거친다. 바이러스는 숙주 세포 표면에 결합한 후 세포 내로 유전 물질을 주입하고, 숙주 세포의 기능을 이용하여 바이러스 구성 성분을 복제 및 합성한다. 이들은 조립되어 새로운 바이러스 입자를 형성하고, 숙주 세포를 파괴하거나 방출되어 다른 세포를 감염시킨다.

바이러스는 감기, 독감부터 에이즈, 에볼라, 코로나19까지 다양한 질병을 유발한다. 항생제는 효과가 없으며, 항바이러스제를 사용하여 바이러스의 특정 단계를 억제하는 치료를 한다. 백신 접종은 바이러스 감염을 예방하는 효과적인 방법으로, 약화시키거나 죽인 바이러스 또는 그 일부를 주입하여 인체의 면역 체계가 항체를 형성하도록 유도한다. 바이러스는 유전체 종류, 구조, 복제 방식 등에 따라 다양한 분류 체계를 가지며, 국제 바이러스 분류 위원회(ICTV)가 이를 관리한다. 유전체 분석 기술의 발전은 바이러스의 계통학적 관계를 밝히고, 새로운 바이러스 분류 및 질병 이해에 기여한다.

5. 바이러스의 배양

1) 동물접종에 의한 배양

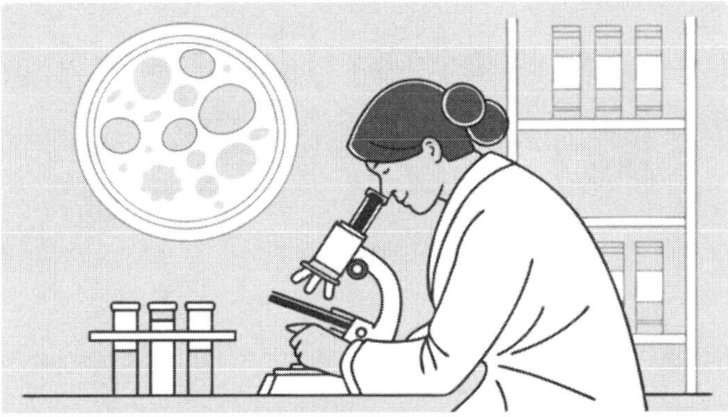

동물 접종을 통한 바이러스 배양은 과거 바이러스 연구와 진단에 중요한 방법이었다. 살아있는 동물을 이용하여 바이러스를 증식시키는 이 방식은 세포 배양 시스템에서 잘 자라지 않는 바이러스나, 바이러스의 병원성과 숙주 내 반응을 연구하는 데 필수적이었다. 현재는 세포 배양 기술과 분자생물학적 방법의 발전으로 그 중요성이 줄었지만, 특정 상황에서는 여전히 유용하다.

바이러스 배양에 사용되는 동물은 바이러스 종류와 연구 목적에 따라 다양하게 선택된다. 주로 마우스, 햄스터, 기니피그, 토끼, 닭의 배아 등이 사용된다. 특정 바이러스는 특정 동물 종이나 연령에서 더 잘 증식하거나 특징적인 병변을 유발하기도 한다. 인플루엔자 바이러스는 닭 배아에서 잘 증식하며, 뇌염 바이러스는 마우스 뇌 접종으로 병원성을 연구한다.

동물에 바이러스를 접종하는 경로는 정맥, 복강 내, 피하, 근육, 뇌 내, 비강 내 등 다양하며, 바이러스 종류와 연구 목적에 따라 선택된다. 접종 후에는 동물의 임상 증상 발현, 사망 여부, 조직 내 바이러스 증식 정도 등을 관찰한다.

닭 배아를 이용한 배양은 인플루엔자, 홍역, 볼거리 바이러스와 조류 바이러스 연구에 널리 사용되었다. 수정란에 바이러스를 접종하는 경로는 양막강, 요막강, 난황낭, 융모요막강 내 등 다양하며, 바이러스에 따라 최적의 증식 부위가 다르다. 배양 후에는 배아 생존 여부, 조직 내 바이러스 증식 정도, 바이러스 특이 항원 존재 여부를 확인하여 배양 성공 여부를 판단한다.

동물 접종은 바이러스의 생체 내 병원성 연구, 백신 개발을 위한 바이러스 분리 및 약독화 과정에 중요한 정보를 제공할 수 있다. 일부 바이러스는 세포 배양 시스템에서 효율적으로 배양하기 어려워 동물 접종이 유일한 방법인 경우도 있다.

그러나 동물 접종은 비용이 많이 들고 시간이 오래 걸리며, 윤리적 문제와 동물 관리의 어려움 등의 단점이 있다. 또한, 동물의 종 특이성 때문에 인간 감염 바이러스를 동물 모델에서 완벽하게 연구하기는 어렵다. 따라서 현재는 세포 배양 기술과 분자생물학적 방법이 주된 연구 방법이며, 동물 접종은 특수한 연구 목적이나 세포 배양이 어려운 특정 바이러스에 제한적으로 사용된다.

2) 부화란을 사용한 배양

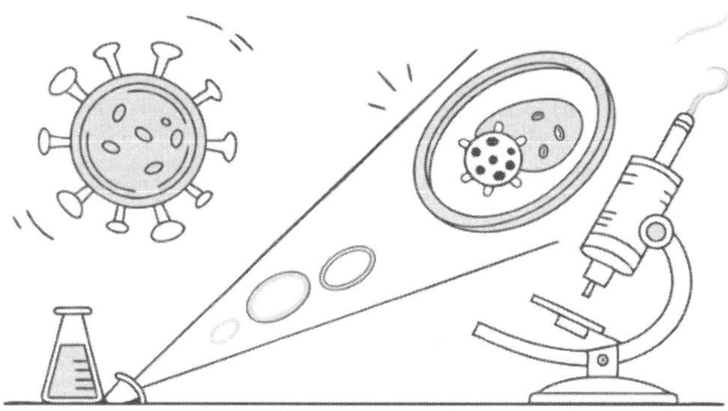

부화란, 특히 수정된 닭의 배아를 이용한 바이러스 배양은 오랫동안 바이러스 연구와 백신 생산에 중요한 역할을 해왔다. 닭의 배아는 다양한 세포 유형과 살아있는 조직을 포함하여 여러 종류의 바이러스가 효율적으로 증식할 수 있는 환경을 제공한다. 또한, 비용이 비교적 저렴하고 대량 배양이 가능하며, 세균 오염 위험이 포유류 세포 배양 시스템보다 낮다는 장점을 가진다.

부화란을 이용한 바이러스 배양 과정은 수정된 닭의 알을 일정한 온도와 습도 조건에서 특정 기간 동안 부화시키는 것으로 시작된다. 바이러스 접종 경로와 배양 조건은 배아의 발달 단계와 연구하고자 하는 바이러스의 특성에 따라 달라진다. 일반적으로 5일에서 12일 정도 부화된 배아가 바이러스 접종에 많이 사용된다.

바이러스를 부화란에 접종하는 경로는 다양하며, 융모요막강, 양막강, 요막강, 난황낭 등이 주요 경로이다. 융모요막강 접종은 폭스바이러스나 헤르페스바이러스 배양에 적합하며, 특징적인 플라크 형성을 관찰할 수 있다. 양막강 접종은 인플루엔자 바이러스나 홍역 바이러스 등 호흡기 바이러스 배양에 주로 사용된다. 요막강 접종은 인플루엔자 바이러스와 같은 일부 바이러스의 대량 생산에 이용된다. 난황낭 접종은 특정 바이러스의 초기 분리나 연구에 사용된다.

바이러스를 접종한 부화란은 다시 적절한 온도와 습도 조건에서 일정 기간 동안 배양된다. 배양 시간은 바이러스의 종류와 증식 속도에 따라 다르며, 일반적으로 수일에서 일주일 정도 소요된다. 배양 후에는 배아의 생존 여부와 배아 조직에서의 바이러스 증식 정도를 확인한다. 바이러스 증식 여부는 육안 병변 관찰, 혈구 응집 반응, 바이러스 특이 항원 검출, 바이러스 유전자 검출 등의 방법을 통해 확인할 수 있다.

부화란을 이용한 바이러스 배양은 백신 생산 분야에서 특히 중요한 역할을 해왔다. 인플루엔자 백신, 홍역 백신, 볼거리 백신 등 많은 바이러스 백신이 부화란에서 대량으로 생산되어 전 세계적으로 사용되고 있다. 그러나 최근에는 세포 배양 기술의 발전으로 일부 백신 생산 방식이 세포 배양 기반으로 전환되기도 하고 있다.

그럼에도 불구하고, 부화란 배양법은 여전히 일부 바이러스 연구 및 백신 생산에 중요한 기술로 남아 있으며, 특정 바이러스에 대한 효율적인 배양 시스템을 제공한다는 점에서 그 가치를 인정받고 있다.

3) 세포배양

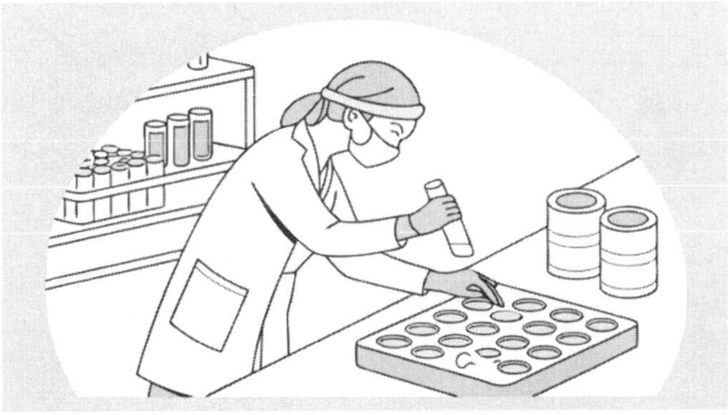

세포 배양은 생체에서 분리한 세포를 인위적인 환경 조건 하에서 유지하고 증식시키는 기술로, 바이러스 연구 및 진단 분야에서 매우 중요한 역할을 수행한다. 동물 조직에서 얻은 다양한 종류의 세포를 플라스크, 페트리 접시 등의 용기에서 영양 배지를 공급하며 배양함으로써, 특정 바이러스가 숙주 세포 내에서 어떻게 감염되고 증식하는지를 효과적으로 연구할 수 있다. 또한, 세포 배양은 바이러스의 분리, 동정, 역가 측정, 유전자 분석, 항바이러스제 개발, 백신 생산 등 다양한 응용 분야에 필수적인 기반 기술을 제공한다.

세포 배양에 사용되는 세포는 크게 일차 세포(primary cell)와 연속 세포주(continuous cell line)로 나눌 수 있다. 일차 세포는 동물 조직에서 직접 분리하여 처음 배양한 세포로, 생체 내의 특성을 비교적 잘 유지하고 있지만, 배양 수명이 제한적이고 균질성이 떨어질 수 있다는 단점이 있다. 반면, 연속 세포주는 암세포나 바이러스 형질전환을 통해 만들어진 세포로, 무한히 증식이 가능하고 균질성이 높아 대량 배양에 용이하지만, 생체 내 세포의 특성이 변형되었을 가능성이 있다. Vero 세포, HeLa 세포, MDCK 세포 등이 대표적인 연속 세포주이다.

바이러스 배양을 위해 세포를 준비하는 과정은 멸균 조건 하에서 이루어진다. 적절한 영양 성분(아미노산, 비타민, 무기염류, 탄수화물 등)과 성장 인자, 혈청 등이 포함된 배지를 사용하여 세포를 배양하고, 세포가 용기의 바닥에 단층으로 부착하여 성장하도록 유도한다. 세포가 충분히 성장하면 바이러스가 포함된 검체를 접종하고, 바이러스가 세포 내로 감염되어 증식할 수 있도록 적절한 온도와 이산화탄소 농도를 유지하며 배양한다.

바이러스가 세포 배양 시스템에서 증식하면 다양한 세포병변효과(Cytopathic effect, CPE)를 관찰할 수 있다. CPE는 바이러스 감염으로 인해 세포의 형태, 구조, 기능 등에 나타나는 이상 현상으로, 세포 융합(syncytia formation), 세포질 수축, 핵 응축, 세포 용해 등 다양한 형태로 나타난다. CPE의 종류와 정도는 바이러스의 종류와 농도, 세포의 종류에 따라 다르게 나타나므로, 이를 통해 바이러스 감염 여부를 확인하고 바이러스의 종류를 추정할 수 있다.

세포 배양을 통해 증식된 바이러스는 다양한 방법으로 분석된다. 바이러스 입자의 수를 측정하는 역가 측정(viral titration), 바이러스 유전체를 분석하는 PCR, 바이러스 특이 단백질을 검출하는 ELISA나 웨스턴 블로팅, 바이러스의 감염력을 측정하는 플라크 분석법 등이 대표적인 예이다. 또한, 세포 배양 시스템은 새로운 항바이러스제의 효능을 평가하거나, 백신 개발을 위한 바이러스 연구에도 널리 활용된다.

세포 배양은 동물 접종에 비해 윤리적인 문제가 적고, 특정 바이러스에 대한 숙주 세포의 반응을 보다 명확하게 연구할 수 있다는 장점이 있다. 또한, 대량의 균질한 바이러스 생산이 가능하여 다양한 연구 및 응용 분야에 기여하고 있다. 현대 바이러스학 연구에서 세포 배양은 필수적인 핵심 기술로 자리매김하고 있다.

4) 바이러스 접종 및 관찰

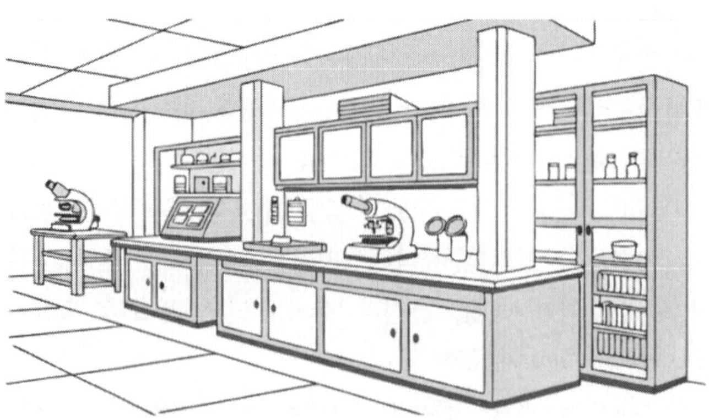

바이러스 접종과 관찰은 바이러스 배양의 핵심 단계로, 준비된 숙주 시스템에 바이러스 검체를 도입하고 바이러스의 증식과 그로 인한 변화를 확인하는 과정이다. 이 과정은 바이러스 분리, 동정, 병원성 연구, 항바이러스제 효능 평가 등 다양한 바이러스학 연구의 기초가 된다.

동물 접종 시에는 살아있는 동물에 바이러스를 접종하여 생체 내 반응과 병원성을 연구한다. 접종 경로는 연구 목적과 바이러스 특성에 따라 선택되며, 접종 후에는 동물의 임상 증상, 질병 진행 정도, 특정 조직 내 바이러스 분포 및 증식 정도를 관찰한다. 혈액이나 조직 검체를 채취하여 바이러스 존재 유무와 양을 확인하고, 조직 병리학적 분석을 통해 바이러스로 인한 세포 손상이나 병변을 관찰하기도 한다. 사망률과 생존 기간도 중요한 관찰 지표이다.

부화란을 사용한 접종 시에는 바이러스를 융모요막강, 양막강, 요막강, 난황낭 등 특정 부위에 접종한다. 접종 후에는 배아의 생존 여부와 배아 조직의 육안 병변 발생 여부를 관찰한다. 배양된 액체나 조직에서 바이러스 특이 항원 검출, 혈구 응집 반응, 바이러스 유전자 검출 등의 방법을 통해 바이러스 증식 여부와 양을 확인하고, 플라크 분석법으로 감염력을 측정할 수 있다.

세포 배양에서는 준비된 세포 배양 시스템에 바이러스 검체를 접종하면 바이러스가 숙주 세포에 흡착, 침투하여 증식한다. 바이러스 증식의 대표적인 징후는 세포병변효과(CPE)이다. CPE는 바이러스 감염으로 인해 세포의 형태, 구조, 기능 등에 나타나는 다양한 이상 현상으로, 세포 융합, 세포질 수축, 핵 응축, 세포 용해 등 다양한 형태로 나타난다. CPE의 종류와 정도는 바이러스 종류, 농도, 세포 종류에 따라 특이적인 패턴을 보이므로, 이를 통해 바이러스 감염 여부를 판단하고 바이러스 종류를 추정할 수 있다. CPE 관찰은 광학 현미경으로 시간 경과에 따라 기록된다.

또한, 바이러스 접종 후 일정 시간이 지난 세포 배양액이나 세포 자체를 이용하여 다양한 분석을 수행한다. 바이러스 특이 항원 검출, 바이러스 유전자 검출 및 정량, 바이러스 입자 확인, 바이러스 감염력 측정 등의 방법을 통해 바이러스 증식 정도와 감염성을 평가한다. 항바이러스제 효과 평가 실험에서는 약물 처리된 세포 배양에서의 바이러스 증식 억제 정도를 관찰하고 측정한다.

정확한 바이러스 접종 기술과 체계적인 관찰은 바이러스 연구의 신뢰성을 확보하는 데 필수적이다. 숙주 시스템, 바이러스 종류, 연구 목적에 따라 최적의 접종 및 관찰 방법을 선택하고 표준화된 프로토콜을 따르는 것이 중요하다.

6. 바이러스 감염증의 진단법

1) 바이러스의 분리

바이러스 감염증 진단에서 바이러스 분리는 확진을 위한 중요한 방법이다. 환자의 검체에서 살아있는 바이러스 입자를 분리하여 숙주 시스템에서 증식시키는 과정이다. 성공적인 분리는 원인 바이러스를 특정하고 특성을 분석하는 데 필수적이다.

분리 과정은 적절한 시기에 적절한 부위에서 환자의 검체를 채취하는 것으로 시작된다. 검체 종류와 채취 시기는 바이러스 종류와 감염 부위에 따라 신중하게 결정해야 한다. 채취된 검체는 바이러스 활성 유지를 위해 저온 등으로 운반된다.

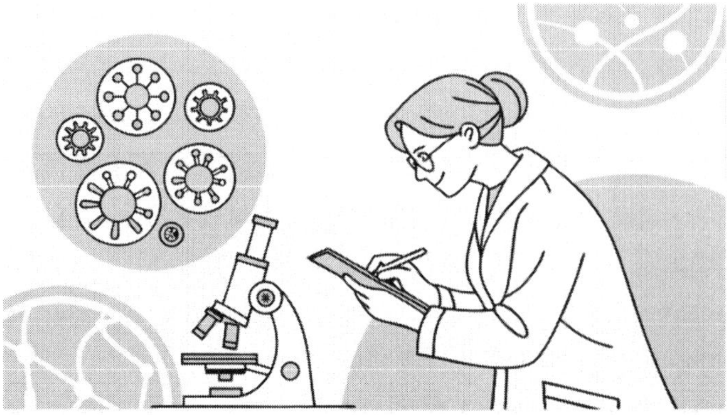

실험실에서는 검체로부터 바이러스를 분리하기 위한 전처리 과정을 거친다. 세균이나 진균 오염 방지를 위한 항생제 처리, 불순물 제거를 위한 원심분리나 여과 등이 포함된다. 전처리된 검체는 바이러스가 증식할 수 있는 적절한 숙주 시스템에 접종된다.

세포 배양은 널리 사용되는 숙주 시스템이다. 다양한 세포주를 이용하여 바이러스를 배양하며, 바이러스 종류에 따라 최적의 세포주를 선택한다. 접종 후 세포 배양액은 적절한 환경에서 배양된다. 바이러스 증식 시 세포병변효과(CPE)라는 특징적인 세포 형태 변화가 관찰될 수 있다.

일부 바이러스는 특정 세포주에서 잘 자라지 않거나 CPE가 명확하지 않을 수 있다. 이러한 경우 부화란이나 실험동물을 이용한 분리가 시도될 수 있다. 부화란의 다양한 부위에 검체를 접종하여 바이러스 증식을 유도하고, 배아의 생존 여부나 조직 병변, 바이러스 특이 항원 등을 확인한다. 실험동물 접종은 병원성 연구나 세포 배양, 부화란에서 분리가 어려운 바이러스 분리에 사용될 수 있지만, 윤리적 문제와 비용 등의 제약이 있다.

분리가 성공하면 분리된 바이러스의 종류를 동정하기 위한 추가 검사가 진행된다. 전자 현미경을 통한 형태 관찰, 면역형광법이나 ELISA를 이용한 바이러스 특이 항원 검출, PCR이나 염기서열 분석을 통한 유전자 분석 등이 이루어진다. 분리된 바이러스의 유전체 정보 분석은 바이러스의 계통학적 위치 파악, 유전자 변이 여부 확인, 질병 발생 및 전파 경로 추적 등에 활용될 수 있다.

바이러스 분리는 시간이 오래 걸리고 기술적인 숙련도를 요구하지만, 감염 원인 바이러스를 직접적으로 확인하고 특성을 분석할 수 있다는 점에서 여전히 중요한 진단 방법이다. 특히 새로운 바이러스 출현이나 집단 발병 시 원인 규명에 결정적인 역할을 한다.

2) 바이러스, 바이러스항원 또는 핵산의 직접 검색법

바이러스 감염증을 빠르고 정확하게 진단하기 위해, 환자의 검체에서 바이러스 자체, 바이러스 항원, 또는 바이러스의 유전 물질인 핵산을 직접적으로 찾아내는 방법들이 널리 사용되고 있다. 이러한 직접 검색법은 바이러스를 배양하는 데 오랜 시간이 걸리거나 기술적인 어려움이 따르는 경우, 또는 감염 초기 단계에서 바이러스의 존재를 신속하게 확인해야 하는 상황에서 특히 중요한 역할을 한다.

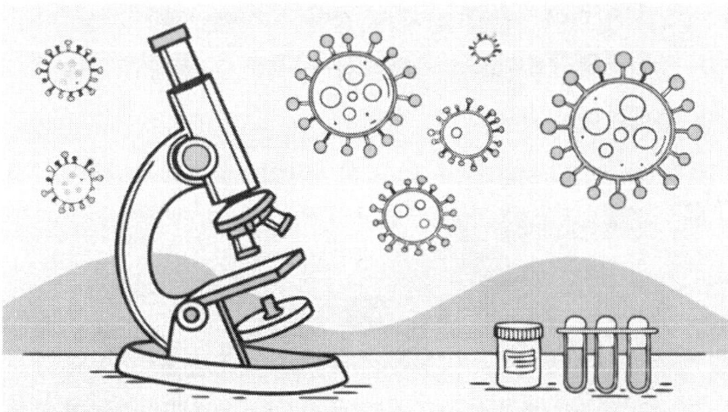

바이러스 자체를 직접 확인하는 방법 중 하나는 전자 현미경을 이용하는 것이다. 이 방법은 바이러스 입자의 형태를 직접적으로 관찰할 수 있는 강력한 도구로서, 환자의 검체를 특수하게 처리하여 전자 현미경으로 분석하면 바이러스의 크기, 모양, 그리고 기본적인 구조 등을 직접 눈으로 확인할 수 있다. 이는 배양이 어렵거나 새로운 바이러스 감염증의 원인체를 신속하게 파악하는 데 유용하지만, 고가의 장비와 전문 인력이 필요하며 검출 민감도가 상대적으로 낮다는 단점이 있다. 면역전자현미경은 특정 바이러스에 대한 항체를 이용하여 바이러스 입자들을 서로 뭉치게 하거나 표지를 붙여 검출 민감도를 높이는 방법이다.

바이러스 항원을 직접 찾아내는 방법은 바이러스 감염 시 환자의 검체 내에 존재하는 바이러스 특이적인 단백질, 즉 항원을 검출하는 것이다. 대표적인 방법으로는 효소면역분석법과 면역크로마토그래피법이 있다. 효소면역분석법은 특정 바이러스 항원에 대한 항체를 이용하여 검체 내 항원의 존재 유무와 그 양을 정량적으로 측정할 수 있는 방법으로, 비교적 높은 민감도와 특이성을 가진다. 면역크로마토그래피법은 흔히 신속진단키트 형태로 사용되며, 검체 내에 해당 바이러스 항원이 존재하면 특정 띠가 나타나는 방식으로 결과를 빠르고 간편하게 확인할 수 있다는 장점이 있다. 인플루엔자 바이러스, 호흡기 세포융합 바이러스, 로타바이러스 등의 진단에 널리 활용된다.

바이러스의 유전 물질인 핵산을 직접적으로 찾아내고 증폭하는 방법도 매우 중요하다. 중합효소 연쇄 반응은 극히 미량의 바이러스 핵산을 짧은 시간 안에 수백만 배로 증폭시켜 검출 감도를 획기적으로 높이는 기술이다. RNA 바이러스의 유전체를 검출하기 위해서는 먼저 역전사 효소를 이용하여 RNA를 DNA로 변환하는 역전사 과정을 거친 후 중합효소 연쇄 반응을 수행하는 역전사 중합효소 연쇄 반응이 사용된다. 실시간 중합효소 연쇄 반응은 핵산 증폭 과정을 실시간으로 모니터링하여 바이러스의 양을 정량적으로 측정할 수 있다는 장점을 가진다. 이러한 중합효소 연쇄 반응 기반의 진단법은 매우 높은 민감도와 특이성을 가지며, 다양한 바이러스 감염증의 조기 진단, 특히 바이러스 배양이 어렵거나 시간이 오래 걸리는 경우에 매우 유용하게 활용된다. 최근에는 하나의 반응으로 여러 종류의 바이러스를 동시에 검출할 수 있는 다중 중합효소 연쇄 반응 기술도 개발되어 임상 현장에서 활용되고 있다.

이처럼 바이러스 자체, 바이러스 항원, 또는 바이러스 핵산을 직접 검색하는 방법들은 각각 고유한 장점과 단점을 가지고 있으며, 임상 상황과 진단 목적에 따라 가장 적절한 방법이 선택되어 활용된다. 특히 새로운 감염병이 유행하는 상황에서 신속하고 정확한 진단을 통해 질병의 확산을 막는 데 중요한 역할을 수행한다.

3) 면역학적 진단

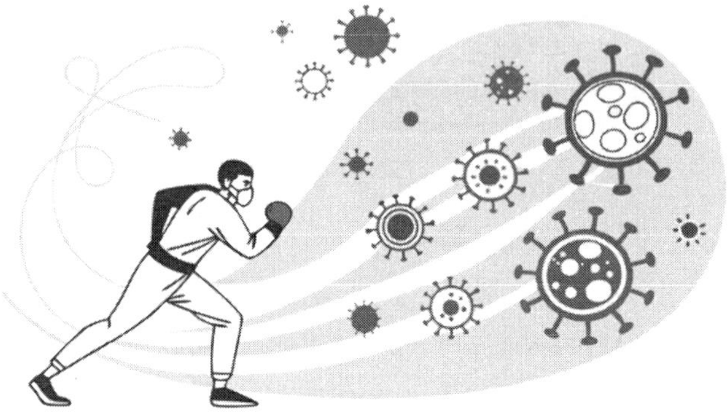

면역학적 진단은 우리 몸이 바이러스 감염에 대해 보이는 면역 반응, 특히 항체 생성을 이용하여 바이러스 감염 여부를 확인하는 방법이다. 바이러스와 같은 외부 물질이 몸에 들어오면, 면역 시스템은 그 물질을 인식하고 특이적으로 결합하는 단백질인 항체를 만들어 방어 작용을 한다. 면역학적 진단법은 환자의 혈액이나 체액 같은 검체에서 이러한 바이러스 특이 항체의 존재 유무나 그 양을 측정하여 과거 또는 현재의 바이러스 감염 여부를 판단하는 데 쓰인다.

면역학적 진단 방법은 여러 가지가 있는데, 대표적인 것으로 효소면역분석법, 면역형광법, 웨스턴 블로팅, 중화 시험, 혈구 응집 억제 시험 등이 있다.

효소면역분석법은 특정 바이러스 항원을 고체 표면에 붙여놓고, 환자의 혈청을 반응시킨다. 만약 환자 혈청에 그 바이러스에 대한 항체가 있다면 항원-항체 복합체가 만들어진다. 그 후 효소가 붙은 이차 항체를 처리하여 이 복합체를 검출하고, 효소 반응을 통해 색깔 변화를 일으켜 항체의 존재 유무와 양을 측정한다. 이 방법은 비교적 간단하고 많은 검사를 동시에 할 수 있으며 민감도가 높아 널리 쓰인다.

면역형광법은 바이러스에 감염된 세포나 바이러스 항원을 슬라이드에 고정시킨 후, 환자의 혈청을 반응시킨다. 바이러스 특이 항체가 있다면 결합이 일어나고, 형광 물질이 붙은 이차 항체를 처리하여 형광 현미경으로 관찰하면 항체의 존재를 확인할 수 있다. 특정 바이러스 감염을 빠르게 진단하는 데 유용하다.

웨스턴 블로팅은 바이러스 단백질을 전기적인 방법으로 분리한 다음 막에 옮겨 고정시키고, 환자의 혈청과 반응시킨다. 특정 바이러스 항체가 있다면 결합이 일어나고, 효소나 형광 물질이 붙은 이차 항체를 이용하여 항체의 결합 여부를 눈으로 확인한다. 효소면역분석법보다 복잡하지만, 특정 바이러스 단백질에 대한 항체의 특이성을 확인할 수 있다는 장점이 있다.

중화 시험은 환자의 혈청에 있는 항체가 바이러스의 감염력을 없애는 능력을 측정하는 방법이다. 환자의 혈청과 바이러스를 섞어 감수성이 있는 세포에 접종한 후, 세포가 손상되는지 여부를 관찰한다. 세포 손상이 억제되면 환자 혈청에 바이러스 감염을 막는 중화 항체가 있다는 것을 의미한다. 바이러스의 실제 활성을 직접 평가할 수 있지만, 시간과 노력이 많이 든다.

혈구 응집 억제 시험은 일부 바이러스가 적혈구를 뭉치게 하는 능력을 이용한 것으로, 환자의 혈청 속 항체가 이러한 혈구 응집 반응을 막는 정도를 측정한다. 특정 바이러스 감염 진단과 백신 효과를 평가하는 데 활용된다.

면역학적 진단은 바이러스 감염 후 항체가 만들어지기까지 시간이 걸리기 때문에, 감염 초기 진단에는 어려움이 있을 수 있다. 또한, 과거 감염이나 백신 접종 때문에 항체가 이미 존재할 수도 있으므로, 급성 감염과 과거 감염을 구별하기 위해 IgM, IgG 같은 항체의 종류를 함께 측정하거나 시간 흐름에 따른 항체 양의 변화를 확인하는 것이 중요하다.

7. 바이러스 증식

1) 세균파지의 증식

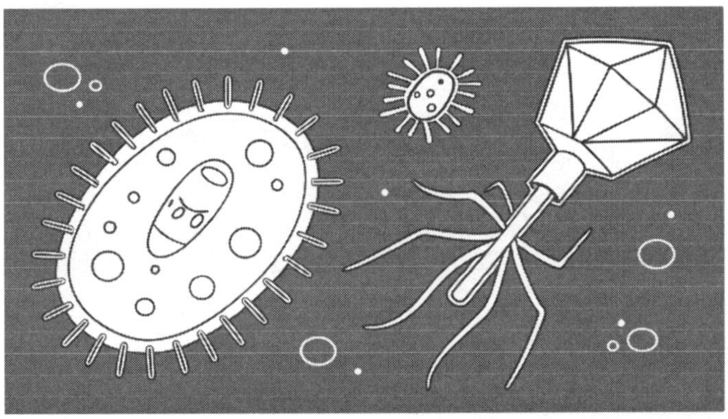

세균파지, 즉 박테리오파지는 세균에 특이적으로 감염하여 증식하는 바이러스이다. 이들은 세균 세포 안에서 자신의 유전 물질을 복제하고 새로운 파지 입자를 만든 후, 숙주 세균을 파괴하여 방출되는 방식으로 번식한다. 세균파지의 증식 과정은 용균성 생식 주기와 용원성 생식 주기의 두 가지 주요 경로로 나눌 수 있다.

용균성 생식 주기는 파지가 숙주 세균에 감염하여 빠르게 증식한 후, 세균 세포를 용해시켜 새로운 파지 입자를 방출하는 과정이다. 이 주기는 흡착, 침투, 전사, 복제, 단백질 합성, 조립, 용해 및 방출의 단계를 거친다. 먼저 파지 입자가 세균 세포 표면의 특정 수용체에 결합한다. 다음으로 파지가 세균 세포벽과 세포막을 뚫고 자신의 유전 물질을 세균 세포질 안으로 주입한다.

파지 유전 정보는 숙주 세균의 효소를 이용하여 mRNA로 전사되고, 초기 유전자들은 파지 DNA 복제에 필요한 효소들을 만든다. 파지 DNA는 숙주 세균의 효소와 재료를 이용하여 복제되고, 파지 mRNA는 숙주 세균의 리보솜을 이용하여 파지 구조 단백질과 방출에 필요한 단백질로 번역된다. 복제된 파지 DNA와 합성된 파지 단백질들은 스스로 조립되어 새로운 완전한 파지 입자를 형성한다. 마지막으로 파지 유전자로부터 만들어진 용해 효소가 세균 세포벽을 분해하여 세포를 터뜨리고, 새로운 파지 입자들이 방출되어 다른 세균을 감염시킬 수 있게 된다.

용원성 생식 주기는 일부 온건성 파지가 숙주 세균을 즉시 용해시키지 않고 자신의 유전체를 세균 염색체 안으로 삽입하여 프로파지 형태로 존재하면서 세균과 함께 복제되는 과정이다. 특정 환경 조건 변화가 일어나면 프로파지는 활성화되어 용균성 생식 주기로 바뀔 수 있다. 용원성 주기는 파지의 유전체가 숙주 세균의 유전체 안에 통합되어 안정적으로 유지된다는 점에서 용균성 주기와 뚜렷한 차이를 보인다. 이 과정에서는 파지 유전자 발현이 억제되어 파지 입자가 만들어지지 않고, 세균이 분열할 때마다 프로파지 DNA도 함께 복제되어 딸세포로 전달된다.

세균파지의 증식 연구는 바이러스의 기본적인 생명 현상을 이해하는 데 도움을 주었을 뿐만 아니라, 유전자 복제, 전사, 번역 등 분자생물학의 핵심 원리를 밝히는 데 중요한 역할을 했다. 또한, 세균 감염 치료를 위한 파지 치료법, 유전자 클로닝을 위한 벡터 개발 등 다양한 생명공학 분야에 응용되고 있다.

2) 용원성 파지

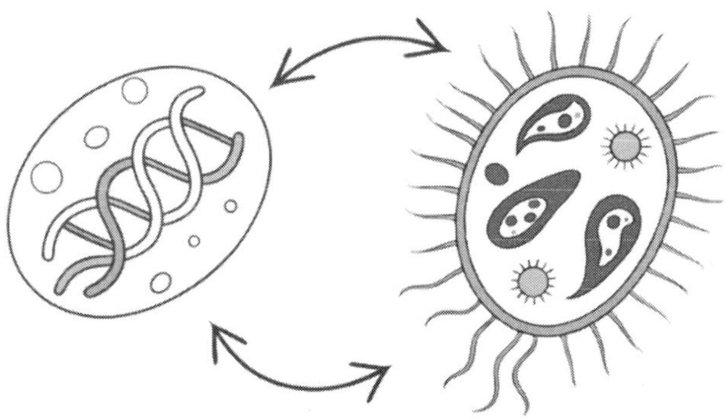

온건성 파지(temperate phage)라고도 불리는 용원성 파지는 세균에 감염한 후 숙주 세포를 즉시 파괴하는 용균성 생식 주기 대신, 자신의 유전체를 숙주 세균의 염색체 내로 삽입하여 프로파지(prophage) 형태로 존재하면서 숙주 세균과 함께 복제되는 특징을 가진다. 이 과정은 용균성 파지와 뚜렷하게 구별되는 용원성 생식 주기의 핵심 단계이다.

용원성 파지가 세균에 흡착하고 유전체를 주입하는 초기 단계는 용균성 파지와 유사하다. 그러나 용원성 파지의 유전체는 즉시 복제되고 새로운 파지 입자를 만드는 데 사용되지 않는다. 대신, 파지 유전체는 특정 효소(인테그라제)의 작용으로 숙주 세균의 DNA 특정 부위에 통합된다. 이렇게 파지 유전체가 세균 염색체 내에 삽입된 상태를 프로파지라고 하며, 이 프로파지를 가진 세균을 용원균(lysogen)이라고 부른다.

프로파지 상태에서 파지 유전자의 대부분은 억제 단백질에 의해 발현이 억제되어 파지 입자가 생성되지 않는다. 대신, 프로파지는 숙주 세균이 세포 분열을 통해 증식할 때마다 함께 복제되어 딸세포로 유전된다. 따라서 용원균은 파지 유전체를 안정적으로 보유한 채 정상적인 생활을 영위할 수 있으며, 외부 환경 변화가 없다면 용균성 주기로 전환되지 않고 계속해서 프로파지를 딸세포에 전달한다.

그러나 특정 스트레스 조건, 예를 들어 자외선 조사, 화학 물질 노출, 영양분 부족 등이 발생하면 프로파지의 억제 상태가 풀리고 용균성 생식 주기가 유도될 수 있다. 이러한 유도(induction) 과정을 통해 프로파지는 세균 염색체에서 다시 분리되어 복제를 시작하고, 파지 단백질을 합성하여 새로운 파지 입자를 조립한 후 숙주 세균을 용해시켜 방출된다.

용원성 파지의 이러한 생활 방식은 파지가 숙주 세균 집단 내에서 자신의 유전체를 효율적으로 확산시키는 데 유리하게 작용할 수 있다. 숙주 세포를 즉시 파괴하는 대신, 숙주 세포의 증식을 이용하여 자신의 유전체를 안정적으로 유지하고 전달할 수 있기 때문이다. 또한, 용원성 파지는 숙주 세균의 표현형을 변화시키는 용원성 전환(lysogenic conversion 또는 phage conversion)을 일으키기도 한다. 파지 유전체에 있는 특정 유전자들이 발현되어 숙주 세균의 독성 인자 생성, 항생제 내성 획득, 다른 파지에 대한 저항성 획득 등 다양한 표현형 변화를 유도할 수 있다.

용원성 파지에 대한 연구는 바이러스와 숙주 세포 간의 복잡한 상호작용을 이해하는 데 중요한 통찰력을 제공하며, 세균 유전체의 진화와 다양성에 기여하는 중요한 요인으로 작용한다. 또한, 유전자 치료, 유전자 전달 시스템 개발 등 다양한 생명공학 분야에서도 용원성 파지의 특성이 응용될 수 있다.

8. 바이러스와 암

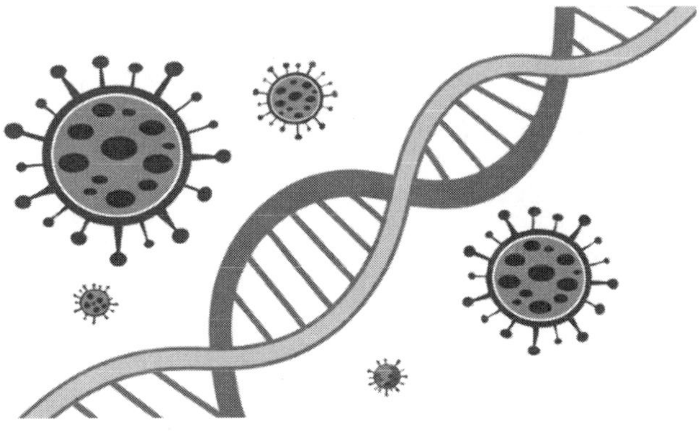

바이러스는 인간을 포함한 다양한 동물의 암 발생에 중요한 역할을 하는 요인 중 하나로 알려져 있다. 일부 바이러스는 숙주 세포의 유전 물질을 변형시키거나 세포 성장 조절 메커니즘을 교란하여 암세포로의 형질 전환을 유도할 수 있다. 이러한 바이러스를 종양 유발 바이러스 또는 발암성 바이러스라고 부른다. 바이러스에 의한 암 발생은 일반적으로 오랜 시간에 걸쳐 다단계 과정을 거치며, 바이러스 감염 자체만으로는 암이 발생하는 것이 아니라 유전적, 환경적 요인 등 다양한 요소들이 복합적으로 작용하여 발생 위험을 높인다.

대표적인 발암성 DNA 바이러스로는 인유두종바이러스(Human Papillomavirus, HPV), B형 간염 바이러스(Hepatitis B Virus, HBV), 엡스타인-바 바이러스(Epstein-Barr Virus, EBV), 카포시 육종 관련 헤르페스바이러스(Kaposi's Sarcoma-associated Herpesvirus, KSHV), 메르켈세포 폴리오마바이러스(Merkel Cell Polyomavirus, MCPyV) 등이 있다. HPV는 자궁경부암, 항문암, 구인두암 등 다양한 암의 주요 원인으로 알려져 있으며, 특히 고위험군 HPV 유형의 지속적인 감염이 암 발생 위험을 크게 증가시킨다. HBV와 C형 간염 바이러스(HCV, RNA 바이러스)는 만성 간염을 유발하고 간경변, 간암으로 진행될 수 있다. EBV는 버킷 림프종, 비인두암, 호지킨 림프종 등 특정 혈액암과 관련이 있으며, KSHV는 카포시 육종과 원발성 삼출 림프종 발생에 관여한다. MCPyV는 희귀 피부암인 메르켈세포암의 주요 원인으로 밝혀졌다.

발암성 RNA 바이러스로는 HTLV-1(Human T-cell Lymphotropic Virus type 1)과 HCV가 대표적이다. HTLV-1은 성인 T세포 백혈병/림프종을 유발할 수 있으며, HCV는 만성 간염을 거쳐 간암을 유발하는 주요 원인 중 하나이다. 레트로바이러스과에 속하는 HTLV-1은 역전사 효소를 이용하여 자신의 RNA 유전체를 DNA로 변환시킨 후 숙주 세포의 DNA에 삽입하는 특징을 가진다.

바이러스가 암을 유발하는 주요 메커니즘은 다음과 같다. 바이러스 유전체가 숙주 세포의 유전체에 삽입되어 암 억제 유전자(tumor suppressor gene)를 파괴하거나, 세포 성장 촉진 유전자(protooncogene)의 발현을 조절하는 부위에 삽입되어 이들의 기능을 변화시킬 수 있다. 또한, 바이러스 자체의 유전자 산물(온코프로틴)이 세포 성장, 분열, 세포 사멸 조절 등 세포 주기 관련 단백질의 기능을 방해하거나 활성화시켜 세포의 비정상적인 증식을 유도할 수 있다. 만성적인 바이러스 감염으로 인한 지속적인 염증 반응 또한 암 발생의 위험을 높이는 요인으로 작용할 수 있다.

바이러스 관련 암의 예방 전략으로는 백신 접종이 효과적이다. HPV 백신은 자궁경부암을 비롯한 HPV 관련 암의 발생 위험을 크게 낮출 수 있으며, HBV 백신은 B형 간염 바이러스 감염 및 그로 인한 간암 발생 위험을 효과적으로 예방한다. 또한, 바이러스 감염 위험 요인을 피하고, 정기적인 검진을 통해 조기에 바이러스 감염 및 관련 질환을 발견하고 관리하는 것도 중요하다.

9. DNA virus

1) Adenovirus

아데노바이러스는 사람을 포함한 다양한 동물에 감염을 일으키는 중간 크기의(90-100nm), 외피가 없는 이중 가닥 DNA 바이러스이다. 이 바이러스는 정이십면체 캡시드 구조를 가지며, 캡시드의 각 꼭짓점에는 섬유(fiber)라고 불리는 당단백질 구조가 뻗어 나와 숙주 세포 표면의 수용체에 결합하는 역할을 한다. 아데노바이러스는 유전체 크기와 단백질 구조의 차이에 따라 다양한 혈청형으로 분류되며, 사람에게 질병을 일으키는 혈청형만 100가지 이상이 알려져 있다.

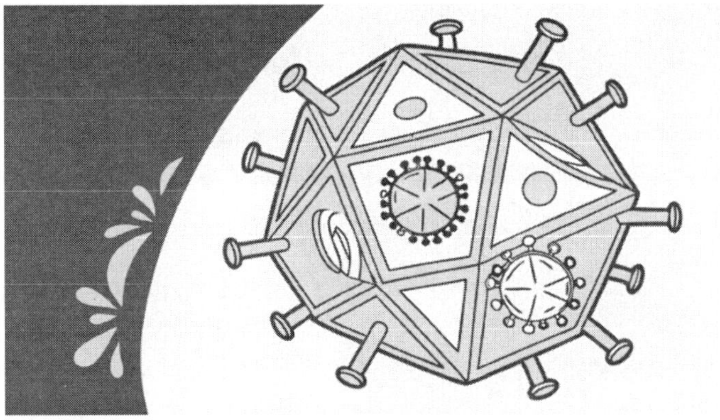

아데노바이러스의 증식 과정은 숙주 세포 표면의 특정 수용체(예: Coxsackievirus and Adenovirus Receptor, CAR)에 섬유 단백질이 결합하면서 시작된다. 바이러스는 엔도사이토시스(endocytosis)를 통해 세포 내로 유입된 후, 엔도솜에서 탈피하여 핵으로 이동한다. 핵 내에서 바이러스 DNA는 복제되고 바이러스 단백질이 합성된다. 초기 유전자 발현 후 바이러스 DNA 복제가 일어나고, 후기 유전자 발현을 통해 캡시드 단백질과 섬유 단백질 등 구조 단백질이 만들어진다. 새로 합성된 바이러스 DNA와 단백질은 핵 내에서 조립되어 새로운 바이러스 입자를 형성하고, 숙주 세포를 용해시켜 방출된다.

아데노바이러스는 주로 호흡기 비말, 대변-구강 경로, 오염된 물체와의 접촉 등을 통해 전파된다. 감염은 일년 내내 발생할 수 있으며, 특히 늦겨울, 봄, 초여름에 호흡기 감염이 흔하다. 아데노바이러스 감염은 무증상에서부터 경미한 감기 유사 증상, 인두염, 결막염, 위장염, 방광염, 드물게는 폐렴, 뇌염, 수막염 등 심각한 질환까지 다양한 임상 양상을 나타낼 수 있다. 소아에서는 호흡기 감염과 함께 위장관 감염이 흔하며, 군인과 같은 집단에서는 급성 호흡기 질환의 주요 원인으로 작용하기도 한다. 면역력이 저하된 환자에서는 보다 심각하고 지속적인 감염을 일으킬 수 있다.

아데노바이러스 감염의 진단은 임상 증상과 함께 바이러스 배양, 항원 검출, 핵산 증폭 검사(PCR) 등을 통해 이루어질 수 있다. 특히 PCR은 민감도와 특이도가 높아 진단에 유용하게 활용된다. 아데노바이러스 감염에 대한 특정 항바이러스 치료제는 아직 개발되지 않았으며, 대부분의 경우 증상 완화를 위한 대증 치료가 이루어진다. 심한 경우에는 항바이러스제(예: 시도포비어)가 제한적으로 사용될 수 있다. 아데노바이러스 감염 예방을 위해서는 손 씻기, 기침 예절 등 개인위생 관리가 중요하며, 일부 혈청형에 대해서는 백신이 개발되어 사용되기도 한다.

2) Cytomegalovirus

사이토메갈로바이러스(Cytomegalovirus, CMV)는 헤르페스바이러스과에 속하는 DNA 바이러스로, 사람에게 널리 퍼져 있는 병원체이다. 한번 감염되면 체내에 잠복 감염 형태로 평생 존재하며, 면역력이 저하될 때 재활성화되어 질병을 유발할 수 있다. CMV는 크기가 150-200 nm 정도의 구형 또는 다형태를 띠는 외피를 가진 바이러스로, 이중 가닥 DNA 유전체를 가지고 있다.

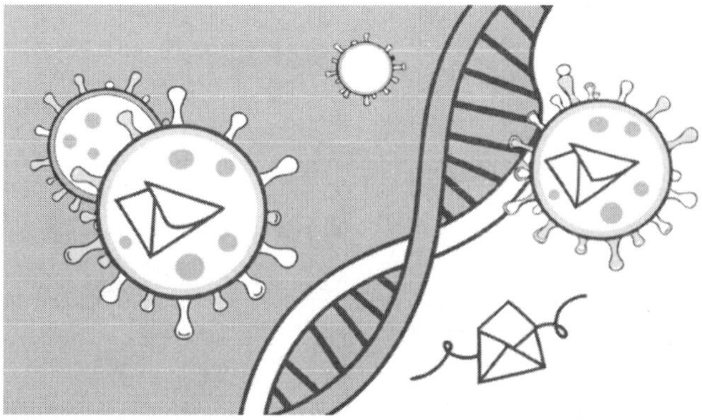

CMV의 증식 과정은 다른 헤르페스바이러스와 유사하게 숙주 세포 표면의 수용체에 부착하여 세포 내로 침투하는 것으로 시작된다. 이후 바이러스 DNA는 핵으로 이동하여 복제되고, 초기 및 후기 유전자가 발현되어 바이러스 단백질이 합성된다. 캡시드 단백질과 유전체가 조립되어 새로운 바이러스 입자를 형성하고, 숙주 세포에서 출아(budding) 과정을 통해 방출된다. CMV는 섬유아세포, 상피세포, 내피세포, 대식세포 등 다양한 세포에서 증식할 수 있으며, 비교적 느린 증식 주기를 갖는 특징이 있다.

CMV 감염은 건강한 성인에서는 대부분 무증상이거나 경미한 감기 유사 증상으로 나타나는 경우가 많다. 하지만 면역력이 저하된 환자(예: AIDS 환자, 장기 이식 수혜자)나 태아에게 감염될 경우 심각한 질병을 유발할 수 있다. 면역 저하 환자에서는 망막염, 폐렴, 위장관염, 뇌염 등 다양한 장기 침범이 나타날 수 있으며, 태아 감염(선천성 CMV 감염)은 청력 손실, 발달 장애, 뇌 손상 등 심각한 후유증을 초래할 수 있다.

CMV 감염 진단은 혈액, 소변, 타액 등 검체에서 바이러스 DNA를 검출하는 PCR 검사, 바이러스 항원 검출 검사, 또는 CMV 특이 항체(IgM, IgG) 검사 등을 통해 이루어진다. 특히 PCR 검사는 민감도가 높아 초기 진단 및 바이러스 양 monitoring에 유용하게 사용된다.

CMV 감염 치료에는 간시클로비르(ganciclovir), 발간시클로비르(valganciclovir), 포스카넷(foscarnet), 시도포비어(cidofovir) 등의 항바이러스제가 사용된다. 치료는 주로 증상이 있는 환자, 면역 저하 환자, 선천성 CMV 감염 신생아에게 적용되며, 바이러스 증식을 억제하여 질병의 진행을 막는 것을 목표로 한다. 건강한 성인의 경우 대부분 특별한 치료 없이 자연 치유된다. CMV 감염 예방을 위한 백신은 아직 개발 중이며, 현재는 개인위생 관리와 산모의 감염 예방이 중요하다.

3) Epstein barr virus

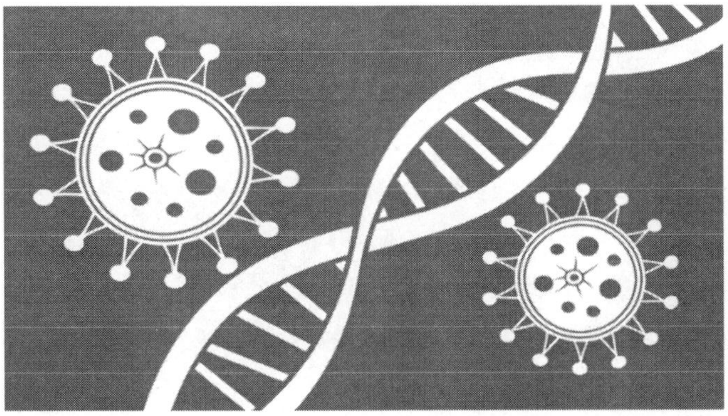

엡스타인-바 바이러스(Epstein-Barr virus, EBV)는 헤르페스바이러스과에 속하는 DNA 바이러스로, 전 세계적으로 매우 흔하게 감염되는 인체 바이러스 중 하나이다. 대부분의 사람들은 평생 동안 EBV에 감염되지만, 초기 감염은 대개 무증상이거나 경미한 감기 유사 증상으로 지나가는 경우가 많다. 그러나 청소년기나 성인 초기에 처음 감염되면 전염성 단핵구증(Infectious Mononucleosis)이라는 특징적인 질환을 일으킬 수 있다.

EBV는 주로 타액을 통해 전파되므로 '키스병'이라고도 불린다. 감염된 사람의 침, 기침, 재채기 등을 통해 쉽게 전염될 수 있으며, 수혈이나 장기 이식을 통해서도 전파될 수 있다. EBV는 구강 인두의 상피 세포와 B 림프구를 주요 표적으로 삼아 감염을 일으킨다. 초기 감염 후 바이러스는 체내 B 림프구에 잠복 형태로 평생 존재하며, 면역력이 약해질 경우 재활성화될 수 있다.

EBV 감염으로 인한 전염성 단핵구증의 주요 증상으로는 발열, 인후통, 림프절 비대, 심한 피로감 등이 있다. 비장 비대, 간 비대, 피부 발진 등이 동반될 수도 있다. 증상은 보통 2~4주 정도 지속되지만, 피로감은 수개월까지 이어질 수 있다. 진단은 임상 증상과 함께 혈액 검사를 통해 비정형 림프구 증가 여부, EBV 특이 항체(VCA-IgM, VCA-IgG, EBNA 항체 등) 존재 유무 등을 확인하여 내릴 수 있다.

EBV는 전염성 단핵구증 외에도 다양한 질환과 관련이 있다. 면역력이 저하된 환자에서는 구강 모상 백반증, 림프 증식성 질환 등을 유발할 수 있으며, 특정 유형의 암 발생 위험을 높이는 것으로 알려져 있다. EBV 관련 암으로는 버킷 림프종, 비인두암, 호지킨 림프종, 일부 위암 등이 있다. 바이러스가 암을 유발하는 정확한 메커니즘은 아직 완전히 밝혀지지 않았지만, 바이러스 유전자 산물이 세포 성장 조절에 관여하는 단백질의 기능을 변화시키거나, 만성적인 염증 반응을 유도하는 등의 기전이 제시되고 있다.

EBV 감염 자체에 대한 특이적인 치료법은 현재 없으며, 전염성 단핵구증의 경우 충분한 휴식과 수분 섭취, 증상 완화를 위한 대증 치료가 주로 이루어진다. EBV 관련 암의 치료는 암의 종류와 병기에 따라 다르며, 항암 화학 요법, 방사선 치료, 수술 등이 적용될 수 있다. EBV 감염 예방을 위한 백신은 아직 개발 중이다.

4) Hepatitis B virus

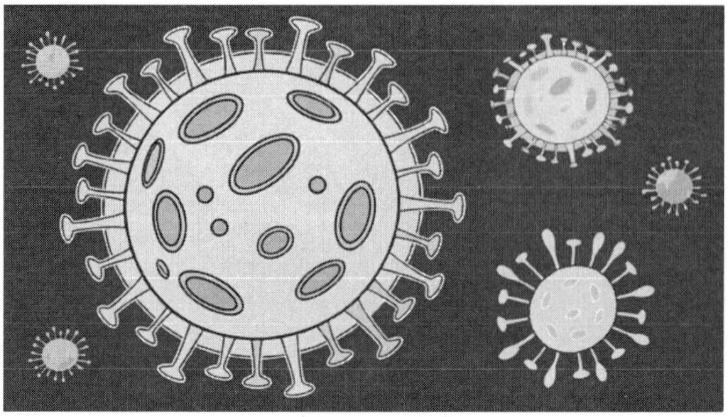

B형 간염 바이러스(Hepatitis B virus, HBV)는 헤파드나바이러스과에 속하는 DNA 바이러스로, 간에 염증을 일으키는 주요 원인체이다. 전 세계적으로 수억 명의 사람들이 만성 B형 간염 바이러스 감염자로 살아가고 있으며, 이는 간경변, 간암과 같은 심각한 간 질환의 주요 원인이 된다. HBV는 작고 독특한 구조를 가진 바이러스로, 부분적으로 이중 가닥인 원형 DNA 유전체를 가지고 있으며, 역전사 효소를 이용하여 DNA로부터 RNA를 거쳐 다시 DNA를 합성하는 특이한 복제 과정을 거친다.

HBV는 감염된 혈액, 정액 또는 다른 체액을 통해 사람에서 사람으로 전파된다. 주요 전파 경로는 다음과 같다. 출생 시 산모에서 신생아로의 수직 감염, 오염된 주사기나 바늘 공유, 비멸균 의료 기기 사용, 성 접촉 등이다. HBV는 일상적인 접촉으로는 전염되지 않는다.

HBV 감염은 급성 또는 만성으로 진행될 수 있다. 급성 B형 간염은 감염 후 6개월 이내에 발생하는 일시적인 감염으로, 성인의 경우 대부분 자연적으로 회복된다. 증상은 피로, 식욕 부진, 메스꺼움, 구토, 복통, 황달 등이 나타날 수 있지만, 많은 경우 무증상으로 지나간다. 만성 B형 간염은 감염 후 6개월 이상 바이러스가 체내에 지속되는 상태로, 특히 영유아기에 감염될 경우 만성화될 가능성이 높다. 만성 B형 간염은 간에 지속적인 염증과 손상을 일으켜 간경변, 간암으로 진행될 위험을 증가시킨다. 만성 감염자 중 일부는 평생 동안 무증상을 유지하기도 한다.

B형 간염의 진단은 혈액 검사를 통해 HBV 표면 항원(HBsAg), HBV e 항원(HBeAg), HBV DNA 등을 확인하여 이루어진다. HBV에 대한 항체 검사를 통해 감염 여부, 감염 시기, 면역 상태 등을 파악할 수 있다.

B형 간염의 예방에는 안전하고 효과적인 백신이 널리 사용되고 있다. B형 간염 백신은 3회 접종으로 거의 100%에 가까운 예방 효과를 나타낸다. 신생아, 소아, 청소년뿐만 아니라 HBV 감염 위험이 높은 성인에게도 백신 접종이 권장된다.

급성 B형 간염의 경우 특별한 치료 없이 대부분 자연 치유되지만, 만성 B형 간염의 치료는 바이러스 증식을 억제하고 간 손상을 최소화하여 간경변, 간암 등의 합병증 발생 위험을 줄이는 것을 목표로 한다. 치료에는 경구용 항바이러스제(예: 엔테카비르, 테노포비르)와 인터페론 주사 등이 사용될 수 있으며, 환자의 상태에 따라 장기간 치료가 필요할 수 있다. 주기적인 검진을 통해 간 상태를 확인하고 적절한 치료 시기를 결정하는 것이 중요하다.

5) Papilloma virus

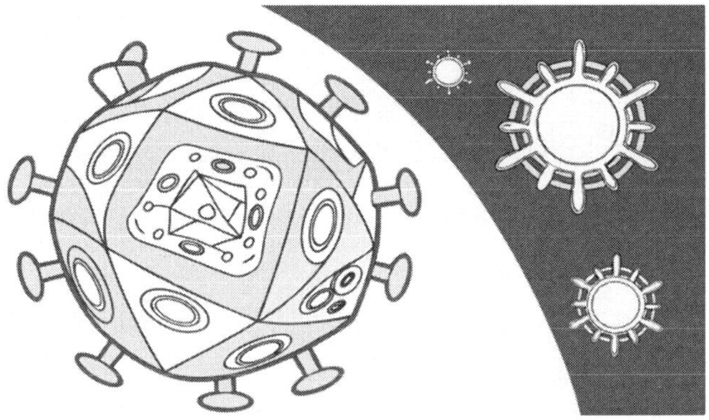

인유두종바이러스(Human Papillomavirus, HPV)는 사람의 피부와 점막에 감염을 일으키는 작은 비외피 DNA 바이러스의 한 종류이다. 8,000 염기쌍의 원형 이중 가닥 DNA 유전체를 가지며, 약 55nm 크기의 정이십면체 캡시드로 둘러싸여 있다. 캡시드는 72개의 펜타머 캡소미어로 구성된 L1 단백질이 주를 이루며, L2 단백질도 소량 존재한다. 현재까지 200가지 이상의 HPV 유형이 확인되었으며, 이들은 유전체 서열에 따라 분류된다.

HPV는 주로 피부-대-피부 또는 점막-대-점막 접촉을 통해 전파되며, 성적 접촉이 가장 흔한 전파 경로이다. 하지만 손, 구강, 오염된 물건 등을 통한 비성적인 경로의 전파 가능성도 제시되고 있다. HPV는 기저 세포층의 미세한 상처를 통해 침투하여 감염을 일으키고, 표피 세포가 분화하면서 바이러스가 증식한다.

HPV 감염은 대부분 무증상으로 자연 소멸되지만, 일부 유형은 임상적인 질환을 유발할 수 있다. 저위험군 HPV(예: 6형, 11형)는 생식기 사마귀와 재발성 호흡기 유두종증을 일으키는 주요 원인이며, 고위험군 HPV(예: 16형, 18형)는 자궁경부암, 항문암, 구인두암, 질암, 외음부암, 음경암 등 다양한 암 발생과 관련이 깊다. 특히 자궁경부암의 99% 이상에서 고위험군 HPV가 발견된다.

HPV 감염 진단은 임상적인 사마귀 관찰, 자궁경부 세포 검사(Pap smear), HPV DNA 검사 등을 통해 이루어진다. HPV DNA 검사는 고위험군 HPV 유형을 확인하여 암 발생 위험도를 평가하는 데 유용하며, 특히 30세 이상 여성의 자궁경부암 선별 검사에 활용된다.

HPV 감염 자체에 대한 치료법은 현재 없으며, 생식기 사마귀는 냉동 치료, 약물 도포, 외과적 제거 등의 방법으로 치료할 수 있다. HPV 관련 자궁경부 전암 병변은 냉동 치료, 레이저 치료, 원추 절제술 등의 방법으로 제거한다. HPV 감염 예방에는 HPV 백신 접종이 매우 효과적이다. 11-12세에 HPV 백신을 접종하는 것이 가장 이상적이며, 성 경험이 있는 여성과 남성도 특정 연령까지 백신 접종을 통해 예방 효과를 얻을 수 있다.

6) Smallpox virus

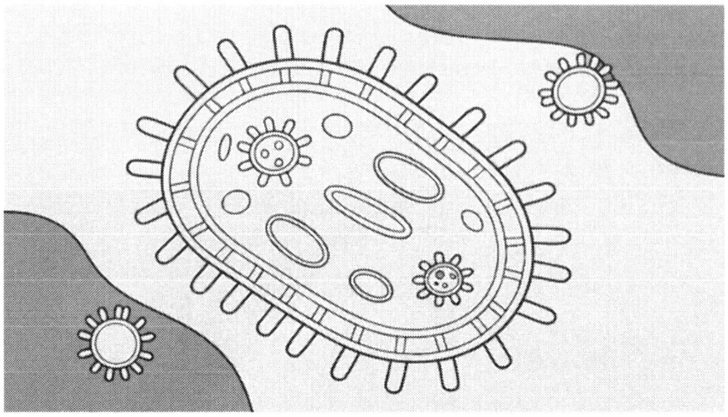

천연두 바이러스(Variola virus)는 폭스바이러스과(Poxviridae) 오르토폭스바이러스속(Orthopoxvirus)에 속하는 크고 복잡한 DNA 바이러스로, 인간에게만 질병을 일으키는 특성을 가지고 있다. 이 바이러스는 한때 전 세계적으로 심각한 공중 보건 문제였으며, 높은 사망률과 심각한 흉터 등의 후유증을 남겼다. 하지만 세계보건기구(WHO)의 대대적인 박멸 캠페인으로 1980년에 지구상에서 완전히 사라진 유일한 인간 질병으로 기록되었다.

천연두 바이러스 입자는 벽돌 모양 또는 타원형으로, 크기는 약 200-300 나노미터에 달한다. 바이러스 입자의 구조는 복잡하며, 외피(envelope)와 외막(surface membrane), 오목한 핵(core), 그리고 두 개의 측면체(lateral bodies)로 구성되어 있다. 외피는 변형된 골지체 막으로 이루어져 있으며, 헤마글루티닌을 포함한 바이러스 특이 단백질들을 함유하고 있다. 핵 내부에는 약 186kb 길이의 선형 이중 가닥 DNA 유전체가 존재하며, 양쪽 말단에는 헤어핀 구조를 가진다. 이 유전체는 약 200여 개의 단백질을 암호화하고 있으며, 바이러스 복제 및 숙주 세포와의 상호작용에 필요한 다양한 유전자를 포함하고 있다.

천연두 바이러스는 주로 감염된 사람과의 밀접한 접촉을 통해 호흡기 비말이나 피부 병변의 직접적인 접촉으로 전파된다. 드물게는 바이러스에 오염된 옷이나 침구 등을 통해서도 전파될 수 있다. 감염 후 잠복기는 보통 7-17일 정도이며, 발열, 두통, 요통, 심한 피로감 등의 초기 증상 후 특징적인 발진이 나타난다. 발진은 얼굴과 손에서 시작하여 전신으로 퍼지고, 반점, 구진, 수포, 농포, 가피의 단계를 거치면서 진행된다. 감염력이 가장 높은 시기는 발진이 나타나는 시기부터 모든 가피가 떨어질 때까지이다.

천연두는 두 가지 주요 임상형으로 나뉜다. Variola major는 더 흔하고 심각한 형태로, 백신을 접종하지 않은 사람의 사망률이 약 30%에 달한다. Variola minor (Alastrim)는 더 경미한 형태로, 사망률은 1% 미만이다. 천연두에서 회복된 사람들은 영구적인 흉터를 남기는 경우가 많으며, 시력 상실 등의 합병증이 발생하기도 한다.

천연두는 박멸되었기 때문에 현재 자연적인 감염은 발생하지 않지만, 생물 테러의 가능성 때문에 전 세계적으로 극히 제한된 수량의 바이러스가 안전하게 보관 관리되고 있다. 천연두 백신은 감염 예방에 매우 효과적이었으며, 백신 접종을 통해 전 세계적인 박멸이 가능했다. 현재는 일반 대중에게 천연두 백신 접종이 권장되지 않지만, 연구 목적이나 생물 테러 발생 시를 대비하여 비축되어 있다.

7) Varicella-zoster virus

바리셀라-조스터 바이러스(VZV)는 헤르페스바이러스과에 속하는 DNA 바이러스로, 인체에 수두와 대상포진이라는 두 가지 질병을 일으킨다. VZV는 일차 감염 시 매우 전염성이 강한 수두를 유발하며, 회복 후에도 바이러스는 신경절에 잠복해 있다가 면역력 저하 시 재활성화되어 대상포진을 일으킬 수 있다.

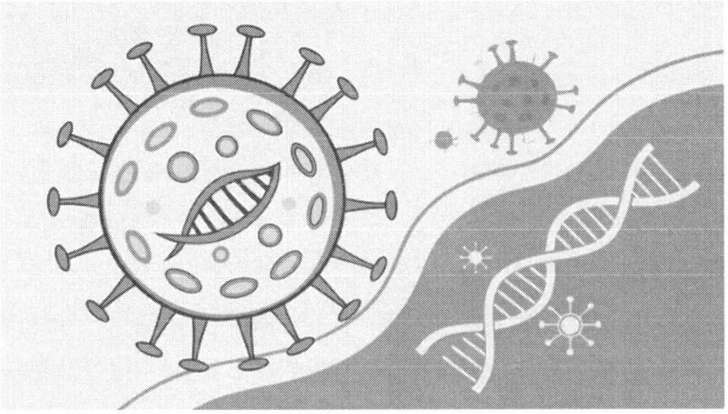

VZV는 약 125,000 염기쌍의 선형 이중 가닥 DNA 유전체를 가지며, 캡시드, 테구먼트, 외피로 구성된 입자 구조를 갖는다. 바이러스는 감염된 사람의 수포액이나 호흡기 분비물을 통해 전파되며, 주로 상기도 점막이나 결막을 통해 침입한다. 이후 림프절에서 증식하여 혈액을 통해 전신으로 퍼져 피부에 수포성 발진을 일으킨다. 수두 발진의 수포액은 전염력이 매우 높다. 수두 감염 후 VZV는 감각 신경절에 잠복하며, 재활성화되면 신경절을 따라 피부로 이동하여 대상포진을 유발하고 심한 통증을 동반한다.

VZV 감염 진단은 주로 임상 증상을 통해 이루어지지만, atypical한 경우 PCR이나 항체 검사를 통해 확인한다. 수두는 대부분 대증 요법으로 치료하며, 고위험군이나 성인의 경우 항바이러스제 투여를 고려한다. 대상포진 치료에는 항바이러스제가 통증 완화 및 발진 기간 단축에 효과적이며, 신경통에는 진통제나 신경병성 통증 치료제를 사용한다.

VZV 감염 예방에는 수두 백신과 대상포진 백신이 있다. 수두 백신은 건강한 소아에게 2회 접종이 권장되며, 50세 이상 성인의 대상포진 예방에는 사백신 접종이 권장된다.

10. RNA virus

1) 토가 바이러스

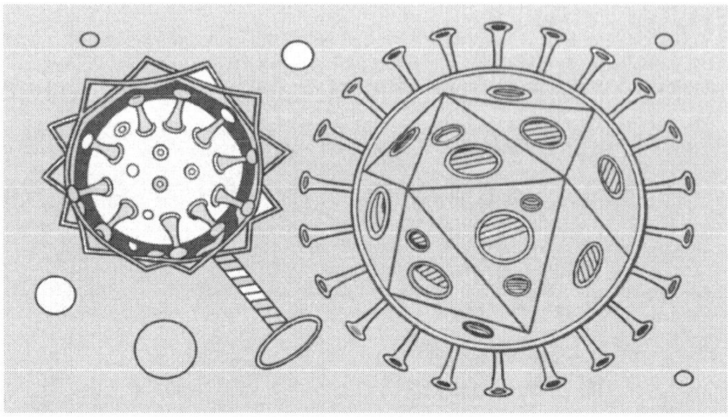

토가바이러스는 토가비리대과에 속하는 작은 구형의 외피를 가진 RNA 바이러스이다. 단일 가닥의 양성 RNA 유전체를 가지며, 알파바이러스와 루비바이러스 두 속으로 나뉜다. 알파바이러스 속에는 모기 매개 아르보바이러스가 많으며, 루비바이러스 속에는 풍진 바이러스가 속한다.

토가바이러스 비리온은 이중층 지질 외피와 표면 당단백질 스파이크를 가지며, 핵단백질 캡시드는 정이십면체 구조이다. 바이러스는 숙주 세포 원형질막을 통해 출아하여 성숙한다.

유전체 RNA는 캡과 폴리(A) 꼬리를 가지며, 비구조 단백질과 구조 단백질을 암호화하는 두 부분으로 나뉜다. 감염 후 유전체 RNA는 번역되어 비구조 단백질 전구체를 형성하고, 이는 RNA 의존성 RNA 중합효소 등을 생성한다. 구조 단백질은 서브게놈 mRNA로부터 번역된다.

복제는 세포질 내에서 일어나며, 수용체 매개 엔도사이토시스를 통해 세포 내로 침투한다. RNA 유전체가 방출된 후 번역되어 복제 효소를 생성하고, 이는 음성 가닥 RNA를 합성하는 데 사용된다. 음성 가닥 RNA는 다시 게놈 RNA와 서브게놈 mRNA 합성에 주형으로 사용된다. 캡시드 단백질은 세포질에서 조립되어 핵단백질 코어를 형성하고, 외피 당단백질은 세포막으로 이동하여 핵단백질 코어가 외피를 획득하고 출아하여 새로운 비리온을 형성한다.

알파바이러스는 다양한 척추동물 숙주에 감염을 일으키며, 신드비스 바이러스, 치쿤구니야 바이러스 등이 포함된다. 이들은 발열, 관절통, 뇌염 등을 유발할 수 있다. 루비바이러스 속의 풍진 바이러스는 호흡기 비말을 통해 전파되며, 풍진을 일으키고 임신 초기에 감염되면 선천성 풍진 증후군을 유발할 수 있다.

2) 일본뇌염 바이러스

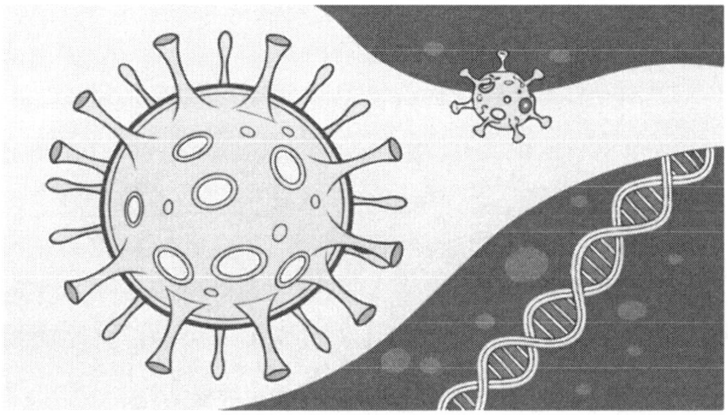

일본뇌염 바이러스(Japanese encephalitis virus, JEV)는 플라비바이러스과(Flaviviridae) 플라비바이러스속(Flavivirus)에 속하는 작은 구형의 외피를 가진 RNA 바이러스이다. 뎅기열, 황열, 웨스트나일 바이러스와 같은 속(genus)에 속하며, 모기에 의해 전파되는 아르보바이러스이다. JEV는 아시아 여러 국가에서 바이러스성 뇌염의 주요 원인으로, 매년 약 10만 명의 임상 사례가 발생하는 것으로 추정된다.

JEV의 유전체는 약 11kb 길이의 단일 가닥 양성 RNA로 이루어져 있으며, 하나의 긴 ORF(open reading frame)를 가지고 있다. 이 ORF는 번역되어 하나의 큰 폴리프로테인을 형성하며, 이는 단백질 분해 효소에 의해 세 개의 구조 단백질(캡시드 단백질 C, 전구체 막 단백질 prM, 외피 단백질 E)과 일곱 개의 비구조 단백질(NS1, NS2A, NS2B, NS3, NS4A, NS4B, NS5)로 절단된다.

JEV는 주로 논과 돼지 사육 지역과 같이 Culex 속의 모기가 서식하는 농촌 및 교외 지역에서 발생한다. 바이러스는 모기와 조류(특히 왜가리 같은 물새), 돼지 사이에서 순환하는 자연적인 전파 고리(enzootic cycle)를 가지고 있다. 돼지는 바이러스 증폭 숙주 역할을 하며, 모기가 감염된 돼지를 물어 바이러스를 획득하고, 이후 사람을 물어 감염시킨다. 사람은 감염되더라도 모기를 감염시킬 만큼 충분한 바이러스 혈증을 나타내지 않으므로, 전파 고리의 사멸 숙주(dead-end host)로 간주된다.

대부분의 JEV 감염은 무증상이거나 발열, 두통과 같은 경미한 증상을 나타내지만, 약 250명 중 1명꼴로 심각한 임상 질환인 일본뇌염으로 진행된다. 심한 경우 갑작스러운 고열, 두통, 목 경직, 의식 혼미, 혼수, 발작, 경직성 마비와 같은 증상을 보이며, 사망률이 30%에 달할 수 있다. 생존자 중 20-30%는 발작, 청력 또는 시력 상실, 언어 장애, 기억 및 의사소통 문제, 사지 마비와 같은 영구적인 신경학적 후유증을 겪는다.

일본뇌염에 대한 특별한 치료법은 없으며, 치료는 주로 심각한 임상 증상을 완화하고 환자가 감염을 극복하도록 돕는 데 초점을 맞춘다. 안전하고 효과적인 백신이 개발되어 있으며, 일본뇌염이 공중 보건 문제로 인식되는 모든 지역에서 국가 예방 접종 일정에 포함하는 것이 권장된다. 여행 전 예방 접종을 통해 감염 위험을 줄일 수 있으며, 모기에 물리지 않도록 주의하는 것도 중요하다.

3) 황열 바이러스

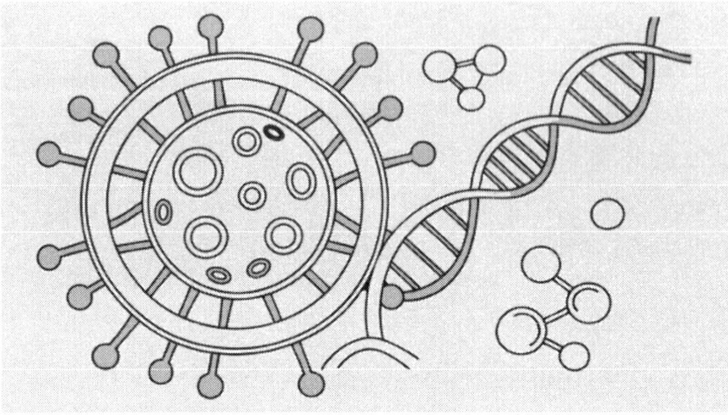

황열 바이러스(Yellow fever virus)는 플라비바이러스과 플라비바이러스속에 속하는 작은 구형의 외피를 가진 RNA 바이러스이다. 뎅기열, 일본뇌염, 웨스트나일 바이러스와 같은 속(genus)에 속하며, 모기에 의해 전파되는 아르보바이러스이다. 황열은 아프리카와 남아메리카의 특정 지역에서 발생하는 급성 발열성 질환으로, 심한 경우 황달과 출혈을 동반하며 높은 사망률을 보인다.

황열 바이러스의 유전체는 약 11,000개의 뉴클레오타이드로 구성된 단일 가닥 양성 RNA이다. 이 RNA는 하나의 긴 ORF를 가지고 있으며, 번역을 통해 하나의 폴리프로테인을 형성한 후 바이러스 프로테아제에 의해 세 개의 구조 단백질(캡시드 단백질 C, 전구체 막 단백질 prM, 외피 단백질 E)과 일곱 개의 비구조 단백질(NS1, NS2A, NS2B, NS3, NS4A, NS4B, NS5)로 절단된다. 외피 단백질 E는 숙주 세포 수용체에 결합하고 바이러스 막 융합에 중요한 역할을 한다.

황열 바이러스는 주로 이집트숲모기(Aedes aegypti)와 숲모기류(Haemagogus spp.)에 의해 사람에게 전파된다. 바이러스는 모기가 감염된 사람이나 영장류의 혈액을 흡혈하는 과정에서 획득하고, 모기 체내에서 증식한 후 다른 사람을 물 때 타액을 통해 전파된다. 황열은 도시형과 삼림형 두 가지 전파 주기를 갖는다. 도시형은 사람과 이집트숲모기 사이의 전파를 통해 발생하며, 삼림형은 사람 외 영장류와 숲모기류 사이의 전파를 통해 발생한다.

황열 바이러스 감염 후 3~6일의 잠복기를 거쳐 갑작스러운 발열, 오한, 두통, 근육통, 요통, 메스꺼움, 구토 등의 증상이 나타난다. 대부분의 환자는 3~4일 후 증상이 호전되지만, 약 15%의 환자는 독성기로 진행되어 고열, 황달, 복통, 구토, 출혈(특히 구강, 코, 위장관), 신부전 등의 심각한 증상을 보인다. 독성기 환자의 사망률은 매우 높다.

황열에 대한 특이적인 항바이러스 치료제는 없으며, 치료는 주로 증상 완화를 위한 대증 요법에 초점을 맞춘다. 탈수 교정, 전해질 불균형 조절, 통증 관리, 출혈 시 수혈 등의 지지적 치료가 중요하다. 황열 예방에는 안전하고 효과적인 백신이 존재한다. 황열 백신은 약독화된 생바이러스 백신으로, 1회 접종으로 평생 면역 효과를 제공한다. 황열 위험 지역을 여행하는 사람들은 반드시 백신 접종을 받는 것이 권장되며, 일부 국가에서는 입국 시 황열 예방접종 증명서를 요구하기도 한다. 모기에 물리지 않도록 주의하는 것도 예방에 중요하다.

4) 코로나 바이러스

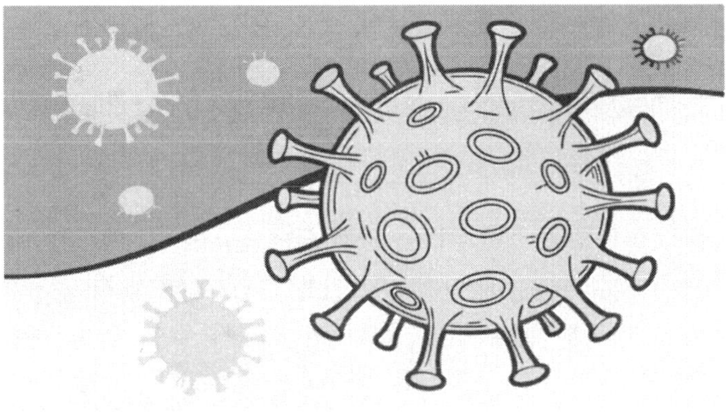

코로나바이러스는 코로나비리대과에 속하는 외피를 가진 RNA 바이러스로, 표면에 스파이크 단백질이 특징적이다. 단일 가닥 양성 RNA 유전체를 가지며, 사람과 다양한 동물에 감염을 일으킨다. 사람에게는 감기부터 SARS, MERS, COVID-19와 같은 심각한 호흡기 질환을 유발한다.

바이러스 구조는 외피, 스파이크 단백질(S), 막 단백질(M), 외피 단백질(E), 뉴클레오캡시드 단백질(N)으로 구성된다. 스파이크 단백질은 숙주 세포 수용체 결합에 중요하며, 막 단백질은 형태 형성에, 외피 단백질은 조립 및 방출에 관여한다. 뉴클레오캡시드 단백질은 RNA 유전체를 보호한다.

증식 과정은 스파이크 단백질이 숙주 세포 수용체에 결합하면서 시작된다. 바이러스는 세포 내로 진입 후 RNA 유전체를 방출하고, 이는 번역되어 복제 효소 복합체를 형성한다. 이 복합체는 바이러스 RNA를 복제하고 서브게놈 RNA를 합성한다. 서브게놈 RNA는 구조 단백질을 암호화하며, 이 단백질들은 RNA와 함께 조립되어 새로운 바이러스 입자를 형성하고 출아를 통해 방출된다.

사람에게 질병을 일으키는 주요 코로나바이러스는 알파코로나바이러스와 베타코로나바이러스로 분류된다. 이들은 호흡기 비말, 에어로졸, 오염된 표면 접촉 등을 통해 전파된다.

COVID-19를 일으킨 SARS-CoV-2 바이러스는 높은 전파력과 다양한 임상 증상을 보인다. 진단은 주로 RT-PCR 검사를 통해 이루어지며, 치료는 증상 완화 및 지지 요법을 중심으로 한다. 백신 접종은 감염 예방 및 중증 진행 위험 감소에 중요한 역할을 한다.

5) 한타 바이러스

한타바이러스는 분야비리대과 한타바이러스속에 속하는 RNA 바이러스로, 주로 설치류를 숙주로 삼는다. 사람에게는 신증후군 출혈열 또는 한타바이러스 폐증후군이라는 심각한 질병을 유발할 수 있다.

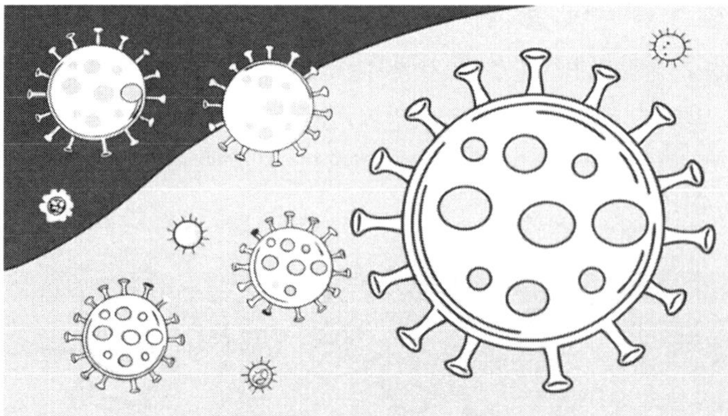

한타바이러스는 감염된 설치류의 소변, 대변, 타액 등에 존재하며, 이러한 배설물이 건조되어 에어로졸 형태로 공기 중에 떠다니다가 사람이 호흡기를 통해 흡입될 때 감염된다. 드물게 감염된 설치류에 물리거나 피부의 상처를 통해 직접 접촉하여 감염될 수도 있다. 사람 간 전파는 보고되지 않았다.

한타바이러스 감염의 잠복기는 보통 2~3주 정도이다. 초기 증상은 발열, 두통, 근육통, 오한 등 감기와 유사하게 나타날 수 있다. 이후 신증후군 출혈열의 경우 요통, 복통, 구토, 출혈 등의 증상이 나타나며 심한 경우 신부전으로 진행될 수 있다. 한타바이러스 폐증후군의 경우 초기 증상과 함께 기침, 호흡곤란 등 폐 관련 증상이 빠르게 악화되어 심각한 상황에 이를 수 있다.

한타바이러스 감염은 환자의 임상 증상과 설치류 노출력을 바탕으로 의심할 수 있으며, 혈액 검사를 통해 한타바이러스에 대한 특이 항체를 확인하여 진단한다.

현재 한타바이러스 감염에 대한 특이적인 항바이러스 치료제는 없다. 치료는 주로 환자의 증상을 완화하고 합병증을 예방하는 대증 요법으로 이루어진다. 신증후군 출혈열의 경우 신부전 발생 시 투석이 필요할 수 있으며, 한타바이러스 폐증후군의 경우 산소 치료나 심한 경우 인공호흡기 치료가 필요할 수 있다.

한타바이러스 감염을 예방하는 가장 중요한 방법은 설치류와의 접촉을 피하는 것이다. 쥐의 배설물에 직접 접촉하지 않도록 주의하고, 쥐가 서식할 수 있는 환경을 만들지 않는 것이 중요하다. 야외 활동 시 풀밭에 옷을 벗어 놓거나 눕지 말고, 가능한 한 피부 노출을 줄이며 작업 시에는 보호 장구를 착용한다. 작업 후나 야외 활동 후에는 반드시 손을 깨끗이 씻고 샤워나 목욕을 한다. 유행 지역에서는 예방 백신 접종이 권장되기도 한다.

한타바이러스 감염은 심각한 질병을 유발할 수 있으므로, 예방 수칙을 잘 지키는 것이 중요하다. 의심 증상이 있을 경우에는 즉시 의료기관을 방문하여 진료를 받아야 한다.

6) 인플루엔자 바이러스

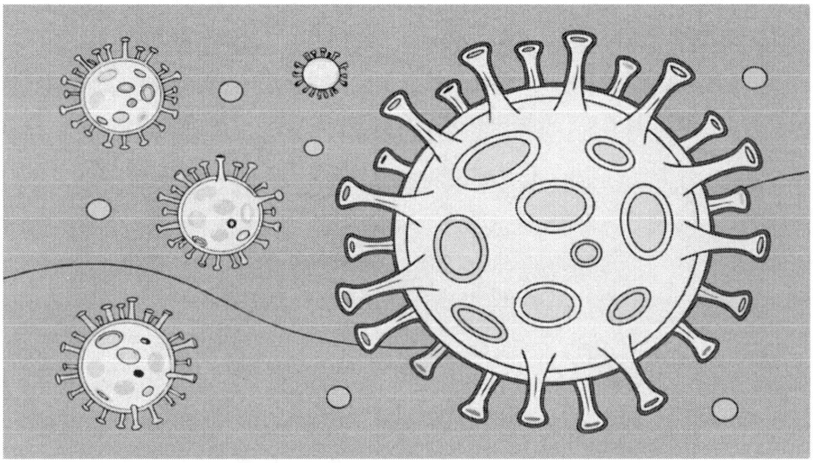

인플루엔자 바이러스는 오르토믹소바이러스과에 속하는 RNA 바이러스로, 사람을 포함한 다양한 동물에 감염을 일으켜 독감을 유발한다. 단일 가닥 음성 RNA 유전자를 8개의 분절로 가지며, 표면에는 헤마글루티닌(HA)과 뉴라미니다제(NA)라는 두 가지 주요 당단백질이 존재한다. 이들의 종류에 따라 A형, B형 등으로 분류되며, A형과 B형이 주로 사람에게 질병을 일으킨다. A형은 항원 변이가 심하여 대유행의 원인이 되기도 한다.

인플루엔자 바이러스는 HA 단백질을 통해 숙주 세포 표면에 결합하고 세포 내로 침투한다. 유전 물질은 핵으로 이동하여 복제되고 바이러스 단백질이 합성된다. 새로 합성된 RNA와 단백질은 조립되어 새로운 바이러스 입자를 형성하고, NA 단백질의 작용으로 숙주 세포에서 방출되어 다른 세포를 감염시킨다. 바이러스 유전자의 변이로 인해 항원성이 자주 변하며, 작은 변이를 항원 소변이, 큰 변이를 항원 대변이라고 한다.

인플루엔자 바이러스 감염은 주로 감염자의 기침, 재채기 등으로 공기 중으로 퍼진 바이러스 입자를 통해 이루어진다. 감염되면 1~4일의 잠복기를 거쳐 발열, 두통, 근육통, 전신 쇠약감과 함께 기침, 인후통, 콧물 등의 호흡기 증상이 나타난다.

인플루엔자 예방에는 매년 유행하는 바이러스에 맞춰 개발된 백신을 접종하는 것이 가장 효과적이다. 손 씻기, 마스크 착용 등 개인위생 수칙을 지키는 것도 중요하다. 치료에는 증상 발생 48시간 이내에 항바이러스제를 투여하고, 충분한 휴식과 수분 섭취 등의 대증 요법을 병행한다. 고위험군 환자의 경우에는 항바이러스제 투여가 더욱 권장된다.

7) 홍역 바이러스

홍역 바이러스는 파라믹소바이러스과에 속하는 RNA 바이러스로, 전염성이 매우 강한 급성 발진성 질환인 홍역을 유발한다. 공기를 통해 쉽게 전파되며, 감수성 있는 사람이 홍역 환자와 접촉하면 거의 대부분 감염된다.

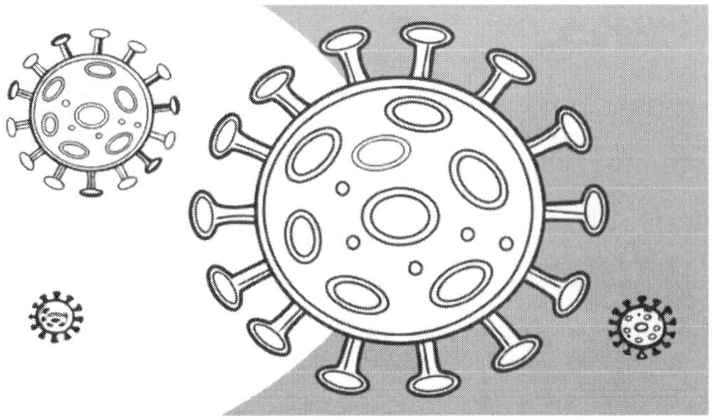

홍역 바이러스는 단일 가닥의 음성 RNA 유전체를 가지며, 외피를 가지고 있다. 표면에는 숙주 세포 부착에 관여하는 융합 단백질(F 단백질)과 헤마글루티닌(H 단백질)이 존재한다. 홍역 바이러스는 사람만이 유일한 숙주이며, 감염자의 호흡기 분비물을 통해 직접 접촉하거나 공기 중 비말을 통해 전파된다. 바이러스는 환자가 머물던 방의 공기 중에서 최대 2시간까지 생존할 수 있을 정도로 전염력이 강하다.

홍역의 잠복기는 보통 10~12일 정도이다. 초기 증상으로는 발열, 기침, 콧물, 결막염 등이 나타나며, 이 시기는 전염력이 가장 강하다. 특징적인 증상 중 하나는 발진이 나타나기 1~2일 전에 구강 점막에 나타나는 코플릭 반점이다. 코플릭 반점은 작고 흰색 또는 회색을 띤 반점으로, 뺨 안쪽 어금니 부근에 나타나며 진단적 가치가 높다.

발진은 보통 얼굴에서 시작하여 목, 팔, 몸통으로 퍼진 후 다리까지 내려간다. 초기에는 붉은 반점 모양으로 나타나 점차 융합되어 넓은 부위를 덮기도 한다. 발진이 나타나는 동안 발열, 기침, 콧물 등의 증상은 더욱 심해진다. 발진은 나타났던 순서대로 사라지며, 소실 후에는 일시적으로 갈색의 색소 침착이 남을 수 있다.

홍역은 대부분 특별한 치료 없이 증상 완화 위주의 대증 요법으로 회복될 수 있다. 충분한 휴식과 수분 공급이 중요하며, 고열이나 기침에 대해서는 해열제나 기침 억제제 등을 사용할 수 있다. 합병증이 발생한 경우에는 해당 합병증에 대한 치료가 필요할 수 있다. 홍역의 가장 흔한 합병증으로는 중이염, 폐렴 등이 있으며, 드물게 뇌염과 같은 심각한 합병증이 발생하기도 한다.

홍역은 MMR(홍역-볼거리-풍진) 백신 접종을 통해 효과적으로 예방할 수 있다. 생후 12~15개월에 1차 접종을 하고, 4~6세에 2차 접종을 완료하는 것이 권장된다. 백신 접종을 완료하면 높은 예방 효과를 얻을 수 있으며, 한 번 홍역을 앓고 나면 평생 면역을 얻게 되어 다시 걸리지 않는다. 홍역 유행 지역을 여행하는 경우, 백신 접종력이 없거나 불확실한 성인도 예방 접종을 고려해야 한다.

8) Mumps virus

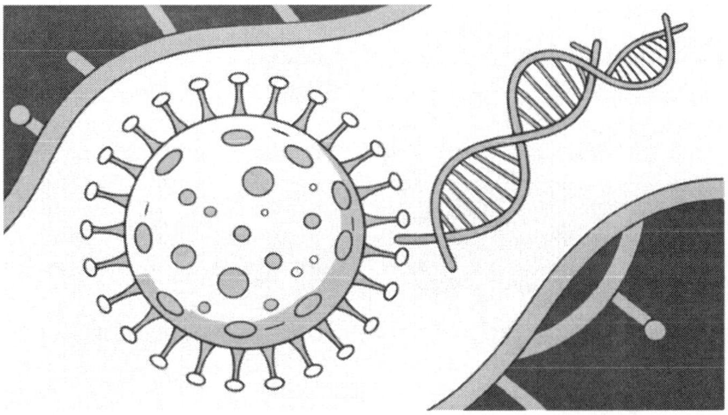

볼거리 바이러스는 파라믹소바이러스과에 속하는 RNA 바이러스로, 급성 유행성 이하선염, 즉 볼거리를 유발한다. 주로 학령기 아동에게 발생률이 높았으나, MMR 백신 접종으로 발생률이 크게 감소했다. 하지만 백신 접종률이 낮은 집단이나 청소년, 성인에서도 발생할 수 있으며, 합병증을 유발할 수 있어 주의해야 한다.

볼거리 바이러스는 단일 가닥 음성 RNA 유전체를 가지며, 외피를 가진 구형 입자이다. 표면에는 숙주 세포 부착에 관여하는 융합 단백질(F 단백질)과 헤마글루티닌-뉴라미니다제(HN 단백질)가 존재한다. 볼거리 바이러스는 사람만이 유일한 자연 숙주이며, 감염자의 침, 기침, 재채기 등을 통해 공기 중 비말을 통해 전파된다. 감염자의 타액으로 오염된 물건을 통해 간접적으로 전파될 수도 있다. 전염력이 강하여, 감수성 있는 사람이 환자와 가까이 접촉하면 쉽게 감염될 수 있다.

볼거리의 잠복기는 보통 14~18일 정도이다. 초기 증상은 발열, 두통, 근육통, 피로감, 식욕 부진 등이 나타날 수 있으며, 이후 특징적으로 한쪽 또는 양쪽 귀밑의 이하선이 붓고 통증이 나타난다. 이하선 부종은 1~3일 동안 점차 심해지며, 7일 정도 지속될 수 있다. 붓기로 인해 턱 부위가 뻐근하고 음식을 씹거나 삼킬 때 통증을 느낄 수 있다.

볼거리는 대부분 특별한 치료 없이 증상 완화 위주의 대증 요법으로 회복될 수 있다. 충분한 휴식과 수분 섭취가 중요하며, 통증과 발열에 대해서는 해열진통제를 사용할 수 있다. 신맛이 나는 음식은 침샘을 자극하여 통증을 악화시킬 수 있으므로 피하는 것이 좋다. 볼거리의 주요 합병증으로는 뇌수막염, 고환염, 난소염, 췌장염, 청력 손실 등이 있으며, 드물게 심각한 후유증을 남길 수도 있다. 특히 성인 남성의 경우 고환염이 발생하면 불임의 원인이 될 수 있으므로 주의해야 한다.

볼거리는 MMR 백신 접종을 통해 효과적으로 예방할 수 있다. 생후 12~15개월에 1차 접종을 하고, 4~6세에 2차 접종을 완료하는 것이 권장된다. 백신 접종을 완료하면 높은 예방 효과를 얻을 수 있으며, 볼거리가 유행하는 시기에는 개인위생을 철저히 하고, 환자와의 접촉을 피하는 것이 중요하다. 볼거리 환자는 발병 후 5일 동안 격리하여 다른 사람에게 전파되지 않도록 해야 한다.

9) 풍진 바이러스

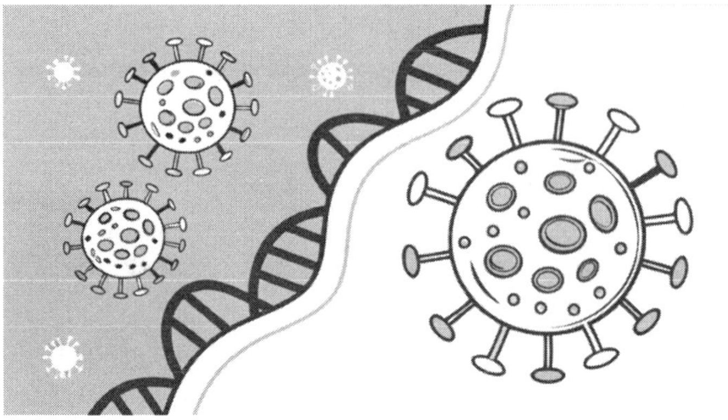

풍진 바이러스는 토가바이러스과 루비바이러스속에 속하는 RNA 바이러스로, 급성 발진성 질환인 풍진을 유발한다. 풍진은 3일 홍역 또는 독일 홍역이라고도 불리며, 홍역과 비슷한 임상 경과를 보이지만 증상은 비교적 가볍다. 주로 겨울과 이른 봄에 발생하며, 전염성이 강하여 감수성 있는 사람이 환자와 접촉하면 쉽게 감염될 수 있다.
풍진 바이러스는 감염된 사람의 호흡기 분비물을 통해 공기 중으로 퍼져 비말 감염을 일으킨다. 환자의 발진이 나타나기 7일 전부터 발진 후 5일까지 전염력이 있으며, 증상이 없는 경우에도 전염이 가능하다.

풍진의 잠복기는 보통 14~21일 정도이다. 초기 증상은 미열, 두통, 권태감, 콧물, 결막염 등이 나타날 수 있으며, 특징적으로 귀 뒤, 목 뒤, 후두부의 림프절이 붓고 통증을 동반한다. 발진은 얼굴에서 시작하여 1~2일 동안 몸통, 팔, 다리로 빠르게 퍼져나가며, 홍역 발진과는 달리 융합되지 않고 색소 침착을 남기지 않는다. 발진은 보통 3일 정도 지속된 후 사라진다. 성인의 경우 관절통이나 요통이 동반될 수 있다.

풍진은 대부분 특별한 치료 없이 자연적으로 치유되는 질환이다. 치료는 증상 완화를 위한 대증요법으로 이루어지며, 해열진통제 등을 사용할 수 있다. 환자는 다른 사람에게 전염시키지 않도록 격리해야 하며, 특히 임신부와의 접촉을 피해야 한다. 임신 초기에 임산부가 풍진에 감염되면 태아에게 선천성 풍진 증후군을 유발하여 백내장, 심장 질환, 난청, 발달 장애 등 심각한 기형을 초래할 수 있다.

풍진은 MMR(홍역-볼거리-풍진) 백신 접종을 통해 효과적으로 예방할 수 있다. 생후 12~15개월에 1차 접종을 하고, 4~6세에 2차 접종을 완료하는 것이 권장된다. 가임기 여성은 임신 전에 풍진 항체 검사를 통해 면역 여부를 확인하고, 항체가 없는 경우 백신 접종을 받는 것이 중요하다. 풍진 유행 시기에는 개인위생을 철저히 하고, 환자와의 접촉을 피하는 것이 예방에 도움이 된다.

10) 광견병 바이러스

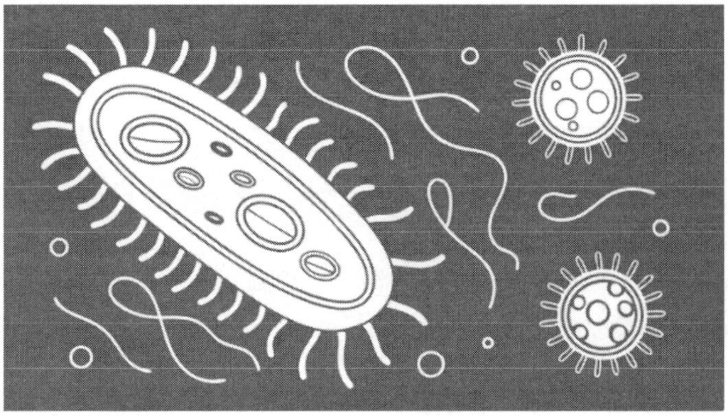

광견병 바이러스는 라브도바이러스과 리사바이러스속에 속하는 단일 가닥 음성 RNA 바이러스다. 이 바이러스는 중추신경계를 침범하여 진행성이고 치명적인 뇌척수염을 유발하는 인수공통감염병의 원인체다.

광견병 바이러스는 주로 광견병에 걸린 동물의 침을 통해 사람에게 전파된다. 감염된 동물이 사람을 물거나 할퀼을 때 바이러스가 상처 부위를 통해 체내로 침입한다. 야생동물(너구리, 박쥐, 여우 등)이나 반려동물(개, 고양이 등) 모두 광견병 바이러스를 옮길 수 있다.

광견병의 잠복기는 일반적으로 수주에서 수개월까지 다양하며, 바이러스가 침투한 부위와 중추신경계까지의 거리에 따라 달라진다. 초기 증상은 발열, 두통, 권태감, 물린 부위의 통증 또는 감각 이상 등이 나타날 수 있다. 병이 진행되면 특징적인 신경학적 증상이 나타나는데, 공수병과 광조증이 대표적이다. 공수병은 물을 마시거나 물을 보는 것에 극심한 공포감을 느끼고 근육 경련을 일으키는 증상이며, 광조증은 밝은 빛에 대해 유사한 반응을 보이는 것이다. 또한, 과도한 흥분, 공격성, 마비, 혼수 등의 증상이 나타나 결국 호흡 부전으로 사망에 이르게 된다. 일단 임상 증상이 발현되면 치료가 매우 어렵고 치사율이 거의 100%에 달한다.

광견병은 주로 환자의 임상 증상과 동물에 물린 병력을 바탕으로 의심할 수 있다. 생전에 확진하는 것은 어렵지만, 피부 생검, 뇌척수액 검사, 타액 검사 등을 통해 바이러스 항원이나 핵산을 검출할 수 있다. 사후에는 뇌 조직 검사를 통해 바이러스 존재를 확인한다.
일단 광견병 증상이 나타나면 효과적인 치료법은 거의 없다. 치료는 주로 고통 완화와 생명 유지에 초점을 맞춘다.

광견병 예방이 가장 중요하다. 반려동물에게 정기적으로 광견병 예방 접종을 실시하고, 야생동물과의 접촉을 피하며, 낯선 동물을 함부로 만지지 않아야 한다. 광견병 발생 위험이 높은 지역을 여행할 때는 예방 접종을 고려해야 한다. 동물에게 물렸을 경우 즉시 상처 부위를 비눗물로 깨끗하게 씻고 의료기관을 방문하여 적절한 조치를 받아야 한다. 필요에 따라 광견병 백신과 면역글로불린 투여를 통해 발병을 예방할 수 있다.

광견병은 예방이 가능한 질병이므로, 예방 수칙을 준수하는 것이 매우 중요하다. 동물에 물렸을 경우에는 즉시 의료기관을 방문하여 전문가의 진료를 받아야 한다.

11) HIV

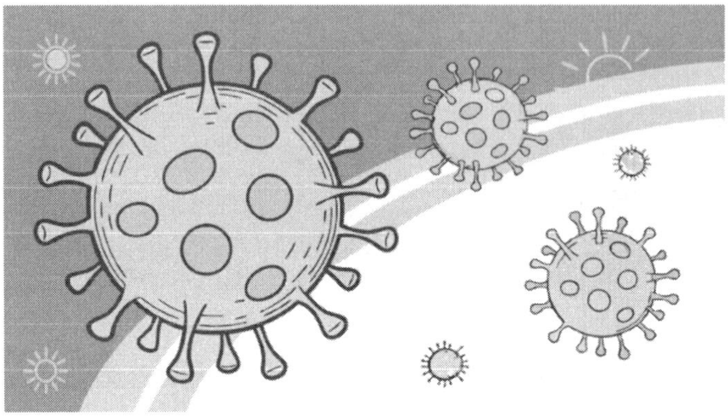

HIV는 인간 면역결핍 바이러스로, 인체의 면역 체계를 파괴하여 에이즈를 유발하는 레트로바이러스과에 속하는 RNA 바이러스이다.

HIV는 약 120nm의 구형 입자로, 두 가닥의 단일 RNA 유전체를 단백질 캡시드가 둘러싸고 있으며, 이 캡시드는 다시 매트릭스 단백질 층으로 덮여 있다. 가장 바깥쪽은 숙주 세포에서 유래한 지질 이중층 외피로, 이 외피에는 바이러스가 숙주 세포에 결합하는 데 필수적인 당단백질 스파이크가 박혀 있다. 바이러스 내부에는 역전사 효소, 인테그라제, 프로테아제 등의 효소가 존재한다.

HIV는 감염된 사람의 특정 체액(혈액, 정액, 질 분비물, 모유 등)이 비감염자의 혈류로 직접 유입될 때 전파된다. 주요 전파 경로는 성 접촉, 오염된 주사기나 바늘 공유, 수혈 또는 혈액 제제, 모체-태아 수직 감염 등이 있다. 일상적인 접촉, 곤충 물림, 공기 중 전파로는 HIV가 감염되지 않는다.

HIV는 CD4 양성 T 세포와 같은 특정 면역 세포에 결합하여 침투한다. 바이러스 RNA는 역전사 효소에 의해 DNA로 전환되고, 인테그라제 효소에 의해 숙주 세포의 DNA에 통합된다. 이후 숙주 세포의 기능을 이용하여 바이러스 RNA와 단백질을 복제하고, 새로운 바이러스 입자를 조립하여 세포 밖으로 방출한다. 이 과정에서 CD4 세포가 파괴되어 면역 체계가 점진적으로 손상된다.

HIV 감염 여부는 혈액 또는 구강액 검사를 통해 확인할 수 있다. 검사 방법에는 항체 검사, 항원/항체 동시 검사, 핵산 증폭 검사 등이 있다. 노출 시점과 검사 시점 사이의 '윈도우 기간'을 고려하여 적절한 시기에 검사를 받는 것이 중요하다.

현재 HIV를 완치하는 치료법은 없지만, 항레트로바이러스 치료를 통해 바이러스 증식을 억제하고 면역 기능을 유지하여 건강한 삶을 누릴 수 있다. 항레트로바이러스 치료는 여러 종류의 항바이러스제를 병용 투여하며, 꾸준한 복용이 중요하다. 치료를 통해 바이러스 수치를 '검출 불가능' 수준으로 유지하면 HIV 전파 위험을 크게 낮출 수 있다.

HIV 감염은 조기 진단과 꾸준한 치료를 통해 관리 가능한 만성 질환이 되었다. 예방을 위해서는 안전한 성관계와 혈액 매개 전파 경로 차단이 중요하다.

12) Poliovirus

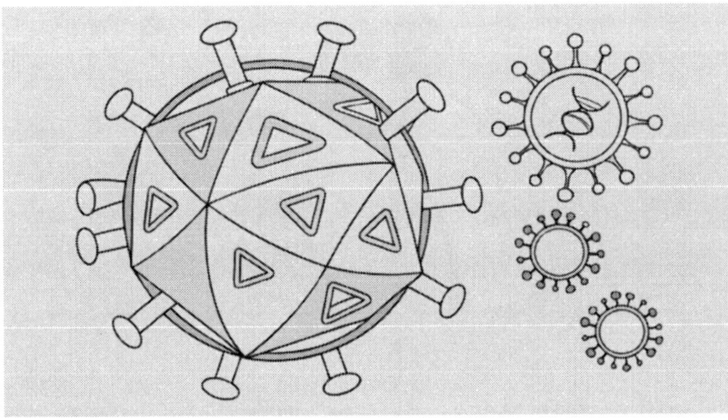

폴리오바이러스는 피코르나바이러스과 엔테로바이러스속에 속하는 작은 RNA 바이러스로, 급성 마비성 질환인 소아마비의 원인체다. 약 30nm 크기의 외피가 없는 정이십면체 구조를 하고 있으며, 유전체는 약 7,500 염기로 이루어진 단일 가닥 양성 RNA이다. 혈청형은 1형, 2형, 3형 세 가지가 있으며, 한 혈청형에 대한 면역이 다른 혈청형에 대한 면역을 제공하지 않는다.

폴리오바이러스는 주로 분변-경구 경로를 통해 전파된다. 감염된 사람의 대변에 오염된 물이나 음식을 섭취하거나, 오염된 손을 통해 입으로 바이러스가 들어갈 때 감염이 일어난다. 드물게는 구강-구강 경로를 통해 전파될 수도 있다. 바이러스는 구강이나 인두에서 증식한 후 장으로 이동하여 장 점막에서 다시 증식한다. 이후 림프 조직을 통해 혈액으로 침투하여 전신으로 퍼질 수 있다.

대부분의 폴리오바이러스 감염은 무증상으로 지나간다. 약 25%의 감염자에서는 발열, 피로, 두통, 구토, 목 경직, 팔다리 통증과 같은 가벼운 독감 유사 증상이 나타나 2~5일 내에 회복된다. 일부 환자에서는 무균성 뇌수막염과 유사한 증상이 나타날 수 있다.

하지만 1% 미만의 감염자에서 바이러스가 중추신경계로 침투하여 마비성 소아마비를 일으킨다. 이는 척수와 뇌간의 운동 신경세포를 파괴하여 급성 이완성 마비를 유발하며, 주로 다리에 비대칭적으로 나타난다. 심한 경우 호흡 근육이 마비되어 호흡 곤란을 일으키고 사망에 이를 수도 있다. 마비는 영구적일 수 있으며, 회복되더라도 근력 약화나 근육 위축 등의 후유증이 남을 수 있다.

폴리오바이러스 감염에 대한 특이적인 치료법은 없다. 치료는 주로 증상 완화를 위한 대증 요법과 마비된 근육의 기능을 유지하기 위한 물리 치료에 초점을 맞춘다. 호흡 마비가 발생한 경우에는 인공호흡기 치료가 필요할 수 있다.

소아마비는 백신 접종을 통해 효과적으로 예방할 수 있다. 사백신과 생백신이 있으며, 세계적으로 소아마비 퇴치를 위한 노력이 지속되고 있다. 백신 접종을 통해 전 세계적으로 소아마비 발생 건수가 크게 감소했지만, 아직 일부 국가에서는 야생형 폴리오바이러스의 전파가 지속되고 있어 박멸 노력이 계속되고 있다.

13) Rotacirus

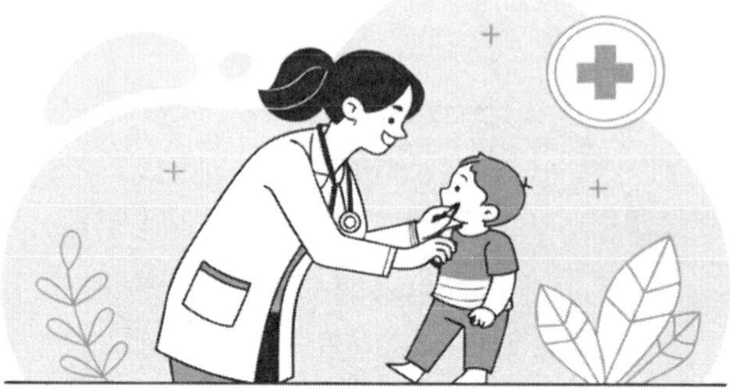

로타바이러스는 레오바이러스과에 속하는 RNA 바이러스로, 영유아에서 심한 설사를 동반하는 급성 위장관염의 주요 원인이다. 전 세계적으로 5세 미만 어린이의 설사 질환으로 인한 입원 및 사망의 주요 원인으로 꼽힌다. 로타바이러스는 직경 약 70-80 nm의 외피가 없는 구형 입자로, 11개의 분절로 이루어진 이중 가닥 RNA 유전체를 가지고 있다. 유전체는 바이러스 구조 단백질과 비구조 단백질을 암호화하며, 특히 VP7과 VP4는 바이러스의 혈청형을 결정하는 중요한 단백질이다.

로타바이러스는 주로 분변-경구 경로를 통해 전파된다. 감염된 사람의 대변에 오염된 손, 물, 음식, 장난감 등을 통해 바이러스가 입으로 들어가 감염을 일으킨다. 전염력이 매우 강하여 어린이집, 병원 등 집단 생활 환경에서 쉽게 확산될 수 있다.

로타바이러스 감염의 잠복기는 약 2일 정도이다. 주요 증상은 갑작스러운 발열, 구토로 시작하여 수성 설사가 뒤따른다. 설사는 3~8일 동안 지속될 수 있으며, 심한 경우 탈수, 전해질 불균형 등을 유발하여 입원 치료가 필요할 수 있다. 영유아의 경우 탈수 증상이 빠르게 진행될 수 있으므로 주의해야 한다. 일부 환자에서는 콧물, 기침 등 경미한 호흡기 증상이 동반되기도 한다.

로타바이러스 감염은 주로 환자의 임상 증상을 통해 의심할 수 있으며, 대변 검체를 이용하여 바이러스 항원 검출 키트나 효소면역분석법, 또는 실시간 역전사 중합효소 연쇄 반응 등의 분자생물학적 방법을 통해 확진할 수 있다.

로타바이러스 감염에 대한 특이적인 항바이러스 치료제는 없다. 치료는 주로 탈수 교정을 위한 수액 공급과 전해질 불균형 교정 등 대증 요법에 초점을 맞춘다. 설사가 멈출 때까지는 소화가 잘 되는 부드러운 음식을 섭취하는 것이 도움이 될 수 있다. 지사제는 일반적으로 권장되지 않는다.

로타바이러스 감염은 백신 접종을 통해 효과적으로 예방할 수 있다. 현재 경구용 생백신이 개발되어 사용되고 있으며, 생후 2개월부터 시작하여 정해진 일정에 따라 접종을 완료하면 중증 로타바이러스 위장관염의 발생률과 그로 인한 입원율을 크게 낮출 수 있다. 백신 접종은 전 세계적으로 로타바이러스 감염으로 인한 영유아 사망률 감소에 크게 기여하고 있다. 개인위생 관리, 특히 올바른 손 씻기 습관도 로타바이러스 감염 예방에 중요하다.

12장. 화학요법

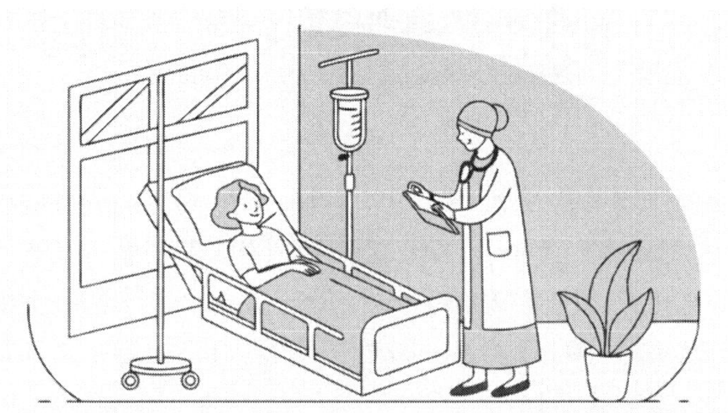

화학요법은 암세포를 죽이거나 성장을 늦추기 위해 항암제를 사용하는 치료법이다. 이는 전신 치료로, 혈류를 통해 몸 전체에 퍼져 원발 종양뿐 아니라 전이된 암세포에도 작용한다. 항암제는 암세포의 빠른 성장과 분열을 표적으로 삼아 DNA 복제, 세포 분열 등 필수적인 세포 내 과정을 방해한다. 다양한 종류의 항암제가 있으며, 암의 종류, 병기, 환자 상태에 따라 단독 또는 병용으로 사용된다.

화학요법은 수술이나 방사선 치료와 병행하여 치료 효과를 높이거나, 수술 후 미세한 암세포 제거 및 재발 위험 감소에 활용된다. 진행성 암에서는 종양 크기를 줄이고 증상을 완화하며 생존 기간을 연장하는 것을 목표로 한다.

화학요법의 일반적인 부작용은 빠르게 분열하는 정상 세포 손상으로 인해 발생한다. 백혈구 감소, 혈소판 감소, 빈혈, 구역, 구토, 설사, 탈모 등이 나타날 수 있다. 최근에는 부작용을 줄이고 치료 효과를 높이기 위한 연구가 활발하며, 표적 치료제, 면역 항암제 등 새로운 치료법과 함께 화학요법은 여전히 많은 암 환자에게 중요한 치료 선택지이다.

1. 화학요법 개요

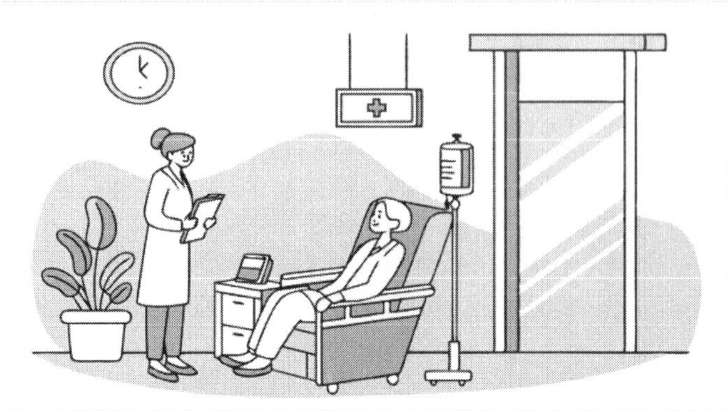

화학요법은 암 치료의 핵심적인 방법으로, 항암제라는 화학 물질을 사용하여 암세포를 죽이거나 성장을 억제하는 전신 치료이다. 혈관을 통해 온몸에 퍼져나가 원발 종양뿐 아니라 미세 전이나 전이된 암세포까지 공격할 수 있다는 장점이 있다. 암의 종류, 병기, 환자 상태, 치료 목표에 따라 단독으로 또는 수술, 방사선 치료 등 다른 치료법과 병행하여 사용된다. 치료 목표는 완치, 암 진행 억제, 증상 완화 및 삶의 질 향상 등 다양하다.

항암제는 암세포의 빠른 성장과 분열이라는 특징을 이용하여 작용한다. 세포 분열의 특정 단계, DNA 복제, RNA 합성, 단백질 생성 등 암세포 생존에 필수적인 과정을 방해하여 암세포의 기능 마비나 사멸을 유도한다. 다양한 종류의 항암제가 개발되어 있으며, 각각 작용 기전과 효과를 나타내는 암의 종류가 다르다. 환자의 암 종류와 특성에 맞춰 적절한 항암제를 선택하고, 여러 약물을 병용 투여하여 치료 효과를 극대화하기도 한다.

화학요법은 암 치료의 여러 단계에서 중요한 역할을 한다. 수술 전 종양 크기를 줄이는 선행 화학요법, 수술 후 남아있는 미세 암세포를 제거하여 재발 위험을 낮추는 보조 화학요법, 수술이나 방사선 치료가 어려운 진행성 또는 전이성 암에서 암 성장 억제, 증상 완화, 생존 기간 연장을 목표로 하는 고식적 화학요법 등이 있다.

화학요법의 흔한 부작용은 항암제가 빠르게 분열하는 정상 세포에도 영향을 미치기 때문에 발생한다. 백혈구 감소로 인한 감염 위험 증가, 혈소판 감소로 인한 출혈 경향 증가, 빈혈, 구역, 구토, 설사, 탈모, 피로감 등이 나타날 수 있다. 최근에는 부작용을 줄이고 치료 효과를 높이기 위한 연구가 활발하며, 환자 맞춤형 치료, 지지 요법 등을 통해 부작용을 효과적으로 관리하는 것이 중요하다. 표적 치료제, 면역 항암제와 같은 새로운 치료법의 발전에도 불구하고, 화학요법은 여전히 많은 암 환자에게 필수적인 치료 옵션이다.

2. 항생물질

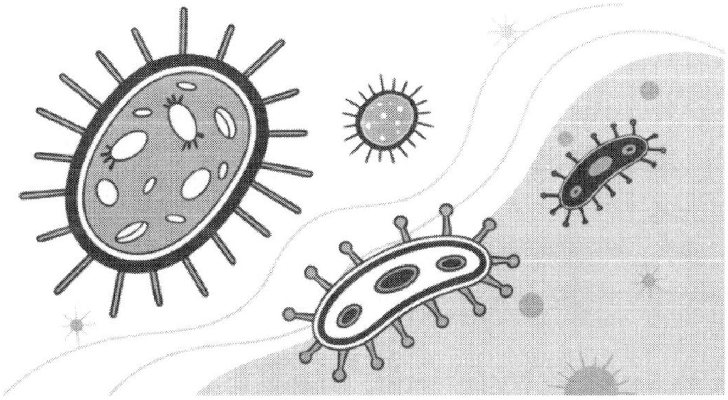

항생물질은 세균과 같은 미생물의 성장이나 생존을 억제하거나 죽이는 물질이다. 곰팡이나 세균과 같은 다른 미생물이 만들어내는 천연 물질이거나 화학적으로 합성된 물질을 포함한다. 항생물질은 세균 감염증을 치료하는 데 필수적인 약물로, 인류의 건강과 수명 연장에 크게 기여해 왔다.

항생물질은 세균이 살아남고 성장하는 데 꼭 필요한 특정 부위나 과정을 방해하여 효과를 나타낸다. 예를 들어 페니실린이나 세팔로스포린 같은 항생제는 세균 세포벽의 주요 성분인 펩티도글리칸 합성을 막아 세균이 제대로 성장하지 못하고 결국 죽게 만든다. 아미노글리코사이드나 테트라사이클린 같은 항생제는 세균의 리보솜에 붙어서 단백질 합성을 방해하여 세균의 성장을 억제한다. 퀴놀론계 항생제는 세균의 DNA 복제에 필요한 효소 작용을 막고, 리팜피신은 RNA 합성을 방해하여 항균 효과를 나타낸다. 폴리믹신 같은 항생제는 세균 세포막의 투과성을 변화시켜 세포 안의 물질이 밖으로 빠져나가게 하여 세균을 죽인다. 설폰아미드나 트리메토프림 같은 항생제는 세균의 엽산 합성 경로를 방해하여 세균의 성장을 억제한다.

항생물질은 화학 구조, 작용 방식, 항균 범위 등에 따라 여러 종류로 나눌 수 있다. 베타락탐계 항생제에는 페니실린, 세팔로스포린 등이 있고, 아미노글리코사이드계에는 겐타마이신, 테트라사이클린계에는 독시사이클린, 마크로라이드계에는 에리스로마이신 등이 있다. 퀴놀론계에는 시프로플록사신, 글리코펩티드계에는 반코마이신, 폴리펩티드계에는 폴리믹신, 설폰아미드계에는 트리메토프림/설파메톡사졸 복합제 등이 있다.

항생물질은 세균 감염 치료에 효과적이지만, 부작용이 나타날 수 있다. 흔한 부작용으로는 소화불량, 설사, 구토, 알레르기 반응 등이 있다. 드물게 신장이나 간에 독성을 나타내거나 청력 손실을 일으키는 심각한 부작용이 생길 수도 있다.

가장 큰 문제 중 하나는 항생제 내성이다. 항생제에 계속 노출된 세균은 유전적 변화를 통해 항생제에 저항하는 힘을 갖게 된다. 이렇게 내성을 가진 세균은 항생제 치료에 잘 반응하지 않아 감염이 계속되거나 더 심해질 수 있고, 다른 사람에게도 퍼질 수 있다. 항생제 내성 문제는 항생제를 너무 많이 쓰거나 불필요하게 사용하는 것 때문에 더 심각해지고 있으며, 새로운 항생제를 개발해야 할 필요성이 커지고 있다.

항생제는 반드시 의사의 처방에 따라 정확한 용량과 기간을 지켜서 복용해야 하며, 함부로 복용을 멈추거나 남은 약을 다른 사람에게 주는 행동은 항생제 내성균이 나타나는 것을 부추길 수 있으므로 피해야 한다.

3. 세균감염의 치료효과

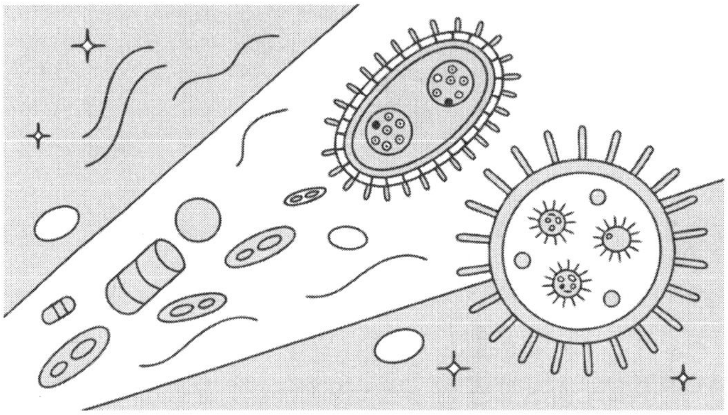

세균 감염 치료의 효과는 여러 요인에 따라 달라진다. 항생제가 세균에 작용하는 방식은 정균 작용과 살균 작용으로 나눌 수 있다. 정균 작용은 세균의 성장과 번식을 억제하여 인체 면역 체계가 감염을 제거하도록 돕고, 살균 작용은 세균을 직접적으로 죽이는 효과를 나타낸다. 감염의 종류와 환자 상태에 따라 적절한 작용 방식의 항생제를 선택하는 것이 치료 효과를 높이는 데 중요하다.

항생제마다 효과를 나타내는 세균의 범위가 다르다. 특정 세균에만 효과가 있는 항생제도 있고, 넓은 범위의 세균에 작용하는 광범위 항생제도 있다. 같은 종류의 세균이라도 특정 항생제에 내성을 보이는 경우가 있어, 치료 전에 항생제 감수성 검사를 통해 가장 효과적인 항생제를 선택하는 것이 중요하다.

감염 부위에 따라 항생제의 침투율이 다를 수 있으며, 감염이 심각할수록 더 강력하고 신속한 효과를 나타내는 항생제 치료가 필요할 수 있다. 예를 들어 뇌수막염과 같은 중추신경계 감염에는 뇌척수액으로 잘 침투하는 항생제를 선택해야 한다. 환자의 면역력이 저하된 경우에는 항생제 치료 효과가 떨어질 수 있으며, 감염이 더 심각하게 진행될 위험이 있다. 이러한 환자에게는 보다 강력한 항생제 요법이나 면역 증강 치료가 병행될 수 있다.

항생제 내성은 세균이 항생제에 대해 저항력을 갖게 되어 치료 효과가 감소하거나 없어지는 현상이다. 항생제의 오남용은 항생제 내성균 출현의 주요 원인이므로, 의사의 처방에 따라 정확한 용량과 기간을 지켜 복용하는 것이 중요하다. 항생제 내성균 감염은 치료를 어렵게 만들고, 치료 기간을 늘리며, 심각한 경우 사망에 이를 수도 있다.

항생제는 세균 감염 치료에 필수적이지만, 부작용이 발생할 수 있다. 흔한 부작용으로는 소화

불량, 설사, 알레르기 반응 등이 있으며, 드물게 신장 독성, 간 독성, 청력 손실 등의 심각한 부작용이 나타날 수도 있다. 따라서 항생제 사용 시에는 부작용 발생 가능성을 인지하고, 이상 증상이 나타나면 즉시 의료진과 상담해야 한다.

결론적으로 세균 감염의 치료 효과는 다양한 요인에 의해 결정되며, 효과적인 치료를 위해서는 정확한 진단, 적절한 항생제 선택, 올바른 복용법 준수, 항생제 내성 예방, 그리고 부작용 관리가 중요하다.

4. 작용기전

1) 세포벽 합성 저해

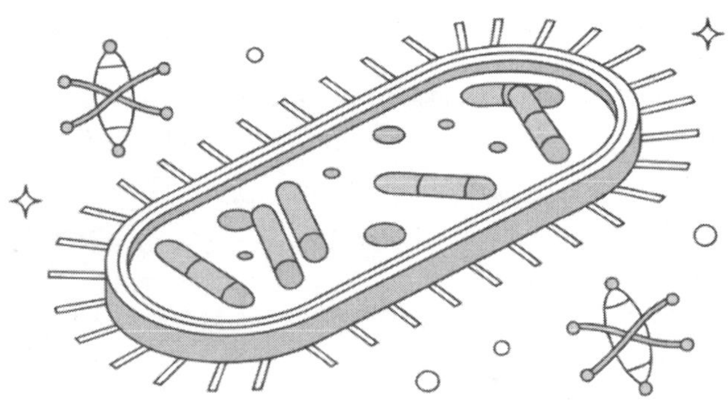

세균 세포벽 합성 저해는 많은 항생제가 세균 감염을 치료하는 데 사용하는 주요 작용 기전 중 하나이다. 세균 세포벽은 세포의 형태를 유지하고 외부 환경으로부터 보호하는 필수적인 구조이다. 사람의 세포에는 세포벽이 없기 때문에, 세균 세포벽 합성을 특이적으로 저해하는 항생제는 인체 세포에 대한 독성은 낮으면서 효과적으로 세균을 제거할 수 있다.

세균 세포벽의 주성분은 펩티도글리칸이라는 독특한 고분자 물질이다. 펩티도글리칸은 당 사슬과 펩타이드 사슬이 교차 결합하여 튼튼한 망 구조를 형성한다. 세포벽 합성 저해 항생제는 펩티도글리칸의 생합성 과정의 여러 단계를 방해함으로써 항균 효과를 나타낸다.

대표적인 세포벽 합성 저해 항생제로는 베타락탐계 항생제가 있다. 여기에는 페니실린, 세팔로스포린, 카바페넴, 모노박탐 등이 포함된다. 베타락탐계 항생제는 세균의 세포벽 합성 효소인 페니실린 결합 단백질(PBPs)에 결합하여 그 활성을 억제한다. PBPs는 펩티도글리칸 사슬의 교차 결합 형성에 필수적인 효소이므로, 이 효소의 작용이 억제되면 세포벽이 제대로 합성되지 못하고 세균은 결국 삼투압 변화에 의해 사멸하게 된다.

글리코펩티드계 항생제인 반코마이신과 테이코플라닌도 세포벽 합성을 저해하는 작용 기전을 가진다. 이들 항생제는 펩티도글리칸 전구체의 D-알라닌-D-알라닌 부분에 결합하여 트랜스글루코시

다제와 트랜스펩티다제의 작용을 입체적으로 방해함으로써 펩티도글리칸 사슬의 연장과 교차 결합 형성을 모두 억제한다.

바시트라신은 펩티도글리칸 전구체의 탈인산화 과정을 방해하여 세포벽 합성을 저해하는 또 다른 항생제이다. 그러나 바시트라신은 신장 독성 등의 부작용 때문에 주로 국소 감염 치료에 사용된다.

세균 세포벽 합성 저해 항생제는 다양한 세균 감염증 치료에 널리 사용되며, 비교적 안전한 약물로 알려져 있다. 그러나 일부 세균은 베타락탐 분해 효소(베타락타마제)를 생성하여 베타락탐계 항생제에 대한 내성을 획득할 수 있으며, 글리코펩티드계 항생제에 대한 내성균도 증가하는 추세이다. 따라서 항생제 사용 시에는 세균의 감수성을 고려하여 적절한 약물을 선택하는 것이 중요하다.

2) 단백질 합성 저해

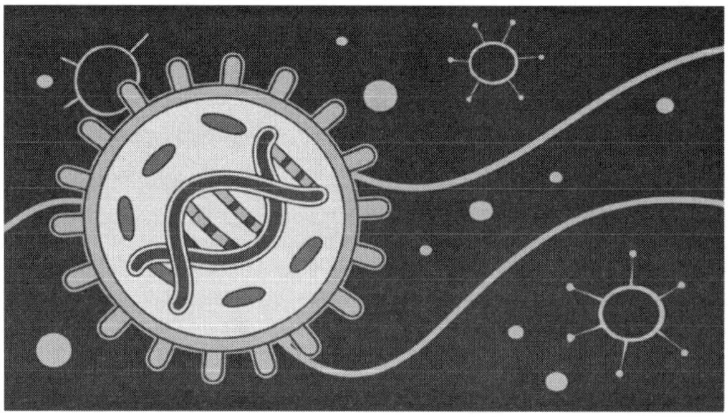

세균 단백질 합성 저해는 항생제가 세균 감염을 치료하는 중요한 작용 기전이다. 세균은 생존과 성장에 필수적인 단백질을 합성하기 위해 리보솜을 이용한다. 세균 리보솜은 사람의 리보솜과 구조적으로 약간 달라 특정 항생제는 세균 리보솜에 선택적으로 작용하여 단백질 합성을 방해하고 세균의 성장이나 사멸을 유도한다.

세균 리보솜은 30S 소단위체와 50S 소단위체로 이루어진 70S 리보솜이다. 단백질 합성은 mRNA의 유전 정보를 바탕으로 tRNA가 아미노산을 리보솜으로 운반하여 펩타이드 결합을 통해 폴리펩티드 사슬을 만드는 과정이다. 단백질 합성 저해 항생제는 이 과정의 여러 단계를 방해하여 항균 효과를 나타낸다.

아미노글리코사이드계 항생제(예: 겐타마이신, 아미카신)는 30S 리보솜에 결합하여 mRNA와 tRNA 결합을 방해하고 잘못된 해독을 유도해 기능하지 못하는 단백질을 만든다. 주로 그람 음성균에 효과적이며 살균 작용을 한다. 테트라사이클린계 항생제(예: 독시사이클린) 역시 30S 리보솜에 결합하여 아미노아실-tRNA 결합을 막아 단백질 사슬 연장을 억제한다. 광범위 항균 스펙트럼을 가지며 정균 작용을 한다.

마크로라이드계 항생제(예: 에리스로마이신, 아지트로마이신)는 50S 리보솜에 결합하여 펩타이드 사슬 이동을 방해하고 tRNA 이동을 막아 단백질 합성을 억제한다. 주로 그람 양성균에 효과적이며 고농도에서는 살균 작용을 할 수 있다. 린코사마이드계 항생제(예: 클린다마이신)도 50S 리보솜에 결합하여 펩타이드 결합 형성을 억제하며, 주로 혐기성 세균과 일부 그람 양성균에 효과적이고 정균 작용을 한다.

클로람페니콜은 50S 리보솜의 펩티딜 트랜스퍼라제 활성 부위에 결합하여 펩타이드 결합 형성을 직접적으로 억제하는 광범위 항생제이지만, 심각한 부작용 때문에 제한적으로 사용된다. 옥사졸리디논계 항생제(예: 리네졸리드)는 50S 리보솜 초기 복합체 형성을 방해하여 단백질 합성 시작 단계를 억제하는 새로운 계열 항생제이며, 내성균에 효과적이다.

세균 단백질 합성 저해 항생제는 다양한 감염증 치료에 중요하지만, 내성균 출현은 치료 효과를 감소시키는 주요 문제이다. 내성은 리보솜 RNA 또는 단백질 변이, 항생제 유입 감소, 능동 배출 펌프 발현 등 다양한 기전으로 발생할 수 있다. 따라서 항생제 사용 시 적절한 약물 선택과 내성 발생 최소화 노력이 필요하다.

3) 원형질막의 손상

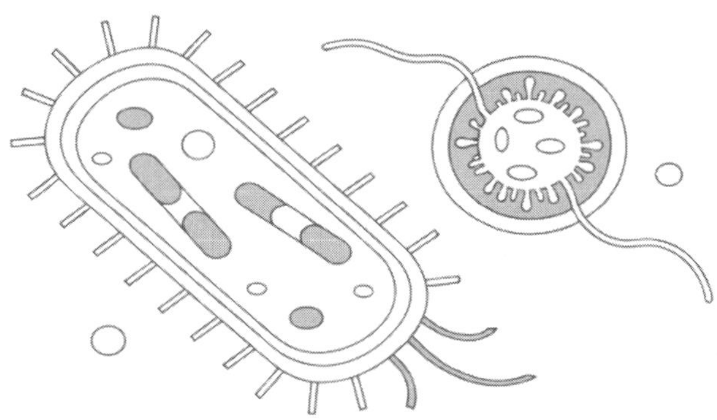

세균의 원형질막, 즉 세포막 손상은 항생제가 세균 감염을 치료하는 또 다른 중요한 작용 방식이다. 세균의 원형질막은 세포 내부 환경을 유지하고 외부 환경과의 물질 교환을 조절하는 필수적인 구조이며, 에너지 생성과 세포벽 합성 등 다양한 생화학적 과정에도 관여한다. 따라서 원형질막의 기능이 망가지면 세균은 생존할 수 없게 된다.

원형질막 손상을 일으키는 항생제는 여러 가지 방법으로 작용한다. 일부 항생제는 세균 세포막에 결합하여 막의 구조를 파괴하거나 이온 통로를 만들어 막의 투과성을 비정상적으로 증가시킨다. 이로 인해 세포 내에 꼭 필요한 이온이나 물질이 밖으로 빠져나가거나 외부 물질이 너무 많이 들어와 세포의 균형이 깨지고 결국 죽게 된다. 폴리믹신이 대표적인 예이다. 폴리믹신은 그람 음성균의 외막에 있는 리포다당류와 인지질에 결합하여 막 구조를 무너뜨리고 투과성을 증가시킨다.

세균의 생존에는 정상적인 막 전위 유지가 필수적이다. 일부 항생제는 막에 작용하여 이온 농도 기울기를 무너뜨리거나 이온을 운반하는 시스템을 방해하여 막 전위를 소실시킨다. 이는 에너지 생성 및 다양한 막 기능 장애를 일으켜 세균을 죽인다. 댑토마이신이 대표적인 예로, 칼슘 이온이 있는 환경에서 세균 세포막에 삽입되어 탈분극을 유발하고 세포 기능을 억제한다.

세균 세포막의 주요 성분인 지질의 생합성을 방해하는 항생제도 원형질막의 기능을 손상시킬 수 있다. 지질 생합성이 억제되면 정상적인 막 구조를 만들 수 없어 막의 안정성과 기능이 떨어진다.

원형질막 손상을 유발하는 주요 항생제 종류에는 폴리믹신(폴리믹신 B, 콜리스틴)이 있으며, 주로 그람 음성균 감염 치료에 사용된다. 특히 여러 약제에 내성을 보이는 세균 감염 치료에 중요하다. 댑토마이신은 주로 그람 양성균 감염 치료에 사용되며, 특히 메티실린 내성 황색포도알균이나 반코마이신 내성 장알균 감염 치료에 효과적이다. 일부 항진균제인 암포테리신 B, 아졸계 항진균제 등도 진균 세포막의 특정 성분에 작용하여 막 기능을 손상시키는 비슷한 방식을 보인다.

원형질막 손상을 유발하는 항생제는 다른 작용 방식을 가진 항생제와 함께 사용하여 효과를 높이거나 내성균 감염 치료에 사용될 수 있다. 그러나 인체 세포막에도 영향을 줄 수 있으므로 신중하게 사용해야 하며 부작용을 잘 관찰해야 한다.

4) 핵산 합성 저해

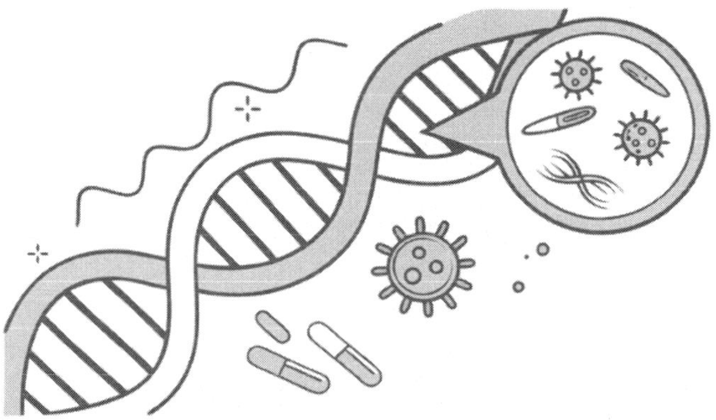

세균의 핵산 합성 저해는 항생제가 세균 감염을 치료하는 데 사용하는 또 다른 중요한 작용 방식이다. 세균은 DNA 복제, RNA 전사 등 핵산 합성을 통해 유전 정보를 유지하고 단백질을 생성하여 생존하고 번식한다. 따라서 이러한 핵산 합성 과정을 방해하는 항생제는 세균의 성장과 생존을 효과적으로 억제할 수 있다.

핵산 합성 저해 항생제는 DNA 복제 또는 RNA 전사 과정에 관여하는 특정 효소를 표적으로 삼아 작용한다.

DNA 복제 저해제로는 퀴놀론계 항생제가 대표적이다. 시프로플록사신이나 레보플록사신과 같은 이 계열의 항생제는 세균의 DNA 자이라제와 토포아이소머라제 IV라는 효소에 결합하여 DNA 복제를 억제한다. DNA 자이라제는 DNA 이중 나선을 푸는 역할을 하고, 토포아이소머라제 IV는 복제된 DNA 가닥을 분리하는 역할을 한다. 이 효소들의 작용이 억제되면 DNA 복제가 중단되고 세균은 사멸하게 된다. 퀴놀론계 항생제는 넓은 범위의 세균에 효과를 나타내며 세균을 죽이는 작용을 한다.

RNA 합성 저해제로는 리팜피신이 있다. 이 항생제는 세균의 DNA 의존성 RNA 중합효소에 결합하여 RNA 전사 과정을 특이적으로 억제한다. RNA 중합효소는 DNA를 바탕으로 mRNA를 합성하는 효소이므로, 이 효소의 작용이 억제되면 단백질 합성이 이루어지지 않아 세균의 성장이 멈추거나 죽게 된다. 리팜피신은 주로 결핵균 치료에 사용되며 세균을 죽이는 작용을 한다.

핵산 합성 저해 항생제는 다양한 세균 감염증 치료에 효과적이지만, 내성균이 나타나는 것은 치료의 주요 어려움이다. 내성은 표적 효소의 유전자 변이로 인해 항생제 결합 부위가 바뀌거나, 항생제의 세포 내 유입 감소, 능동 배출 펌프의 발현 등 다양한 방식으로 발생할 수 있다. 따라서 항생제 사용 시에는 세균의 감수성을 확인하고 적절한 약물을 선택하는 것이 중요하다. 또한, 항생제 내성 확산을 막기 위해 항생제 오남용을 줄이는 노력이 필요하다.

5) 효소 활성 저해

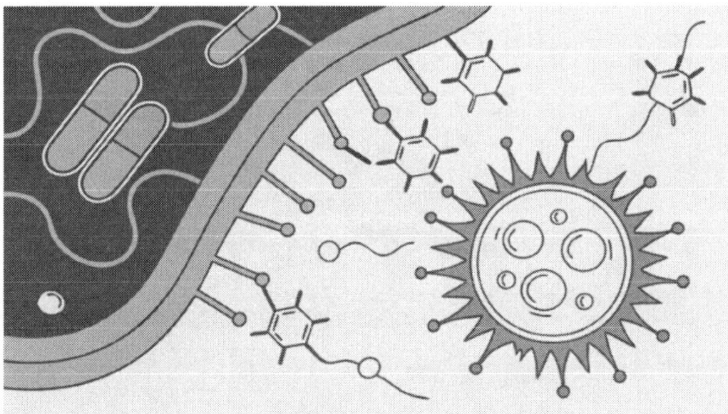

세균의 효소 활성 저해는 항생제가 세균 감염을 치료하는 또 다른 중요한 작용 방식이다. 세균은 생존과 성장에 필수적인 다양한 생화학적 반응을 효소를 통해 수행한다. 따라서 특정 효소의 활성을 억제하는 항생제는 세균의 대사 경로를 차단하고 성장을 억제하거나 사멸시킬 수 있다.

효소 활성 저해를 통해 항균 효과를 나타내는 대표적인 항생제는 엽산 합성 저해제이다. 설폰아미드계 항생제(설파제)는 세균이 엽산을 합성하는 데 필요한 효소인 다이하이드로프테로산 합성효소의 활성 부위에 파라-아미노벤조산 대신 결합하여 효소 작용을 경쟁적으로 억제한다. 엽산은 세균의 DNA 합성 및 성장에 필수적이므로, 엽산 합성이 억제되면 세균의 성장이 멈춘다. 사람 세포는 엽산을 직접 합성하지 못하고 외부로부터 섭취하므로 설폰아미드는 인체 세포에는 상대적으로 독성이 낮다. 트리메토프림은 세균의 또 다른 엽산 합성 효소인 다이하이드로폴레이트 환원효소의 활성을 억제한다. 설폰아미드와 마찬가지로 사람 효소보다 세균 효소에 더 높은 친화력을 가져 선택적 독성을 나타낸다. 트리메토프림은 설폰아미드와 함께 투여될 때 상승 효과를 나타내며, 넓은 범위의 세균에 효과를 가진다.

세포벽 합성 초기 단계 저해제인 포스포마이신은 세균 세포벽 합성의 초기 단계에 관여하는 효소를 비가역적으로 저해한다. 이는 펩티도글리칸 생합성의 첫 번째 가역 단계를 차단하여 세포벽 합성을 억제한다.

마이콜산 합성 저해제인 이소니아지드는 결핵균의 세포벽 성분인 마이콜산 합성에 필수적인 효소를 억제한다. 따라서 이소니아지드는 결핵 치료에 특이적으로 사용된다.

효소 활성 저해 항생제는 특정 대사 경로에 필수적인 효소를 표적으로 삼기 때문에 세균의 생존에 중요한 영향을 미친다. 그러나 세균은 효소의 구조를 변형시키거나 대체 경로를 활성화시키는 등의 방식으로 내성을 획득할 수 있다. 따라서 항생제 사용 시에는 세균의 감수성을 고려하여 적절한 약물을 선택하고, 내성 발생을 최소화하기 위한 노력이 필요하다.

5. 주요항균제

1) 합성 항균제

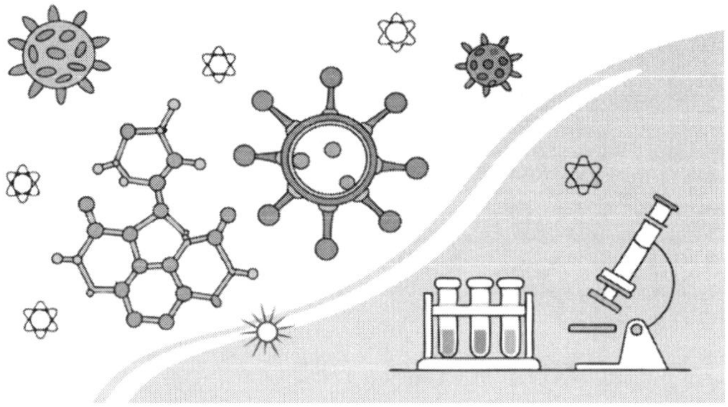

합성 항균제는 자연적으로 만들어지는 것이 아니라 화학적인 합성을 통해 제조된 항균 물질을 의미한다. 이러한 합성 항균제는 특정 세균의 성장이나 생존에 필수적인 특정 대사 경로를 방해하거나, 세균의 독특한 구조나 기능을 표적으로 삼아 항균 효과를 나타낸다. 다양한 종류의 합성 항균제가 존재하며, 각각 다른 작용 기전과 항균 스펙트럼을 가진다.

주요 합성 항균제 중 하나는 퀴놀론계 항균제이다. 이 계열의 항균제는 세균의 DNA 복제에 필수적인 효소인 DNA 자이라제와 토포아이소머라제 IV의 활성을 억제하여 항균 효과를 나타낸다. 초기 퀴놀론계 항균제는 주로 그람 음성균에 효과적이었으나, 불소 원자가 첨가된 플루오로퀴놀론계 항균제가 개발되면서 그람 양성균을 포함한 더 넓은 범위의 세균에 효과를 나타내게 되었다. 대표적인 퀴놀론계 항균제로는 시프로플록사신, 레보플록사신, 목시플록사신 등이 있다.

또 다른 중요한 합성 항균제는 설폰아미드계 항균제, 즉 설파제이다. 설폰아미드는 세균이 엽산을 합성하는 데 필요한 효소인 다이하이드로프테로산 합성효소의 활성 부위에 파라-아미노벤조산 대신 결합하여 엽산 합성을 경쟁적으로 억제한다. 엽산은 세균의 DNA 합성 및 성장에 필수적인 물질이므로, 엽산 합성이 억제되면 세균의 성장이 멈춘다. 설파메톡사졸, 설파디아진 등이 대표적인 설폰아미드계 항균제이다.

트리메토프림 역시 중요한 합성 항균제이다. 트리메토프림은 세균의 또 다른 엽산 합성 효소인 다이하이드로폴레이트 환원효소의 활성을 억제한다. 설폰아미드와 함께 투여될 경우 상승 효과를 나타내며, 주로 요로 감염 치료에 사용되는 트리메토프림/설파메톡사졸 복합제 형태로 널리 사용된다.

니트로푸란계 항균제는 세균 내에서 환원되어 활성형으로 전환된 후, 세균의 DNA와 단백질 합성을 방해하는 것으로 알려져 있다. 주로 요로 감염 치료에 사용되는 니트로푸란토인이 대표적인 예이다.

합성 항균제는 특정 세균 감염증 치료에 중요한 역할을 하며, 자연 항생제에 비해 대량 생산이 용이하고 화학 구조 변형을 통해 새로운 약물 개발의 가능성이 높다는 장점을 가진다. 그러나 세균의 내성 획득은 합성 항균제 사용에 있어서도 중요한 문제로 인식되고 있다.

2) 항생물질

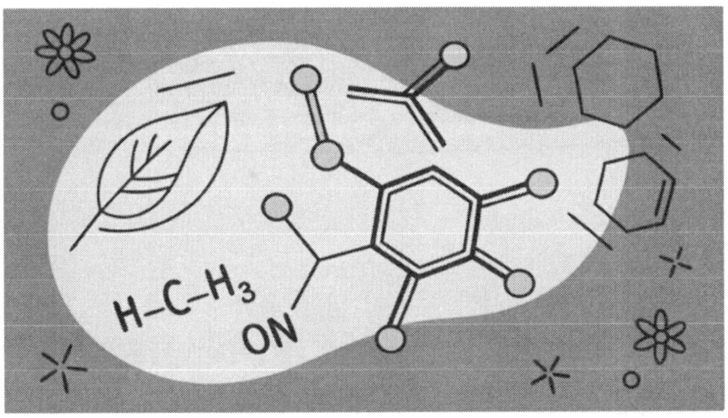

항생물질은 미생물이 생성하는 화학 물질로, 다른 미생물의 성장이나 생존을 억제하는 효과를 나타낸다. 넓은 의미로는 합성 항균제를 포함하기도 하지만, 일반적으로는 세균, 곰팡이 등이 자연적으로 만들어내는 물질을 지칭한다. 최초의 항생물질인 페니실린이 발견된 이후, 다양한 종류의 항생물질이 발견되어 세균 감염 치료에 혁혁한 공을 세웠다.

항생물질은 작용 기전에 따라 다양하게 분류될 수 있다. 세포벽 합성 억제 작용을 하는 베타락탐계 항생제(페니실린, 세팔로스포린 등)와 글리코펩티드계 항생제(반코마이신) 등이 대표적이다. 단백질 합성 억제 항생물질로는 아미노글리코사이드계(겐타마이신), 테트라사이클린계(독시사이클린), 마크로라이드계(에리스로마이신) 등이 있다. 핵산 합성 억제 작용을 하는 퀴놀론계 항생제(시프로플록사신)와 리팜피신도 중요한 항생물질이다. 이 외에도 세포막 기능 저해, 엽산 합성 억제 등 다양한 작용 기전을 가진 항생물질들이 존재한다.

항생물질은 감염을 일으키는 세균의 종류에 따라 효과 범위가 다르다. 특정 세균에만 효과적인 좁은 스펙트럼 항생물질이 있는가 하면, 다양한 종류의 세균에 작용하는 넓은 스펙트럼 항생물질도 있다. 따라서 감염균을 정확히 진단하고 그에 맞는 항생물질을 선택하는 것이 치료의 성공에 매우 중요하다.

하지만 항생물질의 광범위한 사용은 항생제 내성이라는 심각한 문제를 야기하고 있다. 세균은 다양한 기전을 통해 항생물질에 대한 저항력을 획득하며, 이는 치료 실패로 이어질 수 있다. 항생제 내성균의 출현과 확산을 막기 위해서는 항생물질의 오남용을 줄이고, 감염 예방을 위한 노력이 필수적이다. 또한, 새로운 작용 기전을 가진 항생물질 개발의 중요성이 더욱 강조되고 있다.

3) 항진균제

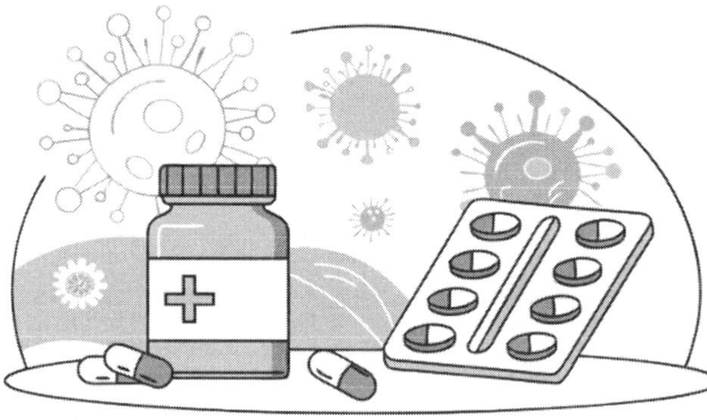

항진균제는 곰팡이와 같은 진균류에 의한 감염을 치료하는 약물이다. 진균은 세균과 달리 핵을 가진 진핵생물로서, 사람의 세포와 유사한 부분이 많아 세균에 작용하는 항생제와는 다른 작용 기전을 가진 약물이 필요하다. 항진균제는 작용 방식에 따라 크게 세포막 기능 저해제, 세포벽 합성 저해제, 핵산 및 단백질 합성 저해제 등으로 분류할 수 있다.

세포막 기능 저해제는 진균 세포막의 주요 성분인 에르고스테롤 합성을 방해하여 막의 기능을 손상시키는 약물이다. 아졸계 항진균제로는 케토코나졸, 플루코나졸, 이트라코나졸, 보리코나졸 등이 있으며, 에르고스테롤 합성 효소의 활성을 억제한다. 폴리엔계 항진균제인 암포테리신 B, 니스타틴 등은 세포막에 직접 결합하여 막의 투과성을 변화시킨다. 알릴아민계 항진균제인 테르비나핀 등은 에르고스테롤 합성 경로의 초기 단계를 억제한다.

세포벽 합성 저해제는 진균 세포벽의 주요 성분인 글루칸 합성을 방해하는 약물이다. 사람 세포에는 세포벽이 없어 선택적인 작용을 나타낸다. 에키노칸딘계 항진균제로는 카스포펀진, 미카펀진 등이 있으며, 글루칸 합성 효소의 활성을 억제한다.

핵산 및 단백질 합성 저해제로는 플루시토신이 있으며, 진균 세포 내에서 활성형으로 전환되어 핵산 합성을 방해한다.

항진균제는 감염 부위, 진균의 종류, 환자의 상태 등에 따라 경구, 국소 도포, 주사 등 다양한 형태로 투여될 수 있다.

항진균제 사용 시에는 부작용 발생 가능성을 고려해야 한다. 아졸계 항진균제는 소화기계 부작용, 간 기능 이상, 약물 상호작용 등을 일으킬 수 있으며, 폴리엔계 항진균제는 신장 독성 등의 심각한 부작용을 유발할 수 있다. 에키노칸딘계 항진균제는 비교적 안전한 편이지만, 드물게 알레르기 반응이 나타날 수 있다. 또한, 항진균제에 대한 내성균의 출현도 중요한 문제로 대두되고 있으며, 이는 항진균제 사용 증가, 면역 저하 환자 증가 등 다양한 요인에 의해 발생할 수 있으며, 치료 실패로 이어질 수 있다. 따라서 적절한 항진균제 선택과 사용, 감염 예방 노력이 중요하다.

4) 항바이러스제

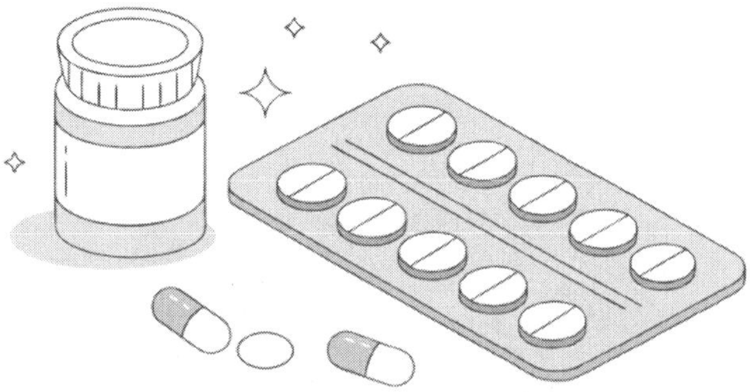

항바이러스제는 바이러스 감염을 치료하는 데 사용되는 약물이다. 바이러스는 살아있는 세포 내에서만 증식하는 특징을 가지므로, 항바이러스제는 바이러스의 생활 주기의 특정 단계를 표적으로 삼아 작용하여 바이러스의 복제 과정을 방해하고 바이러스 수를 줄이며 감염 확산을 억제한다.

항바이러스제의 주요 작용 기전은 다양하다. 바이러스가 숙주 세포에 부착하거나 세포 내로 침투하는 것을 막는 단계, 세포 내로 침투한 후 바이러스가 유전 물질을 방출하는 탈피 과정을 억제하는 단계가 있다. 또한, 바이러스의 DNA 또는 RNA 복제에 필요한 효소의 활성을 억제하거나, 바이러스 유전체에 유사체를 삽입하여 복제를 중단시키는 핵산 합성 억제, 바이러스가 필요로 하는 단백질 생성을 방해하는 단백질 합성 억제, 그리고 새로 생성된 바이러스 입자가 숙주 세포에서 방출되는 것을 막는 조립 및 방출 억제 등의 기전이 있다.

항바이러스제는 치료하는 바이러스의 종류에 따라 다양하게 분류된다. 인플루엔자 바이러스 치료제인 오셀타미비르와 자나미비르는 바이러스가 숙주 세포에서 방출되는 것을 막는 뉴라미니다제 억제제이다. 헤르페스 바이러스 치료제인 아시클로버, 발라시클로버 등은 바이러스 DNA 복제 효소를 억제한다. B형 간염 바이러스 치료제인 라미부딘, 테노포비르 등도 바이러스 DNA 복제 효소를 억제한다. C형 간염 바이러스 치료제로는 바이러스 복제의 여러 단계를 표적으로 하는 다양한 직접 작용 항바이러스제가 개발되어 사용된다.

HIV 치료제는 역전사 효소 억제제, 단백질 분해 효소 억제제, 인테그라제 억제제 등 여러 약물을 병용 투여한다. 거대세포 바이러스 치료제로는 간시클로버 등이 사용되며, 호흡기 세포융합 바이러스 치료제로는 리바비린 등이 사용된다. 최근에는 코로나바이러스감염증-19 치료제인 렘데시비르, 팍스로비드 등 다양한 약물이 개발되어 사용되고 있다.

항바이러스제는 바이러스에 특이적으로 작용하도록 설계되었지만, 일부 부작용이 발생할 수 있다. 흔한 부작용으로는 소화기계 이상, 두통, 피로감 등이 있으며, 일부 약물은 신장 기능 저하, 간 기능 이상 등 심각한 부작용을 일으킬 수도 있다. 따라서 항바이러스제는 반드시 의사의 처방에 따라 사용해야 하며, 부작용 발생 시 의료진과 상담해야 한다. 바이러스의 빠른 변이와 숙주세포 내 증식 특성 때문에 항바이러스제 개발은 어려움이 많으며, 내성 바이러스 출현도 중요한 문제이다. 따라서 새로운 작용 기전을 가진 항바이러스제 개발과 함께 백신을 통한 예방이 바이러스 감염 관리의 중요한 전략으로 활용되고 있다.

5) 항원충제

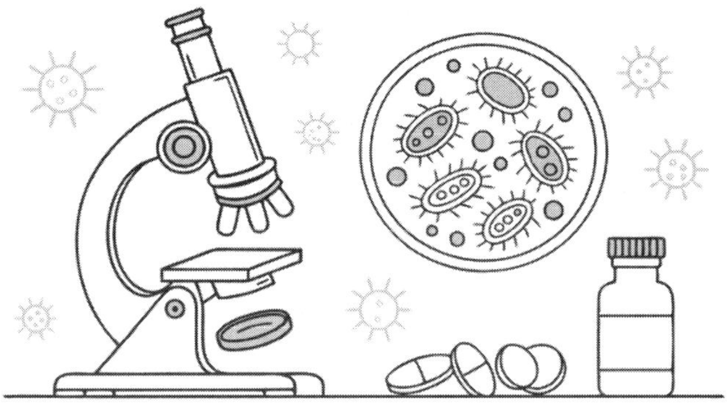

항원충제는 원충류에 의한 감염을 치료하는 약물이다. 원충류는 단세포 진핵생물로, 말라리아, 아메바증, 람블편모충증, 트리코모나스증 등 다양한 질병을 일으킨다. 항원충제는 원충의 생존에 필수적인 특정 대사 경로를 방해하거나, 원충의 독특한 구조나 기능을 표적으로 삼아 항균 효과를 나타낸다.

항원충제의 작용 기전은 다양하며, 치료하는 원충의 종류에 따라 다르다. 일부 항원충제는 원충의 DNA 복제나 RNA 전사를 방해하여 유전 물질의 합성을 억제한다. 또 다른 약물은 원충의 리보솜에 작용하여 단백질 합성을 방해함으로써 원충의 성장과 생존을 억제한다. 엽산 대사를 억제하는 항원충제는 원충이 엽산을 합성하거나 사용하는 경로를 방해하여 핵산 및 단백질 합성에 필요한 물질 생성을 막는다. 원충의 에너지 생성에 필수적인 미토콘드리아의 기능을 저해하여 원충을 사멸시키는 약물도 있으며, 원충의 세포막에 작용하여 막의 투과성을 변화시키거나 구조를 파괴하여 원충을 죽이는 약물도 있다. 일부 항원충제는 원충 내에서 대사되어 독성 물질을 생성하고, 이 물질이 원충의 세포 기능을 방해하기도 한다.

주요 항원충제 종류로는 항말라리아제가 있다. 클로로퀸, 히드록시클로로퀸, 메플로퀸 등은 말라리아 원충의 특정 생활 단계를 표적으로 하거나 원충의 대사 과정을 방해한다. 니트로이미다졸계 약물인 메트로니다졸, 티니다졸 등은 혐기성 원충류에 효과적이며, 원충 내에서 활성형으로 전환되어 DNA를 손상시킨다. 벤즈이미다졸계 약물인 알벤다졸, 메벤다졸 등은 광범위 기생충 치료에 사용되지만 특정 원충에도 효과를 나타낸다. 아미노퀴놀린계 약물인 클로로퀸, 아모디아퀸 등은 말라리아 치료에 주로 사용된다. 설폰아미드와 트리메토프림의 조합은 톡소플라스마증 치료에 사용되며, 엽산 대사를 억제하여 항원충 효과를 나타낸다.

항원충제는 종류에 따라 다양한 부작용을 일으킬 수 있다. 흔한 부작용으로는 소화 불량, 구역, 구토, 설사, 복통 등이 있다. 일부 약물은 두통, 어지럼증, 피로감, 피부 발진 등의 신경학적 또는 알레르기 반응을 유발할 수 있다. 드물게는 간 기능 이상, 신장 기능 이상, 혈액학적 이상과 같은 심각한 부작용이 나타날 수도 있다. 특히 일부 항말라리아제는 망막 손상이나 심장 문제와 같은 심각한 부작용을 일으킬 수 있으므로, 항원충제 사용 시에는 반드시 의사의 지시에 따라야 하며 부작용 발생 시 즉시 의료진과 상담해야 한다.

6. 화학요법제의 효과

1) 항생제 내성

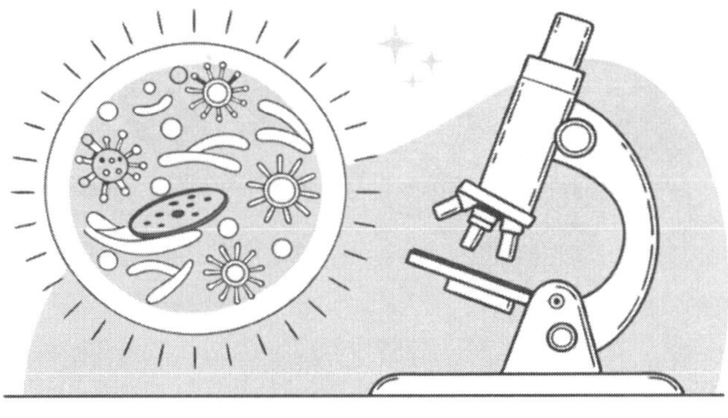

항생제 내성은 세균이 항생제의 공격에도 살아남아 증식할 수 있는 능력을 얻는 현상을 말한다. 이는 항생제 치료 효과를 떨어뜨리고 심각한 감염병 치료를 어렵게 만드는 주요 원인이다. 세균은 항생제를 분해하거나 변형시켜 약효를 없애거나, 항생제가 작용하는 세균 내 특정 부위의 구조를 변형시켜 항생제가 결합하지 못하게 만들거나, 세균 세포막의 투과성을 변화시키거나 항생제 수송 시스템을 변경하여 항생제의 세포 내 유입을 막거나, 세포 내로 들어온 항생제를 세포 밖으로 적극적으로 배출하는 펌프를 만들어 항생제의 농도를 낮추거나, 항생제가 특정 대사 경로를 차단했을 때 대체 경로를 활성화하여 항생제의 영향을 피하는 등 다양한 방식으로 항생제 내성을 획득한다.

항생제 내성 발생의 주요 원인은 항생제의 부적절하고 과도한 사용이다. 바이러스 감염과 같이 항생제 치료 효과가 없는 질환에 항생제를 사용하는 불필요한 항생제 사용, 증상이 나아졌다고 임의로 항생제 복용을 중단하여 세균이 완전히 제거되지 않고 내성을 얻을 기회를 주는 불완전한 치료, 수술 전후 감염 예방 목적 외에 광범위하게 예방적으로 항생제를 사용하는 예방적 항생제 오용, 가축 질병 예방이나 성장 촉진 목적으로 항생제를 과도하게 사용하는 농축수산업에서의 항생제 남용, 그리고 적절한 진단 없이 광범위 항생제를 처방하거나 항생제 내성 검사 없이 경험적으로 항생제를 사용하는 항생제 처방 및 조제 관리 부실 등이 항생제 내성 발생을 부추긴다.

항생제 내성이 심해지면 일반적인 항생제로 치료가 어려운 감염병 발생이 증가하고, 효과적인 항생제 선택의 폭이 좁아져 더 강력하고 비싼 항생제를 사용해야 하거나 치료 기간이 길어지며, 다제내성균 감염의 경우 치료가 매우 어려워 사망률이 높아지고, 치료 실패와 장기 입원으로 인해 의료 자원 낭비가 심화되는 등 심각한 결과를 초래할 수 있다.

항생제 내성 문제를 해결하기 위해서는 의사의 정확한 진단과 처방에 따라 항생제를 사용하고 불필요한 항생제 사용을 줄이는 항생제 적정 사용, 처방된 기간 동안 항생제를 끝까지 복용하는 처방된 용법 및 용량 준수, 손 씻기 등 개인위생 철저, 예방 접종, 가축 항생제 사용 규제 강화, 항생제 내성균 발생 추이 감시 및 새로운 항생제 개발 투자, 그리고 국제적인 협력이 필요하다.

2) 항생물질간의 상호작용

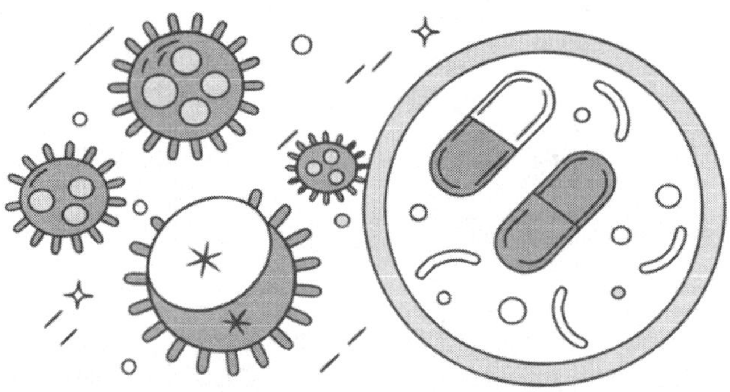

항생물질 간의 상호작용은 두 가지 이상의 항생제를 동시에 사용할 때 나타나는 약효의 변화를 의미한다. 이러한 상호작용은 치료 효과를 강화하거나 약화시킬 수 있으며, 예상치 못한 부작용을 초래할 수도 있다. 따라서 항생제를 병용 투여할 때는 잠재적인 상호작용을 주의 깊게 고려해야 한다.

항생물질 간의 상호작용은 크게 상승 작용, 길항 작용, 상가 작용으로 나눌 수 있다. 상승 작용은 두 가지 이상의 항생제를 함께 사용했을 때, 각 항생제를 단독으로 사용했을 때보다 더 강력한 항균 효과를 나타내는 경우이다. 예를 들어, 세포벽 합성 억제제와 아미노글리코사이드계 항생제를 병용하면 세포벽 손상으로 인해 아미노글리코사이드의 세균 내 침투가 증가하여 항균 효과가 증대될 수 있다. 길항 작용은 두 가지 이상의 항생제를 함께 사용했을 때, 각 항생제를 단독으로 사용했을 때보다 항균 효과가 감소하는 경우이다. 예를 들어, 살균 작용을 하는 페니실린과 정균 작용을 하는 테트라사이클린을 병용하면 페니실린의 효과가 감소할 수 있다. 상가 작용은 두 가지 이상의 항생제를 함께 사용했을 때, 각 항생제의 효과를 단순히 합한 정도의 항균 효과를 나타내는 경우이다.

항생제를 병용 투여할 때는 감염의 종류와 심각도, 세균의 감수성, 환자의 상태, 각 항생제의 약동학적 및 약력학적 특성, 그리고 병용 투여의 잠재적인 이익과 위험을 종합적으로 고려해야 한다. 복합 감염이거나 중증 감염인 경우, 또는 경험적 치료가 필요한 상황에서 항균 스펙트럼을 넓히기 위해 항생제 병용 투여를 고려할 수 있다.

항생제 감수성 검사 결과를 바탕으로 가장 효과적인 조합을 선택하는 것이 중요하며, 환자의 나이, 신장 기능, 간 기능, 기저 질환, 알레르기 병력 등을 고려하여 부작용 위험을 최소화해야 한다. 또한, 각 항생제의 흡수, 분포, 대사, 배설 경로 및 작용 기전을 이해하고, 잠재적인 약물 상호작용을 예측하여 신중하게 투여해야 한다. 항생제 병용 투여는 복잡한 의학적 판단이 필요한 영역이므로, 반드시 경험 많은 의료진의 지시에 따라 이루어져야 한다.

7. 항생제 감수성 검사

1) 디스크 확산법

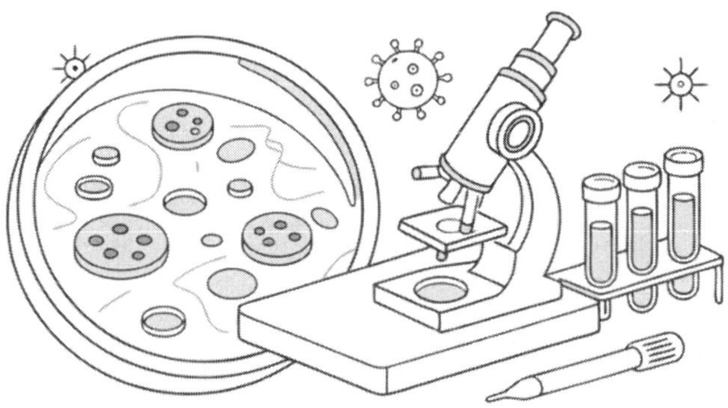

디스크 확산법은 세균의 항생제 감수성을 평가하는 간단하면서도 널리 사용되는 방법이다. 이 방법은 한천 배지 위에서 항생제가 확산되는 정도와 세균의 성장 억제 정도를 눈으로 확인하여 항생제에 대한 세균의 감수성 여부를 판정한다. 먼저 검사할 세균을 액체 배지에 배양한 후, 멸균된 면봉을 이용하여 뮐러-힌튼 한천 배지 전체 표면에 균일하게 도말한다. 이는 세균이 배지 전체에 고르게 자라도록 하기 위함이다. 그 다음 다양한 종류와 농도의 항생제가 함침된 작은 종이 디스크를 멸균된 핀셋이나 자동 디스펜서를 이용하여 배지 표면에 놓는다. 각 디스크는 특정 항생제를 포함하고 있으며, 배지 표면에 밀착시켜 항생제가 배지로 확산될 수 있도록 한다.

항생제 디스크를 부착한 배지를 적절한 온도와 시간 조건에서 배양한다. 배양 시간과 온도는 검사 대상 세균의 종류에 따라 다르다. 배양 후, 항생제 디스크 주변에 세균 성장이 억제된 투명한 원형의 영역, 즉 억제대가 나타나는지 관찰한다. 억제대가 형성되었다면, 그 지름을 정확하게 측정한다. 억제대의 크기는 세균의 항생제 감수성과 항생제의 확산 정도에 따라 달라진다. 마지막으로 측정된 억제대 지름을 표준화된 판정 기준표와 비교하여 세균의 항생제 감수성을 판정한다. 일반적으로 감수성, 중간, 내성의 세 가지 범주로 결과를 보고한다.

디스크 확산법은 특별한 장비 없이 기본적인 실험 도구만으로 수행할 수 있어 비용 효율적이며, 하나의 배지에서 여러 종류의 항생제에 대한 감수성을 동시에 검사할 수 있다는 장점이 있다. 또한 억제대 형성을 통해 감수성 여부를 쉽게 확인할 수 있으며, 다른 세균에 의한 오염 여부도 시각적으로 판단할 수 있고, 대부분의 세균에 대해 비교적 신속하게 결과를 확인할 수 있다.

하지만 세균이 특정 항생제에 대해 어느 정도의 농도에서 성장이 억제되는지 정확한 값을 제공하지 못하는 정량적인 최소 억제 농도 측정이 불가능하며, 배지의 종류, 두께, pH, 배양 온도 등 실험 조건에 따라 결과가 영향을 받을 수 있다. 느리게 성장하거나 특수한 배양 조건이 필요한 일부 세균에는 적용이 어려울 수 있으며, 여러 종류의 세균이 동시에 존재하는 혼합 감염의 경우 각 세균의 감수성을 개별적으로 평가하기 어렵다는 제한점도 있다.

디스크 확산법은 임상 미생물 검사실에서 일차적인 항생제 감수성 검사로 널리 활용되며, 그 결과는 환자 치료에 적합한 항생제를 선택하는 데 중요한 정보를 제공한다.

2) 희석법

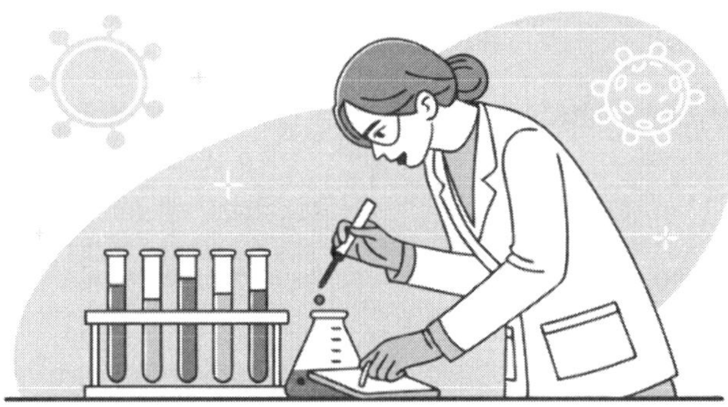

희석법은 항생제 감수성을 평가하는 방법으로, 항생제가 첨가된 액체 배지 또는 한천 배지를 다양한 농도로 희석하여 준비하고, 여기에 검사할 세균을 접종하여 세균의 성장을 관찰하는 것이 기본 원리이다. 이 방법을 통해 세균의 성장을 완전히 억제하는 가장 낮은 항생제 농도인 최소 억제 농도(MIC)를 정량적으로 측정할 수 있다.

액체 배지 희석법에서는 항생제를 단계적으로 희석한 액체 배지에 일정 농도의 세균을 접종한 후 배양한다. 배양 후 육안으로 혼탁도를 확인하거나 자동화된 장비를 이용하여 세균 성장을 측정한다. 세균 성장이 억제된 가장 낮은 항생제 농도가 MIC로 결정된다. 반면, 한천 배지 희석법에서는 항생제를 단계적으로 희석하여 한천 배지에 첨가하고, 이 배지 표면에 일정 농도의 세균을 접종하여 배양한다. 배양 후 세균이 성장하지 않은 가장 낮은 항생제 농도가 MIC로 결정된다.

희석법의 가장 큰 장점은 디스크 확산법과 달리 세균의 성장을 억제하는 최소 항생제 농도를 정확하게 측정할 수 있다는 점이다. 이는 임상적으로 더 유용한 정보를 제공하며, 다양한 항생제 및 세균에 적용 가능하다. 또한, MIC 값은 세균의 항생제 내성 정도를 정량적으로 나타내므로 내성 기전 연구에도 활용될 수 있다. 특히 액체 배지 희석법의 경우 자동화된 장비를 이용하여 대량 검체를 신속하고 정확하게 처리할 수 있다는 장점이 있다.

그러나 희석법은 디스크 확산법에 비해 배지 준비 및 접종 과정이 복잡하고 시간이 더 많이 소요될 수 있으며, 특히 한천 배지 희석법의 경우 다양한 농도의 배지를 준비하는 데 비용이 더 들 수 있다. 자동화 장비를 사용하는 액체 배지 희석법 역시 초기 투자 비용이 필요하다. 또한 육안으로 판독하는 경우 숙련된 기술이 필요하며, 미세한 성장 차이를 구별하기 어려울 수 있고, 여러 단계의 희석 및 접종 과정에서 오염 위험이 증가할 수 있다는 단점도 존재한다.

희석법은 항생제 감수성 검사에서 중요한 역할을 하며, 특히 정확한 MIC 값을 필요로 하는 경우나 디스크 확산법의 결과 해석이 어려운 경우에 유용하게 사용된다.

13장. 질병과 미생물의 관계

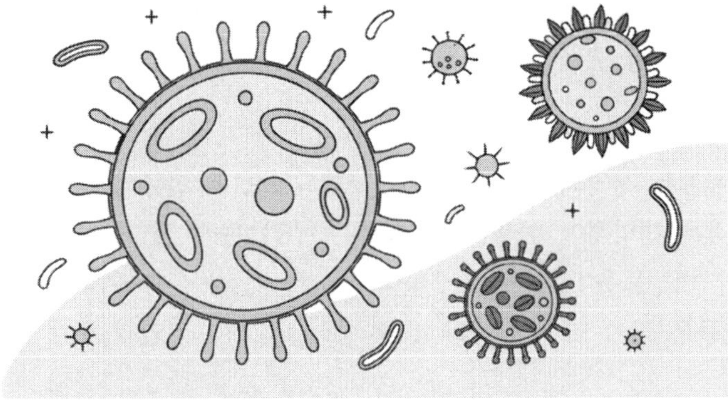

질병과 미생물의 관계는 인류 역사 속에서 중요한 주제였다. 일부 미생물은 병원성을 지녀 인체에 침입하여 증식하고 독성 물질을 생성하거나 세포 기능을 방해해 감염성 질환을 유발한다. 이러한 병원성 미생물에는 세균, 바이러스, 진균, 원충류 등이 있으며, 각각 고유한 특성과 질병 유발 기전을 가진다.

이들은 호흡기, 소화기, 피부 등 다양한 경로를 통해 인체에 침입하며, 감염된 사람과의 접촉, 오염된 음식이나 물, 공기, 매개 곤충 등을 통해 전파될 수 있다. 질병 발생 여부와 심각도는 미생물의 종류와 수, 독성, 그리고 인체의 면역력에 따라 달라진다.

그러나 모든 미생물이 질병을 일으키는 것은 아니다. 우리 몸에는 수많은 종류의 미생물이 공존하며, 소화 작용을 돕거나 유해한 미생물의 성장을 억제하는 등 유익한 역할을 수행하는 정상 미생물총도 존재한다. 미생물과 질병의 관계를 이해하는 것은 감염병을 치료하고 예방하는 데 필수적이다.

항생제, 항바이러스제, 항진균제 등 항미생물제 개발과 백신 접종, 위생 관리 등의 예방적 노력은 감염병 발생률을 낮추는 데 크게 기여하고 있다. 따라서 병원성 미생물에 대한 깊이 있는 이해와 유익한 미생물과의 건강한 공존을 모색하는 것이 중요하다.

1. 질병과 미생물의 관계 개요

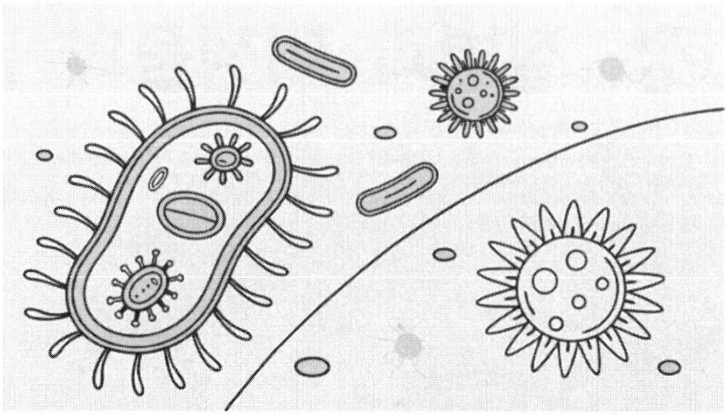

질병과 미생물의 관계는 생명의 역사만큼이나 오래되었으며, 인류의 생존과 진화에 지대한 영향을 미쳐왔다. 아주 작은 생명체인 미생물 중 일부는 우리 몸에 침입하여 다양한 질병을 일으키는 원인이 된다. 이러한 미생물을 병원성 미생물이라고 하며, 세균, 바이러스, 진균(곰팡이), 원충류 등이 대표적이다. 이들은 각기 다른 구조와 생활 방식을 가지며, 인체 내에서 다양한 방식으로 질병을 유발한다.

병원성 미생물은 공기, 물, 음식, 접촉 등 다양한 경로를 통해 우리 몸에 침입할 수 있다. 침입한 미생물은 특정 조직이나 세포에 부착하여 증식하고, 독성 물질을 분비하거나 정상적인 세포 기능을 방해하여 질병을 일으킨다. 질병의 종류와 심각성은 침입한 미생물의 종류와 양, 독성 정도, 그리고 우리 몸의 면역력 등 여러 요인에 의해 결정된다. 면역 체계가 건강한 경우에는 대부분의 병원성 미생물을 효과적으로 제거할 수 있지만, 면역력이 약하거나 매우 독성이 강한 미생물에 감염될 경우에는 심각한 질병으로 이어질 수 있다.

하지만 모든 미생물이 우리에게 해로운 것은 아니다. 우리 몸에는 수많은 종류의 미생물이 함께 살아가며, 이들은 소화 작용을 돕거나 외부에서 침입하는 유해한 미생물의 성장을 억제하는 등 유익한 역할을 수행하기도 한다. 이러한 미생물 군집을 정상 미생물총이라고 하며, 우리 건강 유지에 필수적인 존재이다.

질병과 미생물의 관계를 이해하는 것은 감염병을 예방하고 치료하는 데 매우 중요하다. 과거에는 미생물 감염으로 인해 수많은 사람들이 목숨을 잃었지만, 과학 기술의 발전으로 항생제, 항바이러스제, 백신 등 다양한 치료 및 예방 수단이 개발되어 인류의 건강 증진에 크게 기여했다. 하지만 여전히 새로운 감염병의 출현과 기존 미생물의 항생제 내성 문제 등 해결해야 할 과제가 남아 있다. 따라서 미생물과 질병의 복잡한 관계를 지속적으로 연구하고 이해하는 것은 인류의 건강한 미래를 위해 필수적이다.

2. 미생물의 질병유발인자

1) 침입경로

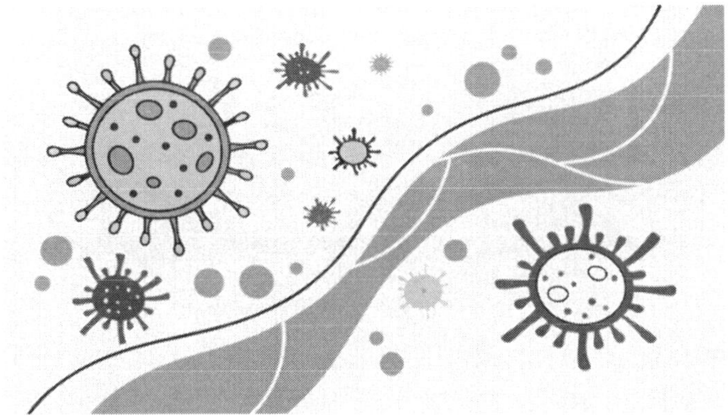

병원성 미생물의 인체 침입 경로는 감염병 발생의 첫 단계이자 전파 양상을 결정하는 핵심 요인이다. 주요 경로는 호흡기, 소화기, 피부 및 점막, 혈액 및 체액 경로로 분류되며, 각 경로는 특정 병원체에 특화되거나 여러 병원체에 의해 이용될 수 있다. 효과적인 감염병 예방 및 관리 전략 수립을 위해서는 이러한 침입 경로에 대한 정확한 이해가 필수적이다.

호흡기 경로는 공기를 매개로 병원체가 인체 내로 침투하는 가장 일반적인 경로이다. 감염자의 기침, 재채기, 대화 시 방출되는 미세 비말이나 에어로졸 속에 포함된 바이러스나 세균이 공기 중에 부유하다가 타인의 호흡기를 통해 흡입된다. 인플루엔자 바이러스, 코로나바이러스, 결핵균 등이 대표적인 호흡기 감염 병원체이며, 마스크 착용, 철저한 손 씻기, 기침 예절 준수가 중요한 예방 수칙이다.

소화기 경로는 오염된 음식이나 물을 섭취함으로써 병원체가 인체 내로 유입되는 경로이다. 주로 대변-구강 경로를 통해 전파되며, 살모넬라균, 대장균, 노로바이러스, 콜레라균, A형 간염 바이러스 등이 대표적인 소화기 감염 병원체이다. 음식의 위생적인 취급 및 보관, 안전한 식수 섭취, 개인위생 철저가 예방의 핵심이며, 특히 조리 과정에서의 위생 관리가 중요하다.

피부 및 점막 경로는 손상된 피부나 점막 부위를 통해 병원체가 인체 내로 침입하는 경로이다. 상처, 화상, 수술 부위 등을 통해 세균이나 진균 등이 감염을 유발할 수 있으며, 성 접촉을 통해 성기 점막을 통해 다양한 병원체가 전파될 수 있다. 혈액 및 체액 경로는 감염된 혈액이나 체액이 직접적으로 인체에 유입될 때 발생하며, 수혈, 오염된 주사기 공동 사용, 의료 행위 중 부주의, 모체-태아 수직 감염 등이 주요 원인이다. HIV, B형 간염 바이러스 등이 대표적이며, 안전한 수혈 및 의료 행위 준수, 안전한 성생활이 예방에 필수적이다.

2) 침입하는 미생물의 수

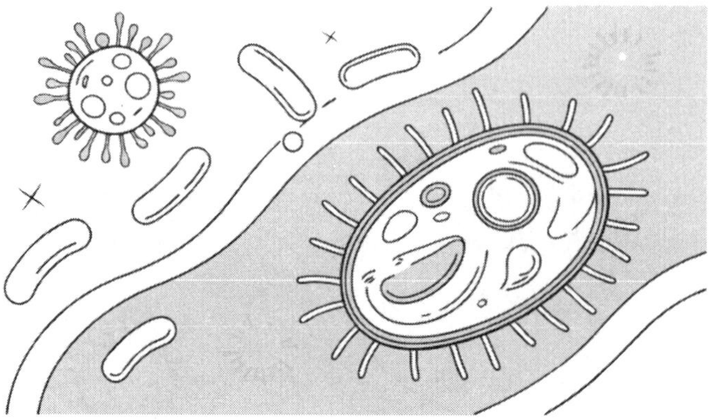

인체에 침입하는 병원성 미생물의 수는 감염 발생 여부와 질병의 심각도를 결정하는 핵심 요인 중 하나이다. 감염이 성립되기 위한 최소한의 미생물 수를 감염 용량 또는 최소 감염량이라고 하며, 이는 미생물의 종류, 숙주의 면역 상태, 침입 경로, 그리고 미생물의 병독성 인자의 복합적인 작용에 따라 달라진다. 따라서 감염병 예방 및 관리 전략 수립 시, 단순히 병원체의 존재 유무뿐만 아니라 노출되는 미생물의 양을 줄이는 것이 중요하다.

미생물의 종류에 따라 병원성이 높은 미생물은 극히 적은 수로도 감염을 일으킬 수 있는 반면, 병원성이 낮은 미생물은 상당한 수가 유입되어야 질병을 유발한다. 또한, 숙주의 면역 상태는 감염 용량에 큰 영향을 미친다. 면역력이 약한 노인, 영유아, 면역억제제 복용자 등은 정상적인 면역력을 가진 사람보다 훨씬 낮은 감염 용량으로도 쉽게 감염될 위험이 높다. 이처럼 미생물의 내재적 병원성과 숙주의 방어 능력은 감염 발생의 문턱값을 결정하는 중요한 요소이다.

미생물의 침입 경로는 감염 용량에 영향을 미치는 또 다른 중요한 요소이다. 동일한 미생물이라도 경구 섭취를 통해 위산과 같은 방어 기전을 거쳐야 하는 경우, 직접적인 혈액 감염보다 더 많은 수가 필요할 수 있다. 더불어, 미생물이 숙주 세포에 부착하고 침투하며 증식하는 능력, 숙주의 면역 체계를 회피하거나 손상시키는 능력과 같은 병독성 인자 역시 감염 용량을 결정하는 데 중요한 역할을 한다. 병독성이 강한 미생물은 적은 수로도 효율적으로 감염을 확산시킬 수 있다.

감염 용량과 실제 질병 발생 사이의 관계는 용량-반응 관계로 설명될 수 있다. 일반적으로 인체에 침입하는 미생물의 수가 증가할수록 감염 발생 가능성이 높아지고, 감염 시 질병의 증상이 더욱 심각하게 나타날 수 있다. 그러나 개인의 유전적 요인, 기저 질환, 그리고 미생물에 대한 특이적인 면역 반응 등 다양한 요인으로 인해 동일한 수의 미생물에 노출되더라도 감염 여부나 질병의 중증도는 개인마다 다를 수 있다. 따라서 감염병 예방을 위해서는 병원체의 침입 경로를 차단하는 것과 함께 노출되는 미생물의 수를 최소화하는 노력이 필요하며, 이는 철저한 개인위생 관리와 환경 위생 개선을 통해 가능하다.

3) 부착인자

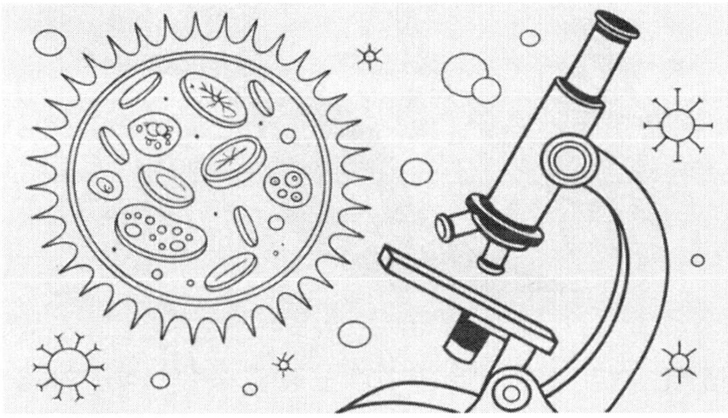

부착인자는 병원성 미생물이 숙주 세포 표면에 특이적으로 결합하는 구조물 또는 분자로서, 감염의 첫 단계이자 성공적인 정착에 필수적인 요소이다. 이는 숙주 세포 표면의 특정 수용체와 마치 자물쇠와 열쇠처럼 정교하게 상호작용하여 미생물이 숙주 내에서 안정적으로 자리를 잡고 이후 감염 과정을 진행할 수 있도록 한다.

세균은 섬모, 선모, 비섬모 부착소 등 다양한 부착인자를 활용한다. 섬모는 긴 단백질 섬유로 숙주 세포 표면의 당단백질이나 당지질에 결합하며, 대장균 P 섬모가 요로 상피 세포에 결합하는 예가 있다. 비섬모 부착소는 세균 표면 단백질이 숙주 세포에 직접 결합하는 방식으로, 연쇄상구균 M 단백질이 인두 세포 부착에 관여한다. 일부 세균은 세포벽 단백질을 이용하기도 한다.

바이러스는 외피 당단백질이나 캡시드 표면 단백질을 부착인자로 사용한다. 인플루엔자 바이러스의 헤마글루티닌은 시알산 수용체에, HIV의 gp120은 CD4 및 보조 수용체에 결합한다. 외피 없는 바이러스는 캡시드 특정 부위를 통해 숙주 세포 수용체와 결합한다.

진균류와 원충류는 세포벽이나 세포막의 당단백질 등을 이용하여 숙주 세포에 부착한다. 칸디다 알비칸스의 하이드로포빈, 말라리아 원충의 특정 단백질 등이 그 예이다. 부착인자는 미생물이 숙주 내 감염을 시작하고 질병을 유발하는 데 결정적인 역할을 한다. 부착하지 못하는 미생물은 숙주 방어 기전에 의해 제거되기 쉬우므로, 부착 메커니즘 이해는 항감염 전략 개발에 중요하며, 부착인자와 숙주 수용체 상호작용 방해 약물이나 부착인자를 표적으로 하는 백신 개발 등이 새로운 치료법으로 연구되고 있다.

4) 식균작용의 저지

병원성 미생물이 숙주 내에서 성공적으로 감염을 확립하고 질병을 유발하기 위해서는 숙주의 방어 기전을 회피하거나 무력화해야 한다. 식균작용은 숙주의 중요한 선천 면역 반응 중 하나로, 호중구, 대식세포 등의 식세포가 외부 침입자인 미생물을 인식하여 세포 내로 삼킨 후 소화하여 제거하는 과정이다. 따라서 병원성 미생물이 식균작용을 저지하는 능력은 그들의 병원성에 중요한 기여를 한다.

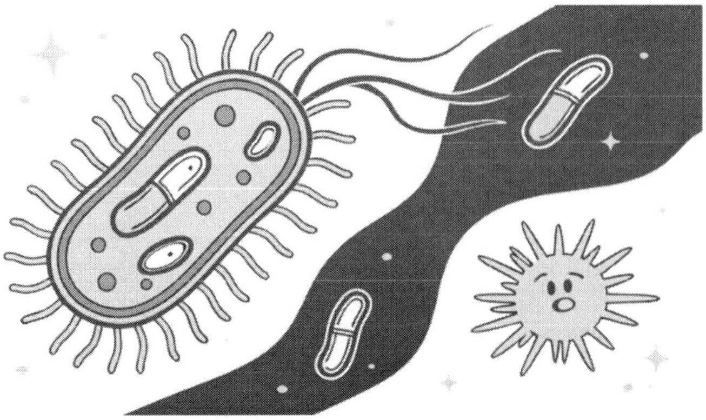

다양한 병원성 미생물은 여러 가지 정교한 기전을 통해 숙주의 식균작용을 회피하거나 억제한다. 많은 세균은 세포 외부에 다당류나 단백질로 이루어진 협막을 형성한다. 이 협막은 식세포가 미생물 표면의 옵소닌에 결합하는 것을 방해하여 식균작용을 물리적으로 저해한다. 일부 세균은 식세포의 수용체 결합을 방해하거나 옵소닌 작용을 억제하는 특정 표면 단백질을 발현한다. 황색포도알균의 단백질 A는 항체의 Fc 부위에 결합하여 옵소닌 작용을 방해하고 식균작용을 회피한다. 일부 미생물은 화학주성을 방해하여 식세포가 감염 부위로 이동하는 것을 막거나, 식세포의 활성화를 억제하여 식균 능력을 저하시킨다.

일부 미생물은 식세포 내로 삼켜진 후에도 사멸되지 않고 오히려 그 안에서 생존하고 증식하는 능력을 획득한다. 결핵균은 파고리소좀-리소좀 융합을 억제하여 리소좀 내의 살균 효소로부터 자신을 보호하고 세포 내에서 살아남는다. 일부 세균은 세포벽 성분을 변형시켜 식세포의 인식 및 결합을 어렵게 만들기도 한다.

미생물의 식균작용 저지 능력은 감염의 만성화, 치료 실패, 그리고 항생제 내성균의 출현과도 관련될 수 있다. 식균작용이 효과적으로 이루어지지 않으면 미생물이 숙주 내에서 지속적으로 증식하여 만성 감염으로 이어질 수 있으며, 숙주 면역 체계의 도움 없이 항생제만으로는 감염을 완전히 제거하기 어려워 치료 실패의 원인이 되기도 한다. 또한, 식균작용을 회피하는 능력을 가진 미생물은 숙주 내에서 더 오랫동안 생존하고 항생제에 노출될 기회가 늘어나 항생제 내성 획득 가능성을 높일 수 있다. 따라서 미생물의 식균작용 저지 기전을 이해하는 것은 새로운 항감염 전략 개발에 중요한 통찰력을 제공하며, 숙주 면역 반응을 강화하거나 미생물의 식균 회피 능력을 무력화하는 치료법 개발의 기반이 될 수 있다.

5) 효소

병원성 미생물은 숙주 내 생존과 질병 유발을 위해 다양한 효소를 분비한다. 이 효소들은 미생물의 침입, 조직 손상, 영양 획득, 숙주 방어 회피 등 병원성 과정에 핵심적인 역할을 수행한다.

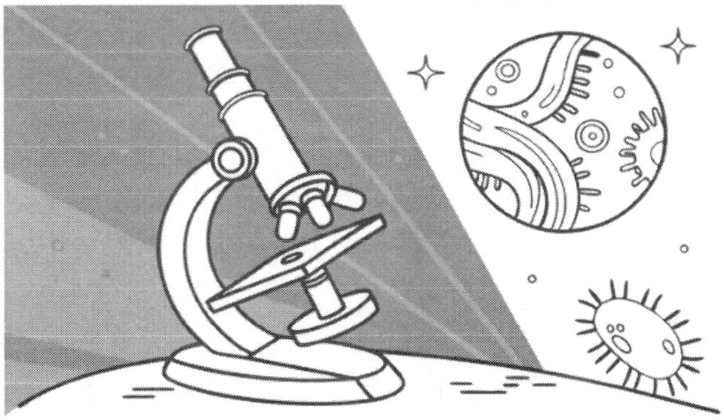

조직 분해 효소는 미생물의 숙주 조직 침투 및 확산을 돕는다. 콜라게나제는 콜라겐을 분해하여 조직 침투를 용이하게 하고, 히알루로니다제는 히알루론산을 분해하여 미생물 확산을 돕는다. 리파아제는 지질 분해로 세포막 손상 및 영양 획득에 기여하며, 단백질 분해 효소는 조직 손상과 면역 회피에 관여한다.

일부 세균은 독소라는 독성 효소를 분비하여 숙주 세포 기능을 마비시키거나 파괴한다. 보툴리눔 독소는 신경 전달 차단으로 마비를 일으키고, 황색포도알균의 일부 독소는 장 점막 손상으로 설사를 유발한다.

항균 물질 분해 효소는 항생제로부터 미생물을 보호한다. 베타-락타마제는 베타-락탐계 항생제를 분해하여 항생제 내성의 주요 원인이 된다.

황색포도알균의 응고 효소는 피브린 막을 형성하여 세균을 숙주 식세포로부터 보호하고 농양 형성을 촉진하여 감염을 심화시킨다.

이 외에도 숙주 세포 결합 촉진 효소, 면역 회피 효소 등이 존재한다. 이러한 다양한 효소들의 작용 메커니즘을 이해하는 것은 새로운 항균 전략 개발에 매우 중요하며, 특정 병원성 효소 억제제 개발은 감염 치료의 새로운 가능성을 제시한다. 또한, 이러한 효소들은 백신 개발의 중요한 표적이 될 수 있다.

6) 독소

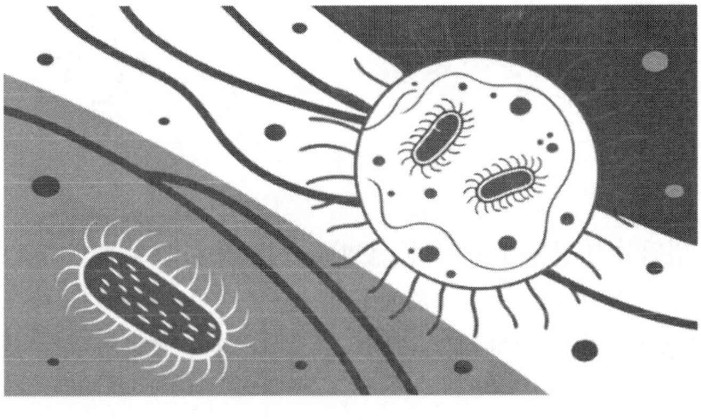

미생물 독소는 다양한 미생물이 숙주 세포에 손상을 주거나 기능을 방해하여 질병을 유발하는 강력한 화학 물질이다. 세균, 바이러스, 진균, 원충류 등이 독소를 생산하며, 독소의 종류와 작용 기전에 따라 다양한 임상 증상을 나타낸다. 미생물 독소는 감염병의 병태생리 과정에서 핵심적인 역할을 하며, 질병의 중증도와 예후를 결정하는 중요한 요인이다.

세균 독소는 외독소와 내독소로 나뉜다. 외독소는 살아있는 세균에서 분비되는 단백질 기반 독성 물질로, 열에 불안정하고 특이 수용체에 결합하여 강한 독성을 나타낸다. 보툴리눔, 파상풍, 콜레라 독소 등이 대표적이며, 항원성이 높아 톡소이드 백신 개발에 활용된다. 내독소는 그람 음성균 세포벽의 지질다당류로, 세균 사멸 시 방출되어 발열, 쇼크 등 전신 염증 반응을 유발한다. 독성은 외독소보다 약하다.

미생물 독소는 다양한 기전으로 숙주 세포를 손상시킨다. 세포막 파괴, 이온 채널 기능 방해, 세포 내 신호 전달 경로 간섭, 단백질 합성 억제 등을 통해 세포 사멸을 유도하거나 기능을 마비시킨다. 콜레라 독소는 cAMP 과다 생성을 유발하여 설사를 일으키고, 디프테리아 독소는 단백질 합성을 억제한다. 신경독소는 신경 세포 기능을 방해하여 근육 마비 등을 유발하며, 일부 독소는 면역 세포 기능을 억제하거나 과활성화시켜 면역 회피 또는 조직 손상을 초래한다.

미생물 독소는 감염병의 특징적인 임상 증상을 유발하는 주요 원인이므로, 질병 진단 및 이해에 중요하다. 항독소 치료는 특정 독소 유발 질병에 효과적이며, 독소 작용 기전 연구는 새로운 항감염 치료제 개발의 기반이 된다.

3. 질병의 감염경로

1) 공기 매개질환

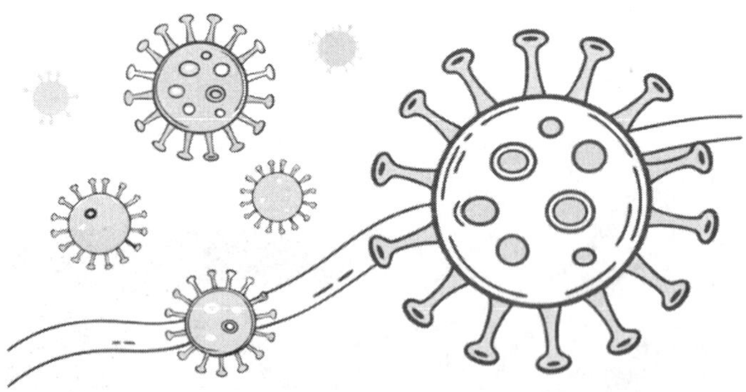

공기 매개 질환은 병원성 미생물이 공기 중에 떠다니는 작은 입자에 부착되어 호흡기를 통해 새로운 숙주에게 전파되는 감염병을 의미한다. 이러한 미세 입자는 감염된 사람이 기침, 재채기, 말하기, 또는 심지어 호흡하는 과정에서 배출될 수 있으며, 공기 중에서 비교적 오랜 시간 동안 떠

다닐 수 있고 넓은 범위로 확산될 수 있다는 특징을 가진다. 따라서 공기 매개 질환은 전염력이 매우 높고, 밀폐된 공간이나 환기가 잘 되지 않는 환경에서 빠르게 확산될 위험이 있다.

다양한 바이러스, 세균, 진균이 공기 매개를 통해 질병을 유발할 수 있다. 대표적인 바이러스성 질환으로는 홍역, 수두, 풍진, 결핵, 인플루엔자, 코로나19 등이 있으며, 세균성 질환으로는 결핵, 백일해, 레지오넬라증 등이 있다. 진균성 질환으로는 일부 곰팡이 감염증이 해당된다.

공기 매개 질환의 주요 감염 경로는 감염된 사람이 배출한 미세한 비말핵에 포함된 병원체가 공기 중에 떠다니다가 susceptible한 사람이 호흡할 때 폐포 깊숙이 흡입되어 감염을 일으키는 비말핵 흡입이다. 또한, 감염자의 호흡기 분비물이 건조되어 더 작은 입자인 에어로졸 형태로 공기 중에 부유하다가 흡입되어 감염을 유발하는 에어로졸 흡입도 중요한 경로이다. 일부 의료 환경에서는 특정 의료 행위 중에 에어로졸이 생성될 수 있다. 드물게는 병원체에 오염된 먼지 입자가 공기 중에 떠다니다가 호흡기를 통해 흡입되어 감염을 일으키는 경우도 발생할 수 있다.

공기 매개 질환의 전파를 막기 위해서는 실내 공기를 자주 환기시켜 오염된 공기를 외부로 배출하고 신선한 공기를 유입시키는 것이 중요하다. 감염자와 접촉하거나 감염 위험이 높은 환경에서는 적절한 마스크를 착용하여 호흡기를 보호해야 한다. 손 씻기, 기침 예절 등을 통해 병원체 배출을 줄이고 전파를 차단하는 개인 위생 철저 또한 필수적이다. 홍역, 수두, 백일해 등 예방 백신이 있는 질환에 대해서는 적절한 시기에 예방 접종을 받는 것이 중요하며, 공기 매개 질환에 감염된 환자는 음압 격리 병실과 같이 특수하게 관리되는 공간에 격리하여 다른 사람에게 전파되는 것을 막아야 한다. 공기 매개 질환은 빠른 전파력으로 인해 공중 보건에 큰 위협이 될 수 있으므로, 감염 경로와 예방 방법을 정확히 이해하고 실천하는 것이 중요하다.

2) 절지동물 매개질환

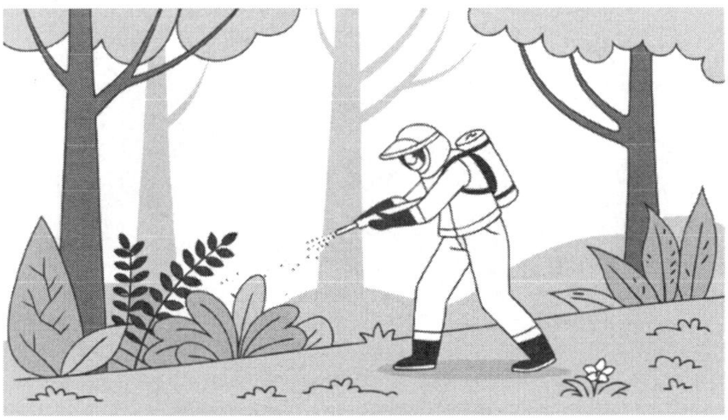

절지동물 매개 질환은 곤충류나 거미류와 같은 절지동물이 병원성 미생물을 숙주에서 다른 숙주로 전파시켜 발생하는 감염병을 의미한다. 절지동물은 단순히 병원체를 옮기는 기계적인 역할을 할 수도 있지만, 체내에서 병원체가 증식하거나 발육 단계를 거쳐 전파력을 갖게 되는 생물학적 매개체 역할을 하는 경우가 많다. 이러한 질환은 특정 절지동물의 서식 환경과 활동 시기에 따라 발생 양상이 달라지며, 기후 변화, 환경 변화, 국제 교류 증가 등으로 인해 발생 지역이 확대되거나 새로운 질환이 출현할 수 있다.

주요 절지동물 매개 질환으로는 모기가 매개하는 말라리아, 뎅기열, 지카 바이러스 감염증, 황열, 일본뇌염, 치쿤구니야열, 사상충증 등이 있다. 진드기가 매개하는 질환으로는 쯔쯔가무시증, 중증열성혈소판감소증후군, 라임병, 록키산 홍반열, 큐열 등이 있다. 이가 매개하는 발진티푸스, 벼룩이 매개하는 페스트와 발진열, 체체파리가 매개하는 수면병, 사향파리가 매개하는 리슈마니아증 등도 대표적인 절지동물 매개 질환이다.

감염 경로는 매개하는 절지동물의 종류와 생활 방식에 따라 다르다. 일반적으로 절지동물이 숙주의 혈액을 흡혈하는 과정에서 병원체가 숙주 내로 전파되거나, 절지동물의 분변이나 타액을 통해 피부 상처 부위로 병원체가 침입하여 감염이 발생한다. 일부 질환에서는 절지동물을 으깨거나 흡입하는 과정에서 감염이 발생하기도 한다.

절지동물 매개 질환을 예방하기 위해서는 매개체인 절지동물에 물리지 않도록 주의하는 것이 가장 중요하다. 개인 보호를 위해 긴팔, 긴바지 착용, 방충제 사용, 밝은 색 옷 착용 등이 필요하며, 절지동물 서식 가능성이 높은 지역을 피하는 것이 좋다. 집 주변의 물웅덩이를 제거하여 모기 번식을 방지하고, 정기적인 방역 소독을 실시하는 환경 관리도 중요하다. 쥐 등 설치류 구제와 애완동물에 대한 구충 관리도 필요하다. 일부 질환에 대해서는 예방 접종이 가능하다. 절지동물 매개 질환은 발생 지역과 계절에 따라 유행할 수 있으므로, 해당 지역의 질병 정보를 확인하고 예방 수칙을 준수하는 것이 중요하다.

3) 식품 매개질환

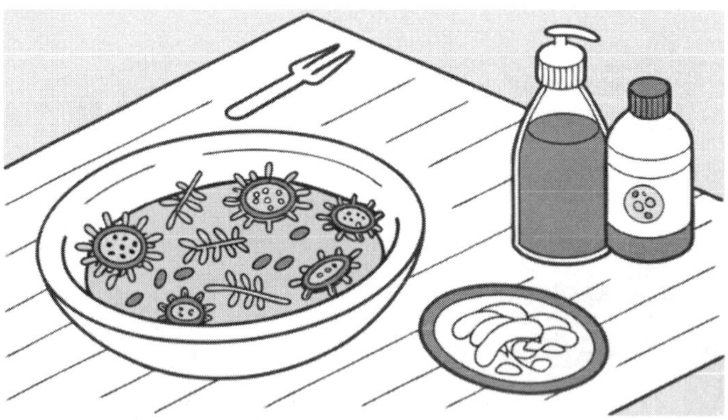

식품 매개 질환은 병원성 미생물이나 유해 물질로 오염된 식품 섭취로 인해 발생하는 감염병 또는 중독 질환이다. 오염은 식품의 생산, 가공, 유통, 조리 전 과정에서 발생할 수 있으며, 위생 관리 및 보관 소홀 시 위험이 증가한다. 증상은 가벼운 소화기 증상부터 심각한 신경계 손상, 장기 부전, 사망까지 다양하게 나타날 수 있다.

주요 원인으로는 살모넬라, 대장균, 노로바이러스 등 병원성 미생물과 이들이 생성하는 독소, 농약이나 중금속 같은 화학적 유해 물질이 있다. 식품은 오염된 토양, 물, 비료, 감염된 동물의 고기나 우유, 작업자 위생 불량, 오염된 시설 및 장비, 부적절한 온도 관리, 불충분한 가열, 교차 오염 등 다양한 경로를 통해 오염될 수 있다.

일반적인 증상으로는 설사, 구토, 복통, 발열 등이 있으며, 심한 경우 탈수, 혈변, 신경 마비, 호흡 곤란 등이 나타날 수 있다. 노약자, 어린이, 임산부, 만성 질환자는 특히 취약하며 합병증 위험이 높다.

예방을 위해서는 식품 생산부터 소비까지 전 과정의 철저한 위생 관리가 필수적이다. 농축수산물의 안전 생산, 식품 제조 및 가공 시설의 위생 관리, 적절한 온도 보관 및 유통, 안전한 조리 방법 준수가 중요하다. 개인적으로는 손 씻기, 익혀 먹기, 끓여 먹기, 칼과 도마 구분 사용 등 식품 안전 수칙을 생활화해야 한다. 발생 시에는 즉시 의료기관을 방문하고, 타인에게 전파되지 않도록 주의해야 한다.

4) 물 매개질환

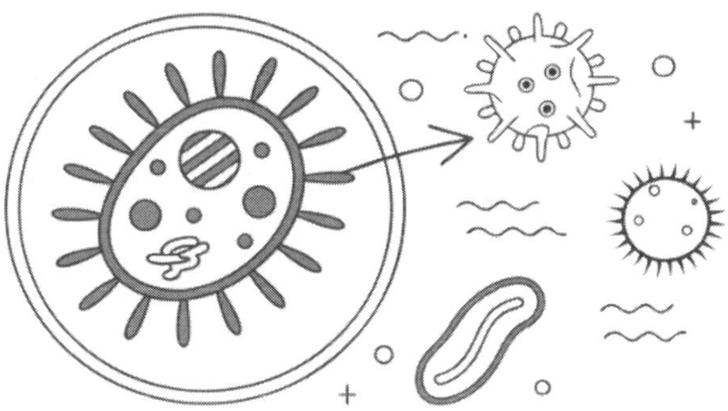

물 매개 질환은 병원성 미생물에 오염된 물을 섭취하거나 접촉해서 생기는 여러 가지 질병을 말한다. 전 세계적으로 공중 보건에 큰 위협이 되고, 특히 위생 상태가 좋지 않은 개발도상국에서는 더욱 심각한 문제로 여겨진다. 이 질병들은 주로 설사, 구토, 복통, 발열 같은 소화기 계통의 증상을 일으키며, 심한 경우에는 탈수나 합병증으로 인해 생명이 위험해질 수도 있다.

물 매개 질환의 원인은 다양하다. 세균으로는 콜레라균, 장티푸스균, 이질균, 병원성 대장균 등이 대표적이다. 이들은 오염된 물이나 음식을 통해 몸속으로 들어와 여러 가지 증상을 나타낸다. 바이러스 중에서는 A형 간염 바이러스나 노로바이러스가 흔하게 물을 통해 전파되어 간염이나 급성 위장염을 일으킨다. 원충류인 람블편모충이나 아메바도 오염된 물을 통해 감염을 일으켜 설사나 복부 불편감을 유발할 수 있다.

2023년 국내에서도 수인성 및 식품매개 질환 집단 발생 사례가 꽤 많이 보고되었다. 노로바이러스 감염이 가장 흔했고, 병원성 대장균과 살모넬라균 감염도 적지 않았다. 이런 집단 발생은 주로 음식점이나 학교 같은 여러 사람이 함께 이용하는 시설에서 많이 일어났으며, 특히 위생 관리가 소홀해지기 쉬운 특정 시기에 발생 빈도가 높았다.

물 매개 질환을 예방하는 가장 기본적인 방법은 안전한 물을 사용하는 것이다. 가능하면 물을 끓여 마시거나 정수기를 사용하는 것이 좋다. 특히 수질이 좋지 않은 지역에서는 반드시 물을 끓여서 마셔야 한다. 개인위생 관리도 매우 중요하다. 흐르는 물에 비누로 꼼꼼하게 손을 자주 씻고, 외출 후나 식사 전후, 화장실을 사용한 후에는 반드시 손을 씻는 습관을 들여야 한다.

음식 위생에도 신경 써야 한다. 음식은 충분히 익혀 먹고, 조리 전후에는 손과 조리 도구를 깨끗하게 관리해야 한다. 날음식은 되도록 먹지 않는 것이 안전하다. 이 외에도 하수 처리 시설을 개선하는 등 환경 위생을 개선하는 노력도 물 매개 질환 예방에 중요하다. 안전한 물 사용과 철저한 개인 및 환경 위생 관리를 통해 물 매개 질환 발생 위험을 크게 줄일 수 있다.

5) 성 매개질환

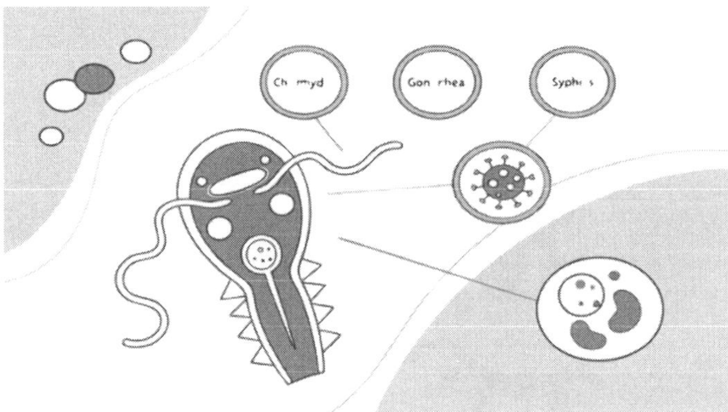

성 매개 질환(STI)은 성적 접촉으로 전파되는 다양한 감염병이다. 과거 성병이라 불렸으나 사회적 편견을 줄이고 질병 특성을 명확히 하기 위해 STI라는 용어가 사용된다. 원인균은 세균, 바이러스, 기생충 등 다양하며 성별에 관계없이 발생할 수 있다.

세균성 STI에는 클라미디아, 임질, 매독 등이 있다. 클라미디아는 증상이 없을 수 있어 감염 사실을 모른 채 전파될 수 있으며, 임질은 불임의 원인이 되기도 한다. 매독은 초기 성기 궤양으로 시작해 치료 없이 방치하면 심각한 합병증을 유발한다.

바이러스성 STI로는 헤르페스, 인유두종바이러스(HPV), B형 간염, HIV 등이 있다. 헤르페스는 생식기 물집과 궤양을 일으키며 재발이 잦다. HPV는 생식기 사마귀나 자궁경부암의 주요 원인이다. B형 간염은 혈액이나 체액으로 전파되어 간염을 일으키고, HIV는 면역력을 약화시켜 에이즈를 유발한다.

기생충성 STI에는 트리코모나스증과 사면발이증이 있다. 트리코모나스증은 성관계로 전파되어 질염이나 요도염을 유발한다. 사면발이는 음모에 기생하며 가려움증을 일으키고 성적 접촉 외 드물게 물품으로도 전파될 수 있다.

STI 예방의 가장 효과적인 방법은 안전한 성관계이며 콘돔을 정확히 사용하는 것이 중요하다.

정기적인 STI 검사, 특히 새로운 파트너와의 관계 시 검사를 통해 감염 여부를 확인해야 한다. HPV 백신과 B형 간염 백신은 특정 STI 예방에 효과적이다. STI 진단 시에는 파트너와 함께 치료받고 감염 사실을 알리는 것이 재감염을 막는 데 중요하다.

STI는 조기 진단과 적절한 치료를 통해 완치하거나 증상 관리가 가능하지만, 방치 시 심각한 합병증을 유발할 수 있으므로 예방과 조기 치료가 중요하다. 안전한 성생활 습관을 통해 자신과 파트너의 건강을 지키는 것이 중요하다.

6) 직접접촉에 의한 피부질환

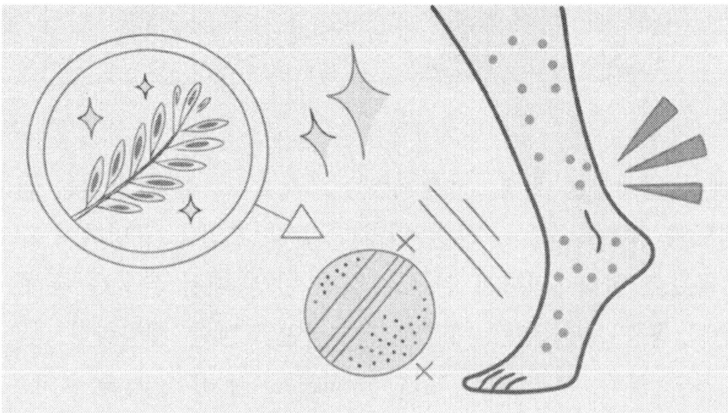

직접 접촉에 의한 피부 질환은 외부 요인과 피부가 직접 닿아 발생하는 여러 문제를 의미하며, 전염성이나 가려움증을 동반해 일상에 영향을 준다.

주요 질환으로 옴은 옴 진드기 감염으로 심한 가려움증을 유발하고 직접 접촉이나 오염된 물품으로 전파된다. 농가진은 세균 감염으로 얼굴 등에 물집과 고름이 생기며 분비물로 쉽게 확산된다. 무좀은 곰팡이 감염으로 발에 각질, 물집, 가려움증을 유발하며 습한 환경에서 감염되기 쉽다. 사마귀는 인유두종바이러스 감염으로 다양한 부위에 나타나고 직접 접촉으로 전염될 수 있다.

비감염성 질환인 접촉성 피부염은 특정 알레르겐 노출로 인한 알레르기성과 자극적인 물질 접촉으로 인한 자극성으로 나뉜다. 두 경우 모두 가려움증, 붉어짐, 부어오름 등의 증상을 보인다.

예방을 위해서는 개인위생 관리가 중요하다. 손을 자주 씻고, 샤워 후 피부를 완전히 건조해야 한다. 개인 물품을 공유하지 않고, 공공장소에서 개인 위생 용품을 사용하는 것이 좋다. 피부 자극을 줄이는 순한 제품을 사용하고, 감염자와의 직접 접촉을 피해야 한다. 규칙적인 생활 습관과 균형 잡힌 식단으로 면역력을 강화하는 것도 중요하며, 피부에 이상이 생기면 전문의 진료를 받아야 한다.

4. 역학

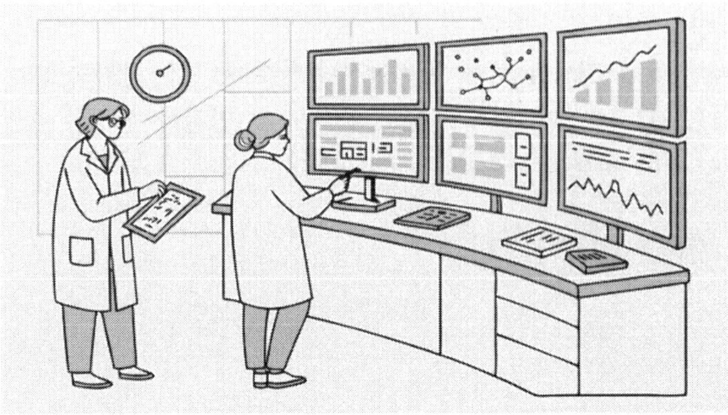

역학은 인간 집단에서 발생하는 질병, 건강 상태, 그리고 그 결정 요인을 탐구하는 학문이다. 단순히 질병 발생의 빈도와 분포를 넘어, 발생 원인과 위험 요인을 규명하여 건강 문제 통제 및 예방에 기여하는 것을 목표로 한다. 역학적 연구는 질병 발생 패턴 분석을 통해 유행 원인을 추적하고, 과학적 근거 기반의 공중 보건 전략 개발에 필수적인 토대를 제공한다.

역학 연구는 크게 기술 역학, 분석 역학, 실험 역학으로 나뉜다. 기술 역학은 특정 시점 또는 기간 동안 인구 집단 내 질병 및 건강 상태의 발생 양상을 기술하며, 질병 발생의 시간, 공간, 인구학적 특성을 파악하여 분석 역학 연구의 가설 설정에 기여한다. 분석 역학은 질병 발생과 관련된 다양한 요인 간의 연관성을 분석하고, 특정 요인이 질병의 원인 또는 위험 요인인지 규명하는 데 초점을 맞춘다. 환자-대조군 연구와 코호트 연구가 대표적인 방법론이다.

실험 역학은 특정 중재(예: 백신, 치료법, 건강 증진 프로그램)가 건강 결과에 미치는 영향을 평가하기 위해 실험 설계를 적용한다. 무작위 대조군 연구(RCT)는 중재군과 대조군을 비교하여 중재 효과를 엄밀히 평가하는 데 활용된다. 이처럼 다양한 역학 연구 방법들은 질병의 원인 규명과 효과적인 예방 및 통제 전략 개발을 위해 상호보완적으로 적용된다.

역학은 감염병 관리뿐만 아니라 만성 질환 예방, 환경 보건, 산업 보건 등 광범위한 공중 보건 영역에서 핵심적인 역할을 수행한다. 흡연과 폐암의 연관성 규명, 신종 감염병 유행 경로 추적 및 확산 방지, 건강 증진 프로그램 효과 평가 등 다양한 분야에서 역학적 지식과 방법론이 활용된다. 따라서 역학은 인류의 건강 증진과 질병 예방에 필수적인 학문 분야이다.

5. 병원감염

1) 병원 내 미생물

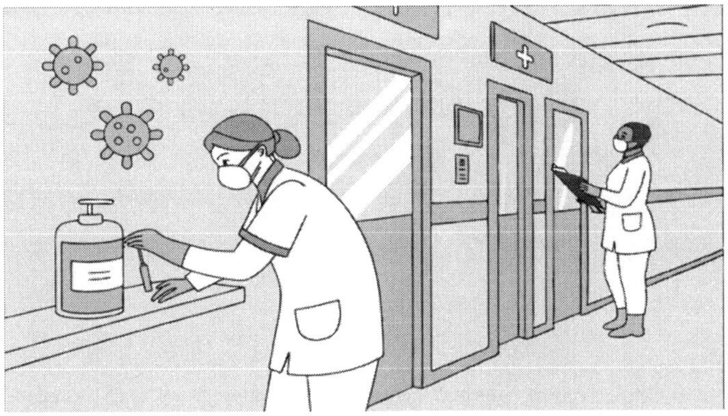

병원감염은 병원 환경 내에서 환자가 노출되는 다양한 미생물로 인해 발생하는 감염 질환이다. 이는 환자의 치료 경과를 악화시키고 입원 기간을 늘리며, 심각한 경우 사망에까지 이를 수 있는 중요한 문제이다. 병원이라는 특수한 환경은 여러 병원성 미생물이 존재하고 번식하기에 적합하며, 특히 면역력이 약해진 환자들이 많아 감염 발생 위험이 높다. 따라서 병원 내 미생물의 종류와 특성을 정확히 이해하고, 철저한 감염 예방 및 관리 시스템을 구축하는 것이 매우 중요하다.

병원 안에는 다양한 종류의 미생물이 존재하며, 이들은 환자 자신, 의료진, 병원 환경 등 여러 경로를 통해 병원 내부로 유입되고 다른 환자에게로 전파될 수 있다. 주요 병원 내 미생물은 세균, 바이러스, 진균, 그리고 드물게는 기생충이나 원충류 등으로 분류할 수 있다. 세균 중에서는 메티실린 내성 황색포도상구균(MRSA), 반코마이신 내성 장구균(VRE), 다제내성 그람음성균(MRGN), 클로스트리디움 디피실리(Clostridium difficile) 등이 대표적이며, 항생제 내성을 가진 경우가 많아 치료가 어렵다. 바이러스로는 노로바이러스, 인플루엔자 바이러스 등이 병원 내 유행을 일으킬 수 있고, 진균인 칸디다나 아스페르길루스는 면역 저하 환자에게 기회감염을 일으킬 수 있다.

이러한 미생물들은 공기, 물, 의료기기, 환자의 체액, 의료진의 손 등 다양한 매개체를 통해 환자에게 전파될 수 있으며, 병원 환경 내에서 생존력이 강한 특징을 보인다. 따라서 병원 내 미생물에 대한 정확한 이해는 효과적인 감염 예방 및 관리 전략을 수립하는 첫걸음이다. 감염 예방을 위해서는 손 위생, 환경 소독, 의료기기 멸균 및 소독, 격리 지침 준수 등 다양한 방법들이 적용된다.

결론적으로 병원감염은 환자 안전에 심각한 위협이 되므로, 병원 내 미생물에 대한 지속적인 감시와 효과적인 감염 관리 시스템 운영이 필수적이다. 의료진뿐만 아니라 환자와 보호자 모두 감염 예방 수칙을 철저히 준수하는 것이 중요하며, 이를 통해 병원감염 발생률을 낮추고 환자 안전을 확보할 수 있다.

2) 숙주의 면역결핍

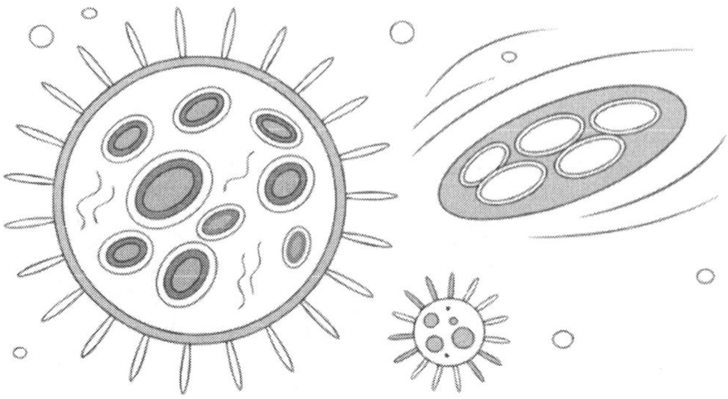

숙주의 면역결핍은 정상적인 면역 체계의 기능이 저하되거나 손상된 상태를 의미하며, 이는 감염에 대한 취약성을 크게 증가시키는 주요 요인으로 작용한다. 면역 체계는 외부에서 침입하는 병원성 미생물로부터 인체를 보호하는 중요한 방어 시스템인데, 이 기능이 제대로 작동하지 못하면 평소에는 문제를 일으키지 않던 약한 병원체나 심지어 비병원성 미생물조차도 심각한 감염을 유발할 수 있다. 면역결핍은 선천적으로 발생할 수도 있고, 후천적인 다양한 원인에 의해 유발될 수도 있다.

선천성 면역결핍은 유전적인 이상으로 인해 면역 체계의 특정 성분이 결핍되거나 기능에 이상이 발생하는 경우를 말한다. 이는 비교적 드물지만, 어린 나이부터 반복적이고 심각한 감염을 경험하게 하며, 때로는 생명을 위협하기도 한다. 반면, 후천성 면역결핍은 다양한 외부 요인이나 질병으로 인해 정상적으로 발달했던 면역 체계가 손상되는 경우를 의미한다. HIV 감염으로 인한 후천성 면역결핍 증후군(AIDS)이 대표적인 예이며, 장기 이식 후 면역 억제제 사용, 항암 화학 요법, 심한 영양 불량, 만성 질환 등도 후천성 면역결핍의 원인이 될 수 있다.

숙수의 면역결핍 정도에 따라 감염의 종류와 심각도는 크게 달라질 수 있다. 경미한 면역결핍 상태에서는 평소 흔하게 발생하는 감염의 빈도나 중증도가 약간 증가하는 정도일 수 있지만, 심각한 면역결핍 상태에서는 건강한 사람에게는 거의 문제를 일으키지 않는 기회감염이 발생하여 생명을 위협하는 상황에 이를 수도 있다. 예를 들어, HIV 감염 환자에게 발생하는 폐포자충 폐렴이나 거대세포바이러스 감염 등이 대표적인 기회감염 질환이다.

따라서 숙주의 면역 상태를 정확히 평가하고, 면역결핍의 원인과 정도에 따른 적절한 관리 및 치료가 중요하다. 선천성 면역결핍의 경우에는 조기 진단과 함께 면역글로불린 투여나 조혈모세포 이식 등의 치료가 필요할 수 있으며, 후천성 면역결핍의 경우에는 원인 질환을 치료하거나 면역 억제 요인을 제거하는 것이 중요하다. 또한, 면역력이 저하된 환자들은 감염 예방을 위해 위생 관리에 더욱 신경 쓰고, 필요한 경우 예방 접종이나 항생제 예방 요법 등을 고려해야 한다.

3) 전파사슬

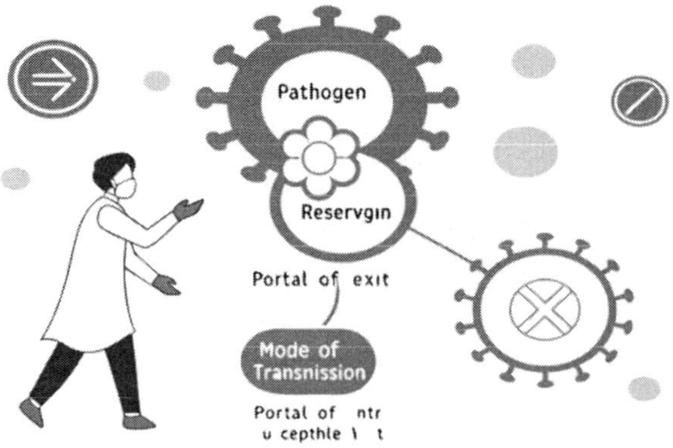

감염병의 발생과 확산 과정은 전파사슬이라는 개념으로 설명될 수 있다. 이는 병원체, 저장소, 탈출구, 전파 경로, 침입구, 감수성 있는 숙주라는 여섯 개의 연결된 고리로 이루어져 있으며, 이 중 어느 하나의 고리라도 차단되면 감염병의 확산을 막을 수 있다.

병원체는 감염병을 일으키는 미생물로, 세균, 바이러스, 진균, 기생충 등이 해당된다. 각 병원체는 고유의 특성과 병독성을 가지며, 이는 감염력과 질병의 심각도에 영향을 미친다. 저장소는 병원체가 생존하고 증식하며 전파될 수 있는 환경이나 숙주를 의미한다. 사람, 동물, 흙, 물 등이 저장소가 될 수 있으며, 병원체에 따라 선호하는 특정 저장소가 있다.

탈출구는 병원체가 저장소에서 나와 새로운 숙주로 이동하기 위한 경로이다. 호흡기계, 소화기계, 비뇨생식기계, 혈액, 손상된 피부 등이 탈출구가 될 수 있다. 전파 경로는 탈출한 병원체가 새로운 숙주에게 도달하는 방식이다. 직접 접촉, 비말, 매개체, 공기, 오염된 음식이나 물 등이 전파 경로에 해당한다.

침입구는 병원체가 새로운 숙주의 체내로 침입하는 경로이다. 호흡기계, 소화기계, 비뇨생식기계, 손상된 피부, 점막 등이 침입구가 될 수 있다. 감수성 있는 숙주는 병원체에 감염될 가능성이 있는 사람으로, 면역력이 약하거나 특정 질병에 취약한 사람 등이 해당된다.

감염병 예방 및 관리는 이 전파사슬의 한 단계 이상을 차단함으로써 이루어진다. 손 위생은 전파 경로를, 예방 접종은 감수성 있는 숙주를 보호하는 방법이다. 환경 소독은 저장소 내 병원체 수를 줄이고, 마스크 착용은 탈출구와 침입구를 동시에 차단한다. 따라서 감염병 발생을 막기 위해서는 전파사슬의 각 단계를 이해하고 효과적인 차단 전략을 수립하는 것이 중요하다.

4) 효율적인 감염 관리

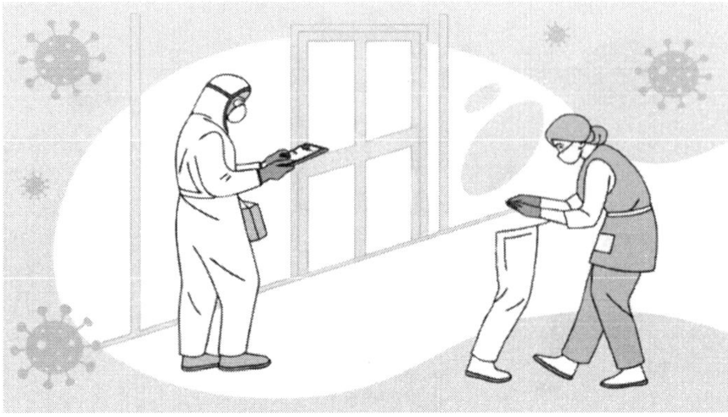

효율적인 감염 관리는 병원 내 감염 발생률을 최소화하고, 발생 시 신속하고 효과적으로 대응하여 환자와 의료진의 안전을 최우선으로 하는 것을 목표로 한다. 이는 체계적인 감염 예방 시스템 구축, 지속적인 감염 발생 감시 및 분석, 신속한 대응 및 교육, 그리고 꾸준한 개선 활동을 포괄하는 다각적인 접근 방식을 요구한다. 효율적인 감염 관리는 환자의 치료 결과 향상, 입원 기간 단축, 불필요한 의료 비용 절감 등 다양한 긍정적인 결과를 가져온다.

핵심적인 감염 관리 전략은 표준주의와 전파 경로별 주의를 철저히 준수하는 것이다. 표준주의는 모든 환자의 혈액, 체액, 분비물 등을 잠재적 감염원으로 간주하고 적용하는 기본적인 예방 수칙으로, 손 위생, 개인 보호 장비 착용, 안전한 주사 및 채혈, 오염된 물품의 적절한 처리 등을 포함한다. 전파 경로별 주의는 공기, 비말, 접촉 등 특정 감염병의 전파 방식에 따라 격리, 특수 환기 시설, 특정 개인 보호 장비 착용과 같은 추가적인 예방 조치를 적용하는 것이다.

감염 발생 감시 및 분석은 효율적인 감염 관리의 중요한 축이다. 병원 내 감염 발생률, 특정 병원체의 유행 양상, 항생제 내성률 등을 지속적으로 모니터링하고 분석함으로써 감염 관리 활동의 효과를 평가하고 개선 방향을 설정할 수 있다. 또한, 감염 발생 시 신속하게 원인을 규명하고 추가 확산을 방지하기 위한 대응 체계를 마련하는 것이 필수적이다. 이는 감염 환자 격리, 접촉자 추적 관리, 환경 소독 강화 등을 포함한다.

마지막으로, 효율적인 감염 관리는 의료진, 환자, 보호자를 대상으로 하는 지속적인 교육과 훈련을 통해 완성된다. 감염 예방 수칙의 중요성을 강조하고 올바른 실천 방법을 교육함으로써 감염 관리 활동의 효과를 극대화할 수 있다. 또한, 최신 감염 관리 지침과 새로운 감염 위험에 대한 대비 훈련을 정기적으로 실시해야 한다. 지속적인 감시, 분석, 신속한 대응, 교육, 그리고 개선 활동을 통해 병원 내 감염 발생률을 최소화하고 환자 안전을 최우선으로 하는 의료 환경을 조성하는 것이 효율적인 감염 관리의 궁극적인 목표이다.

14장. 감염에 대한 숙주의 방어기전

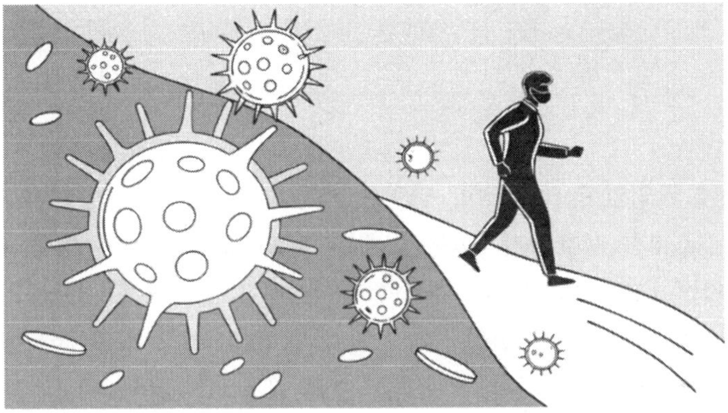

인체는 외부에서 침입하는 다양한 병원성 미생물로부터 스스로를 보호하기 위한 복잡하고 정교한 방어 시스템을 갖추고 있다. 이러한 숙주의 방어기전은 크게 선천성 면역과 후천성 면역으로 나눌 수 있다. 선천성 면역은 태어날 때부터 가지고 있는 비특이적인 방어 작용으로, 외부 침입자에 대해 즉각적으로 반응하는 특징을 가진다. 여기에는 피부와 점막과 같은 물리적 장벽, 염증 반응, 식균 작용 등이 포함된다.

피부와 점막은 외부 환경과 내부 조직을 분리하는 일차적인 방어선 역할을 한다. 피부는 물리적인 장벽일 뿐만 아니라, 땀과 피지에 포함된 항균 물질을 통해 미생물의 성장을 억제한다. 점막은 호흡기, 소화기, 비뇨생식기 등에 분포하며, 점액을 분비하여 미생물을 포착하고 섬모 운동을 통해 외부로 배출하는 기능을 수행한다. 만약 이러한 물리적 장벽이 손상되면 미생물이 체내로 침입하기 쉬워진다.

체내로 침입한 미생물에 대해서는 염증 반응과 식균 작용이 중요한 방어 기전으로 작용한다. 염증 반응은 손상 부위로 혈액 세포와 체액을 모아 미생물의 확산을 막고, 손상된 조직을 복구하는 과정이다. 식균 작용은 백혈구의 일종인 식세포가 미생물을 삼켜 제거하는 작용으로, 감염 초기 단계에서 중요한 역할을 한다. 이러한 선천성 면역 반응은 특정 병원체에 대한 특이적인 반응은 아니지만, 신속하게 작용하여 감염의 확산을 막는 데 기여한다.

1. 감염에 대한 숙주의 방어기전 개요

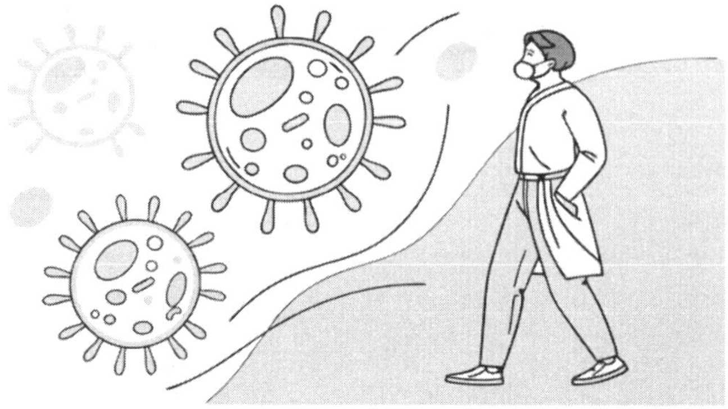

인체는 외부 환경에 끊임없이 노출되며, 다양한 병원성 미생물의 침입 위험에 직면해 있다. 이러한 위협으로부터 스스로를 보호하기 위해, 인체는 복잡하고 다층적인 방어 시스템을 갖추고 있는데, 이를 숙주의 방어기전이라고 한다. 숙주의 방어기전은 침입하는 미생물의 종류와 특성에 관계없이 신속하게 작용하는 비특이적 면역, 즉 선천성 면역과, 특정 병원체에 대한 맞춤형 방어 반응을 나타내는 특이적 면역, 즉 후천성 면역으로 크게 나눌 수 있다. 이 두 가지 면역 체계는 서로 유기적으로 협력하여 감염으로부터 인체를 보호하는 데 핵심적인 역할을 수행한다.

선천성 면역은 인체가 태어날 때부터 갖추고 있는 방어 시스템으로, 외부 침입자에 대해 즉각적이고 광범위하게 반응하는 특징을 지닌다. 이는 물리적 장벽, 화학적 방어, 그리고 다양한 세포 성분과 혈장 단백질로 구성된다. 피부와 점막은 외부 환경과 내부 조직을 분리하는 일차적인 물리적 장벽 역할을 수행하며, 땀, 피지, 점액 등은 항균 물질을 포함하거나 미생물을 포착하여 제거하는 화학적 방어 기능을 담당한다. 또한, 염증 반응은 조직 손상이나 감염 발생 시 신속하게 활성화되어 병원체의 확산을 막고 손상된 조직을 복구하는 데 중요한 역할을 한다. 식세포와 같은 선천성 면역 세포는 침입한 미생물을 인식하고 포식하여 제거하는 작용을 수행하며, 자연 살해 세포는 바이러스에 감염된 세포나 암세포를 직접적으로 파괴하는 기능을 담당한다.

후천성 면역은 특정 병원체에 노출된 후 획득되는 특이적인 방어 반응으로, 선천성 면역과는 달리 시간이 걸리지만 매우 강력하고 기억 능력을 갖는다는 특징이 있다. 후천성 면역은 체액성 면역과 세포성 면역의 두 가지 주요 형태로 작동한다. 체액성 면역은 B 세포가 생산하는 항체를 통해 특정 병원체를 인식하고 중화하거나 제거하는 방식으로, 주로 세포 외부의 병원체에 대한 방어에 효과적이다. 세포성 면역은 T 세포가 감염된 세포나 암세포를 직접적으로 파괴하거나 다른 면역 세포의 기능을 조절하는 방식으로, 세포 내부의 병원체나 비정상적인 세포에 대한 방어에 중요한 역할을 한다. 후천성 면역 반응은 처음 감염되었을 때보다 재감염되었을 때 훨씬 빠르고 강력하게 나타나는 면역 기억 현상을 통해 장기적인 보호 효과를 제공한다.

결론적으로, 숙주의 방어기전은 선천성 면역과 후천성 면역의 긴밀한 상호작용을 통해 효과적으로 작동한다. 선천성 면역은 신속하게 초기 방어선을 구축하여 감염의 확산을 억제하고, 후천성 면역은 특정 병원체에 대한 맞춤형 방어 반응을 통해 감염을 제거하고 장기적인 면역력을 획득하게 한다. 이러한 숙주의 복잡하고 정교한 방어 시스템은 우리가 끊임없이 존재하는 미생물의 위협 속에서도 건강을 유지할 수 있도록 하는 근본적인 메커니즘이다.

2. 비특이 면역

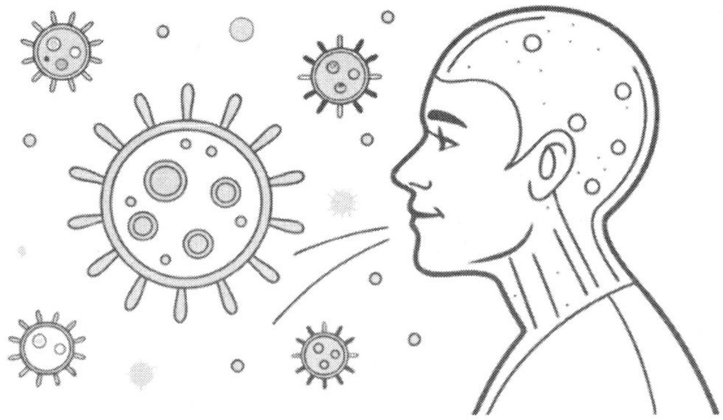

비특이 면역은 선천 면역이라고도 하며, 특정 병원체에 대한 사전 경험 없이도 신속하게 작용하는 인체의 기본적인 방어 시스템이다. 이는 외부 침입자에 대해 광범위하고 즉각적인 방어 반응을 나타내며, 감염의 초기 단계에서 중요한 역할을 수행한다. 비특이 면역은 피부와 점막과 같은 물리적 장벽, 다양한 화학적 방어 물질, 그리고 특정 면역 세포들을 포함하는 다층적인 시스템으로 구성된다.

물리적 장벽은 비특이 면역의 첫 번째 방어선이다. 피부는 외부 환경과 내부 조직을 효과적으로 분리하여 미생물의 침입을 막는 중요한 역할을 한다. 또한, 땀과 피지에 포함된 항균 물질은 피부 표면에서 미생물의 성장을 억제한다. 점막은 호흡기, 소화기, 비뇨생식기 등의 내벽을 덮고 있으며, 점액을 분비하여 미생물을 포착하고 섬모 운동을 통해 외부로 배출하는 기능을 수행한다. 눈물, 침, 콧물 등의 분비액에도 라이소자임과 같은 항균 효소가 포함되어 있어 미생물의 세포벽을 파괴하는 데 도움을 준다.

화학적 방어는 다양한 항균 물질을 통해 미생물의 성장을 억제하거나 직접적으로 사멸시키는 작용을 한다. 위산은 강력한 산성을 띠어 섭취한 음식물과 함께 들어온 많은 미생물을 죽이며, 인터페론은 바이러스에 감염된 세포에서 분비되어 주변 세포가 바이러스에 저항성을 갖도록 유도한다. 보체 시스템은 혈액 내에 존재하는 다양한 단백질들로 구성되어 있으며, 미생물의 세포막을 파괴하거나 식세포 작용을 촉진하는 등 다양한 방식으로 면역 반응에 기여한다.

세포성 요소는 비특이 면역에서 중요한 역할을 담당하는 다양한 면역 세포들을 포함한다. 식세포인 대식세포와 호중구는 침입한 미생물을 인식하고 포식하여 제거하는 식균 작용을 수행한다.

자연 살해 세포(NK 세포)는 바이러스에 감염된 세포나 암세포를 직접적으로 파괴하는 능력을 가지고 있다. 이러한 비특이 면역 세포들은 특정 항원에 대한 특이적인 인식 능력은 없지만, 다양한 병원체에 대해 신속하게 반응하여 감염의 확산을 막고 후천성 면역 반응을 유도하는 데 중요한 역할을 한다.

3. 특이 면역

1) 면역계의 세포

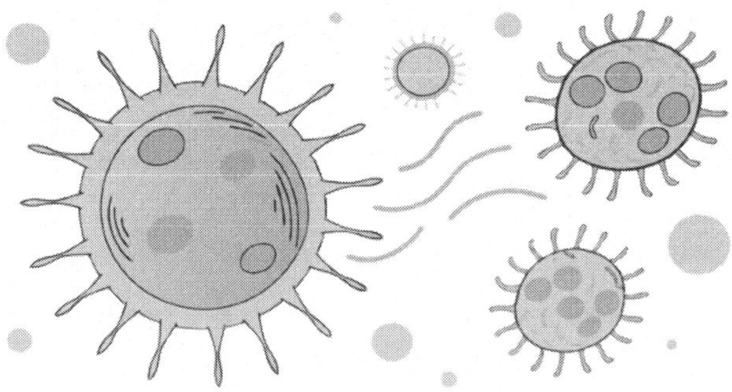

특이 면역, 즉 후천성 면역은 특정 항원에 대한 맞춤형 방어 반응을 수행하는 고도로 정교한 면역 체계이다. 이는 선천 면역과는 달리 항원에 노출된 후 발달하며, 기억 능력을 갖추어 재침입 시 더욱 빠르고 강력하게 대응하는 특징을 지닌다. 특이 면역의 핵심적인 역할을 담당하는 세포들은 림프구로, B 세포와 T 세포가 그 주요 종류이다. 이들 림프구는 특정 항원을 인식하는 수용체를 발현하며, 항원 자극을 받으면 활성화되어 다양한 면역 반응을 유도한다.

B 세포는 주로 체액성 면역에 관여하며, 항원을 인식하면 형질세포로 분화하여 특정 항원에 대한 항체를 대량으로 생산하고 분비한다. 이 항체는 혈액이나 체액을 순환하면서 해당 항원에 결합하여 중화시키거나, 보체 활성화 또는 식세포 작용을 유도하여 항원을 제거하는 역할을 수행한다. 또한, 일부 활성화된 B 세포는 기억 B 세포로 분화하여 동일한 항원이 재침입했을 때 신속하고 강력한 이차 면역 반응을 유도하는 데 기여한다.

T 세포는 세포성 면역의 핵심적인 역할을 수행하며, 다양한 아형으로 분화하여 서로 다른 기능을 수행한다. 보조 T 세포(Helper T cell, CD4+ T cell)는 항원 제시 세포로부터 항원 정보를 전달받아 활성화되면 사이토카인과 같은 다양한 면역 조절 물질을 분비하여 B 세포의 항체 생산, 세포독성 T 세포의 활성화, 그리고 대식세포의 식균 작용을 촉진하는 등 전반적인 면역 반응을 조절하는 중요한 역할을 담당한다.

세포독성 T 세포(Cytotoxic T cell, CD8+ T cell)는 바이러스에 감염된 세포나 종양 세포와 같이 비정상적인 세포 표면에 제시된 특정 항원을 인식하여 직접적으로 파괴하는 기능을 수행한다. 이들은 퍼포린이나 그랜자임과 같은 물질을 분비하여 표적 세포의 세포막을 파괴하거나 세포 사멸을 유도함으로써 감염된 세포를 제거하고 질병의 확산을 막는 데 중요한 역할을 한다. 이처럼 B 세포와 다양한 아형의 T 세포는 특이 면역 반응을 통해 외부 침입자와 체내 변이 세포를 효과적으로 제거하고 인체를 보호하는 데 필수적인 역할을 수행한다.

2) 체액성 면역

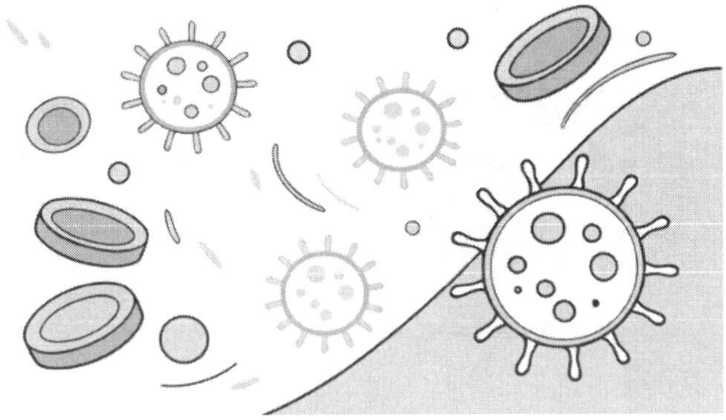

체액성 면역은 특이 면역의 주요 형태 중 하나로, B 세포가 활성화되어 분비하는 항체를 통해 외부 항원을 제거하는 방어 작용이다. 이는 세포 외부의 세균, 바이러스, 독소 등 다양한 항원에 효과적으로 대응하며, 감염의 확산을 막고 병원체를 무력화하는 데 중요한 역할을 수행한다. 체액성 면역 반응은 항원에 대한 특이성을 가지며, 한번 경험한 항원에 대해서는 기억 세포를 형성하여 더욱 빠르고 강력한 이차 면역 반응을 유도할 수 있다는 특징을 지닌다.

체액성 면역의 시작은 B 세포가 특정 항원을 인식하는 것으로부터 비롯된다. B 세포 표면에는 다양한 종류의 B 세포 수용체(BCR)가 존재하며, 각각은 특정 항원의 에피토프와 특이적으로 결합할 수 있다. 항원이 BCR에 결합하면 B 세포는 활성화되기 시작한다. 특히 단백질 항원의 경우에는 보조 T 세포(CD4+ T 세포)의 도움이 필수적이다. 항원 제시 세포가 제시한 항원 정보를 보조 T 세포가 인식하고 활성화되면, 활성화된 보조 T 세포는 사이토카인을 분비하여 B 세포의 증식과 분화를 촉진한다.

활성화된 B 세포는 형질세포로 분화하여 특정 항원에 대한 항체를 대량으로 생산하고 분비한다. 항체는 Y자 형태의 단백질 분자로, 항원과 특이적으로 결합하는 부위(Fab)와 면역 반응을 매개하는 부위(Fc)로 구성된다. 분비된 항체는 혈액, 림프액, 점막 등의 체액을 순환하면서 해당 항원에 결합하여 다양한 방식으로 항원을 제거한다. 항체는 항원에 직접 결합하여 병원체의 기능을 중화시키거나, 식세포가 항원을 더욱 효과적으로 인식하고 포식하도록 돕는 옵소닌화 작용을 유도하거나, 보체 시스템을 활성화시켜 병원체를 용해시키는 등의 기능을 수행한다.

체액성 면역 반응의 중요한 특징 중 하나는 면역 기억 형성이다. 활성화된 B 세포의 일부는 형질세포로 분화하여 항체를 생산하는 반면, 일부는 기억 B 세포로 분화하여 오랫동안 생존한다. 동일한 항원이 재침입했을 때, 이 기억 B 세포는 신속하게 활성화되어 더욱 많은 양의 항체를 빠르게 생산함으로써 이차 면역 반응을 유도한다. 이러한 면역 기억은 백신 접종의 원리이며, 한번 감염병을 앓고 나면 다시 잘 걸리지 않는 이유이기도 하다. 체액성 면역은 다양한 외부 침입으로부터 우리 몸을 보호하는 데 핵심적인 역할을 수행하는 중요한 면역 기전이다.

3) 세포성 면역

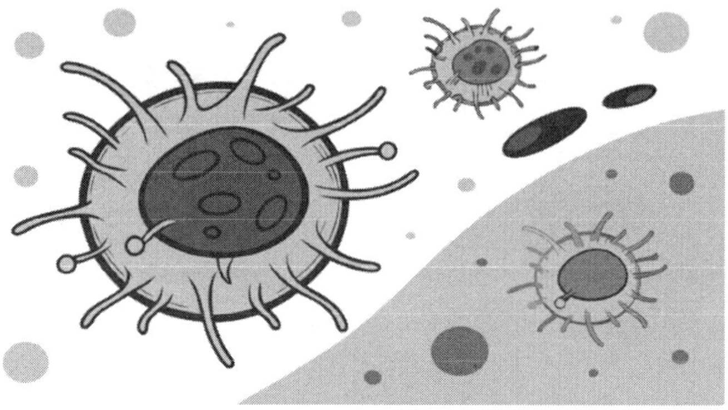

세포성 면역은 특이 면역의 또 다른 주요 형태로, T 세포가 직접적으로 감염된 세포나 비정상적인 세포를 파괴하거나, 다른 면역 세포의 기능을 조절하여 항원을 제거하는 방어 작용이다. 이는 세포 내에 침입한 바이러스, 특정 세균, 암세포, 그리고 이식된 조직에 대한 방어에 특히 중요한 역할을 수행한다. 체액성 면역과 마찬가지로 항원 특이성을 가지며, 면역 기억을 형성하여 재침입 시 더욱 효과적으로 대응할 수 있다.

세포성 면역 반응은 T 세포가 특정 항원을 인식하는 것으로 시작된다. T 세포는 T 세포 수용체(TCR)를 통해 항원 제시 세포(APC)가 제시하는 MHC(주조직 적합성 복합체) 분자에 결합된 항원 펩타이드를 인식한다. CD8+ T 세포는 MHC class I 분자에 제시된 내인성 항원(주로 바이러스 감염 세포나 종양 세포에서 유래)을 인식하고, CD4+ T 세포는 MHC class II 분자에 제시된 외인성 항원(세균 등 외부에서 유래)을 인식한다. 항원 인식이 이루어지면 T 세포는 활성화되어 증식하고 다양한 기능을 수행하는 세포로 분화한다.

활성화된 CD8+ T 세포는 세포독성 T 세포(Cytotoxic T Lymphocyte, CTL)로 분화하여, 특정 항원을 제시하는 감염된 세포나 종양 세포를 직접적으로 파괴한다. CTL은 퍼포린이나 그랜자임과 같은 세포 독성 물질을 분비하여 표적 세포의 세포막에 구멍을 뚫거나 세포 내 자살 경로를 유도함으로써 표적 세포를 사멸시킨다. 이를 통해 바이러스 감염 확산을 억제하고 암세포를 제거하는 데 중요한 역할을 한다.

활성화된 CD4+ T 세포는 보조 T 세포(Helper T cell)로 분화하여 다양한 사이토카인을 분비함으로써 면역 반응을 조절하는 핵심적인 역할을 수행한다. 보조 T 세포는 B 세포의 활성화와 항체 생산을 촉진하고, 세포독성 T 세포의 활성화와 기능 강화를 유도하며, 대식세포의 식균 작용을 증진시키는 등 전반적인 면역 반응을 조율한다. 또한, 일부 CD4+ T 세포는 조절 T 세포(Regulatory T cell)로 분화하여 과도한 면역 반응을 억제하고 자가 면역 질환 발생을 방지하는 기능을 수행하기도 한다. 세포성 면역은 체액성 면역과 함께 인체의 건강을 유지하는 데 필수적인 방어 메커니즘이다.

4. 세균에 대한 면역

1) 세균의 체외독소에 대한 체액성 면역

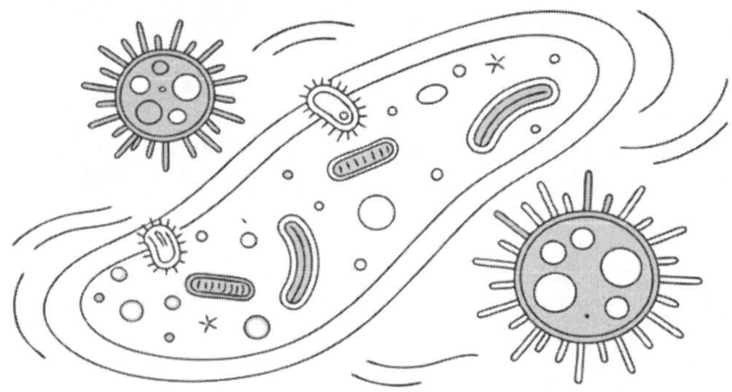

세균 중 일부는 생존 과정에서 숙주 세포에 해로운 작용을 하는 독성 물질, 즉 체외독소를 분비한다. 이러한 체외독소는 특정 세포 수용체에 결합하거나 세포 내 특정 기능을 방해하여 다양한 질병 증상을 유발할 수 있다. 인체는 이러한 세균의 체외독소로부터 스스로를 보호하기 위해 체액성 면역 반응을 효과적으로 활용한다. 체액성 면역은 B 세포가 생산하는 항체를 통해 체외독소를 중화시키고 제거하는 주요 방어 기전으로 작용한다.

세균이 체내에 침입하여 체외독소를 분비하게 되면, 이 독소는 림프계를 통해 림프절로 이동하게 된다. 림프절에서 B 세포는 자신의 B 세포 수용체를 통해 특정 체외독소의 항원 부위를 인식하게 된다. 특히 단백질 성분의 체외독소에 대한 효과적인 항체 반응을 위해서는 보조 T 세포의 도움이 필수적이다. 항원 제시 세포가 체외독소의 항원 정보를 보조 T 세포에 제시하고, 보조 T 세포가 활성화되면 사이토카인을 분비하여 특정 체외독소에 특이적인 B 세포의 활성화, 증식 및 형질세포로의 분화를 촉진한다.

활성화된 B 세포는 형질세포로 분화하여 해당 체외독소에 특이적으로 결합하는 항체를 대량으로 생산하고 분비한다. 이 항체는 혈액 및 체액을 순환하면서 세균이 분비한 체외독소와 결합하여 독소의 활성 부위를 가리거나, 숙주 세포 수용체와의 결합을 방해함으로써 독소의 유해한 작용을 중화시킨다. 또한, 항체-독소 복합체는 식세포의 Fc 수용체에 결합하여 식균 작용을 촉진하거나, 보체 시스템을 활성화시켜 독소의 제거를 돕기도 한다.

세균의 체외독소에 대한 체액성 면역의 중요한 응용은 백신 개발이다. 세균이 분비하는 독소를 화학 처리하여 독성은 없애고 항원성만 유지시킨 톡소이드(toxoid)는 백신으로 활용된다. 톡소이드 백신을 접종하면 인체는 안전하게 독소에 대한 항체를 생성하는 능력을 획득하게 되며, 실제 세균 감염 시 신속하게 독소를 중화하여 질병의 발생이나 심각도를 크게 낮출 수 있다. 파상풍 톡소이드와 디프테리아 톡소이드 백신이 대표적인 예이다.

2) 세균에 대한 체액성 면역

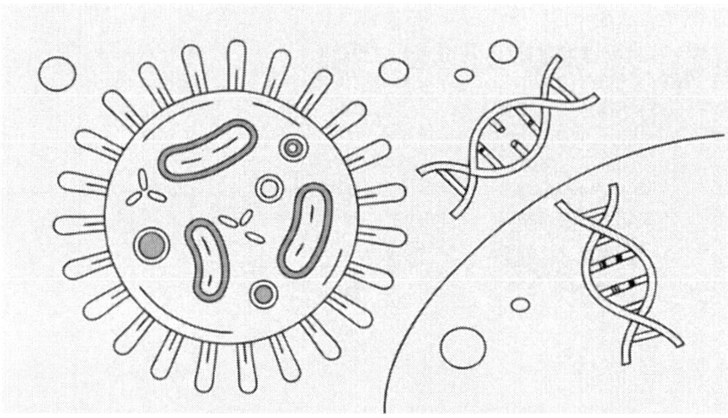

세균 감염에 대한 숙주의 방어 작용 중 체액성 면역은 B 세포가 생산하는 항체를 중심으로 이루어지는 특이적인 면역 반응이다. 이는 주로 세균 자체나 세균이 분비하는 독소와 같은 세포 외부의 항원에 효과적으로 작용하여 감염을 방어하는 데 중요한 역할을 한다. 체액성 면역 반응은 항원에 대한 특이성을 가지며, 한번 항원에 노출되면 면역 기억을 형성하여 재감염 시 더욱 신속하고 강력하게 대응할 수 있는 특징을 보인다.

세균이 체내에 침입하면, 대식세포와 같은 항원 제시 세포는 세균을 탐식하고 분해하여 세균 유래 항원 조각을 자신의 세포 표면에 MHC class II 분자와 함께 제시한다. 이 항원-MHC 복합체는 특정 T 세포 수용체를 가진 보조 T 세포(CD4+ T 세포)에 의해 인식된다. 항원 인식을 통해 활성화된 보조 T 세포는 사이토카인을 분비하여 특정 세균 항원에 특이적인 B 세포의 활성화와 증식을 촉진한다.

활성화된 B 세포는 형질세포로 분화하여 해당 세균 항원에 특이적으로 결합하는 항체를 대량으로 생산하고 분비한다. 분비된 항체는 혈액, 림프액 등 체액을 순환하면서 세균 표면의 항원이나 세균이 분비한 독소에 결합하여 다양한 방식으로 세균의 활성을 억제하거나 제거를 돕는다. 항체는 세균의 운동성이나 숙주 세포 부착 능력을 방해하여 감염 확산을 막거나, 식세포가 세균을 더욱 효과적으로 인식하고 포식하도록 유도하는 옵소닌화 작용을 촉진할 수 있다. 또한, 일부 항체는 보체 시스템을 활성화시켜 세균의 세포벽을 파괴하거나 용해시키는 역할을 수행하기도 한다.

세균 감염에 대한 체액성 면역 반응의 결과로 형성된 기억 B 세포는 동일한 세균이 재침입했을 때 더욱 빠르고 강력한 이차 면역 반응을 유도하는 데 중요한 역할을 한다. 이는 초기 감염 시보다 훨씬 짧은 시간 내에 더 많은 양의 특이 항체를 생산하여 신속하게 세균을 제거함으로써 재감염으로부터 숙주를 효과적으로 보호한다. 백신 접종은 이러한 체액성 면역의 원리를 이용하여 특정 세균 감염에 대한 예방 효과를 얻는 대표적인 방법이다.

3) 세포 내 통성 혐기성세균에 대한 세포성 면역

세포 내 통성 혐기성세균은 숙주 세포 내부로 침입하여 증식할 수 있는 특징을 가진 세균으로, 세포 내 환경에서 생존하고 병원성을 나타낸다. 이러한 세균에 대한 효과적인 방어는 체액성 면역만으로는 어렵기 때문에, 세포성 면역이 중요한 역할을 수행한다. 세포성 면역은 T 세포, 특히 세포독성 T 세포(CD8+ T 세포)와 보조 T 세포(CD4+ T 세포)를 중심으로 숙주 세포 내에 존재하는 세균을 제거하고 면역 반응을 조절하는 방식으로 작용한다.

세포 내 통성 혐기성세균에 감염된 숙주 세포는 세균 유래 항원 조각을 MHC class I 분자에 결합시켜 세포 표면에 제시한다. 이 항원-MHC class I 복합체는 특정 T 세포 수용체를 가진 세포독성 T 세포에 의해 인식된다. 보조 T 세포 역시 항원 제시 세포가 MHC class II 분자에 제시하는 세균 항원을 인식하여 활성화된다. 활성화된 보조 T 세포는 사이토카인을 분비하여 세포독성 T 세포의 활성화와 증식을 촉진하고, 감염 부위로의 이동을 유도하는 등 세포성 면역 반응을 강화하는 역할을 수행한다.

활성화된 세포독성 T 세포는 감염된 숙주 세포 표면에 제시된 특정 세균 항원을 인식한 후, 퍼포린이나 그랜자임과 같은 세포 독성 물질을 분비하여 감염된 세포를 직접적으로 파괴한다. 퍼포린은 표적 세포의 세포막에 구멍을 뚫어 세포의 기능을 손상시키고, 그랜자임은 세포 내로 들어가 세포 자멸사(apoptosis)를 유도하여 감염된 세포와 그 안에 존재하는 세균을 제거한다.

세포 내 통성 혐기성세균에 대한 세포성 면역 반응은 감염된 세포를 제거함으로써 세균의 증식과 확산을 억제하는 데 필수적이다. 또한, 활성화된 T 세포는 면역 기억을 형성하여 동일한 세균에 재감염되었을 때 더욱 신속하고 강력한 이차 면역 반응을 유도함으로써 장기적인 보호 효과를 제공한다. 결핵균, 리스테리아균 등이 대표적인 세포 내 통성 혐기성세균이며, 이에 대한 효과적인 방어에는 강력한 세포성 면역 반응이 요구된다.

5. 바이러스에 대한 면역

1) 바이러스에 대한 체액성 면역

바이러스 감염에 대한 숙주의 방어 기전 중 체액성 면역은 B 세포가 생산하는 항체를 통해 바이러스 입자 자체나 바이러스 감염에 의해 생성된 특정 항원을 중화하는 데 중요한 역할을 수행한다. 특히 바이러스가 숙주 세포에 침입하기 전에 세포 외부에서 활발하게 존재하는 시기에 체액성 면역은 감염의 확산을 막고 바이러스를 제거하는 데 효과적이다. 생성된 항체는 바이러스 표면의 단백질과 특이적으로 결합하여 바이러스가 숙주 세포의 수용체에 결합하는 것을 방해하거나, 바이러스 입자들을 응집시켜 식세포에 의한 제거를 용이하게 한다.

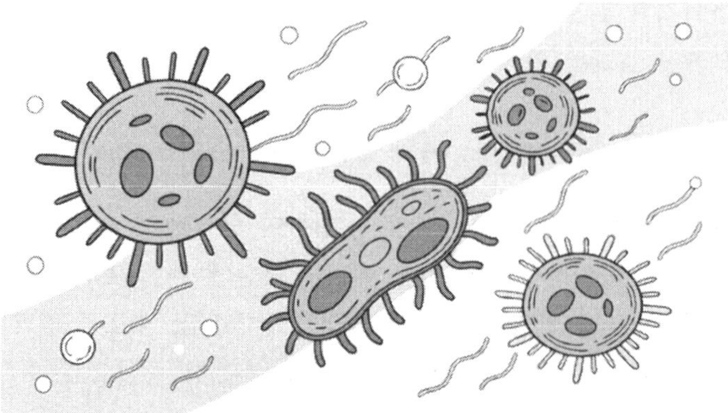

바이러스가 체내에 침입하면, 항원 제시 세포는 바이러스 입자나 바이러스 유래 항원을 탐식하고 분해하여 림프절로 이동한다. 림프절에서 B 세포는 자신의 B 세포 수용체를 통해 특정 바이러스 항원을 인식하게 된다. 단백질 외피를 가진 바이러스의 경우, 효과적인 항체 반응을 위해서는 보조 T 세포의 도움이 필수적이다. 항원 제시 세포가 바이러스 항원 정보를 보조 T 세포에 제시하고, 보조 T 세포가 활성화되면 사이토카인을 분비하여 특정 바이러스 항원에 특이적인 B 세포의 활성화, 증식 및 형질세포로의 분화를 촉진한다.

활성화된 B 세포는 형질세포로 분화하여 해당 바이러스 항원에 특이적으로 결합하는 항체를 대량으로 생산하고 분비한다. 분비된 항체는 혈액 및 체액을 순환하면서 바이러스 입자 표면의 단백질과 결합하여 바이러스가 숙주 세포의 특정 수용체에 부착하는 것을 물리적으로 차단함으로써 바이러스의 감염력을 중화시킨다. 또한, 항체는 여러 개의 바이러스 입자를 서로 엉키게 만드는 응집작용을 유도하여 식세포가 바이러스 입자들을 더욱 쉽게 탐식하고 제거하도록 돕는다.

바이러스 감염에 대한 체액성 면역은 백신 개발에 널리 활용된다. 약화시키거나 죽인 바이러스, 또는 바이러스의 특정 단백질 성분을 백신으로 접종하면 인체는 안전하게 해당 바이러스에 대한 항체를 생성하는 능력을 획득하게 된다. 이후 실제 바이러스에 감염되었을 때, 이미 생성된 항체가 신속하게 바이러스를 중화시켜 감염의 진행을 막거나 증상을 완화하는 효과를 나타낸다. 홍역, 볼거리, 풍진 백신 등이 체액성 면역 반응을 유도하여 바이러스 감염을 예방하는 대표적인 예시이다.

2) 바이러스에 대한 세포성 면역

바이러스는 숙주 세포 내로 침입하여 자신의 유전 물질을 복제하고 새로운 바이러스 입자를 생성하는 특징을 가진다. 따라서 바이러스 감염에 대한 효과적인 방어는 숙주 세포 내에 존재하는 바이러스를 제거하거나 바이러스에 감염된 세포를 파괴하는 세포성 면역 반응이 필수적이다. 세포성 면역은 T 세포, 특히 세포독성 T 세포(CD8+ T 세포)를 중심으로 바이러스 감염을 제어하고 제거하는 데 중요한 역할을 수행한다.

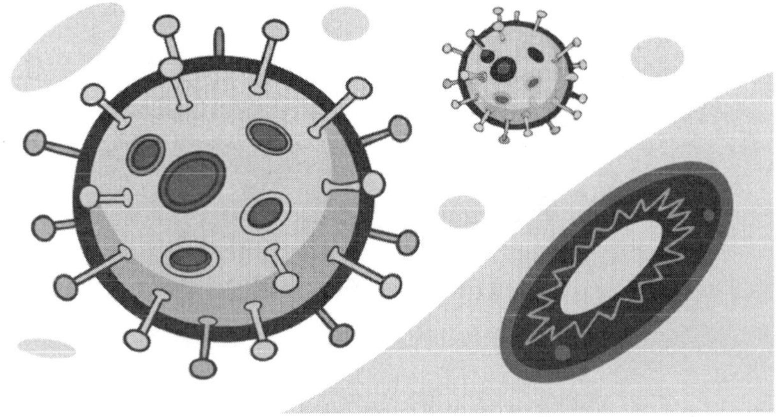

바이러스에 감염된 숙주 세포는 바이러스 유래 단백질 조각을 MHC class I 분자에 결합시켜 세포 표면에 제시한다. 이 항원-MHC class I 복합체는 특정 T 세포 수용체를 가진 세포독성 T 세포에 의해 인식된다. 동시에, 항원 제시 세포(수지상 세포 등)는 바이러스 항원을 MHC class II 분자에 제시하여 보조 T 세포(CD4+ T 세포)를 활성화시킨다. 활성화된 보조 T 세포는 사이토카인을 분비하여 세포독성 T 세포의 활성화, 증식 및 기능 강화를 돕는다.

활성화된 세포독성 T 세포는 바이러스 감염 세포 표면에 제시된 특정 바이러스 항원을 인식한 후, 감염된 세포에 직접 작용하여 세포를 파괴한다. 세포독성 T 세포는 퍼포린과 그랜자임이라는 두 가지 주요 물질을 분비하여 표적 세포를 사멸시킨다. 퍼포린은 표적 세포막에 구멍을 형성하여 세포의 투과성을 증가시키고, 그랜자임은 이 구멍을 통해 세포 내로 들어가 세포 자멸사(apoptosis)를 유도한다. 이러한 작용을 통해 바이러스 복제 공장을 제거하고 바이러스 확산을 막을 수 있다.

바이러스 감염에 대한 세포성 면역 반응은 급성 바이러스 감염의 제거뿐만 아니라, 만성 바이러스 감염의 제어에도 중요한 역할을 한다. 또한, 활성화된 T 세포의 일부는 기억 T 세포로 분화하여 동일한 바이러스에 재감염되었을 때 더욱 신속하고 강력한 이차 면역 반응을 유도하여 장기적인 면역력을 제공한다. 일부 바이러스는 MHC 분자 발현을 억제하거나 세포 내에서 면역 세포의 접근을 방해하는 등 다양한 방식으로 면역 회피 기전을 발휘하기도 한다.

6. 원충류에 대한 면역

원충류는 단세포 진핵생물로, 다양한 방식으로 인체에 감염을 일으켜 질병을 유발할 수 있다. 원충류에 대한 숙주의 면역 반응은 원충의 종류, 생활 주기 단계, 그리고 감염 부위에 따라 다양하게 나타난다. 일반적으로 체액성 면역과 세포성 면역 모두 원충류 감염 방어에 중요한 역할을 수행하지만, 많은 원충류는 복잡한 생활사와 다양한 면역 회피 기전을 통해 숙주의 면역 반응을 교묘하게 피하기도 한다.

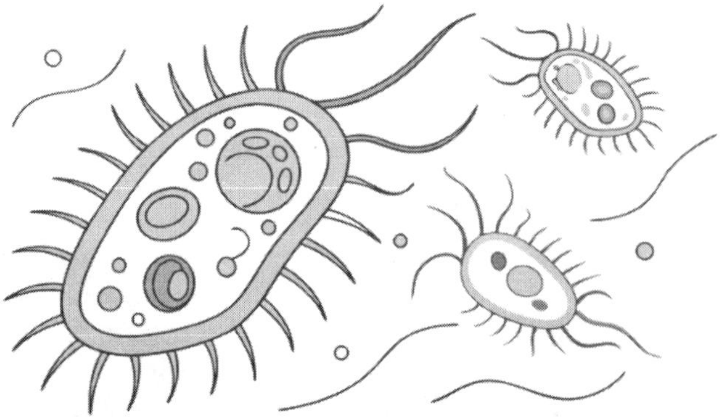

체액성 면역은 원충류의 세포 표면 항원에 대한 항체 생성을 통해 작용한다. 생성된 항체는 원충의 운동성을 저해하거나, 숙주 세포로의 침입을 막거나, 식세포 작용을 촉진하여 원충을 제거하는 데 기여할 수 있다. 특히 혈액 내를 순환하는 원충이나 세포 외부에 존재하는 원충 단계에 대해서는 항체의 효과가 비교적 클 수 있다. 하지만 일부 원충류는 세포 내에서 증식하거나, 표면 항원을 지속적으로 변화시키는 변이성 표면 당단백질(VSG)과 같은 기전을 통해 항체에 의한 제거를 회피하기도 한다.

세포성 면역은 원충류 감염 방어에 매우 중요한 역할을 한다. 특히 세포 내에서 기생하는 원충류에 대해서는 세포독성 T 세포(CD8+ T 세포)가 감염된 숙주 세포를 직접적으로 파괴하여 원충의 증식을 억제하는 데 필수적이다. 보조 T 세포(CD4+ T 세포)는 사이토카인을 분비하여 세포독성 T 세포와 대식세포를 활성화시키고, 염증 반응을 조절하여 원충을 제거하는 데 도움을 준다. 인터페론-감마(IFN-γ)와 같은 사이토카인은 원충의 세포 내 성장을 억제하는 데 중요한 역할을 한다.

하지만 많은 원충류는 숙주의 면역 반응을 회피하기 위한 다양한 전략을 진화시켜 왔다. 표면 항원 변이, 세포 내 생존, 숙주 면역 세포 기능 억제, 낭포 형성을 통한 환경 저항성 획득 등이 대표적인 예이다. 예를 들어, 말라리아 원충은 생활 주기 단계별로 다른 표면 항원을 발현하여 숙주의 면역 반응을 혼란시키고, 수면병 원충은 VSG 변이를 통해 항체에 의한 제거를 지속적으로 회피한다. 따라서 원충류 감염에 대한 효과적인 면역 반응을 유도하고 유지하는 것은 매우 어려운 과제이다.

15장. 피부의 감염질환

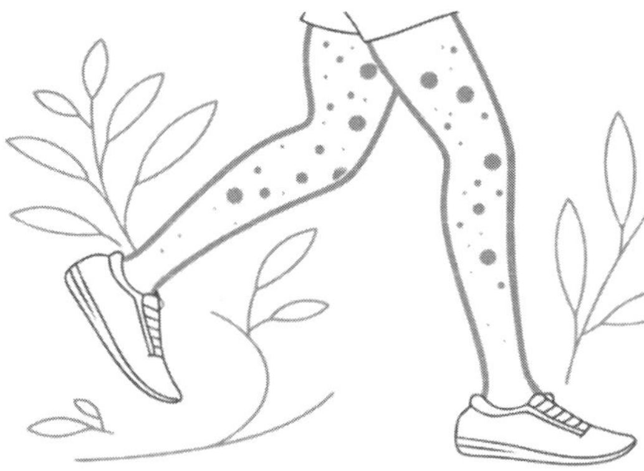

피부는 우리 몸의 가장 바깥층을 이루고 있어 외부 환경의 다양한 미생물에 노출되기 쉽다. 이러한 이유로 세균, 바이러스, 곰팡이 등에 의해 여러 가지 감염 질환이 발생할 수 있다.

피부 감염 질환은 그 원인균에 따라 다양한 종류로 나눌 수 있다. 세균에 의한 감염으로는 농가진, 모낭염, 종기, 봉와직염 등이 있으며, 바이러스 감염으로는 단순 포진, 대상 포진, 사마귀 등이 있다. 또한 곰팡이에 의한 감염으로는 무좀, 어루러기 등이 대표적이다. 이러한 감염 질환들은 각기 다른 증상과 특징을 나타내므로 정확한 진단과 치료가 중요하다.

피부 감염 질환의 증상은 매우 다양하게 나타날 수 있다. 붉어짐, 가려움증, 통증, 부어오름과 같은 염증 증상뿐만 아니라, 물집, 고름, 딱지 등의 피부 변화가 나타날 수도 있다. 때로는 발열이나 전신적인 불편감을 동반하는 경우도 있다. 이러한 증상이 나타나면 임의로 연고를 바르거나 방치하지 말고, 피부과 전문의의 진료를 받는 것이 중요하다.

피부 감염 질환의 치료는 원인균에 따라 다르게 진행된다. 세균 감염에는 항생제 연고나 경구 항생제가 사용될 수 있으며, 바이러스 감염에는 항바이러스제가 처방될 수 있다. 곰팡이 감염에는 항진균제 연고나 경구약이 사용된다. 중요한 것은 전문의의 정확한 진단에 따라 적절한 치료를 받는 것이며, 손을 깨끗이 씻는 등 개인위생 관리를 철저히 하여 감염을 예방하는 것도 중요하다.

1. 피부의 감염질환 개요

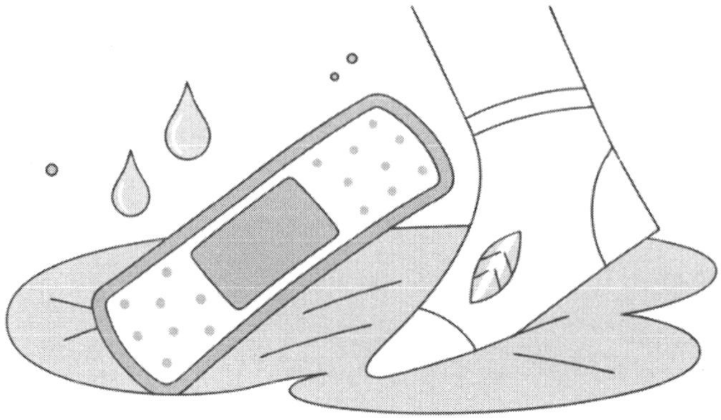

피부는 외부 환경과 직접 접촉하는 넓은 표면적으로, 다양한 병원성 미생물에 노출되기 쉽다. 이로 인해 세균, 바이러스, 진균 등 다양한 원인으로 피부 감염 질환이 흔하게 발생한다. 피부 감염 질환은 발생 부위, 원인균 종류, 숙주 면역 상태에 따라 다양한 임상 양상을 보이며, 때로는 전신 증상을 동반하기도 한다. 따라서 피부 감염 질환에 대한 기본적인 이해는 적절한 진단, 치료, 예방에 필수적이다.

피부 감염 질환은 주요 원인균에 따라 세균, 바이러스, 진균 감염으로 나눌 수 있다. 세균 감염은 피부 장벽 손상이나 특정 세균의 병원성으로 발생하며, 농가진, 모낭염, 봉와직염 등이 대표적이다. 바이러스 감염은 바이러스가 피부 세포에 침입하여 증식하면서 발생하며, 단순 포진, 대상 포진, 사마귀 등이 있다. 진균 감염은 곰팡이가 피부 각질층, 모발, 손발톱 등에 침입하여 발생하며, 무좀, 어루러기 등이 대표적이다.

피부 감염 질환 진단은 주로 임상적 특징과 병변 형태로 이루어지지만, 정확한 원인균 확인을 위해 피부 조직 검사, 세균 배양 검사, 바이러스 항원 검사, 진균 도말 검사 등이 필요할 수 있다. 특히 치료 반응이 없거나 특이한 양상을 보이는 경우, 면역 저하 환자는 정밀 진단이 요구된다.

피부 감염 질환 치료는 원인균 종류와 감염 심각도에 따라 다르다. 세균 감염에는 항생제 연고나 경구 항생제, 바이러스 감염에는 항바이러스제, 진균 감염에는 항진균제 연고나 경구약을 사용한다. 증상 완화를 위해 소염제나 항히스타민제를 병용하기도 한다. 중요한 것은 전문의의 정확한 진단에 따른 적절한 치료와 개인위생 및 환경 관리를 통한 감염 확산 예방이다.

2. 피부의 구조와 기능

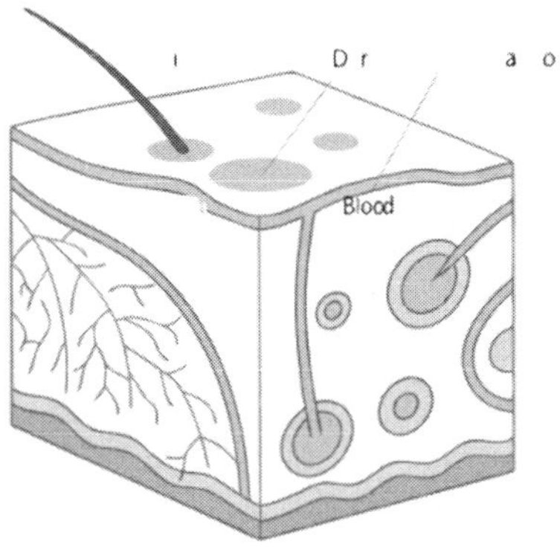

피부는 우리 몸의 가장 바깥층을 이루는 광범위한 기관으로, 외부 환경과의 경계면 역할을 하며 다양한 중요한 기능을 수행한다. 피부는 크게 세 개의 주요 층, 즉 표피, 진피, 피하 조직으로 구성되어 있으며, 각 층은 고유한 구조와 기능을 담당한다. 또한, 털, 손발톱, 땀샘, 피지샘과 같은 피부 부속 기관들은 피부의 기능을 보조하고 특수한 역할을 수행한다.

표피는 피부의 가장 바깥층으로, 외부 자극으로부터 신체를 보호하는 일차적인 방어선 역할을 한다. 표피는 혈관이 없는 다층 편평 상피 조직으로 이루어져 있으며, 기저층에서 생성된 각질 형성 세포가 점차 표면으로 이동하면서 각질층을 형성한다. 이 각질층은 물리적, 화학적 장벽 역할을 하며 수분 손실을 막고 외부 물질의 침입을 방지한다. 또한, 표피에는 멜라닌 색소를 생성하는 멜라닌 세포와 면역 기능을 담당하는 랑게르한스 세포 등이 존재한다.

진피는 표피 아래 위치하는 두꺼운 결합 조직층으로, 피부의 탄력과 강도를 유지하는 역할을 한다. 진피는 콜라겐 섬유와 엘라스틴 섬유를 주성분으로 하며, 이들 섬유의 배열과 밀도에 따라 피부의 탄력성과 장력이 결정된다. 또한, 진피에는 혈관, 신경, 림프관, 땀샘, 피지샘, 모낭 등 다양한 피부 부속 기관들이 분포하여 영양 공급, 감각 인지, 체온 조절, 분비 등의 기능을 수행한다.

피하 조직은 진피 아래에 위치하는 가장 깊은 층으로, 주로 지방 세포로 이루어져 있다. 피하 지방층은 신체를 외부 충격으로부터 보호하고, 체온을 유지하며, 에너지 저장소 역할을 한다. 또한, 피하 조직은 피부를 근육이나 뼈와 연결하는 역할을 수행하며, 혈관과 신경이 지나가는 통로가 되기도 한다. 이처럼 피부는 복잡하고 정교한 구조를 통해 우리 몸을 보호하고 생명 유지에 필수적인 다양한 기능을 수행하는 중요한 기관이다.

3. 피부의 정상상재균

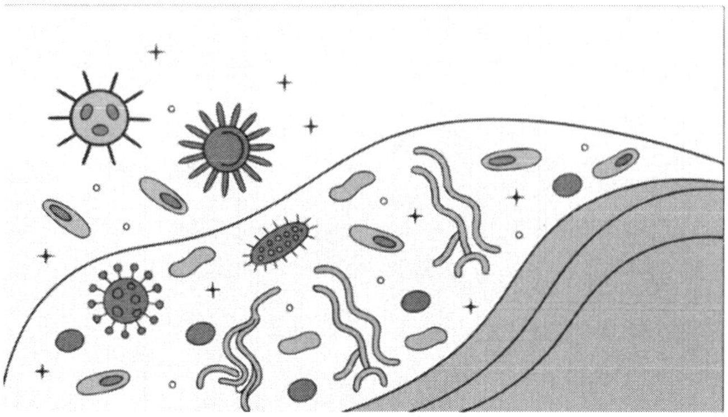

피부는 우리 몸의 가장 바깥층으로서 외부 환경과 직접 접촉하며, 다양한 미생물이 서식하는 독특한 생태계를 이룬다. 이러한 미생물 군집을 피부 정상상재균이라고 하며, 이들은 숙주인 인간과 공생 관계를 유지하며 피부 건강에 다양한 영향을 미친다. 피부 정상상재균은 세균, 진균, 바이러스 등 다양한 종류로 구성되어 있으며, 개인의 유전적 요인, 생활 습관, 환경적 요인, 그리고 피부 부위의 특성에 따라 그 구성과 밀도가 다르게 나타난다.

피부 정상상재균 중 가장 많은 부분을 차지하는 것은 세균이다. 대표적인 세균 속으로는 스타필로코커스(Staphylococcus), 코리네박테리움(Corynebacterium), 프로피오니박테리움(Propionibacterium) 등이 있다. 스타필로코커스 에피더미디스(Staphylococcus epidermidis)는 피부 표면에 널리 분포하며, 병원성 세균의 정착을 방해하고 항균 물질을 생산하여 피부를 보호하는 역할을 한다고 알려져 있다. 프로피오니박테리움 아크네스(Propionibacterium acnes)는 피지샘이 풍부한 부위에 주로 서식하며, 피지를 분해하여 지방산을 생성하는데, 이 지방산은 피부 표면의 pH를 낮춰 다른 미생물의 성장을 억제하는 역할을 한다.

피부에는 세균 외에도 다양한 진균이 정상적으로 존재한다. 말라세지아(Malassezia)는 피지를 좋아하여 두피나 얼굴 등 피지 분비가 많은 부위에 주로 서식하며, 건강한 피부에서는 문제를 일으키지 않지만 특정 조건 하에서는 어루러기와 같은 피부 질환을 유발할 수 있다. 또한, 일부 바이러스도 피부에 잠복 형태로 존재하며, 면역력이 저하될 경우 활성화되어 질환을 일으킬 수 있다.

피부 정상상재균은 단순히 피부 표면에 존재하는 것이 아니라, 숙주와 상호작용하며 다양한 긍정적인 역할을 수행한다. 이들은 외부에서 침입하는 병원성 미생물과의 경쟁을 통해 피부를 보호하는 방어 장벽 역할을 하며, 면역 체계 발달에 기여하고, 항균 물질을 생산하여 다른 미생물의 성장을 억제하기도 한다. 따라서 피부 정상상재균의 균형이 깨지면 피부 질환 발생 위험이 증가할 수 있으며, 건강한 피부를 유지하기 위해서는 피부 정상상재균의 다양성과 균형을 유지하는 것이 중요하다.

4. 피부의 감염증

1) 세균성 질환

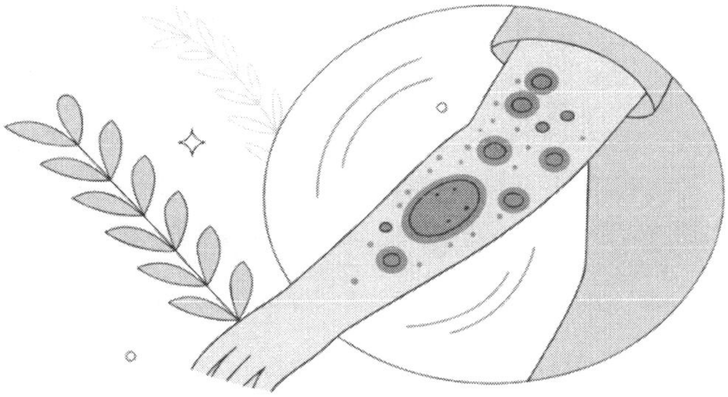

세균은 피부 감염증의 흔한 원인균으로, 피부의 정상적인 방어 장벽이 손상되거나 특정 세균의 병원성으로 인해 다양한 질환을 유발할 수 있다. 세균성 피부 질환은 표피, 진피, 피하 조직 등 피부의 여러 층에서 발생할 수 있으며, 농가진, 모낭염, 종기 및 옹, 봉와직염 등이 대표적인 예시이다. 이러한 질환들은 각기 다른 임상 양상과 특징을 나타내며, 적절한 진단과 치료가 중요하다.

농가진은 주로 황색포도상구균이나 연쇄상구균에 의해 발생하는 매우 전염성이 강한 표피의 얕은 감염 질환이다. 주로 소아에게 흔하며, 얼굴, 코 주변, 입 주변 등에 잘 발생한다. 초기에는 작은 붉은 반점으로 시작하여 곧 물집이나 고름집으로 변하고, 터지면서 특징적인 황갈색의 딱지를 형성한다. 가려움증을 동반하며, 긁으면 주변으로 쉽게 퍼질 수 있다.

모낭염은 모낭에 세균이 감염되어 발생하는 염증 질환으로, 주로 황색포도상구균이 원인균이다. 털이 있는 부위 어디든 발생할 수 있으며, 작은 붉은 구진이나 고름집 형태로 나타나고 경미한 통증이나 가려움증을 동반할 수 있다. 종기는 모낭 주변의 심부 조직까지 세균 감염이 파급된 형태로, 크고 단단하며 통증이 심한 덩어리를 형성한다. 여러 개의 종기가 합쳐진 형태를 옹이라고 하며, 더 심한 염증과 전신 증상을 동반할 수 있다.

봉와직염은 피부 깊숙한 곳인 진피와 피하 조직에 세균이 침입하여 발생하는 급성 염증 질환이다. 주로 연쇄상구균이나 황색포도상구균이 원인균이며, 피부가 붉게 부어오르고 열감과 통증을 동반한다. 심한 경우에는 오한, 발열 등의 전신 증상이 나타날 수 있으며, 적절한 치료를 받지 않으면 패혈증과 같은 심각한 합병증으로 진행될 수 있다. 세균성 피부 질환의 치료는 주로 항생제 연고나 경구 항생제를 사용하며, 농양 형성 시에는 절개 및 배농이 필요할 수 있다. 개인위생 관리를 철저히 하고, 피부 손상을 최소화하는 것이 예방에 중요하다.

2) 바이러스성 감염질환

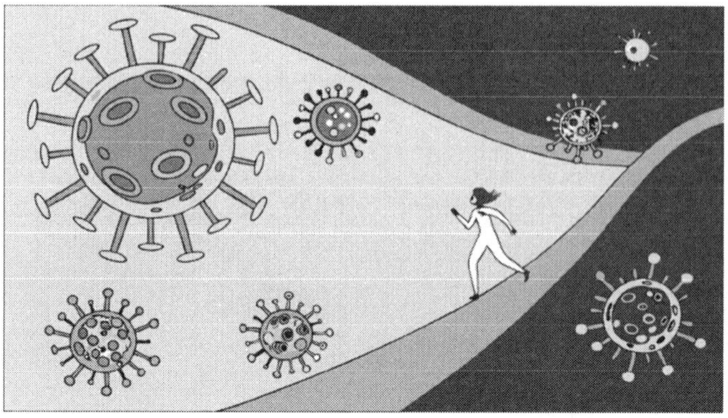

바이러스는 살아있는 세포 내에서만 증식할 수 있는 특징을 가진 미생물로, 피부에 다양한 감염 질환을 일으킬 수 있다. 바이러스성 피부 질환은 바이러스의 종류, 감염 경로, 그리고 숙주의 면역 상태에 따라 다양한 임상 양상을 나타낸다. 대표적인 바이러스성 피부 질환으로는 단순 포진, 대상 포진, 사마귀, 수두 등이 있으며, 이들은 특징적인 피부 병변과 증상을 동반한다.

단순 포진은 단순 헤르페스 바이러스(HSV) 감염에 의해 발생하는 흔한 질환으로, 주로 입 주변이나 성기 부위에 작은 물집이 무리 지어 나타난다. 초기에는 가려움이나 따끔거리는 느낌이 들 수 있으며, 물집이 터지면 궤양을 형성하고 딱지가 앉으면서 치유된다. 단순 포진 바이러스는 신경절에 잠복해 있다가 스트레스, 피로, 면역력 저하 등의 요인에 의해 재활성화되어 재발하는 경향이 있다.

대상 포진은 수두-대상 포진 바이러스(VZV)가 신경절에 잠복해 있다가 재활성화되어 발생하는 질환이다. 주로 몸통이나 얼굴의 한쪽 신경 분포 영역을 따라 붉은 반점과 수포가 무리 지어 나타나며, 심한 통증을 동반하는 것이 특징이다. 대상 포진 후 신경통이라는 만성 통증이 남을 수 있으며, 특히 고령자에게서 발생 위험이 높다.

사마귀는 사람 유두종 바이러스(HPV) 감염에 의해 발생하는 피부 질환으로, 손, 발, 얼굴 등 다양한 부위에 나타날 수 있다. 다양한 형태와 크기를 가지며, 표면이 거칠고 융기된 구진 형태로 나타난다. 전염성이 있어 다른 부위나 타인에게 전파될 수 있으며, 자연적으로 소실되기도 하지만 치료가 필요한 경우도 많다. 수두는 수두-대상 포진 바이러스의 초감염으로 발생하는 급성 전염병으로, 전신에 가려운 물집성 발진이 특징적으로 나타난다. 주로 소아에게 발생하며, 성인에게서는 폐렴 등의 합병증을 유발할 수 있다.

3) 진균성 질환

진균은 곰팡이라고도 불리며, 피부의 각질층, 모발, 손발톱 등 다양한 부위에 감염을 일으켜 질환을 유발할 수 있다. 진균성 피부 질환은 발생 부위와 원인균의 종류에 따라 다양한 임상 양상을 나타내며, 흔히 가려움증, 인설(비늘처럼 벗겨짐), 홍반, 색소 변화 등의 증상을 동반한다. 대표적인 진균성 피부 질환으로는 백선, 칸디다증, 어루러기 등이 있다.

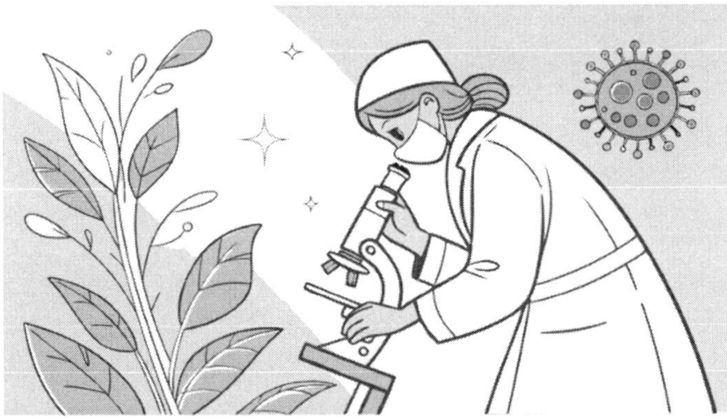

백선은 피부사상균이라는 특정 곰팡이에 의해 발생하는 감염 질환으로, 발생하는 부위에 따라 다양한 이름으로 불린다. 머리에 발생하면 두부 백선, 몸에 발생하면 체부 백선, 발에 발생하면 족부 백선(무좀), 손에 발생하면 수부 백선, 사타구니에 발생하면 완선이라고 한다. 백선은 특징적으로 둥근 모양의 병변을 형성하며, 경계가 명확하고 가운데 부분이 호전되는 양상을 보이기도 한다. 가려움증을 동반하며, 전염성이 있어 사람 간 또는 동물로부터 감염될 수 있다.

칸디다증은 칸디다라는 효모균의 과도한 증식으로 인해 발생하는 감염 질환이다. 피부뿐만 아니라 구강, 질 등 점막 부위에도 발생할 수 있다. 피부 칸디다증은 주로 습하고 따뜻한 환경에서 발생하기 쉬우며, 겨드랑이, 사타구니, 손가락 또는 발가락 사이 등에 붉은 반점과 작은 고름집, 그리고 가려움증을 동반하는 형태로 나타난다. 구강 칸디다증은 입안에 하얀 막이 생기는 아구창 형태로 나타나며, 질 칸디다증은 질 분비물 증가와 함께 가려움증을 유발한다.

어루러기는 말라세지아라는 효모균의 과도한 증식으로 인해 발생하는 피부 질환으로, 주로 땀이 많이 나는 여름철에 잘 발생한다. 몸통, 목, 팔 등에 다양한 크기의 얼룩덜룩한 반점 형태로 나타나며, 색깔은 흰색, 분홍색, 갈색 등 다양하다. 가려움증은 경미하거나 없는 경우가 많으며, 치료 후에도 색소 변화가 일시적으로 남을 수 있다. 진균성 피부 질환의 치료는 주로 항진균제 연고나 경구약을 사용하며, 감염 부위를 건조하게 유지하고 통풍이 잘 되도록 하는 것이 중요하다.

16장. 심장혈관계와 림프계의 감염질환

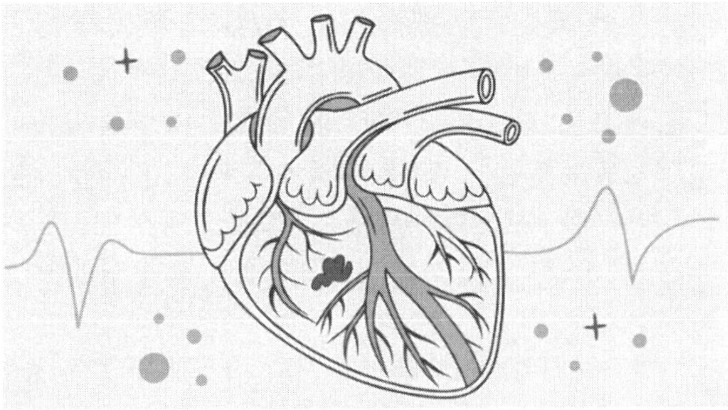

심장혈관계 감염 질환에는 심장 내막염, 심근염, 심낭염 등이 있다. 이는 세균, 바이러스, 곰팡이 등에 의해 생길 수 있다. 심장 내막염은 심장 내부 벽이나 판막에 염증이 생기는 것으로, 발열, 오한, 피로감, 심잡음 등의 증상이 나타난다. 심근염은 심장 근육에 염증이 생기는 질환으로, 가슴 통증, 호흡 곤란, 부정맥 등이 있을 수 있다. 심낭염은 심장을 둘러싼 막에 염증이 생기는 질환이며, 흉통이 특징적이다.

림프계 감염 질환으로는 림프절염, 림프관염 등이 있으며, 주로 세균 감염이 원인이다. 림프절염은 림프절이 붓고 아픈 질환으로, 감염 부위 주변 림프절에서 흔히 볼 수 있다. 림프관염은 림프관에 염증이 생기는 것으로, 피부에 붉은 줄이 나타나고 통증과 열감이 동반될 수 있다.

이러한 감염 질환들은 조기에 진단하고 치료하는 것이 중요하다. 적절한 항생제나 항바이러스제 투여가 필요할 수 있다. 예방을 위해서는 철저한 위생 관리가 중요하다.

1. 심장혈관계 및 림프계의 구조와 기능

심장혈관계는 심장, 동맥, 정맥, 모세혈관으로 구성되어 온몸에 혈액을 순환시키는 역할을 한다. 심장은 펌프와 같은 작용을 하여 혈액을 동맥으로 내보내고, 동맥은 산소와 영양분이 풍부한 혈액을 온몸의 조직과 기관으로 운반한다. 모세혈관은 동맥과 정맥을 연결하는 작은 혈관으로, 조직 세포와 혈액 사이의 물질 교환이 일어나는 곳이다. 정맥은 산소와 영양분이 소모된 혈액과 노폐물을 다시 심장으로 되돌려 보낸다.

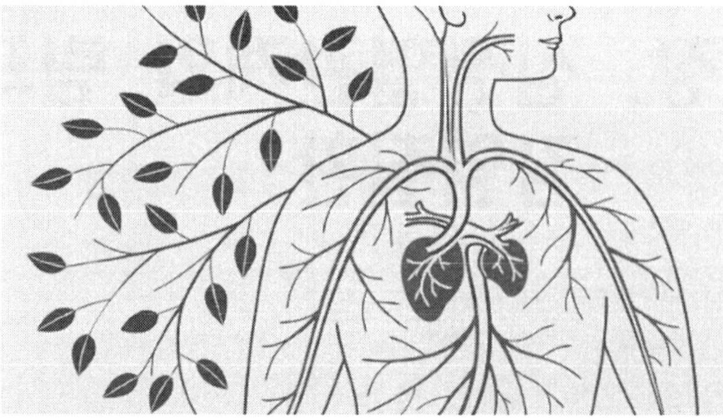

림프계는 림프, 림프관, 림프절, 림프 기관(비장, 흉선)으로 이루어져 있으며, 체액의 균형 유지, 면역 작용 등에 중요한 기능을 수행한다. 림프는 혈액에서 빠져나온 액체 성분으로, 조직 세포 주변을 순환하며 노폐물과 병원체를 수집한다. 림프관은 림프를 이동시키는 통로이며, 림프절은 림프관을 따라 분포하는 작은 콩 모양의 기관으로, 면역 세포들이 모여 병원체를 걸러내고 면역 반응을 일으킨다.

심장의 펌프 작용으로 혈액은 끊임없이 순환하며, 산소, 영양분, 호르몬 등을 각 조직에 공급하고 이산화탄소, 노폐물 등을 운반한다. 혈압은 혈액이 혈관 벽을 밀어내는 힘으로, 혈액 순환을 유지하는 데 중요한 요소이다. 심박수는 심장이 1분 동안 뛰는 횟수를 의미하며, 신체의 활동량이나 건강 상태에 따라 변화한다.

림프계는 조직액이 과도하게 축적되는 것을 막고, 혈액으로 되돌려 보내 체액의 균형을 유지한다. 또한, 림프절에서 병원체와 이물질을 제거하고, 림프구와 같은 면역 세포를 생성하여 신체를 보호하는 역할을 수행한다. 림프 기관인 비장은 오래된 적혈구를 파괴하고 혈액을 저장하며, 흉선은 T 림프구를 성숙시키는 기능을 담당한다.

2. 순환계의 세균성 질병

1) 패혈증

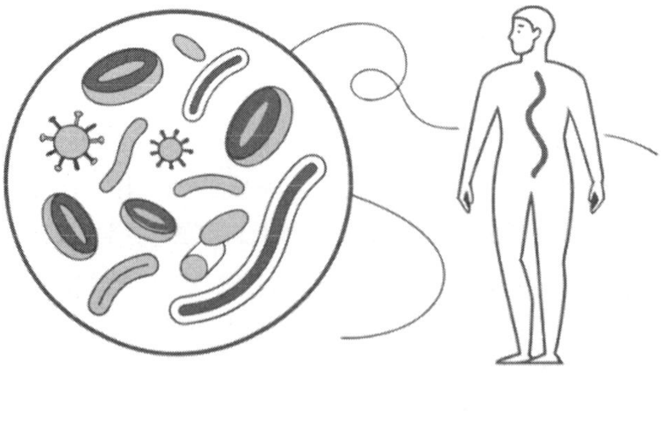

패혈증은 세균, 바이러스, 곰팡이 등의 미생물 감염에 대해 신체가 과도하게 반응하여 발생하는 심각한 전신 염증 반응이다. 이는 신체의 어느 부위에서든 시작된 감염이 혈액을 통해 퍼지면서 발생할 수 있으며, 폐렴, 요로 감염, 복막염, 뇌수막염, 봉와직염, 심내막염 등 다양한 감염 질환이 원인이 될 수 있다. 심지어 경미한 상처 부위의 감염으로도 패혈증이 유발될 수 있다.

패혈증의 초기 증상으로는 발열, 오한, 빠른 심박수, 빠른 호흡, 의식 변화 등이 나타날 수 있다. 시간이 지남에 따라 혈압이 떨어지고, 소변량이 감소하며, 쇼크 상태에 이를 수 있다. 심한 경우 신장, 폐, 간 등 주요 장기의 기능 부전을 일으켜 생명을 위협할 수 있는 응급 상황이다.

패혈증의 진단은 환자의 증상, 신체 검진, 혈액 검사, 소변 검사, 영상 검사 등을 종합하여 이루어진다. 특히 혈액 배양 검사를 통해 원인균을 확인하는 것이 중요하지만, 결과가 나오기 전에 경험적인 항생제 치료를 신속하게 시작하는 것이 생존율을 높이는 데 결정적이다.

패혈증의 치료는 신속한 항생제 투여가 핵심이며, 감염 부위의 치료, 혈압 유지, 수액 공급, 산소 공급 등 환자의 상태에 따른 집중 치료가 필요하다. 심한 경우에는 혈액 투석, 인공호흡기 등의 생명 유지 치료가 동원될 수 있다. 패혈증은 진행 속도가 매우 빠르므로, 의심 증상이 나타나면 즉시 의료기관을 방문하여 적절한 치료를 받는 것이 중요하다.

2) 산욕열

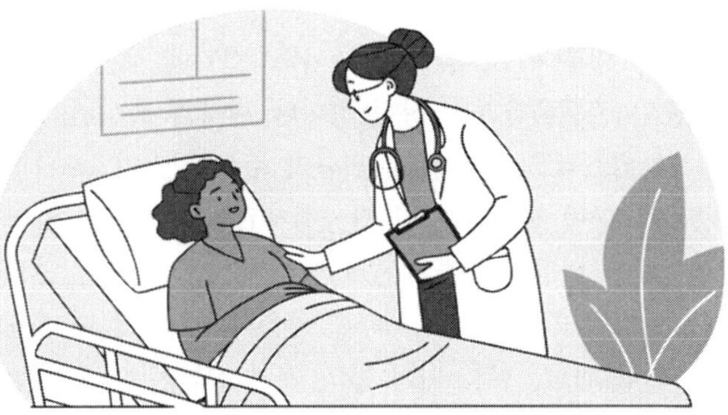

산욕열은 분만 후 6주 이내에 발생하는 여성 생식기의 세균 감염으로 인한 발열 질환이다. 과거에는 주요 사망 원인 중 하나였으나, 위생 관리의 발전과 항생제 사용으로 발생률과 사망률이 크게 감소했다. 하지만 여전히 주의가 필요한 질환이다.

산욕열의 주요 원인은 분만 과정에서 자궁 내막이나 주변 조직에 세균이 침입하여 감염을 일으키는 것이다. 특히 조기 파수, 장시간의 분만, 제왕절개, 잔류 태반 조직, 잦은 내진 등이 감염 위험을 높일 수 있다. 흔한 원인균으로는 연쇄상구균, 포도상구균, 대장균 등이 있다.

산욕열의 주된 증상은 분만 후 발열(38℃ 이상)이며, 오한, 복통, 악취가 나는 질 분비물, 자궁 압통 등이 동반될 수 있다. 심한 경우에는 골반염, 복막염, 패혈증과 같은 심각한 합병증으로 진행될 수 있다. 따라서 분만 후 발열 증상이 나타나면 즉시 의료기관을 방문하여 진료를 받는 것이 중요하다.

산욕열의 진단은 환자의 증상과 진찰 소견을 바탕으로 이루어지며, 혈액 검사, 소변 검사, 자궁 내막 배양 검사 등을 통해 감염 여부와 원인균을 확인할 수 있다. 치료는 항생제 투여가 기본이며, 감염의 정도에 따라 경구 또는 정맥 주사로 투여한다. 필요에 따라 자궁 내 잔류물을 제거하는 소파술을 시행할 수도 있다. 예방을 위해서는 분만 전후 철저한 위생 관리와 적절한 분만 관리가 중요하다.

3) 심내막염

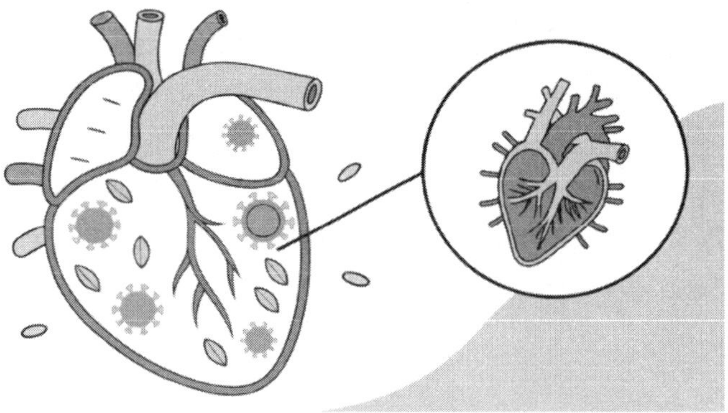

세균성 심내막염은 심장의 내부 벽인 심내막이나 심장 판막에 세균이 감염되어 염증이 발생하는 질환이다. 혈액 중에 세균이 존재하다가 심장 내막이나 판막의 손상된 부위에 부착하여 증식하면서 발생한다. 과거에는 류마티스열로 인한 심장 질환이 주요 원인이었으나, 최근에는 의료 시술 증가와 면역 저하 환자 증가로 인해 발생 원인이 다양해지고 있다.

세균성 심내막염의 원인균은 다양한 종류가 있으며, 가장 흔한 것은 연쇄상구균과 포도상구균이다. 치과 치료, 수술, 중심 정맥 카테터 삽입, 약물 남용 등이 혈액 내 세균 유입의 원인이 될 수 있다. 선천성 심장 질환, 인공 판막, 심장 이식 등의 기저 질환이 있는 경우 세균성 심내막염 발생 위험이 더 높다.

세균성 심내막염의 증상은 서서히 나타날 수도 있고, 급성으로 진행될 수도 있다. 일반적인 증상으로는 발열, 오한, 피로감, 식욕 부진, 체중 감소 등이 있다. 특징적인 징후로는 심잡음의 변화 또는 새로운 심잡음 발생, 피부의 작은 출혈점 (점상 출혈), 손가락이나 발가락 끝의 통증성 결절 (Osler's node), 손바닥이나 발바닥의 무통성 출혈성 반점 (Janeway lesion) 등이 나타날 수 있다.

세균성 심내막염의 진단은 환자의 증상, 신체 검진, 혈액 배양 검사, 심장 초음파 검사 등을 종합하여 이루어진다. 혈액 배양 검사를 통해 원인균을 확인하고, 심장 초음파 검사를 통해 심장 내막이나 판막의 이상을 확인한다. 치료는 장기간의 항생제 투여가 필수적이며, 일반적으로 4~6주 동안 정맥 주사를 통해 항생제를 투여한다. 심한 판막 손상이나 심부전 등의 합병증이 발생한 경우에는 수술적 치료가 필요할 수 있다. 예방을 위해서는 치과 치료나 수술 전후 항생제 예방 요법이 고려될 수 있으며, 철저한 구강 위생 관리가 중요하다.

4) 류머티스열

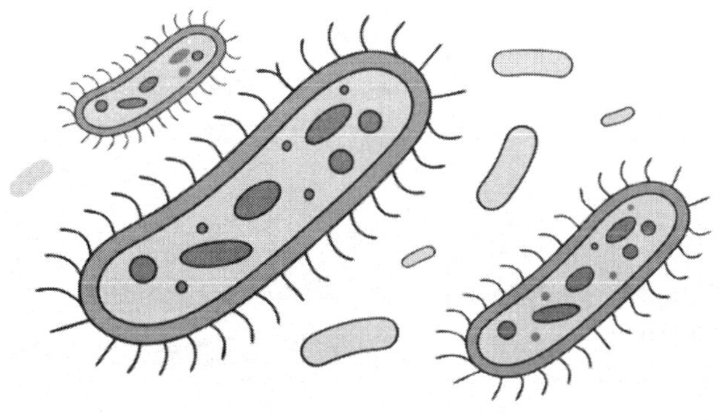

류머티스열은 A군 연쇄상구균 인두염(목감기)을 앓은 후 발생하는 염증성 질환이다. 세균 자체의 감염이 아니라, 연쇄상구균 감염에 대한 우리 몸의 비정상적인 면역 반응으로 인해 발생한다. 주로 5세에서 15세 사이의 어린이와 청소년에게 발생하며, 심장, 관절, 뇌, 피부 등에 영향을 미칠 수 있다.

류머티스열의 발병 기전은 명확하게 밝혀지지 않았으나, A군 연쇄상구균의 특정 단백질이 우리 몸의 정상 조직과 유사하여 면역 체계가 세균을 공격하는 과정에서 자신의 조직까지 공격하게 되는 분자 모방(molecular mimicry) 현상이 주요 원인으로 여겨진다. 유전적 소인 또한 류머티스열 발생에 영향을 미칠 수 있다.

류머티스열의 주요 증상은 발열, 관절염, 심장염, 무도병, 피하 결절, 홍반성 반점 등이 있다. 관절염은 주로 큰 관절(무릎, 발목, 팔꿈치, 손목)에 발생하며, 이동성 다발성 관절염의 특징을 보인다. 심장염은 심장 판막, 심근, 심낭에 염증이 생기는 것으로, 심잡음, 흉통, 호흡 곤란 등의 증상을 유발하며 심각한 후유증을 남길 수 있다. 무도병은 불수의적인 움직임, 근력 약화, 감정 변화 등을 특징으로 하는 신경학적 증상이다. 피하 결절은 뼈 돌출 부위나 힘줄 주변에 생기는 통증 없는 작은 덩어리이며, 홍반성 반점은 몸통이나 팔다리에 나타나는 가렵지 않은 붉은 발진이다.

류머티스열의 진단은 특정 임상 증상과 함께 연쇄상구균 감염의 증거(인두 배양 검사 양성 또는 항연쇄상구균 항체 상승)를 확인하는 Jones 기준을 사용하여 이루어진다. 치료의 목표는 급성 염증을 완화하고, 심장 손상을 예방하며, 재발을 방지하는 것이다. 급성기에는 항생제(주로 페니실린)를 투여하여 남아있는 연쇄상구균을 제거하고, 아스피린이나 비스테로이드성 항염제를 사용하여 염증과 통증을 완화한다.

심장염이 발생한 경우에는 코르티코스테로이드와 같은 강력한 항염제를 사용하기도 한다. 류머티스열을 예방하기 위해서는 A군 연쇄상구균 인두염을 조기에 진단하고 적절히 치료하는 것이 매우 중요하다. 류머티스열을 앓았던 환자는 심장 손상 예방을 위해 장기간의 항생제 예방 요법이 필요할 수 있다.

5) 야토병

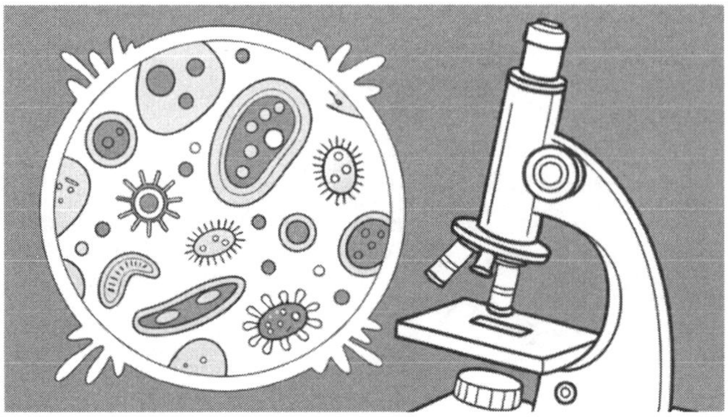

야토병은 프란시셀라 툴라렌시스(Francisella tularensis)라는 세균에 의해 발생하는 인수공통감염병이다. 주로 야생 동물, 특히 토끼, 설치류, 사슴 등에 감염되며, 감염된 동물의 혈액이나 조직과의 직접 접촉, 감염된 진드기나 파리 등의 매개 곤충에 물림, 오염된 공기나 물을 통해 사람에게 전파될 수 있다.

야토병은 감염 경로와 임상 증상에 따라 다양한 형태로 나타난다. 가장 흔한 형태는 궤양선형 야토병으로, 피부에 궤양이 생기고 주변 림프절이 붓는 것이 특징이다. 선형 야토병은 피부 궤양 없이 림프절만 붓는 형태이다. 눈샘형 야토병은 오염된 손으로 눈을 비비거나 감염된 물질이 눈에 들어갔을 때 발생하며, 눈의 통증, 충혈, 눈곱 등의 증상을 보인다. 인두형 야토병은 오염된 음식을 섭취하거나 에어로졸 형태로 흡입했을 때 발생하며, 인후통, 발열, 림프절 비대 등을 유발한다. 드물지만 가장 심각한 형태는 폐렴형 야토병으로, 오염된 에어로졸을 흡입하여 발생하며, 심한 기침, 흉통, 호흡 곤란 등을 일으키고 치사율이 높다.

야토병의 진단은 임상 증상과 함께 환자의 노출력(야생 동물과의 접촉, 매개 곤충에 물린 경험 등)을 확인하는 것이 중요하다. 확진은 혈액, 림프절 흡인물, 객담 등에서 프란시셀라 툴라렌시스 균을 분리하거나 특이 항체를 확인하는 혈청학적 검사를 통해 이루어진다. 하지만 균 배양이 어렵고 위험할 수 있으므로, 임상 양상과 역학적 정보를 종합하여 진단하는 경우가 많다.

야토병의 치료는 항생제 투여가 필수적이며, 스트렙토마이신, 겐타마이신, 시프로플록사신, 독시사이클린 등이 효과적인 것으로 알려져 있다. 치료 기간은 질병의 형태와 심각도에 따라 다르다. 예방을 위해서는 야생 동물과의 불필요한 접촉을 피하고, 숲이나 들판에서 활동할 때는 긴 옷을 입고 진드기 기피제를 사용하는 것이 좋다. 감염 위험 지역에서는 오염된 물이나 음식을 섭취하지 않도록 주의해야 한다. 야토병은 조기에 진단하고 적절히 치료하면 대부분 완치될 수 있지만, 치료가 늦어지면 심각한 합병증을 유발할 수 있으므로 의심 증상이 나타나면 즉시 의료기관을 방문해야 한다.

6) 페스트

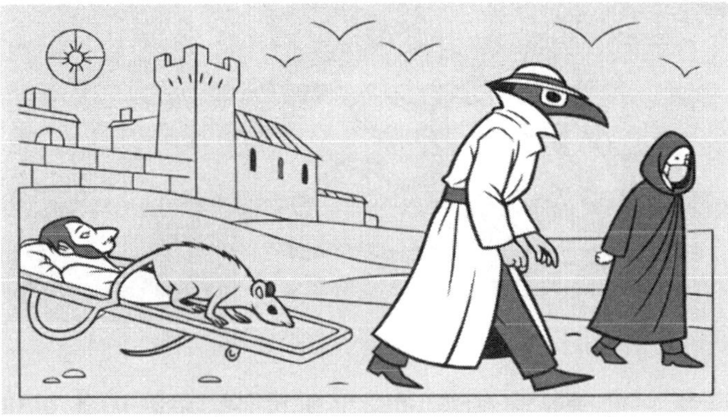

페스트는 예르시니아 페스티스라는 세균이 일으키는 급성 전염병이다. 쥐 같은 설치류에 사는 벼룩을 통해 사람에게 주로 옮겨지지만, 감염된 동물과 직접 접촉하거나 페스트 폐렴 환자의 기침 등으로 사람 간에도 전파될 수 있다. 과거 흑사병으로 불리며 많은 이들의 생명을 앗아간 무서운 질병이다.

페스트는 증상에 따라 가래톳 페스트, 패혈성 페스트, 폐 페스트 세 가지로 나뉜다. 가래톳 페스트는 벼룩에 물린 주변 림프절이 갑자기 붓고 아픈 것이 특징이며, 열, 오한, 두통, 근육통이 동반된다. 패혈성 페스트는 세균이 혈액을 통해 온몸으로 퍼져 심한 염증 반응을 일으키며, 가래톳 없이 고열, 오한, 극심한 쇠약감, 복통, 쇼크 등이 나타나 사망률이 매우 높다. 폐 페스트는 폐에 염증이 생기는 가장 심각한 형태로, 기침, 흉통, 호흡 곤란, 혈담 등의 증상을 보이며 사람 간 전염력이 강하고 치료가 늦으면 사망에 이를 수 있다.

진단은 환자의 증상과 함께 페스트 발생 지역 방문력, 설치류나 벼룩 접촉력 등 역학 정보를 확인하는 것이 중요하다. 확진은 가래톳 흡인물, 혈액, 객담에서 페스트균을 확인하거나 혈청 검사로 특이 항체를 찾는 방식으로 이루어진다. 신속한 진단과 치료가 중요하므로, 의심 환자는 즉시 격리하고 검사를 진행해야 한다.

치료는 항생제 투여가 필수적이며, 스트렙토마이신, 겐타마이신, 독시사이클린, 시프로플록사신 등이 효과적이다. 특히 폐 페스트는 발병 후 24시간 이내 치료를 시작해야 생존율을 높일 수 있다. 중증 환자는 수액, 전해질 보충, 산소 공급 등 지지적 치료도 필요하다. 예방을 위해 설치류 개체수를 관리하고 벼룩에 물리지 않도록 주의하며, 발생 지역에서는 야생 동물 접촉을 피해야 한다. 폐 페스트 환자 접촉자는 예방적 항생제 투여를 고려해야 한다.

7) 재귀열

재귀열은 보렐리아 속 나선균 감염으로, 발열과 해열이 반복되는 특징적인 질환이다. 매개체에 따라 진드기가 옮기는 진드기 매개 재귀열(TBRF)과 사람이 옮기는 이 매개 재귀열(LBRF)로 나뉜다.

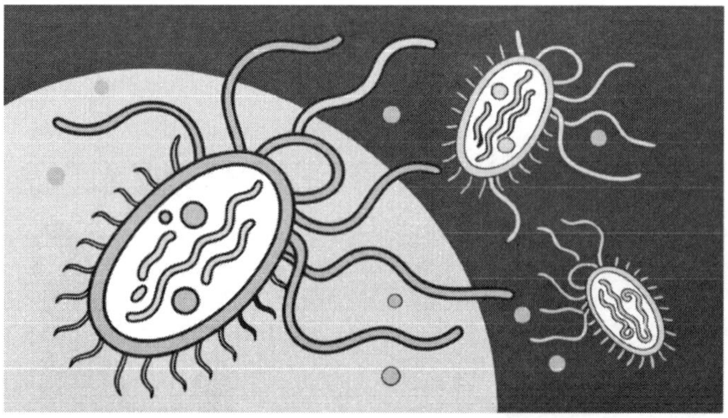

진드기 매개 재귀열은 여러 종류의 보렐리아균이 원인이며, 주로 야생 설치류에 사는 진드기에 물려 감염된다. 갑작스러운 발열, 두통, 근육통, 관절통이 3~6일간 지속되다 호전된 후, 며칠에서 몇 주 뒤 다시 발열이 반복된다. 이는 보렐리아균이 숙주 면역 반응을 피하려고 표면 항원을 계속 바꾸기 때문이다.

이 매개 재귀열은 보렐리아 레커렌티스균에 의해 발생하며, 위생 상태가 나쁘고 사람이 많이 모인 곳에서 주로 생긴다. 감염된 이가 사람을 물 때 생긴 상처로 이의 체액이나 배설물 속 보렐리아균이 들어가 감염을 일으킨다. 증상은 진드기 매개 재귀열과 비슷하지만, 첫 발열이 더 심하고 오래갈 수 있으며, 재발은 적거나 없을 수 있다.

재귀열 진단은 반복적인 발열 양상과 함께 거주 지역, 여행력, 이나 진드기 노출 가능성을 고려한다. 확진은 혈액 검사로 보렐리아균을 직접 확인하거나 특이 항체를 찾는 혈청학적 검사로 한다.

치료에는 독시사이클린, 테트라사이클린, 에리스로마이신 등 항생제가 효과적이다. 치료 시작 후 보렐리아균이 죽으면서 나오는 물질 때문에 일시적으로 급성 발열, 오한, 근육통, 두통 등이 나타나는 야리쉬-헤르크스하이머 반응이 있을 수 있다. 예방을 위해서는 진드기나 이에 물리지 않도록 주의하고, 위생적인 환경을 유지하는 것이 중요하다. 진드기가 많은 곳에서는 긴 옷을 입고 기피제를 사용하며, 이가 생기기 쉬운 환경에서는 개인위생에 신경 써야 한다.

8) 가스괴저

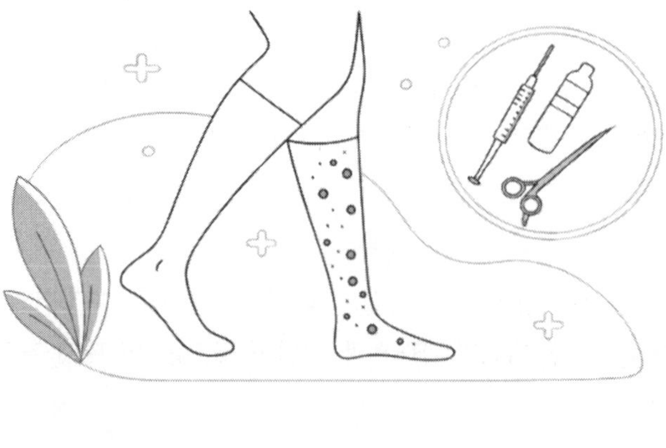

가스괴저는 클로스트리디움 속 세균, 특히 클로스트리디움 퍼프린젠스에 의해 발생하는 심각한 감염병이다. 이 혐기성 세균은 산소 없는 환경에서 잘 자라며, 흙이나 동물의 장에 널리 존재한다. 주로 깊고 오염된 외상 부위를 통해 침입하여 발생하며, 수술 부위, 심한 화상, 동상, 혈액 순환 장애 부위에서도 생길 수 있다.

주요 증상은 심한 통증과 함께 감염 부위가 빠르게 붓는 것이다. 피부는 창백하거나 푸르스름하게 변하고, 만지면 가스가 차 삐걱거리는 소리가 난다. 이는 세균이 탄수화물을 분해하며 가스를 만들기 때문이다. 감염 부위에서 악취 나는 고름이 나오기도 한다. 전신 증상으로는 고열, 빠른 심박수, 저혈압, 혼수 등이 나타나며, 진행이 빨라 조기 치료가 매우 중요하다.

진단은 주로 증상과 신체 검진으로 이루어진다. 심한 통증, 부종, 피부 변색, 가스 촉진음은 가스괴저를 의심하게 한다. 확진은 감염 부위 조직이나 분비물에서 클로스트리디움균을 배양하거나 현미경으로 확인하는 것이다. X-ray에서 근육 내 가스 음영이 보일 수도 있다.

치료는 신속하고 적극적으로 해야 한다. 광범위 항생제를 정맥 투여하여 세균 증식을 막는 것이 가장 중요하며, 괴사된 조직을 수술로 제거해야 한다. 심한 경우 팔다리를 절단해야 할 수도 있다. 고압 산소 치료는 혐기성 세균 성장을 억제하고 조직에 산소 공급을 늘려 치료에 도움이 된다. 파상풍 예방 주사도 고려해야 한다. 진행이 빠르고 치명적일 수 있으므로, 의심 증상 시 즉시 병원을 찾아 전문적인 치료를 받아야 한다. 예방을 위해서는 외상 시 상처를 깨끗이 소독하고, 깊고 오염된 상처는 즉시 의료기관에서 치료받는 것이 중요하다.

9) 라임병

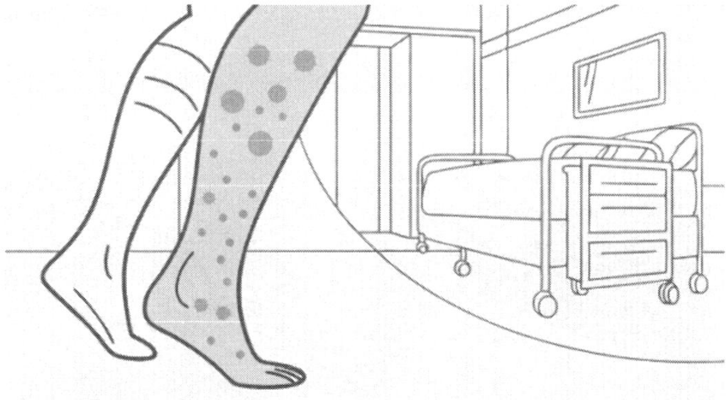

라임병은 보렐리아 부르그도르페리(Borrelia burgdorferi)라는 나선균에 의해 발생하는 감염병으로, 사슴진드기(black-legged tick)가 사람을 무는 과정에서 전파된다. 주로 북반구의 온대 지역에서 발생하며, 초기에는 피부 발진, 발열, 피로감 등 비교적 가벼운 증상을 보이지만, 치료하지 않으면 심각한 신경학적 문제, 심장 질환, 관절염 등으로 진행될 수 있다.

라임병의 초기 증상 중 가장 특징적인 것은 이동성 홍반(erythema migrans)이라는 붉은색의 둥근 발진이다. 진드기에 물린 부위에서 시작되어 점차 주변으로 퍼져나가며, 가운데는 옅어지고 가장자리가 붉은 고리 모양을 띠는 경우가 많다. 이 발진은 가렵거나 통증이 없을 수도 있으며, 수일에서 수주 동안 지속될 수 있다. 이동성 홍반 외에도 발열, 오한, 두통, 근육통, 관절통, 피로감, 림프절 비대 등 감기와 유사한 증상이 나타날 수 있다.

치료를 받지 않은 라임병은 후기 단계로 진행될 수 있다. 신경계 침범은 뇌수막염, 뇌염, 안면 신경 마비, 말초 신경염 등을 유발할 수 있으며, 심장 침범은 심근염, 부정맥, 방실 차단 등을 일으킬 수 있다. 또한, 만성 관절염, 특히 무릎 관절에 반복적인 염증과 통증을 유발할 수 있다. 드물게는 피부 위축성 만성 말단 피부염(acrodermatitis chronica atrophi- cans)과 같은 피부 질환이 나타나기도 한다.

라임병의 진단은 초기에는 특징적인 이동성 홍반과 임상 증상을 바탕으로 이루어질 수 있다. 후기 단계에서는 혈액 검사를 통해 보렐리아 부르그도르페리에 대한 항체를 확인하는 혈청학적 검사가 도움이 된다. 그러나 초기 감염 시에는 항체 수치가 낮을 수 있으므로, 검사 결과가 음성이더라도 임상적 판단이 중요하다. 뇌척수액 검사, 심전도 검사, 관절액 검사 등은 신경계, 심장, 관절 침범 여부를 확인하는 데 사용될 수 있다.

라임병의 치료는 항생제 투여가 주를 이룬다. 초기 라임병에는 독시사이클린, 아목시실린, 세푸록심 등의 경구 항생제를 2~3주 동안 투여한다. 후기 라임병이나 신경계, 심장 침범이 있는 경우에는 세프트리아손이나 페니실린 등의 정맥 주사 항생제를 더 긴 기간 동안 투여해야 할 수 있다. 만성 관절염의 경우에는 항생제 치료 외에 소염제나 물리 치료가 병행될 수 있다. 라임병을 예방하기 위해서는 진드기에 물리지 않도록 주의하는 것이 가장 중요하다. 숲이나 풀밭에 갈 때는 긴소매 옷과 긴바지를 입고, 진드기 기피제를 사용하며, 귀가 후에는 몸에 진드기가 붙어 있는지 꼼꼼히 확인해야 한다. 진드기에 물린 경우 가능한 한 빨리 제거하는 것이 감염 위험을 줄이는 데 도움이 된다.

10) 장티푸스

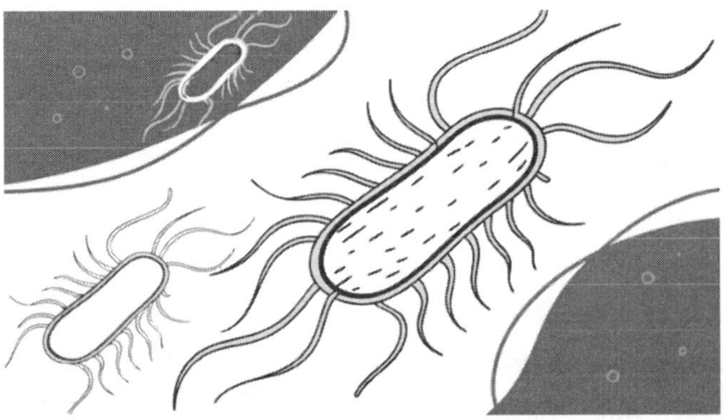

장티푸스는 살모넬라 타이피균이 일으키는 급성 전신 감염병이다. 이 균은 주로 오염된 물이나 음식, 또는 만성 보균자의 대변이나 소변으로 입을 통해 감염된다. 개발도상국이나 위생 상태가 좋지 않은 곳에서 주로 발생하며, 전 세계적으로 중요한 공중 보건 문제이다.

초기 증상은 서서히 나타나는 발열, 두통, 권태감, 식욕 부진 등이다. 특징적으로 시간이 갈수록 발열은 계단처럼 점차 높아지고, 심한 두통과 온몸이 쇠약해지는 느낌이 든다. 배가 아프거나 설사 또는 변비가 생길 수 있고, 일부 환자에게는 몸통에 장미진이라는 작은 분홍색 반점이 잠깐 나타나기도 한다. 치료를 받지 않으면 고열이 계속되고, 장출혈, 장천공, 뇌염 같은 심각한 합병증이 생길 수 있으며, 심하면 사망할 수도 있다.

진단은 증상과 함께 혈액, 대변, 소변 등에서 살모넬라 타이피균을 배양하는 검사로 확진한다. 발병 초기에는 혈액 배양 검사에서 균이 잘 나오고, 병이 진행될수록 대변 배양 검사에서 잘 나온다. 또한, 항체 검사(Widal test)로 살모넬라 타이피균에 대한 항체 수치 변화를 확인하는 것도 진단에 도움이 될 수 있지만, 정확하지 않은 결과가 나올 수 있으므로 배양 검사와 함께 종합적으로 판단해야 한다.

치료는 항생제 투여가 중요하다. 시프로플록사신, 세프트리악손, 아지트로마이신 등의 항생제가 효과적이며, 환자 상태와 지역별 항생제 내성률을 고려하여 선택한다. 항생제 치료와 함께 탈수 예방을 위한 수액 공급, 전해질 불균형 교정, 고열 조절 등 보존적 치료도 중요하다. 장티푸스 환자는 다른 사람에게 옮기지 않도록 격리해야 한다. 예방을 위해서는 개인위생을 철저히 하고, 안전한 물과 음식을 먹는 것이 중요하다. 장티푸스 유행 지역으로 여행할 때는 예방 백신 접종을 고려할 수 있다.

11) TOXIC SHOCK SYNDROME

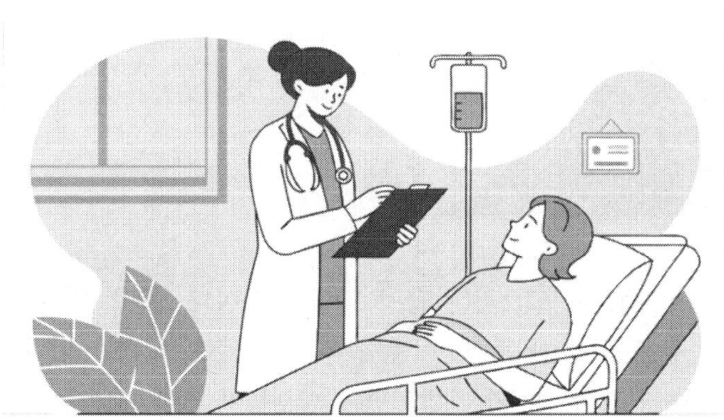

독성 쇼크 증후군(TSS)은 특정 세균이 만든 독소 때문에 생기는 급성 전신 질환이다. 주로 황색포도상구균이나 연쇄상구균 독소가 원인이며, 생명을 위협할 수 있는 심각한 상태이다.
황색포도상구균에 의한 TSS는 과거 월경 중 탐폰을 오래 썼을 때 잘 생겼지만, 요즘은 수술 상처, 화상, 감염된 상처 등 여러 상황에서 발생할 수 있다. 연쇄상구균에 의한 TSS는 침습성 연쇄상구균 감염의 한 형태로, 피부 감염이나 인후염으로 시작될 수 있으며, 황색포도상구균에 의한 경우보다 더 심한 경우가 많다.

주요 증상은 갑작스러운 고열(38.9℃ 이상), 저혈압(수축기 혈압 90mmHg 이하), 온몸에 붉은 발진, 메스꺼움, 구토, 설사, 근육통, 눈, 입, 인후 등 점막 충혈, 콩팥 기능 저하, 간 기능 이상, 혈소판 감소, 의식 변화 등이다. 이런 증상들은 빨리 진행될 수 있으며, 쇼크 상태에 빠져 여러 장기가 망가질 수 있다.

진단은 환자 증상과 신체 검진으로 한다. 혈액 검사, 소변 검사, 혈액 배양 검사, 상처 배양 검사 등으로 원인균을 찾고 다른 비슷한 병을 감별한다. 특히 황색포도상구균이나 연쇄상구균의 특정 독소를 확인하는 검사가 도움이 된다.

치료는 즉시 입원해서 혈압 유지, 수액 공급, 산소 공급 등과 함께 원인균에 맞는 항생제를 써야 한다. 황색포도상구균 감염에는 클린다마이신, 반코마이신 등을 쓰고, 연쇄상구균 감염에는 페니실린, 클린다마이신 등을 쓴다. 감염 부위가 명확하면 고름을 빼거나 괴사 조직을 제거하는 수술이 필요할 수 있다. TSS는 진행이 매우 빠르고 위험할 수 있으므로, 의심 증상이 있으면 바로 병원에 가서 전문적인 치료를 받아야 한다. 예방하려면 탐폰 사용 시간을 지키고, 상처를 깨끗이 관리하며, 감염 징후가 보이면 즉시 치료해야 한다.

12) 발진티푸스

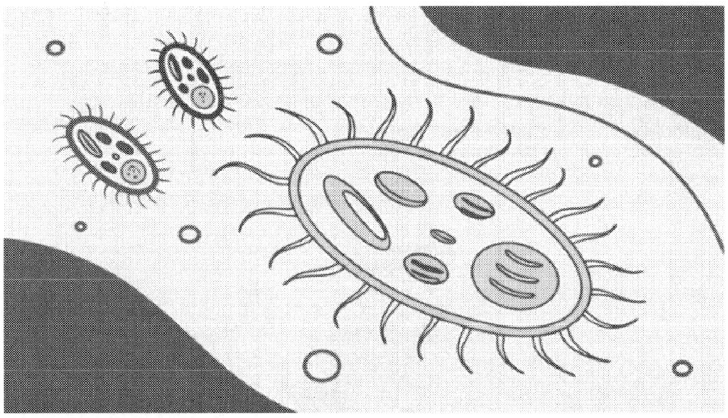

발진티푸스는 리케치아 세균이 일으키는 급성 발열 질환이다. 몸에 사는 이가 옮기는 발진티푸스와 쥐벼룩이 옮기는 풍토성 발진티푸스, 이렇게 두 가지 주요 형태가 있다. 예전에는 큰 피해를 줬지만, 위생 상태가 좋아지고 항생제가 개발되면서 발생률이 많이 줄었다.

이 매개 발진티푸스는 리케치아 프로와제키균이 원인이다. 감염된 사람 피를 빤 이의 배설물이나 체액이 다른 사람 상처로 들어가 감염된다. 열, 심한 두통, 근육통, 온몸이 쇠약해지는 증상이 나타나고, 발병 4~6일쯤 몸통에서 시작해 팔다리로 퍼지는 발진이 특징이다. 치료 안 하면 심근염, 뇌염, 콩팥 기능 저하 같은 심각한 합병증이 생길 수 있고, 사망률도 높다.

쥐벼룩 매개 발진티푸스는 리케치아 티피균이 원인이다. 감염된 쥐 피를 빤 벼룩의 배설물이 사람 피부 상처를 통해 감염시킨다. 증상은 이 매개 발진티푸스와 비슷하지만, 열이나 두통 같은 전신 증상이 덜 심하고, 발진도 덜 뚜렷하거나 없을 수 있다. 합병증과 사망률은 이 매개 발진티푸스보다 낮다.

진단은 증상과 함께 환자 생활 환경, 위생 상태, 이나 벼룩에 노출됐을 가능성을 고려해서 한다. 확진은 혈액 검사로 리케치아균에 대한 항체를 확인하는 혈청학적 검사로 한다. 과거에 쓰던 Weil-Felix 검사는 정확도가 낮아 요즘은 잘 안 쓴다.

치료는 독시사이클린 같은 항생제를 쓴다. 테트라사이클린이나 클로람페니콜을 쓰기도 한다. 치료를 빨리 시작할수록 결과가 좋다. 예방하려면 개인위생을 철저히 해서 이를 없애고, 쥐 같은 설치류를 없애는 게 중요하다. 발진티푸스 유행 지역에서는 살충제 쓰는 등 환경 관리가 필요할 수 있다.

13) 발진열

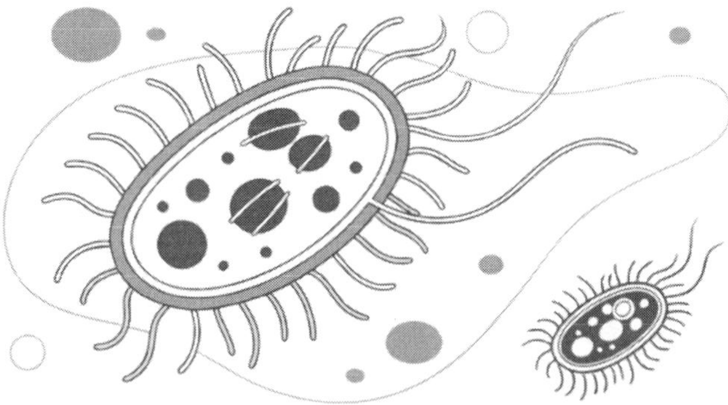

발진열은 리케치아 속 세균이 일으키는 급성 발열 질환들을 통틀어 말한다. 리케치아 종류와 이를 옮기는 절지동물(진드기, 벼룩, 이 등)에 따라 증상과 발생 특징이 다르다. 발열, 두통, 근육통, 발진 등이 나타나며, 제대로 치료하지 않으면 심각한 합병증이 생길 수 있다.

한국에서 흔한 발진열은 쯔쯔가무시병이다. 오리엔티아 쯔쯔가무시라는 세균이 원인이고, 털진드기 유충에 물려 전파된다. 가을에 주로 발생하며, 열, 두통, 근육통과 함께 물린 자리에 딱지가 생기는 것이 특징이다. 발진은 열이 난 후 3~5일쯤 몸통에서 시작해 팔다리로 퍼진다.

해외에는 록키산 홍반열, 지중해 반점열 같은 발진열이 있으며, 각각 다른 리케치아균과 진드기가 옮긴다. 증상은 비슷하지만, 발진 모양이나 발생 시기, 유행 지역 등이 다르다.

진단은 증상과 함께 진드기에 물렸는지, 특정 지역에 갔었는지 등 환자의 노출력을 확인하는 것이 중요하다. 확진은 혈액 검사로 리케치아균에 대한 항체를 찾는 혈청학적 검사로 한다. 쯔쯔가무시병은 혈액에서 오리엔티아 쯔쯔가무시균 유전자를 찾는 PCR 검사로도 진단할 수 있다.

치료는 독시사이클린을 주로 쓰며, 테트라사이클린이나 아지트로마이신을 쓰기도 한다. 치료를 빨리 시작할수록 결과가 좋고, 대부분 항생제에 잘 반응해 회복한다. 예방하려면 진드기에 물리지 않도록 조심해야 한다. 야외 활동 시 긴소매 옷과 긴바지를 입고, 진드기 기피제를 사용하며, 집에 돌아와서는 몸에 진드기가 붙었는지 꼼꼼히 확인해야 한다. 쯔쯔가무시병을 막으려면 풀밭에 바로 앉거나 눕지 말고, 작업할 때는 보호 장구를 착용하는 것이 좋다.

14) 쯔쯔가무시병, 양충병

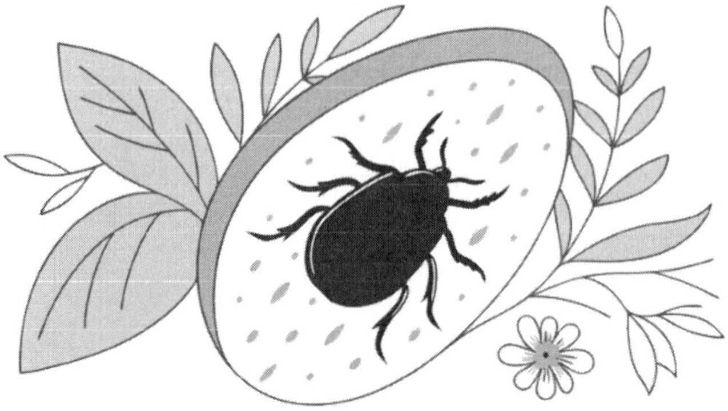

쯔쯔가무시병은 오리엔티아 쯔쯔가무시균에 감염된 털진드기 유충에 물려 생기는 급성 발열 질환이다. '양충병'이라고도 하며, 진드기가 문 자리에 딱지(가피)가 생기는 것이 특징이다. 한국을 포함한 동아시아, 동남아시아, 서태평양 지역에서 주로 발생하고, 농사일이나 야외 활동이 많은 사람들에게 흔하다.

털진드기 유충은 풀밭이나 덤불에 살다가 사람이나 동물이 지나갈 때 피부에 붙어 피를 빨아먹는다. 이때 쯔쯔가무시균이 몸속으로 들어와 병을 일으킨다. 감염 후 6~21일 정도 지나면 열, 오한, 두통, 근육통 등의 증상이 나타난다. 특징적으로 진드기가 붙었던 자리에 1cm 정도 크기의 검은 딱지가 보이고, 주변 림프절이 붓기도 한다. 열이 나기 시작한 후 3~5일쯤 되면 몸통에서 팔다리로 퍼지는 붉은 반점 모양의 발진이 나타날 수 있다.

쯔쯔가무시병은 초기 증상이 감기와 비슷해서 진단이 늦어질 수 있다. 하지만 특징적인 딱지와 발진, 그리고 가을철 야외 활동 경험 등을 종합하여 의심할 수 있다. 정확한 진단은 혈액 검사로 쯔쯔가무시균에 대한 항체를 확인하거나, 균의 유전자를 찾는 PCR 검사를 통해 한다.

치료는 독시사이클린 같은 항생제를 쓰면 효과가 좋고, 대부분 1~2일 안에 증상이 나아진다. 하지만 치료가 늦거나 제대로 안 되면 뇌수막염, 심근염, 급성 신부전, 호흡 부전 같은 심각한 합병증이 생길 수 있고, 드물게 사망하기도 한다.

쯔쯔가무시병을 예방하려면 털진드기에 물리지 않도록 조심해야 한다. 야외 활동 시에는 긴소매 옷과 긴바지를 입고, 풀밭에 바로 앉거나 눕지 않도록 한다. 진드기 기피제를 옷이나 피부에 사용하는 것도 도움이 된다. 집에 돌아와서는 옷을 세탁하고 몸에 진드기가 붙어 있는지 꼼꼼히 확인해야 한다. 특히 가을철 야외 활동 후 열, 두통 등의 증상이 나타나면 바로 병원에 가서 진료를 받는 것이 중요하다.

15) 록키산 홍반열

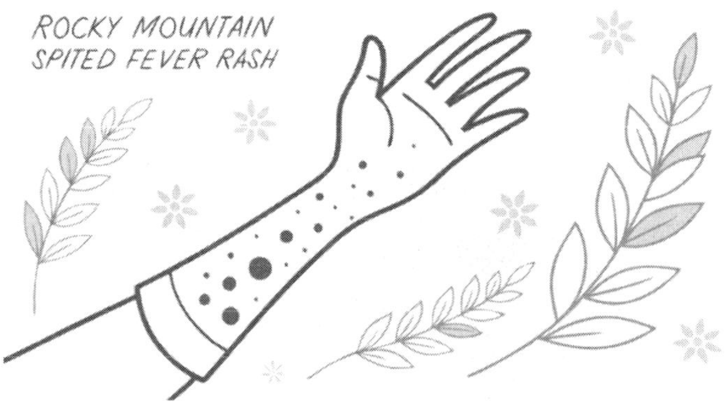

록키산 홍반열(RMSF)은 리케치아 리케치아이균이 옮기는 심각한 진드기 매개 질환이다. 주로 북미와 중남미 일부 지역에서 발생하며, 감염된 딱정벌레목 진드기에 물려 전파된다. 초기 증상은 뚜렷하지 않지만, 특징적인 발진이 나타나고 치료하지 않으면 치명적일 수 있다.

초기 증상으로는 갑작스러운 발열, 심한 두통, 근육통, 메스꺼움, 구토 등이 있다. 진드기에 물린 후 보통 2~14일(평균 7일) 뒤에 시작된다. 특징적인 발진은 열이 난 후 2~5일경 손목과 발목에서 시작되어 팔, 다리, 몸통으로 빠르게 퍼져나간다. 처음에는 작은 반점처럼 보이지만, 점차 합쳐져 솟아오르거나 작은 출혈점처럼 보이기도 한다.

병이 진행되면 신경계 이상(혼돈, 섬망, 뇌염), 심장 이상(부정맥, 심근염), 콩팥 기능 저하, 호흡곤란 등 심각한 합병증이 생길 수 있다. 치료가 늦어지면 사망률이 높으므로, 조기 진단과 치료가 매우 중요하다.

진단은 초기에는 증상과 진드기 노출 여부를 확인한다. 혈액 검사에서 혈소판 감소, 저나트륨혈증, 간 기능 이상 등이 나타날 수 있지만, 특이적인 소견은 아니다. 확진은 혈액 검사로 리케치아 리케치아이균에 대한 항체를 확인하는 혈청학적 검사를 통해 이루어진다. 하지만 초기에는 항체 수치가 낮을 수 있으므로, 임상적으로 의심되면 검사 결과에 상관없이 즉시 항생제 치료를 시작하는 것이 중요하다.

치료에는 독시사이클린이 가장 효과적인 약이며, 모든 연령대 환자에게 사용할 수 있다. 임산부나 독시사이클린 사용이 어려운 경우에는 클로람페니콜을 고려할 수 있지만, 부작용 위험이 있어 신중하게 사용해야 한다. 치료는 가능한 한 빨리 시작하는 것이 예후에 결정적인 영향을 미친다. 예방을 위해서는 진드기에 물리지 않도록 주의해야 한다. 진드기가 많은 지역에서는 긴소매 옷과 긴바지를 입고, DEET 성분 진드기 기피제를 사용하며, 야외 활동 후에는 몸에 진드기가 붙어 있는지 꼼꼼히 확인하고 즉시 제거해야 한다.

3. 순환계의 바이러스성 질병

1) 심근염

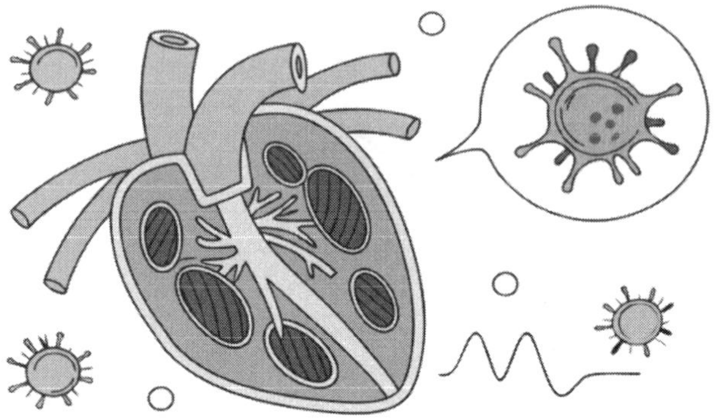

심근염은 심장 근육에 염증이 생기는 병이다. 여러 가지 이유로 생길 수 있지만, 바이러스 감염이 가장 흔한 원인 중 하나이다. 바이러스가 직접 심장 근육 세포를 공격하거나, 바이러스 감염에 대한 우리 몸의 면역 반응이 심장 근육에 염증을 일으킬 수 있다.

심근염을 일으키는 바이러스는 아주 많다. 콕사키바이러스 B군이 가장 흔한 원인 바이러스로 알려져 있고, 아데노바이러스, 에코바이러스, 거대세포바이러스, 엡스타인-바 바이러스, 인플루엔자 바이러스, 파보바이러스 B19 등도 심근염을 유발할 수 있다. 최근에는 코로나19 바이러스 감염 후 심근염이 생기는 경우도 보고되고 있다.

심근염의 증상은 아주 다양해서, 가벼운 증상부터 심한 심부전이나 부정맥, 심장 쇼크까지 나타날 수 있다. 흔한 증상으로는 가슴 통증, 숨쉬기 어려움, 피로감, 가슴 두근거림, 붓기 등이 있다. 어떤 환자들은 감기나 독감 같은 증상(열, 기침, 인후통, 근육통 등)이 먼저 나타난 뒤 심근염 증상이 생기기도 한다. 심한 경우에는 갑자기 심장이 멎을 수도 있다.

심근염 진단은 환자 증상, 과거 병력, 심전도 검사, 심장 효소 검사, 흉부 X-ray, 심장 초음파 검사 등을 종합해서 한다. 심장 근육이 손상되었는지 확인하기 위해 심장 효소 검사(트로포닌 등)가 중요하고, 심장의 구조와 기능에 이상이 있는지 평가하기 위해 심장 초음파 검사가 꼭 필요하다. 정확한 진단을 위해 심장 조직 검사(심근 생검)가 필요할 수도 있지만, 몸에 부담이 되는 검사라서 모든 환자에게 하지는 않는다. 자기공명영상(MRI)도 심근의 염증이나 손상 정도를 평가하는 데 도움이 된다.

심근염 치료는 원인 바이러스에 대한 특별한 약이 없는 경우가 많아서, 주로 증상을 완화하고 심장 기능을 유지하는 치료를 한다. 심부전 증상이 있으면 이뇨제, ACE 억제제, 베타 차단제 등을 써서 심장 부담을 줄이고 심장 기능을 개선한다. 부정맥이 생기면 항부정맥제를 쓰고, 심한 경우에는 심장 박동기나 제세동기를 넣어야 할 수도 있다. 염증 반응을 줄이기 위해 비스테로이드성 항염제나 스테로이드를 쓰기도 하지만, 효과는 확실하지 않다. 대부분의 급성 바이러스성 심근염은 시간이 지나면 자연적으로 낫지만, 일부 환자들은 만성 심근염이나 확장성 심근병증으로 진행될 수 있으므로 계속 관찰하고 관리해야 한다.

2) 전염성 단핵증

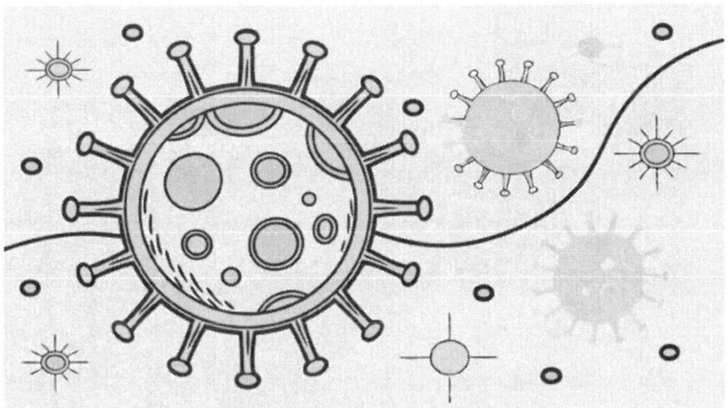

전염성 단핵증(Infectious Mononucleosis, IM)은 엡스타인-바 바이러스(Epstein-Barr virus, EBV) 감염에 의해 발생하는 급성 바이러스 질환이다. 주로 청소년이나 젊은 성인에게 흔하게 발생하며, '키스병(kissing disease)'이라고도 불릴 정도로 타액을 통해 쉽게 전파된다.

엡스타인-바 바이러스는 감염 후 인두 상피 세포와 B 림프구를 공격하여 다양한 증상을 유발한다. 잠복기는 4~6주 정도로 비교적 길며, 초기에는 피로감, 권태감, 근육통 등과 같은 비특이적인 증상이 나타난다. 이후 특징적인 증상으로 발열, 인후통, 림프절 비대(특히 목 부위), 비장 비대 등이 나타난다. 인후통은 심한 경우 삼키기 어려울 정도이며, 편도에 하얀 막이 생기기도 한다. 림프절 비대는 여러 부위에서 나타날 수 있지만, 목 뒤쪽 림프절이 가장 흔하게 커진다. 비장 비대는 복부 불편감이나 좌측 상복부 통증을 유발할 수 있으며, 드물게 비장 파열의 위험도 있다. 일부 환자에서는 피부 발진이나 간 기능 이상이 나타나기도 한다.

전염성 단핵증의 진단은 주로 임상 증상과 혈액 검사 결과를 종합하여 이루어진다. 혈액 검사에서는 비정형 림프구 증가와 백혈구 수 증가가 관찰될 수 있다. Monospot 검사 또는 Heterophile 항체 검사는 EBV 감염에 대한 이종친화성 항체를 확인하는 간단하고 유용한 검사이다. EBV에 대한 특이 항체 검사(VCA IgM, VCA IgG, EBNA IgG 등)는 진단이 불확실하거나 감염 시기를 판단해야 할 때 도움이 될 수 있다.

전염성 단핵증에는 특이적인 항바이러스 치료제는 없으며, 대부분 증상 완화를 위한 대증 치료를 한다. 충분한 휴식과 수분 섭취가 중요하며, 발열과 통증 완화를 위해 아세트아미노펜이나 이부프로펜 등을 사용할 수 있다. 아스피린은 소아나 청소년에서 드물게 발생하는 라이 증후군(Reye's syndrome)의 위험 때문에 사용하지 않는다. 인후통이 심한 경우에는 따뜻한 소금물로 가글하는 것이 도움이 될 수 있다. 비장 비대가 있는 경우에는 격렬한 운동이나 복부에 압력이 가해지는 활동을 피해야 비장 파열을 예방할 수 있다. 대부분의 환자는 수주 내에 완전히 회복되지만, 피로감은 수개월 동안 지속될 수 있다. 드물게 신경학적 합병증(뇌염, 수막염 등)이나 혈액학적 합병증(혈소판 감소증, 용혈성 빈혈 등)이 발생할 수도 있다.

3) 활열

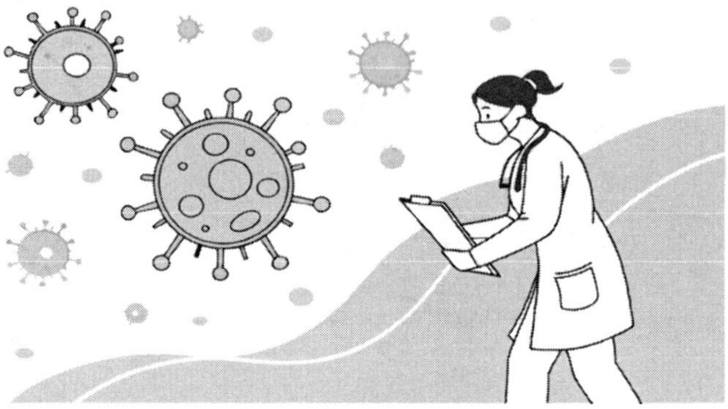

'활열'은 의학 용어는 아니지만, 고열을 동반하는 바이러스성 순환계 질환을 생각해 볼 수 있다. 바이러스성 심근염은 바이러스 감염으로 심장 근육에 염증이 생기는 병이며, 급성기에 발열이 흔히 나타난다. 콕사키바이러스 B군 등이 주요 원인이며, 발열은 전신 염증 반응과 관련된다.

전염성 단핵증은 엡스타인-바 바이러스 감염으로 발생하며, 젊은 성인에게 흔하다. 발열, 인후통, 림프절 비대가 주요 증상이며, 발열은 지속적인 고열 양상을 보인다. 이는 바이러스 혈증 및 면역 반응과 관련되며, 혈액 검사 소견이 진단에 중요하다.

순환계에 직접적인 영향은 없으나, 전신 바이러스 감염 시 발열은 흔한 생체 반응이다. 인플루엔자 바이러스 감염 시 고열, 근육통 등이 나타나며, 이는 바이러스 복제 및 숙주 면역 반응의 결과이다.

결론적으로 '활열'은 특정 질병을 지칭하기보다 고열 증상에 초점을 맞춘 표현일 수 있다. 고열을 동반하는 바이러스 감염병은 다양하며, 정확한 진단은 임상 증상, 병력, 검사를 통해 이루어져야 한다.

4) 뎅기열

뎅기열은 뎅기 바이러스 감염으로 생기는 급성 열성 질환이다. 이집트숲모기나 흰줄숲모기가 사람을 물어 전파한다. 전 세계 열대 및 아열대 지역에 많이 발생하며, 최근에는 발생 지역이 늘어나는 추세이다.

뎅기열 증상은 다양하며, 가벼운 증상부터 심각한 중증 뎅기열까지 나타날 수 있다. 전형적인 뎅기열은 갑작스러운 고열, 심한 두통, 근육통, 관절통, 눈 뒤쪽 통증, 피부 발진 등의 증상을 보인다. 발진은 보통 열이 나기 시작한 후 3~7일쯤 몸통에서 팔다리로 퍼져나간다.

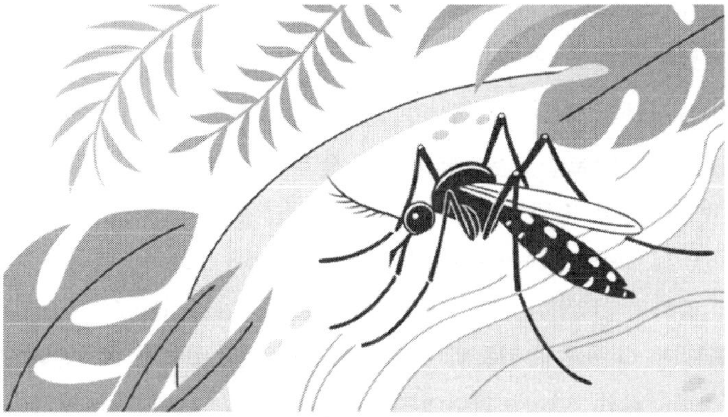

일부 환자는 중증 뎅기열로 진행될 수 있는데, 뎅기 출혈열과 뎅기 쇼크 증후군이 이에 해당한다. 중증 뎅기열의 특징적인 증상은 심한 복통, 계속되는 구토, 혈변, 잇몸 출혈, 코피, 불안감, 졸림, 혈소판 감소, 혈장 누출 등이다. 뎅기 쇼크 증후군은 혈압 저하와 쇼크 증상을 동반하며, 빨리 치료하지 않으면 사망할 수 있는 응급 상황이다.

뎅기열 진단은 주로 증상과 뎅기열 유행 지역 방문력, 모기 물린 병력 등을 바탕으로 한다. 초기에는 바이러스 항원 검사나 PCR 검사로 바이러스 감염 여부를 확인할 수 있고, 발병 5일 이후에는 항체 검사가 유용하다. 혈소판 수치 감소와 혈장 누출 징후는 중증 뎅기열을 시사하는 중요한 소견이다. 현재 뎅기열에 대한 특이적인 치료제는 없으며, 수분 섭취와 휴식을 취하면서 증상을 완화하는 치료를 한다. 중증 뎅기열 환자는 수액 보충 등 집중 치료가 필요하다. 예방을 위해서는 모기에 물리지 않도록 주의하는 것이 가장 중요하다.

4. 순환계의 원충류 질병

1) 톡소플라스마증

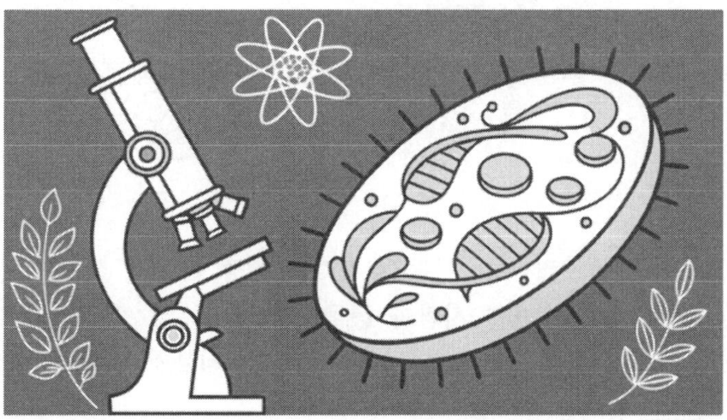

톡소플라스마증은 톡소플라스마 곤디이라는 단세포 원충 감염 질환이다. 전 세계에 널리 퍼져

있으며, 고양이과 동물이 종숙주로, 이들의 분변 속 오ocyst가 중간 숙주(사람, 가축 등)에 감염을 일으킨다. 사람은 오염된 흙이나 물, 덜 익힌 고기, 고양이 분변 접촉 등으로 감염될 수 있고, 임신 중 처음 감염되면 태아에게 수직 감염될 수 있다.

대부분 건강한 성인은 감염돼도 증상이 없거나 가벼운 증상(림프절 비대, 피로감, 근육통 등)을 보이고 자연 치유된다. 하지만 면역력이 약한 환자는 뇌, 눈, 폐 등을 침범해 심각한 질환(뇌톡소플라스마증, 망막맥락막염, 폐렴 등)을 유발할 수 있다. 뇌톡소플라스마증은 두통, 발열, 경련, 신경 이상이 특징이고, 망막맥락막염은 시력 저하, 눈 통증을 유발한다.

임신 중 처음 감염되면 태아에게 선천성 톡소플라스마증을 일으킬 수 있다. 임신 초기 감염일수록 뇌수종, 소두증, 뇌 석회화, 망막맥락막염 등 심한 기형을 유발할 가능성이 높다. 후기 감염은 무증상이거나 가벼운 증상으로 나타날 수 있지만, 성장하면서 시력 저하, 학습 장애 등 후유증을 남길 수 있다.

진단은 주로 혈액 검사로 톡소플라스마 항체(IgM, IgG)를 확인하는 혈청학적 검사로 한다. IgM은 최근 감염, IgG는 과거 또는 만성 감염을 나타낸다. 면역 저하 환자나 선천성 톡소플라스마증 의심 시 뇌척수액 검사, 뇌 CT/MRI, 안과 검사 등을 추가로 시행할 수 있다. 건강한 성인의 무증상 감염은 치료가 필요 없고, 증상 있는 환자, 면역 저하 환자, 임신부는 항원충제(피리메타민, 설파디아진, 스피라마이신 등)로 치료한다. 임신 중 감염 시 태아 감염 위험을 줄이기 위해 즉시 치료해야 한다. 예방을 위해 육류를 충분히 익혀 먹고, 조리 시 위생에 신경 쓰며, 고양이 분변 접촉을 피해야 한다. 임신부는 고양이 화장실 청소를 피하거나 장갑을 쓰고 철저히 손을 씻어야 한다.

2) 아메리카 트리파노소마증

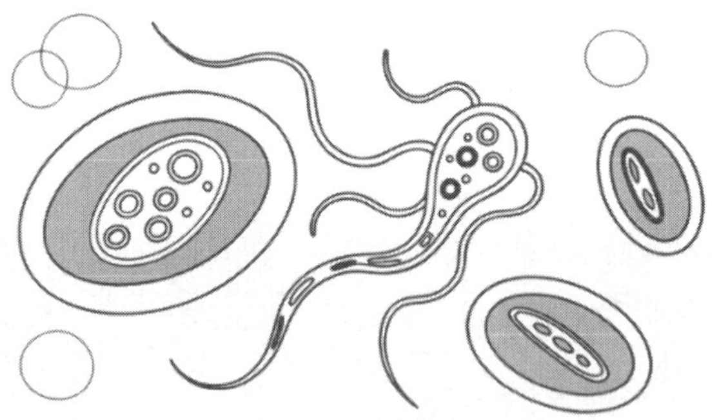

아메리카 트리파노소마증은 트리파노소마 크루지라는 원충 때문에 생기는 병으로, '샤가스병'이라고도 한다. 주로 흡혈 곤충인 빈대가 사람과 동물에게 옮기는데, 감염된 빈대가 피를 빨 때 배설하는 원충이 상처나 점막을 통해 몸속으로 들어가 감염을 일으킨다. 수혈, 장기 이식, 선천성 감염, 오염된 음식 섭취로도 전파될 수 있다.

이 병은 급성기와 만성기로 나뉜다. 급성기는 감염 후 몇 주에서 몇 달 동안 이어지는데, 대부분 증상이 없거나 가벼운 증상(열, 림프절 비대, 피로감 등)을 보인다. 빈대가 문 자리에 '샤고마'

라는 특징적인 피부 병변이 생길 수 있고, 눈 주변이 붓고 열이 나는 '로마냐 징후'가 나타나기도 한다. 드물게 심근염이나 뇌수막염 같은 심각한 합병증이 생길 수도 있다.

만성기는 급성기 이후 몇 년에서 수십 년에 걸쳐 진행되며, 감염된 사람의 약 30%에서 심장, 소화기, 신경계 등에 심한 합병증이 나타난다. 만성 심근병증은 심장이 커지고, 심부전, 부정맥, 심장 혈전 등을 일으켜 돌연사의 주요 원인이 된다. 소화기 합병증으로는 거대 식도증과 거대 결장증이 생겨 삼키기 어렵거나, 변비, 복통 등의 증상을 일으킨다.

진단은 급성기에는 혈액 검사로 원충을 직접 확인하거나 PCR 검사로 원충 DNA를 찾는다. 만성기에는 혈액 검사로 원충에 대한 항체를 확인하는 혈청학적 검사를 주로 사용한다. 심장이나 소화기 합병증 정도를 보려고 심전도, 심장 초음파, 식도 및 대장 조영술 등을 할 수 있다. 치료는 급성기에는 벤즈니다졸이나 니푸르티목스 같은 약으로 원충을 없앨 수 있다. 만성기에는 원충 박멸 효과가 적고, 주로 심장병이나 소화기병 같은 합병증에 대한 증상 완화 치료를 한다. 예방하려면 빈대에 물리지 않도록 조심하는 것이 가장 중요하다.

3) 말라리아

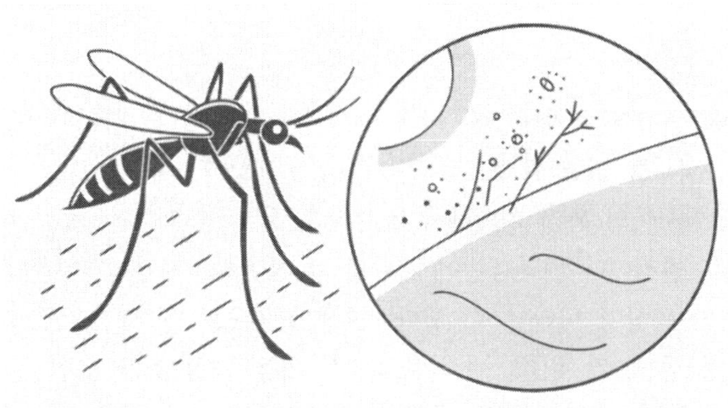

말라리아는 플라스모디움이라는 원충에 감염된 암컷 얼룩날개모기에 물려 발생하는 급성 열성 질환이다. 전 세계적으로 열대 및 아열대 지역에서 널리 발생하며, 적절한 치료를 받지 않으면 생명을 위협할 수 있다.

말라리아의 주요 증상은 발열, 오한, 발한이며, 두통, 근육통, 피로감, 구토, 설사 등이 동반될 수 있다. 증상은 모기에 물린 후 7일에서 수개월 후에 나타날 수 있으며, 원충의 종류에 따라 발열 주기가 다를 수 있다. 삼일열 말라리아는 48시간마다, 사일열 말라리아는 72시간마다 발열이 반복되는 특징을 보인다.

말라리아 진단은 주로 혈액 검사를 통해 이루어진다. 현미경으로 혈액 도말 표본을 관찰하여 말라리아 원충을 직접 확인하거나, 신속 진단 키트를 이용하여 원충의 항원을 검출할 수 있다. 중합효소 연쇄 반응(PCR) 검사는 원충의 DNA를 확인하는 방법으로, 정확도가 높다.

말라리아 치료는 원충의 종류, 감염 정도, 환자의 상태, 그리고 해당 지역의 약물 내성 여부 등을 고려하여 항말라리아제를 투여한다. 클로로퀸, 프리마퀸, 아르테미시닌 기반 복합 요법 등이 사용될 수 있다. 예방을 위해서는 말라리아 위험 지역 여행 시 예방약을 복용하고, 모기에 물리지 않도록 주의하는 것이 중요하다. 모기 기피제 사용, 긴소매 옷과 긴바지 착용, 모기장 사용 등이 도움이 된다.

4) 주혈흡충증

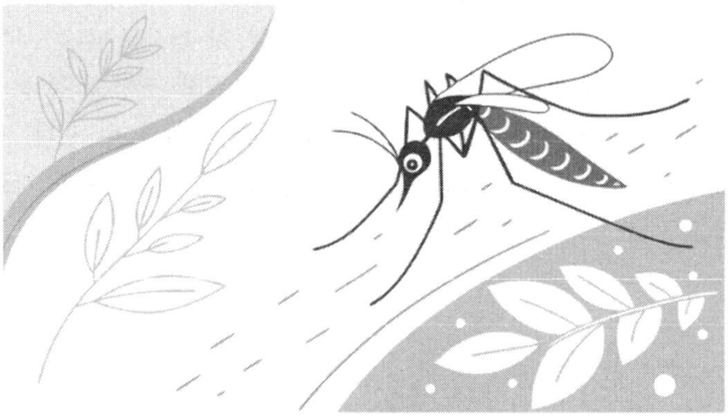

주혈흡충증은 주혈흡충이라는 기생충에 의해 발생하는 질환이다. 감염된 민물에 사람이 접촉할 때, 주혈흡충 유충이 피부를 뚫고 몸속으로 침투하여 발생한다. 이 기생충은 주로 아프리카, 남아메리카, 중동 및 동남아시아의 특정 지역에서 발견된다.

감염 초기에는 피부 발진이나 가려움증이 나타날 수 있으며, 시간이 지나면서 발열, 오한, 근육통, 피로감, 복통 등의 증상이 나타날 수 있다. 만성 감염으로 진행되면 주혈흡충의 알이 다양한 장기에 손상을 일으켜 혈뇨, 간 비대, 비장 비대, 장 기능 이상 등을 유발할 수 있다. 심한 경우 방광암과 같은 심각한 합병증으로 이어질 수도 있다.

주혈흡충증의 진단은 주로 대변이나 소변 검체를 통해 주혈흡충의 알을 확인하는 방식으로 이루어진다. 혈액 검사를 통해 주혈흡충에 대한 항체를 확인하는 것도 진단에 도움이 될 수 있다.

치료에는 프라지콴텔이라는 항기생충제가 주로 사용되며, 대부분의 경우 효과적으로 기생충을 제거할 수 있다. 주혈흡충증을 예방하기 위해서는 유행 지역에서 민물과의 접촉을 피하는 것이 가장 중요하다. 수영이나 목욕은 물론, 단순히 발을 담그는 행위도 피해야 한다. 만약 불가피하게 민물에 접촉했다면, 즉시 깨끗한 물로 씻고 수건으로 말리는 것이 도움이 될 수 있다.

5) 상피증

상피증은 피부의 가장 바깥층인 상피가 비정상적으로 두꺼워지는 현상을 말한다. 이는 다양한 원인에 의해 발생할 수 있으며, 감염, 염증, 유전적 요인, 환경적 자극 등이 관여할 수 있다. 따라서 '상피증' 자체는 특정 원충류 질병을 지칭하는 용어가 아니라, 피부 병변의 한 가지 양상을 설명하는 용어이다.

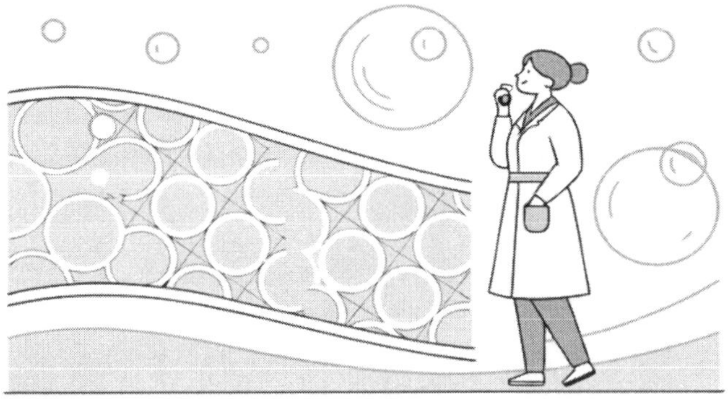

원충류 감염 중 피부에 상피증과 유사한 변화를 유발할 수 있는 질환은 드물지만, 일부 열대 지역에서 발생하는 피부 리슈마니아증(cutaneous leishmaniasis)을 예로 들 수 있다. 피부 리슈마니아증은 리슈마니아라는 원충에 감염된 샌드플라이에 물려 발생하며, 피부에 다양한 형태의 병변(궤양, 결절, 반점 등)을 유발한다. 만성적인 감염 시에는 피부가 두꺼워지거나 변형되는 양상을 보일 수 있지만, 이를 일반적인 '상피증'이라고 부르지는 않는다.

따라서 '상피증'을 원충류 질병의 한 종류로 단정하기는 어렵다. 만약 특정 원충류 질병과 관련하여 '상피증'이라는 용어를 접하셨다면, 해당 질병의 구체적인 명칭이나 맥락을 알려주시면 더욱 정확한 정보를 제공해 드릴 수 있다. 예를 들어, 어떤 지역에서 발생하며 어떤 증상을 동반하는지 등을 알려주시면 됩니다.

일반적인 피부의 상피증은 습진, 건선, 사마귀, 굳은살 등 다양한 피부 질환에서 관찰될 수 있으며, 이러한 질환들은 원충 감염과는 다른 기전으로 발생한다.

17장. 호흡기계 감염질환

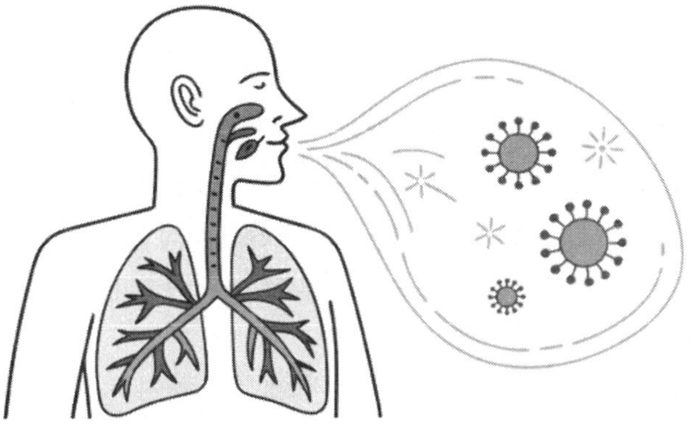

호흡기계 감염질환은 바이러스, 세균, 곰팡이 등 다양한 병원체에 의해 호흡기관에 염증이 발생하는 질환군을 의미한다. 감염 부위에 따라 상기도 감염(비염, 인두염, 후두염 등)과 하기도 감염(기관지염, 폐렴 등)으로 분류할 수 있으며, 전파 경로와 증상이 다양하게 나타난다.

상기도 감염은 주로 바이러스에 의해 발생하며, 기침, 콧물, 인후통, 발열 등의 비교적 가벼운 증상을 보인다. 전염성이 강하여 환절기에 흔하게 발생하며, 대부분 특별한 치료 없이 자연적으로 회복된다. 하지만 면역력이 약한 경우나 합병증이 발생하면 심각한 상황으로 이어질 수 있다.

하기도 감염은 세균, 바이러스, 곰팡이 등 다양한 원인으로 발생하며, 기침, 가래, 호흡 곤란, 흉통 등의 심한 증상을 동반하는 경우가 많다. 특히 폐렴은 노인이나 만성 질환자에게 치명적일 수 있으며, 적절한 진단과 치료가 중요하다. 예방을 위해서는 손 씻기, 마스크 착용 등 개인위생 관리가 필수적이며, 고위험군의 경우 예방 접종이 권장된다.

1. 호흡기계의 구조와 기능

호흡기계는 생명 유지에 필수적인 산소 획득과 이산화탄소 배출을 담당하는 복잡한 기관들의 집합체이다. 그 구조는 공기 이동 통로인 기도와 가스 교환이 일어나는 폐로 나뉜다.

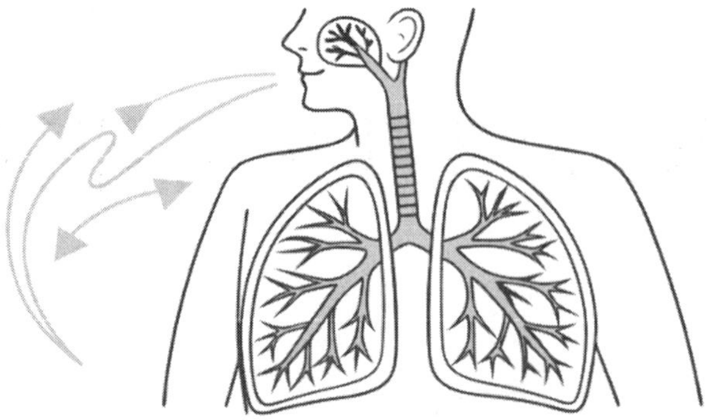

기도는 코와 입에서 시작하여 인두, 후두, 기관, 기관지를 거쳐 폐 속 세기관지까지 이어진다. 코와 입은 공기 흡입의 첫 관문으로, 코털과 점액은 먼지 등을 걸러낸다. 인두는 호흡 및 소화 공동 통로이며, 후두는 성대와 후두덮개로 구성된다. 기관은 C자형 연골로 지지된 관으로, 폐로 들어가 좌우 주기관지로 나뉜 뒤 폐 속에서 더욱 세밀하게 가지를 쳐 세기관지를 형성한다. 세기관지 끝에는 가스 교환 단위인 폐포가 다수 존재한다.

폐는 좌우 한 쌍의 스펀지 같은 조직으로 흉곽 내에 위치하며 늑골과 횡격막으로 보호된다. 우측 폐는 3엽, 좌측 폐는 2엽으로 구성된다. 폐포는 얇은 벽으로 둘러싸이고, 이 벽에는 수많은 모세혈관이 분포하여 혈액과 공기 간의 효율적인 가스 교환을 가능하게 한다. 폐포의 넓은 표면적은 효과적인 가스 교환에 필수적이다.

호흡기계의 주요 기능은 가스 교환이다. 흡기 시 횡격막과 늑간근 수축으로 흉곽 부피가 증가하여 폐 내부 압력이 낮아져 공기가 폐로 들어온다. 호기 시에는 이 근육들이 이완되어 흉곽 부피가 줄고 폐 내부 압력이 높아져 공기가 배출된다. 이 과정은 신경계 조절을 받으며, 산소 요구량과 이산화탄소 생성량에 따라 호흡 깊이와 속도가 조절된다. 기도는 흡입된 공기를 가습하고 따뜻하게 하여 폐를 보호하는 역할도 수행한다.

2. 호흡기계의 정상 상재균

호흡기계, 특히 상기도(코, 인두)는 다양한 세균이 정상적으로 서식하는 곳이다. 이 세균들은 숙주와 공생하며, 외부 병원균의 정착과 증식을 막는 역할을 한다. 하지만 면역력 저하나 환경 변화 시에는 기회감염균으로 작용하여 질병을 일으킬 수 있다.

상기도의 주요 정상 상재균으로는 다양한 연쇄상구균(Streptococcus) 종들, 특히 비병원성 알파 용혈성 연쇄상구균(예: Streptococcus salivarius, Streptococcus mitis)이 흔하다. 또한, 비병원성 나이세리아(Neisseria) 속(예: Neisseria sicca, Neisseria mucosa), 다양한 코리네박테리움(Corynebacterium) 속(비병원성 균주), 그리고 비병원성 헤모필루스(Haemophilus) 속도 존재한다. 이 외에 비병원성 스타필로코쿠스(Staphylococcus) 속(예: Staphylococcus epidermidis)과 다양한 혐기성 세균이 소수 서식한다.

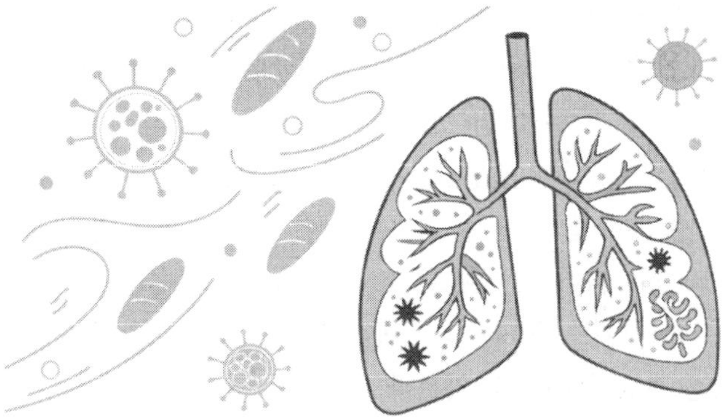

하기도(기관, 기관지, 폐)는 건강한 성인의 경우 정상적으로 세균이 거의 없다. 이는 기도의 섬모 운동, 점액 분비, 폐포 대식세포 작용 등 방어 기전 덕분이다. 따라서 하기도에서 세균이 검출되면 감염을 의심해야 한다.

정상 상재균 구성은 개인의 나이, 생활 환경, 건강 상태에 따라 다르며, 일시적인 병원성 세균 보균 상태를 나타낼 수도 있다. 예를 들어, 건강한 사람 비인두에서 폐렴구균이나 헤모필루스 인플루엔자와 같은 잠재적 병원균이 발견될 수 있지만, 항상 질병을 유발하는 것은 아니다. 정상적인 면역 체계는 이들의 과도한 증식을 억제하고 균형을 유지한다.

결론적으로, 호흡기계 정상 상재균은 주로 상기도에 다양한 비병원성 세균이 존재하며 숙주와 공생한다. 하기도는 정상적으로 세균이 거의 없으며, 검출 시 감염 가능성을 고려해야 한다. 정상 상재균의 균형은 숙주 건강 유지에 중요하지만, 상황에 따라 기회감염을 유발할 수도 있다는 점을 이해해야 한다.

3. 호흡기계의 세균성 감염

1) 인두염

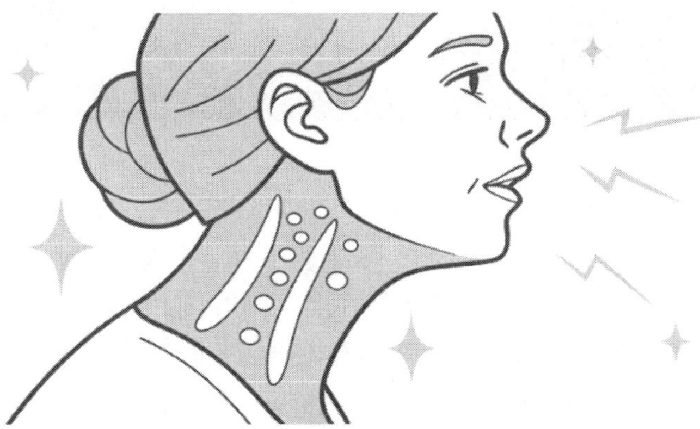

인두염은 인두 부위에 염증이 생기는 질환으로, 원인은 세균, 바이러스, 곰팡이 등 다양하다. 세균성 인두염은 주로 A군 연쇄상구균(Streptococcus pyogenes)이 원인이며, 급성 연쇄상구균 인두염이라고도 한다. 바이러스성 인두염보다 증상이 심한 경우가 많고, 제대로 치료하지 않으면 류마티스열이나 사구체신염 같은 심각한 합병증을 유발할 수 있다.

세균성 인두염의 주요 증상은 갑작스러운 인후통, 삼키기 어려움, 발열, 두통, 복통, 구토 등이다. 목 안을 보면 편도가 붓고 붉어지며, 편도 표면에 하얀 삼출물(고름)이 보일 수 있다. 혀에 딸기 모양 발진(딸기혀)이 나타나기도 한다. 목 주변 림프절이 붓고 누르면 아플 수 있으며, 콧물이나 기침 같은 감기 증상은 보통 동반되지 않는다.

진단은 임상 증상과 함께 인두 검체를 채취하여 세균 배양 검사나 신속 항원 검사로 A군 연쇄상구균 유무를 확인한다. 신속 항원 검사는 결과를 빨리 알 수 있지만, 배양 검사보다 정확도가 낮아 음성인 경우 배양 검사로 다시 확인하는 것이 좋다.

치료는 항생제 투여가 필수적이다. 페니실린이나 아목시실린이 첫 번째 선택 약이며, 페니실린 알레르기가 있다면 에리스로마이신, 클린다마이신, 아지트로마이신 같은 다른 항생제를 쓸 수 있다. 항생제 치료는 증상 완화뿐 아니라 류마티스열 같은 합병증 예방에 매우 중요하다. 의사 처방에 따라 정해진 기간 동안 꾸준히 복용해야 하며, 증상이 좋아졌다고 임의로 중단하면 안 된다. 충분한 휴식과 수분 섭취, 따뜻한 소금물 가글도 증상 완화에 도움이 된다. 전염성이 있으므로, 항생제 치료 시작 후 최소 24시간 동안은 다른 사람과 접촉을 피하는 것이 좋다.

2) 성홍열

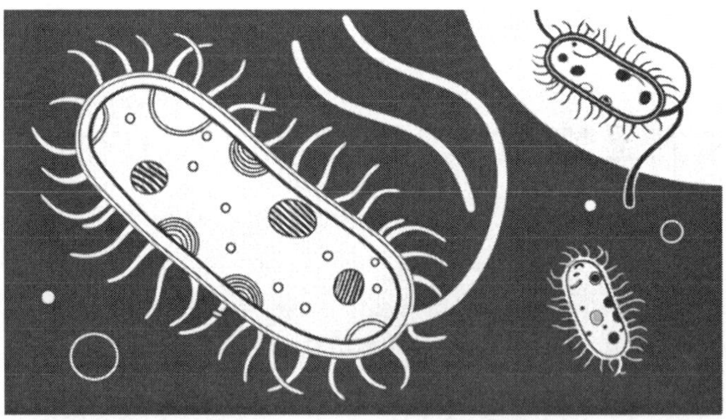

성홍열은 A군 연쇄상구균(Streptococcus pyogenes)이 분비하는 독소에 의해 발생하는 급성 발진성 질환이다. 주로 5~15세 소아에게 흔하며, 늦겨울과 초봄에 발생률이 높다. 원인균은 인두염과 마찬가지로 A군 연쇄상구균이며, 감염된 사람의 기침, 재채기 등으로 공기를 통해 전파되거나, 환자와 직접 접촉 또는 환자가 사용한 물건을 통해 간접적으로 전파될 수 있다.

성홍열의 잠복기는 2~5일 정도이며, 갑작스러운 발열, 인후통, 두통, 구토 등의 증상으로 시작된다. 특징적인 증상은 발진으로, 발열 후 12~48시간 이내에 나타난다. 좁쌀 모양의 작고 붉은 발진이 목, 겨드랑이, 사타구니에서 시작하여 전신으로 퍼지지만, 입 주위는 창백하게 유지되는 양상을 보인다. 피부를 누르면 일시적으로 발진이 사라지며, 만지면 마치 사포처럼 까칠까칠한 느낌이 든다. 혀의 표면은 처음에는 하얀 막으로 덮이지만(딸기혀), 2~3일 후에는 붉고 울퉁불퉁한 모양으로 변한다(붉은 딸기혀).

성홍열은 항생제 치료를 통해 효과적으로 치료할 수 있다. 주로 페니실린이나 아목시실린을 사용하며, 페니실린 알레르기가 있는 경우에는 에리스로마이신, 클린다마이신 등의 다른 항생제를 투여한다. 항생제 치료는 증상 완화뿐만 아니라 류마티스열, 급성 사구체신염과 같은 심각한 합병증을 예방하는 데 매우 중요하다. 항생제 치료 시작 후 24시간이 지나면 전염력이 소실되므로, 그 이후에는 격리할 필요가 없다.

성홍열을 예방하기 위한 특별한 백신은 없으며, 일반적인 감염병 예방 수칙을 준수하는 것이 중요하다. 손을 자주 깨끗하게 씻고, 기침이나 재채기를 할 때는 입과 코를 가리고, 환자와의 접촉을 피하는 것이 좋다. 성홍열 의심 증상이 나타나면 즉시 의료기관을 방문하여 진료를 받고, 의사의 지시에 따라 적절한 치료를 받아야 한다.

3) 디프테리아

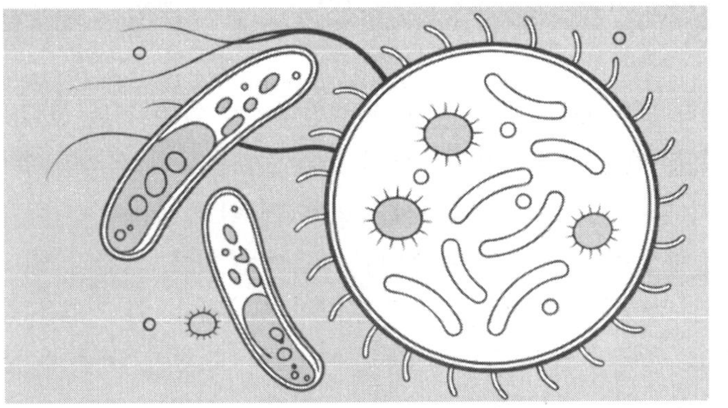

디프테리아는 코리네박테리움 디프테리아균 감염으로 발생하는 심각한 세균성 질환이다. 주로 코와 목 점막을 침범하며, 백신 접종이 보편화된 선진국에서는 드물지만, 접종률이 낮은 곳에서는 여전히 발생한다. 치료 가능하지만, 진행되면 심장, 신장, 신경계 손상을 유발하고, 특히 어린이에게는 치명적일 수 있다.

증상은 감염 후 2~5일 뒤에 나타난다. 목과 편도에 두껍고 회색 막이 생기고, 인후통과 쉰 목소리가 난다. 목 림프절이 붓고, 숨쉬기 어렵거나 빠르게 숨 쉬고, 콧물, 발열과 오한, 피로감이 동반될 수 있다. 일부는 가벼운 증상만 보이거나 무증상일 수도 있지만, 보균자로서 다른 사람에게 감염을 전파할 수 있다. 피부 디프테리아는 통증, 발적, 부종, 회색 막 덮인 궤양을 유발한다.

치료는 의심 즉시 시작하며, 세균 검사 전이라도 진행한다. 항생제(페니실린, 에리스로마이신 등)로 균을 죽이고 전염 기간을 줄인다. 항독소 주사는 혈액 내 독소를 중화시켜 병 진행을 막는 데 필수적이다. 환자는 전염력 있는 동안 격리 치료를 받아야 하며, 심한 경우 기관 삽관이 필요할 수 있다.

예방의 가장 효과적인 방법은 백신 접종이다. 디프테리아 백신은 파상풍, 백일해 백신과 함께 접종하며, 영유아, 청소년, 성인에게 권장된다. 백신은 약화시킨 독소(톡소이드)로 체내에 면역력을 형성시킨다. 정기적인 추가 접종(부스터 샷)으로 면역력을 유지하는 것이 중요하다. 환자와 접촉한 사람은 검사 후 예방적 항생제 치료나 추가 백신 접종을 고려해야 한다.

4) 백일해

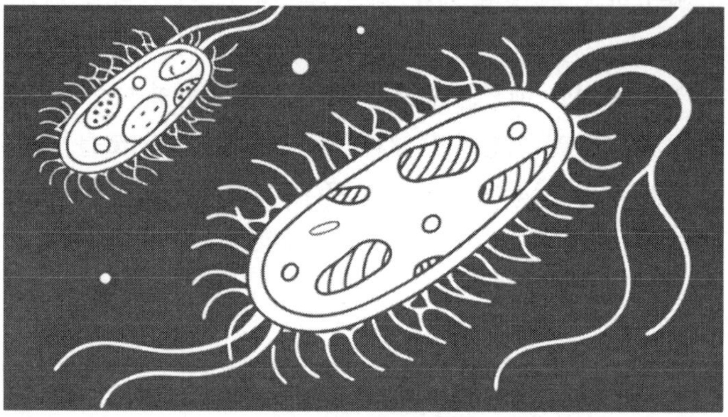

백일해는 보르데텔라 백일해균에 의해 발생하는 전염성이 아주 강한 호흡기 질환이다. 모든 연령에서 생길 수 있지만, 예방 접종을 안 한 어린 아기에게는 특히 심각할 수 있다. 백일해균은 기침이나 재채기를 통해 공기 중으로 퍼져서 다른 사람에게 쉽게 옮는다.

백일해의 특징적인 증상은 심한 기침 발작이다. 처음에는 콧물, 약간의 열, 가벼운 기침 등 감기 같은 증상을 보이지만, 1~2주 뒤부터 발작적인 기침이 시작된다. 이 기침은 숨을 제대로 못 쉴 정도로 심하게 계속되고, 얼굴이 빨개지거나 파래질 수 있다. 기침이 끝날 때 '흡' 하는 소리가 들리기도 한다. 어린 아기는 기침 대신 숨을 안 쉬는 발작을 보이기도 한다. 이런 기침 발작은 몇 주에서 몇 달 동안 계속될 수 있고, 특히 밤에 심해지는 경향이 있다.

백일해 진단은 증상과 함께 코 뒤쪽에서 검체를 채취해서 보르데텔라 백일해균을 배양하거나, PCR 검사로 균의 DNA를 확인하는 방법으로 한다. 발병 초기에는 균 배양 검사에서 잘 나오지만, 시간이 지나면 잘 안 나올 수 있다. PCR 검사는 균 배양 검사보다 더 잘 찾아내서 발병 후에도 비교적 잘 나온다. 혈액 검사에서는 백혈구, 특히 림프구가 늘어나는 것을 볼 수 있다.

백일해 치료는 항생제를 쓰는 것이 중요하다. 에리스로마이신, 아지트로마이신, 클라리트로마이신 같은 마크로라이드계 항생제를 주로 쓰고, 발병 초기에 쓸수록 효과가 좋다. 항생제는 균이 퍼지는 것을 막고, 증상의 정도와 기간을 줄이는 데 도움이 된다. 하지만 이미 심한 기침 발작이 시작된 후에는 항생제 효과가 별로 없을 수 있다. 어린 아기는 숨쉬기 어려워하거나 숨을 안 쉬는 발작이 있으면 집중 치료가 필요할 수 있다. 백일해는 전염력이 아주 강해서, 환자는 다른 사람에게 옮기지 않도록 격리해야 한다. 가족이나 가까이 지낸 사람은 예방적으로 항생제 치료를 받는 것을 고려해야 한다.

백일해를 가장 잘 예방하는 방법은 예방 접종을 하는 것이다. DTaP 백신(디프테리아, 파상풍, 백일해 혼합 백신)은 어린 아기의 기본 접종과 추가 접종 일정에 들어 있고, Tdap 백신(파상풍, 디프테리아, 백일해 혼합 백신)은 청소년과 성인의 추가 접종에 쓴다. 백신 접종을 하면 백일해 발병률과 심한 정도를 크게 낮출 수 있다. 임신한 여성에게 Tdap 백신 접종을 권장해서 갓 태어난 아기에게 백일해 항체를 전달하는 것도 중요한 예방 방법이다.

5) 결핵

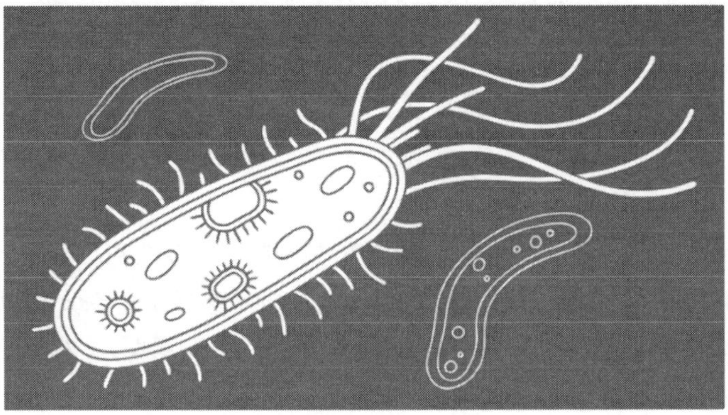

결핵은 결핵균(Mycobacterium tuberculosis)이라는 세균이 일으키는 만성 감염병이다. 주로 폐를 공격하여 폐결핵을 유발하지만, 림프절, 뼈, 신장, 뇌 등 다른 신체 부위에도 영향을 줄 수 있다. 결핵균은 공기를 통해 전파되며, 활동성 결핵 환자가 기침, 재채기, 말하기 등을 할 때 나오는 작은 침방울로 인해 다른 사람이 감염될 수 있다. 하지만 결핵균에 감염되었다고 해서 모두 활동성 결핵으로 발전하는 것은 아니며, 건강한 사람은 면역 체계가 균을 억제하여 잠복 결핵 상태로 유지되는 경우가 많다.

결핵 증상은 서서히 나타나 초기에는 뚜렷하지 않을 수 있다. 흔한 증상으로는 2주 이상 지속되는 기침, 가래, 미열 및 오한, 밤에 나는 식은땀, 체중 감소, 피로감, 식욕 부진 등이 있다. 가슴 통증이나 숨쉬기 어려움, 피를 토하는 증상도 나타날 수 있지만, 이는 병이 진행된 경우일 수 있다. 폐 이외의 부위에 결핵이 생기는 폐외 결핵은 침범된 장기에 따라 다양한 증상을 보인다.

결핵 진단은 흉부 X선 검사, 객담 검사(도말 및 배양 검사), 투베르쿨린 피부 반응 검사, 혈액 검사(인터페론 감마 분비 검사) 등을 통해 이루어진다. 흉부 X선 검사로 폐의 이상 여부를 확인하고, 객담 검사로 결핵균을 직접 확인하거나 배양한다. 투베르쿨린 피부 반응 검사와 혈액 검사는 결핵균 감염 여부를 확인하는 데 사용된다.

결핵은 항결핵제를 꾸준히 복용하면 대부분 완치될 수 있는 질환이다. 치료는 보통 6개월 이상 진행되며, 여러 종류의 항결핵제를 함께 사용한다. 치료 중에는 정기적인 검사를 통해 약물 반응과 부작용을 확인해야 한다. 결핵 치료의 성공은 환자의 규칙적인 약 복용에 달려 있으며, 임의로 약

복용을 중단하면 약에 내성이 있는 결핵균이 생겨 치료가 어려워질 수 있다. 결핵 예방을 위해서는 신생아에게 BCG 예방 접종을 하고, 결핵 환자와 접촉한 사람은 검진을 받는 것이 중요하다.

6) 세균성 폐렴

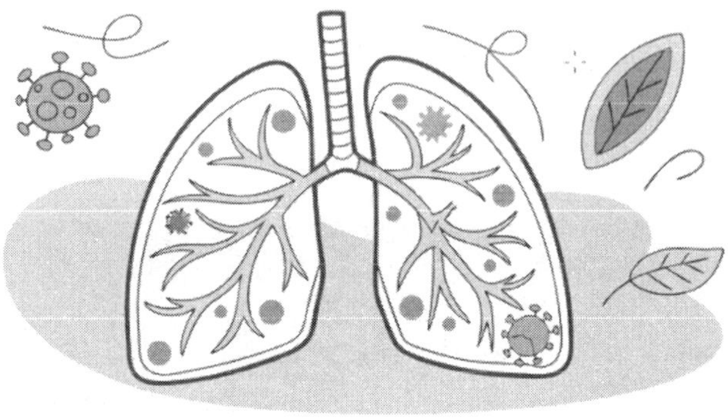

세균성 폐렴은 세균 감염으로 인해 폐에 염증이 발생하는 질환이다. 다양한 세균이 원인이 될 수 있으며, 특히 폐렴구균이 가장 흔한 원인균이다. 그 외에도 헤모필루스 인플루엔자균, 황색포도상구균 등이 폐렴을 유발할 수 있다. 세균은 기침, 재채기 등을 통해 공기 중으로 퍼지거나, 감염된 사람과의 직접적인 접촉을 통해 전파될 수 있다.

세균성 폐렴의 주요 증상으로는 발열, 오한, 기침, 가래 등이 있다. 가래는 끈적하고 누런색 또는 녹색을 띠는 경우가 많으며, 심한 경우 피가 섞여 나오기도 한다. 흉통, 호흡 곤란, 피로감, 근육통, 두통 등의 전신 증상이 동반될 수 있으며, 노인이나 기저 질환이 있는 환자에서는 증상이 비특이적으로 나타날 수도 있다.

세균성 폐렴은 흉부 X선 검사를 통해 폐의 염증 소견을 확인하여 진단할 수 있다. 혈액 검사에서는 백혈구 수치 증가 등 염증 반응을 확인할 수 있으며, 객담 검사를 통해 원인균을 배양하거나 항원 검사를 시행하여 특정 세균을 확인하기도 한다.

치료는 항생제 투여가 핵심이며, 원인균에 따라 적절한 항생제를 선택하여 사용한다. 대부분의 환자는 항생제 치료를 통해 회복될 수 있지만, 노인, 영유아, 기저 질환자 등 고위험군 환자는 입원 치료가 필요할 수 있다. 폐렴을 예방하기 위해서는 폐렴구균 백신과 인플루엔자 백신을 접종하는 것이 도움이 되며, 평소 손 씻기 등 개인위생을 철저히 하고, 금연하는 것이 중요하다.

7) 재향군인회병

재향군인회병(Legionnaires' disease)은 레지오넬라 뉴모필라(Legionella pneumophila)라는 세균에 의해 발생하는 폐렴의 일종이다. 이 세균은 자연 환경의 담수, 예를 들어 호수, 강 등에 서식하며, 인공적인 환경의 냉각탑, 에어컨 시스템, 온수 시스템, 샤워기 헤드, 분수 등에서도 증식할 수 있다. 재향군인회병은 오염된 물 입자가 공기 중에 떠다니다가 사람이 이를 흡입했을 때 발생하며, 사람 간 직접적인 전파는 일어나지 않는다.

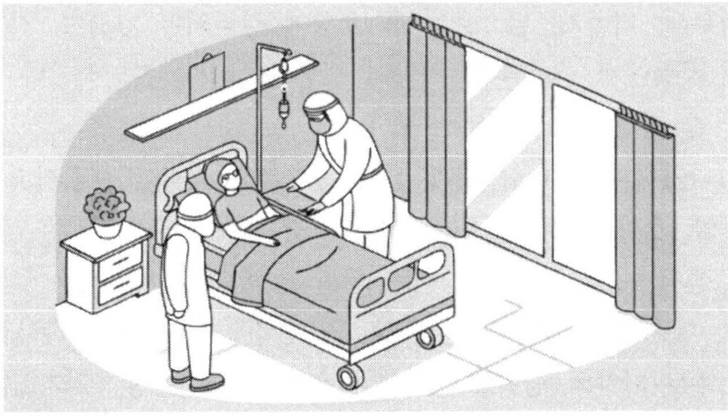

재향군인회병의 증상은 일반적인 폐렴과 유사하게 발열, 오한, 기침(처음에는 마른 기침이었다가 나중에는 가래를 동반), 근육통, 두통 등이 나타난다. 일부 환자에서는 설사, 메스꺼움, 구토와 같은 소화기계 증상이나 혼돈과 같은 신경계 증상이 동반될 수도 있다. 증상은 세균에 노출된 후 2일에서 10일 사이에 나타날 수 있다.

재향군인회병의 진단은 주로 환자의 임상 증상과 흉부 X선 검사 결과, 그리고 레지오넬라균 검사를 통해 이루어진다. 소변 검체에서 레지오넬라균의 항원을 검출하는 방법이 비교적 빠르고 간편하게 사용될 수 있으며, 객담이나 기관지 세척액 등의 호흡기 검체에서 레지오넬라균을 배양하는 방법도 정확한 진단을 위해 시행된다.

재향군인회병의 치료는 항생제 투여가 필수적이다. 주로 아지트로마이신, 레보플록사신, 목시플록사신 등의 퀴놀론계 또는 마크로라이드계 항생제가 효과적으로 사용된다. 치료는 보통 10일에서 14일 정도 진행되며, 중증 환자의 경우에는 입원 치료가 필요할 수 있다. 재향군인회병을 예방하기 위해서는 건물 냉각탑 및 급수 시스템의 정기적인 소독 및 관리가 중요하며, 개인 차원에서는 오염 가능성이 있는 환경에서의 노출을 줄이는 것이 도움이 될 수 있다.

8) 앵무새병

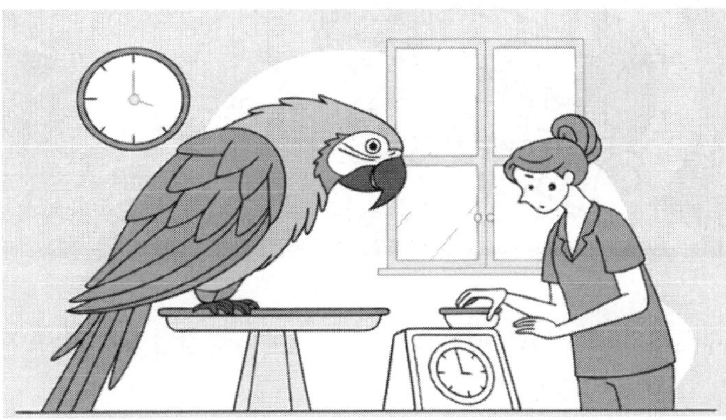

앵무새병(Psittacosis)은 클라미디아 시타시(Chlamydia psittaci)라는 세균에 의해 발생하는 감

염 질환이다. 주로 앵무새, 비둘기, 닭, 오리 등 조류에 감염되어 있으며, 감염된 조류의 깃털 먼지, 배설물 등을 통해 사람에게 전파된다. 사람이 오염된 물질을 흡입하거나 직접 접촉했을 때 감염될 수 있으며, 사람 간 직접적인 전파는 드물다.

앵무새병의 증상은 다양하며, 경미한 감기 유사 증상부터 심각한 폐렴까지 나타날 수 있다. 일반적인 증상으로는 발열, 오한, 두통, 근육통, 마른 기침 등이 있으며, 일부 환자에서는 피로감, 식욕 부진, 흉통, 객혈, 설사, 구토 등의 증상이 동반될 수 있다. 심한 경우에는 폐렴, 뇌염, 심근염 등의 합병증이 발생할 수도 있다. 증상은 감염 후 5일에서 14일 정도의 잠복기를 거쳐 나타난다.

앵무새병의 진단은 주로 환자의 병력(조류와의 접촉력), 임상 증상, 그리고 혈액 검사를 통해 이루어진다. 혈액 검사에서는 클라미디아 시타시에 대한 항체 상승을 확인할 수 있다. 흉부 X선 검사에서는 폐렴 소견이 나타날 수 있지만, 다른 폐렴과 구별하기는 어렵다. 객담이나 기관지 세척액에서 클라미디아 시타시 균을 배양하거나 PCR 검사를 통해 균의 DNA를 검출할 수도 있지만, 진단율이 높지 않다.

앵무새병의 치료는 항생제 투여가 필수적이다. 주로 테트라사이클린 계열의 독시사이클린이나 마크로라이드 계열의 아지트로마이신이 효과적으로 사용된다. 치료 기간은 보통 10일에서 21일 정도이며, 증상의 심각도에 따라 조절될 수 있다. 적절한 항생제 치료를 받으면 대부분 완전히 회복되지만, 치료가 늦어지거나 면역력이 저하된 환자에서는 합병증 발생 위험이 증가할 수 있다. 앵무새병을 예방하기 위해서는 조류를 다룰 때 주의하고, 특히 아픈 조류와의 접촉을 피해야 한다. 조류 사육장의 청결을 유지하고, 먼지가 날리지 않도록 관리하는 것도 중요하다. 수입 조류에 대한 검역 강화도 예방에 도움이 될 수 있다.

9) Q열

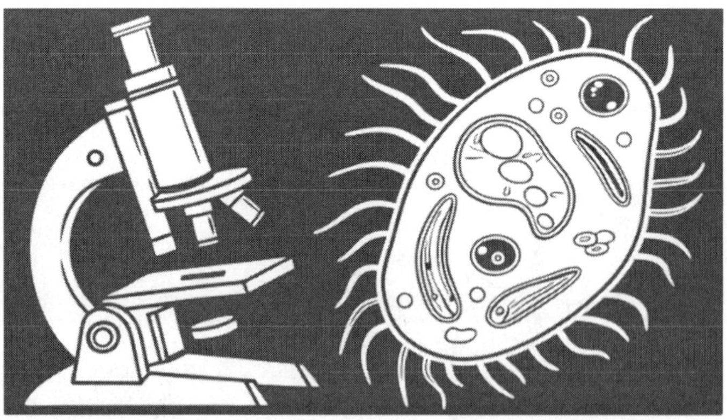

Q열은 콕시엘라 부르네티라는 세균 때문에 생기는 인수공통감염병이다. 초기에는 원인을 몰라 '의문'이라는 뜻의 'Q'가 이름에 붙었다.

이 병의 원인균은 주로 소, 양, 염소 같은 가축에 감염되어 이들이 새끼를 낳을 때 나오는 태반이나 양수, 젖, 소변, 대변 등에 있다. 사람은 오염된 먼지나 작은 물방울을 들이마시거나, 살균하지 않은 유제품을 먹거나, 감염된 동물의 털이나 피부에 닿아서 감염될 수 있다. 사람끼리는 직접적으로 잘 옮지 않는다.

Q열에 걸리면 증상이 없을 수도 있고, 급성이나 만성으로 진행될 수도 있다. 급성 Q열은 보통 2~3주 지나서 갑자기 열이 나고, 심하게 머리가 아프고, 오한이 들고, 근육통이 생기고, 아주 피곤해진다. 마른 기침이나 인후통, 입맛이 없고, 땀이 나고, 배가 아프거나 설사를 하거나 토하기도 한다. 간에 염증이 생겨서 간이 커지거나 황달이 올 수도 있다. 특징적으로 겉으로 보이는 발진은 잘 나타나지 않는다. 만성 Q열은 급성으로 앓은 사람 중 5% 미만에게 생기는데, 감염되고 나서 몇 달이나 몇 년 뒤에 나타난다. 가장 흔한 증상은 심장 내막에 염증이 생기는 심내막염으로, 피곤하고 열이 나고, 체중이 줄고, 심장에서 이상한 소리가 들린다. 만성 혈관염이나 골수염, 간염이 생길 수도 있고, 치료가 어렵고 심하면 죽을 수도 있다.

Q열을 진단하려면 증상을 보고 혈액 검사를 해서 콕시엘라 부르네티에 대한 항체가 있는지 확인하거나, PCR 검사로 균의 유전자를 찾는다. 급성일 때와 만성일 때 검사 방법이나 항체 양성 여부가 다를 수 있다.

급성 Q열은 독시사이클린 같은 테트라사이클린 계열 항생제로 치료한다. 증상이 나타난 지 3일 안에 치료를 시작하는 것이 좋고, 보통 2~3주 동안 약을 먹는다. 만성 Q열, 특히 심내막염은 오랫동안(18개월 이상) 여러 종류의 항생제를 함께 써야 하고, 결과가 좋지 않은 경우가 많다.

Q열을 예방하려면 감염된 동물과 닿지 않도록 하고, 축사 주변을 깨끗하게 관리하는 것이 중요하다. 가축이 새끼를 낳을 때는 보호 장비를 하고, 태반 같은 부산물을 잘 소독해서 버려야 한다. 살균하지 않은 유제품은 먹지 말고, Q열 위험이 높은 직업(축산업 종사자, 수의사, 도축업자 등)에 있는 사람은 예방 교육을 받는 것이 도움이 된다. 몇몇 나라에서는 위험한 사람들에게 예방 주사를 놓기도 한다.

4. 호흡기계의 바이러스성 감염

1) 바이러스성 폐렴

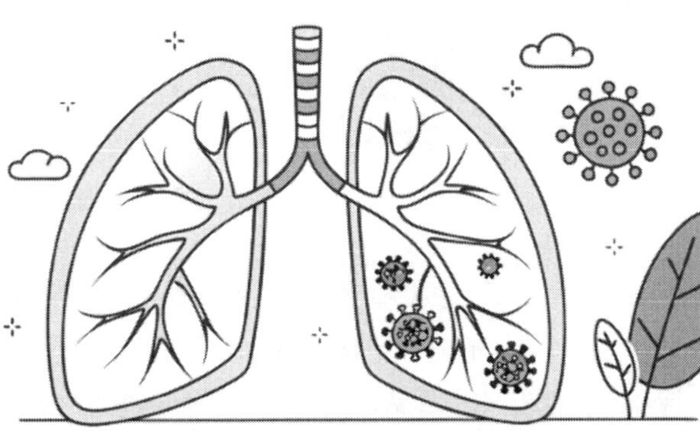

바이러스성 폐렴은 바이러스 감염으로 인해 폐에 염증이 발생하는 질환이다. 세균성 폐렴과는 달리, 바이러스성 폐렴은 원인 바이러스의 종류가 다양하며, 임상 양상 또한 차이를 보일 수 있다. 주요 원인 바이러스로는 인플루엔자 바이러스, 호흡기 세포융합 바이러스(RSV), 아데노바이러스, 파라인플루엔자 바이러스, 라이노바이러스, 코로나바이러스(SARS-CoV-2 포함) 등이 있다.

바이러스성 폐렴의 증상은 세균성 폐렴과 유사하게 발열, 기침, 호흡 곤란 등이 나타날 수 있지만, 가래의 양이 적거나 맑은 경우가 많다. 근육통, 두통, 피로감 등 전신 증상이 흔하게 동반되며, 소아의 경우에는 쌕쌕거리는 숨소리(천명)가 나타날 수 있다. 일부 바이러스는 폐렴 외에도 특징적인 증상을 동반하기도 한다. 예를 들어, 인플루엔자 바이러스는 고열과 심한 근육통을, 아데노바이러스는 결막염이나 인두염을 동반할 수 있다.

바이러스성 폐렴의 진단은 임상 증상과 흉부 X선 검사 결과를 종합하여 이루어진다. 흉부 X선 검사에서는 폐의 간질성 침윤 등 바이러스성 폐렴에 특징적인 소견이 나타날 수 있지만, 세균성 폐렴과 감별하기 어려운 경우도 많다. 원인 바이러스를 확인하기 위해서는 비인두 도말 검체나 객담 검체를 이용하여 PCR 검사나 바이러스 항원 검사를 시행할 수 있다.

바이러스성 폐렴의 치료는 대부분 증상 완화를 위한 대증 치료가 주를 이룬다. 충분한 휴식과 수분 섭취가 중요하며, 해열제나 진해제 등을 사용하여 증상을 조절한다. 특정 바이러스(예: 인플루엔자 바이러스, RSV)에 대해서는 항바이러스제가 사용될 수 있지만, 모든 바이러스성 폐렴에 효과적인 항바이러스제가 있는 것은 아니다. 산소 공급이나 기계 환기와 같은 호흡기 치료가 필요한 경우도 있다. 바이러스성 폐렴을 예방하기 위해서는 손 씻기, 마스크 착용 등 개인위생을 철저히 하고, 인플루엔자 백신과 같은 예방 접종을 받는 것이 중요하다.

2) 독감

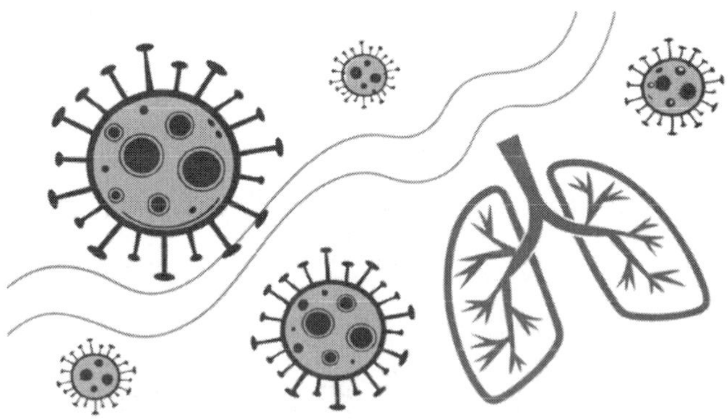

독감은 인플루엔자 바이러스 감염으로 인해 발생하는 급성 호흡기 질환이다. 흔히 '독한 감기'로 오인되기도 하지만, 일반적인 감기와는 원인 바이러스와 증상 발현 양상, 심각도에서 차이를 보인다. 인플루엔자 바이러스는 A형, B형, C형으로 나뉘며, A형과 B형은 계절성 유행을 일으키는 주요 원인이다. 바이러스는 감염된 사람의 기침, 재채기, 말하기 등을 통해 공기 중으로 배출된 작은 입자를 통해 다른 사람에게 쉽게 전파된다.

독감의 증상은 감기보다 갑작스럽고 심하게 나타나는 경향이 있다. 주요 증상으로는 38℃ 이상의 고열, 오한, 심한 근육통, 두통, 피로감 등이 있으며, 콧물, 인후통, 기침 등의 호흡기 증상이 동반될 수 있다. 특히 소아의 경우 구토나 설사 같은 위장관 증상을 보이기도 한다. 독감은 노인, 영유아, 만성 질환자에게는 폐렴과 같은 합병증을 유발하여 심각한 결과를 초래할 수 있으므로 주의가 필요하다.

독감은 임상 증상과 유행 시기를 고려하여 진단할 수 있으며, 정확한 진단을 위해서는 비인두 검체 등을 이용한 신속 항원 검사나 PCR 검사를 시행할 수 있다. 치료는 증상 발생 후 48시간 이내에 항바이러스제(예: 오셀타미비르, 자나미비르)를 투여하는 것이 효과적이다. 항바이러스제는 바이러스의 증식을 억제하여 증상 완화와 질병 기간 단축에 도움을 줄 수 있다. 충분한 휴식과 수분 섭취, 해열제나 진통제 복용 등의 대증 치료도 중요하다.

독감을 예방하는 가장 효과적인 방법은 매년 독감 유행 전에 인플루엔자 백신을 접종하는 것이다. 백신은 인플루엔자 바이러스의 변이를 예측하여 개발되며, 접종 후 약 2주 뒤부터 항체가 형성되어 예방 효과를 나타낸다. 손 씻기, 마스크 착용, 기침 예절 등 개인위생 수칙을 철저히 지키는 것도 독감 예방에 도움이 된다.

3) 감기

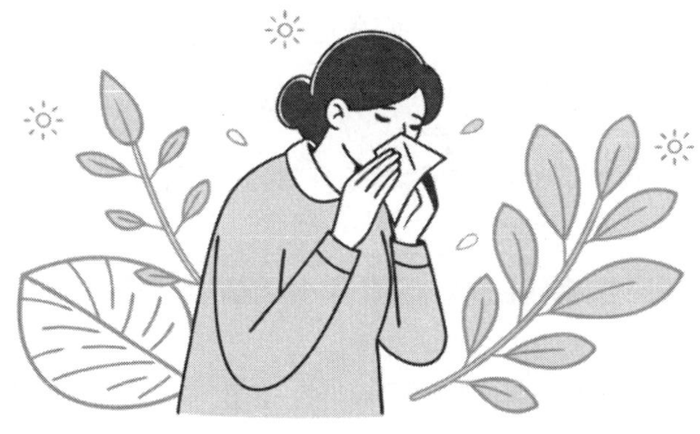

감기는 다양한 종류의 바이러스에 의해 발생하는 상기도 감염 질환으로, 가장 흔한 인간 질병 중 하나이다. 주로 리노바이러스가 가장 흔한 원인 바이러스이며, 코로나바이러스, 아데노바이러스, 파라인플루엔자 바이러스 등도 감기를 유발할 수 있다. 감기는 감염된 사람의 기침, 재채기, 말하기 등을 통해 공기 중으로 배출된 바이러스 입자를 다른 사람이 들이마시거나, 바이러스로 오염된 표면을 만진 후 자신의 눈, 코, 입을 만짐으로써 전파된다.

감기의 증상은 보통 바이러스에 노출된 후 1~3일 후에 나타나며, 콧물, 코막힘, 인후통, 기침, 재채기 등이 주된 증상이다. 이 외에도 두통, 미열, 피로감, 근육통 등이 동반될 수 있지만, 독감에 비해 증상이 서서히 나타나고 심하지 않은 경향이 있다. 감기의 증상은 일반적으로 7~10일 이

내에 자연적으로 호전되지만, 일부에서는 합병증으로 부비동염이나 중이염 등이 발생할 수 있다.

감기는 특이적인 항바이러스 치료제가 없으며, 대부분 증상 완화를 위한 대증 치료를 한다. 충분한 휴식과 수분 섭취가 중요하며, 콧물, 코막힘, 인후통, 기침 등의 증상 완화를 위해 필요에 따라 해열진통제, 콧물약, 기침약 등을 복용할 수 있다. 하지만 이러한 약물은 감기의 원인 바이러스를 제거하는 것이 아니라 증상만 완화시키는 역할을 한다. 항생제는 바이러스 감염에는 효과가 없으므로, 세균 감염에 의한 합병증이 발생한 경우에만 의사의 처방에 따라 사용해야 한다.

감기를 예방하는 가장 좋은 방법은 개인위생을 철저히 하는 것이다. 손을 자주 비누와 물로 20초 이상 씻고, 기침이나 재채기를 할 때는 옷소매나 휴지로 입과 코를 가리고, 씻지 않은 손으로 얼굴을 만지지 않도록 주의해야 한다. 또한, 감기 환자와의 밀접한 접촉을 피하고, 환기 Frequency를 자주 하는 것도 도움이 된다. 현재 감기를 예방하는 백신은 개발되어 있지 않다.

5. 진균성 질환

1) 히스토플라즈마증

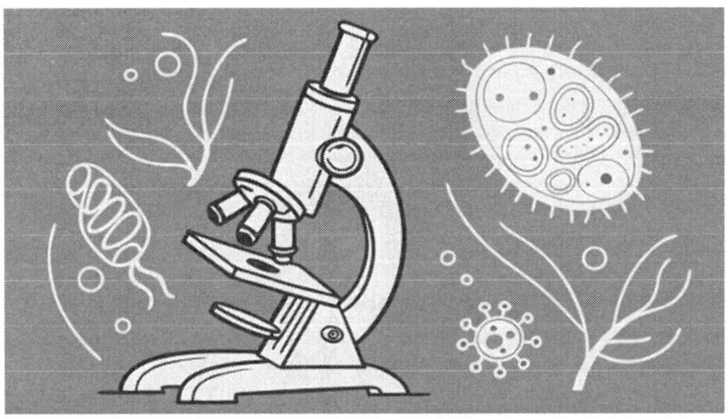

히스토플라스마증은 히스토플라스마 캡슐라툼이라는 곰팡이에 의해 생기는 감염병이다. 이 곰팡이는 특히 새나 박쥐의 똥이 섞인 흙에서 많이 발견되며, 미국 중부 및 동부, 중남미, 아프리카, 아시아 일부 지역에서 흔하게 발생한다. 사람은 곰팡이 포자가 섞인 먼지를 들이마실 때 감염될 수 있으며, 사람끼리는 직접적으로 옮지 않는다.

히스토플라스마증의 증상은 감염된 포자 양과 개인의 면역력에 따라 다양하다. 대부분 건강한 사람은 적은 양의 포자에 노출되면 증상이 없거나 가벼운 감기 같은 증상(열, 기침, 피로감, 근육통 등)을 겪고 자연적으로 낫는다. 하지만 많은 양의 포자에 노출되거나 면역력이 약한 사람(HIV 감염자, 장기 이식 환자 등)은 심한 폐렴이나 온몸으로 퍼지는 파종성 히스토플라스마증 같은 심각한 병으로 진행될 수 있다.

급성 폐 히스토플라스마증은 열, 기침, 가슴 통증, 숨쉬기 어려움 등의 증상을 보이며, 흉부 X선 검사에서 폐에 염증이 있거나 림프절이 커진 소견이 나타날 수 있다. 파종성 히스토플라스마증은 곰팡이가 피를 타고 온몸으로 퍼져 간, 비장, 림프절, 골수 등 여러 장기를 공격하는 심각한 상태로, 열, 체중 감소, 온몸 림프절 비대, 간과 비장이 커짐, 빈혈 등의 증상을 보이며 치료하지 않으면 위험할 수 있다.

히스토플라스마증 진단은 증상, 흉부 X선 검사 결과, 곰팡이 검사를 통해 한다. 가래, 기관지 세척액, 피, 소변, 골수 등 여러 검체에서 곰팡이를 배양하거나 곰팡이 항원을 찾는 검사를 한다. 혈액 검사로 히스토플라스마에 대한 항체가 있는지 확인하는 것도 진단에 도움이 된다.

증상이 없거나 가벼운 히스토플라스마증은 특별한 치료 없이 저절로 좋아지는 경우가 많다. 하지만 증상이 심하거나 파종성 히스토플라스마증일 때는 항진균제 치료가 필요하다. 가벼운 감염에는 주로 이트라코나졸을 쓰고, 심하거나 온몸에 퍼진 감염에는 암포테리신 B를 쓴다. 치료 기간은 감염 정도와 환자 면역력에 따라 몇 달에서 1년 이상 걸릴 수 있다. 히스토플라스마증을 예방하려면 풍토병 지역에서 새나 박쥐 똥이 많은 흙과 닿지 않도록 하고, 피할 수 없다면 마스크를 쓰는 것이 좋다.

2) 콕시디오이데스 진균증

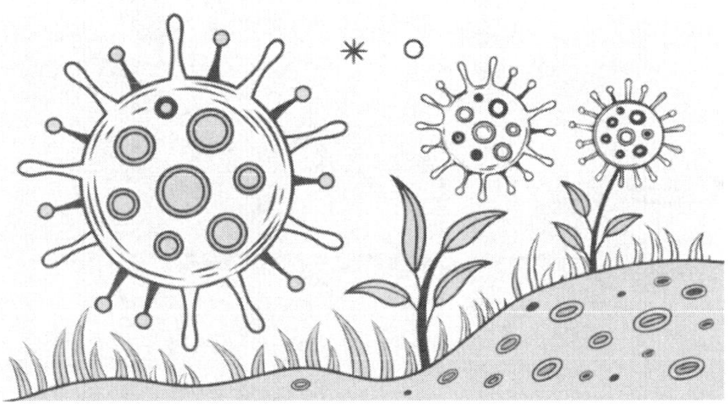

콕시디오이데스진균증은 콕시디오이데스 이미티스 또는 콕시디오이데스 포사다시라는 곰팡이 때문에 생기는 감염병이다. 이 곰팡이는 미국 남서부, 멕시코 북부, 중남미 일부 지역의 건조하고 알칼리성 토양에 산다. '계곡열' 또는 '사막 류머티즘'이라고도 불린다. 사람은 곰팡이 포자가 섞인 먼지를 들이마실 때 감염되고, 사람끼리는 직접적으로 잘 안 옮는다.

대부분 감염돼도 증상이 없거나 가벼운 증상만 나타난다. 증상이 있는 경우, 처음에는 독감처럼 열이 나고, 기침, 피로감, 두통, 근육통, 관절통이 생길 수 있다. 특징적인 증상으로는 가슴 통증, 몸통이나 다리에 붉은 발진, 관절통(특히 무릎이나 발목), 눈 통증 등이 있다. 이런 초기 증상은 보통 몇 주 안에 저절로 좋아진다.

하지만 면역력이 약한 사람, 임산부, 특정 인종은 심한 콕시디오이데스진균증으로 진행될 수 있다. 폐에 만성적인 구멍이 생기거나 폐렴이 계속될 수 있고, 곰팡이가 피를 타고 온몸으로 퍼져 피부, 뼈, 관절, 뇌, 척수 등 여러 장기를 공격하는 파종성 감염을 일으킬 수 있다. 파종성 감염은 피부 궤양, 골수염, 관절염, 뇌수막염 같은 심각한 합병증을 동반하며, 치료하지 않으면 위험할 수 있다.

진단은 증상, 사는 곳이나 여행 갔던 곳, 곰팡이 검사를 통해 한다. 가래, 기관지 세척액, 조직 검사 등에서 곰팡이를 배양하거나 곰팡이의 특징적인 구형체를 확인하는 것이 중요하다. 혈액 검사로 콕시디오이데스에 대한 항체(IgM, IgG)를 확인하는 것도 도움이 된다.

증상이 없거나 가벼운 경우 특별한 치료 없이 저절로 낫는 경우가 많다. 하지만 증상이 계속되거나 심한 감염, 파종성 감염에는 항진균제 치료가 필요하다. 주로 이트라코나졸, 플루코나졸 같은 아졸계 항진균제를 쓰고, 심한 감염이나 뇌수막염에는 암포테리신 B를 쓸 수 있다. 치료 기간은 감염 정도와 환자 상태에 따라 몇 달에서 1년 이상 걸릴 수 있다. 콕시디오이데스진균증은 풍토병 지역에서 흙먼지를 마시지 않도록 조심하는 것이 가장 좋은 예방책이다. 흙을 다루는 일을 할 때는 마스크를 쓰는 것이 도움이 될 수 있다.

3) 분아진균증, 북미분아구증

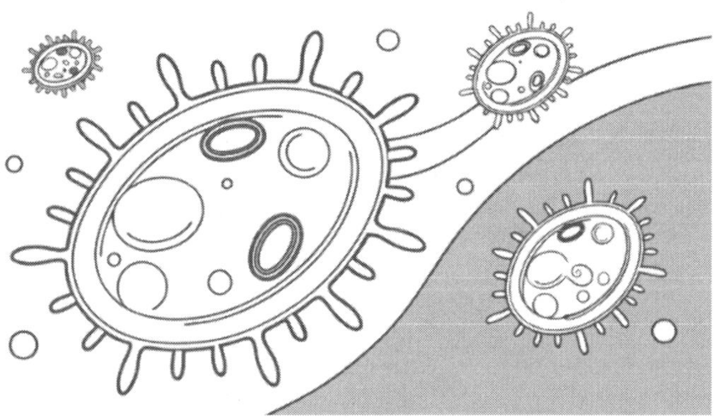

분아진균증은 블라스토미세스 더마티티디스(Blastomyces dermatitidis)라는 곰팡이에 의해 발생하는 감염 질환이며, 북미분아구증이라고도 불린다. 이 곰팡이는 주로 북미 지역, 특히 오하이오 및 미시시피 강 유역, 중서부 북부, 뉴욕 북부, 캐나다 남부의 강둑 근처 습한 토양에 서식한다. 사람은 곰팡이 포자가 섞인 먼지를 들이마실 때 감염될 수 있으며, 사람 간 직접적인 전파는 드물다.

분아진균증의 증상은 다양하며, 감염된 포자의 양과 개인의 면역 상태에 따라 무증상부터 심각한 전신 감염까지 나타날 수 있다. 폐 감염이 가장 흔하며, 발열, 오한, 땀, 기침(마른 기침 또는 가래 동반), 흉통, 호흡 곤란 등의 증상을 보일 수 있다. 폐 감염은 서서히 진행되지만, 일부에서는 빠르게 진행되기도 한다. 때로는 폐 감염 없이 저절로 낫는 경우도 있다.

분아진균증은 폐에서 시작하여 혈액을 통해 피부, 뼈, 생식기 및 비뇨기계, 뇌와 척수를 덮고 있는 조직(수막) 등 신체의 여러 부위로 퍼질 수 있다. 피부 감염은 고름이 있는 작은 돌기(구진)로 시작하여 사마귀 모양의 병변으로 진행될 수 있으며, 뼈 감염 부위는 붓고 따뜻하며 통증을 유발할 수 있다. 남성의 경우 고환이나 전립선 감염이 나타날 수 있으며, 여성의 생식기 문제는 덜 흔하다. 뇌수막염이 발생하면 두통과 혼란이 나타날 수 있다.

분아진균증의 진단은 임상 증상, 거주 지역 또는 여행력, 그리고 곰팡이 검사를 통해 이루어진다. 객담, 피부 병변, 뼈 조직 등 감염된 부위의 검체를 채취하여 곰팡이를 배양하거나 특징적인 형태를 확인한다. 흉부 X선 검사나 CT 촬영으로 폐의 이상 소견을 확인할 수 있으며, 혈액 검사를 통해 곰팡이에 대한 항체를 확인하는 혈청학적 검사도 진단에 도움이 될 수 있다. 치료는 주로 이트라코나졸과 같은 경구용 항진균제를 수개월 동안 복용하며, 중증 감염 시에는 암포테리신 B를 정맥 투여할 수 있다. 치료하지 않으면 서서히 악화되고 드물게 치명적일 수 있지만, AIDS 환자와 같은 면역 저하자의 경우 더 심각한 경향을 보인다.

6. 원충류 질환

1) 카리니 폐렴

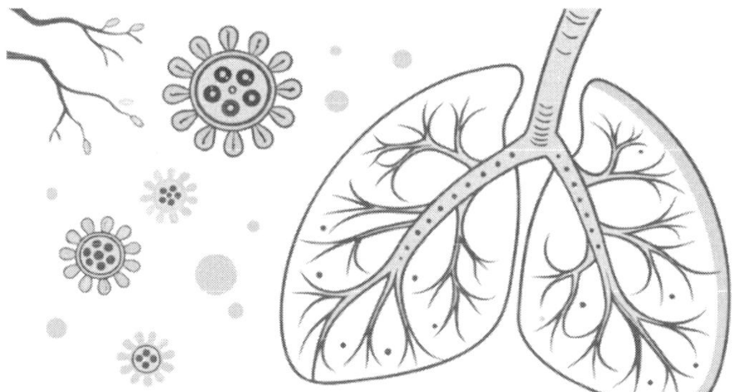

카리니 폐렴은 예전에는 폐포자충 폐렴이라고 불렀고, 뇌포자충속 곰팡이 때문에 생기는 폐 감염병이다. 건강한 사람에게는 거의 문제가 안 되지만, 면역력이 아주 약한 사람(예를 들어 HIV/AIDS 환자, 장기 이식 후 면역 억제제를 먹는 사람, 암 환자로 항암 치료를 받는 경우, 선천성 면역 결핍 질환자)에게는 심각하고 생명을 위협하는 폐렴을 일으킬 수 있다.

카리니 폐렴의 주된 증상은 서서히 나타나는 숨쉬기 어려움, 마른 기침, 열이다. 처음에는 운동할 때만 숨이 찬 정도이지만, 병이 심해질수록 가만히 있어도 숨이 차고, 가슴 통증, 피로감, 체중 감소 등이 같이 올 수 있다. 쌕쌕거리는 숨소리는 잘 안 난다. 증상이 얼마나 빨리 나빠지는지는 환자의 면역력이 얼마나 약한지에 따라 다르다.

카리니 폐렴을 진단하려면 증상, 흉부 X선 검사 결과, 가래나 기관지 폐포 세척술로 얻은 검체에서 뇌포자충을 확인하는 방법을 쓴다. 흉부 X선 검사에서는 특징적으로 양쪽 폐에 걸쳐 넓고 흐릿한 그림자가 보일 수 있지만, 다른 폐렴과 구별하기 어려울 수도 있다. 가래 검사에서 뇌포자충이 잘 안 나올 때가 많아서 기관지 폐포 세척술이 진단에 더 도움이 된다. 혈액 검사에서는 산소가 부족한 것을 확인할 수 있고, LDH라는 효소 수치가 올라가는 경우가 많다.

카리니 폐렴 치료는 항생제를 쓰는 것이 필수적이다. 가장 많이 쓰는 약은 트리메토프림-설파메톡사졸(박트림)이고, 페니트리미딘, 클린다마이신, 프리마퀸 같은 다른 항생제를 쓰기도 한다. 치료 기간은 보통 2~3주 정도이고, 심한 환자는 스테로이드 같은 보조 치료가 필요할 수 있다. 카리니 폐렴은 다시 생길 위험이 높아서, 특히 HIV/AIDS 환자처럼 면역력이 계속 약한 사람은 예방적으로 항생제 치료(주로 TMP-SMX 저용량 투여)를 하는 것이 좋다. 면역 기능이 좋아지면 예방 치료를 그만둘 수 있다.

18장. 소화기계 감염질환

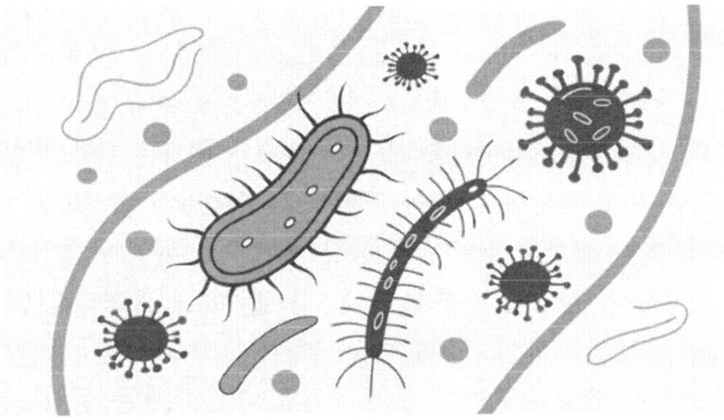

소화기계 감염질환은 다양한 병원성 미생물의 침입으로 인해 발생하는 질병군이다. 세균, 바이러스, 기생충 등이 주요 원인이며, 오염된 음식이나 물, 감염자와의 직접 또는 간접적인 접촉을 통해 쉽게 전파될 수 있다. 감염 시 나타나는 주요 증상으로는 설사, 구토, 복통이 가장 흔하며, 발열, 식욕 부진, 피로감 등이 동반될 수 있다.

질환의 종류에 따라 잠복기, 증상의 정도, 지속 기간 등이 다르게 나타난다. 대표적인 예로는 살모넬라균이나 대장균에 의한 식중독, 노로바이러스나 로타바이러스에 의한 장염, 그리고 기생충 감염 등이 있다.

심한 경우 탈수, 전해질 불균형, 패혈증과 같은 심각한 합병증으로 이어질 수 있으므로 주의가 필요하다. 예방을 위해서는 손 씻기, 음식 익혀 먹기, 물 끓여 마시기 등 개인위생과 식품위생 관리가 중요하다.

1. 소환기계의 구조와 기능

소화기계는 입에서 시작하여 항문으로 끝나는 길고 복잡한 관으로, 음식물을 섭취, 소화, 흡수하고 남은 찌꺼기를 배출하는 중요한 기능을 수행한다. 그 구조는 크게 소화관과 부속 기관으로 나눌 수 있다.

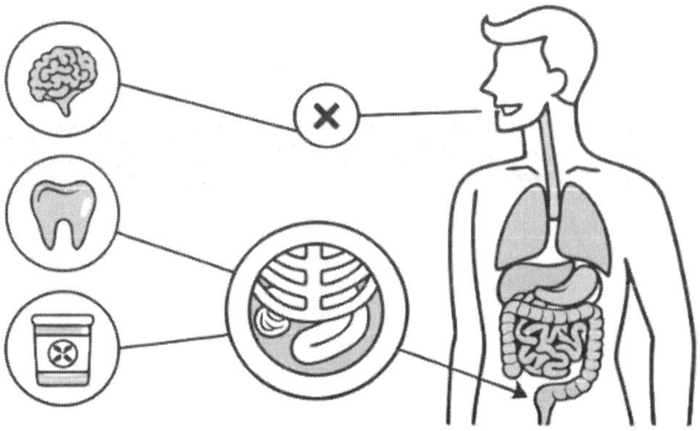

소화관은 구강, 인두, 식도, 위, 소장, 대장, 직장, 항문으로 이루어진다. 구강에서는 음식물을 씹고 침과 섞어 소화를 시작하며, 인두는 음식물이 식도로 넘어가는 통로 역할을 한다. 식도는 연동 운동을 통해 음식물을 위로 운반한다. 위는 강한 산성 환경에서 음식물을 더욱 잘게 부수고 단백질을 부분적으로 소화한다. 소장은 십이지장, 공장, 회장으로 나뉘어 영양분의 대부분을 흡수하는 핵심적인 역할을 수행한다. 대장은 수분과 전해질을 흡수하고 소화되지 않은 음식물 찌꺼기를 대변으로 만들어 직장에 저장했다가 항문을 통해 배출한다.

소화관의 기능적인 특징은 연동 운동과 분절 운동이다. 연동 운동은 음식물을 소화관을 따라 이동시키는 파도 모양의 근육 수축이며, 분절 운동은 음식물과 소화액을 섞어 소화와 흡수 효율을 높이는 역할을 한다.

소화기계의 부속 기관으로는 침샘, 간, 쓸개, 췌장이 있다. 침샘은 침을 분비하여 음식물을 부드럽게 하고 탄수화물 소화를 돕는다. 간은 담즙을 생성하여 지방 소화를 돕고, 다양한 대사 작용에 관여한다. 쓸개는 간에서 생성된 담즙을 저장하고 농축하여 소장으로 분비한다. 췌장은 다양한 소화 효소와 중탄산나트륨을 분비하여 소화 작용을 돕고 위산으로부터 소장을 보호한다.

이처럼 소화기계는 복잡하고 정교한 구조와 기능을 통해 우리가 섭취한 음식물로부터 필요한 영양분을 효율적으로 흡수하고 불필요한 물질을 배출함으로써 생명 유지에 필수적인 역할을 수행한다. 각 기관의 유기적인 협력은 건강한 삶을 유지하는 데 매우 중요하다.

2. 소화기계의 정상 상재균

소화기계에는 다양한 미생물이 공존하며, 이를 정상 상재균이라고 한다. 이들은 소화관의 각 부위별 환경에 따라 종류와 밀도가 다르며, 숙주와 상호작용하며 여러 생리적 기능에 중요한 역할을 한다.

구강에는 연쇄상구균, 방선균 등 다양한 세균이 서식하며, 음식물 찌꺼기 분해 및 병원균 억제 기능을 한다. 위는 강산성 환경으로 헬리코박터 파일로리 같은 특정 균만 생존할 수 있다. 소장에는 락토바실러스와 같은 유산균이 주로 서식하며, 탄수화물 발효 및 병원균 억제에 기여한다.

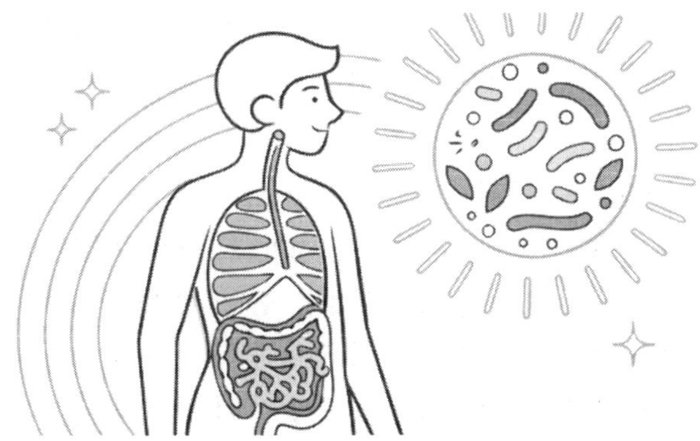

대장은 가장 많은 수와 종류의 정상 상재균이 존재하며, 비피도박테리움, 박테로이데스 등이 대표적이다. 이들은 소화되지 않은 음식물을 분해하여 짧은 사슬 지방산, 비타민 K 등을 생성하고, 장 점막 발달 및 면역 체계 형성에 중요한 역할을 한다. 또한, 병원성 세균의 정착을 막고 장내 환경의 항상성을 유지하는 데 기여한다.

정상 상재균은 영양 흡수, 면역 체계 발달, 병원균 방어 등 숙주의 건강 유지에 필수적이다. 장내 미생물 군집의 불균형은 다양한 질병 발생 위험을 증가시킬 수 있으므로, 건강한 식습관과 생활 습관을 통해 장내 미생물 생태계의 균형을 유지하는 것이 중요하다.

3. 구강 감염증

1) 치아우식증

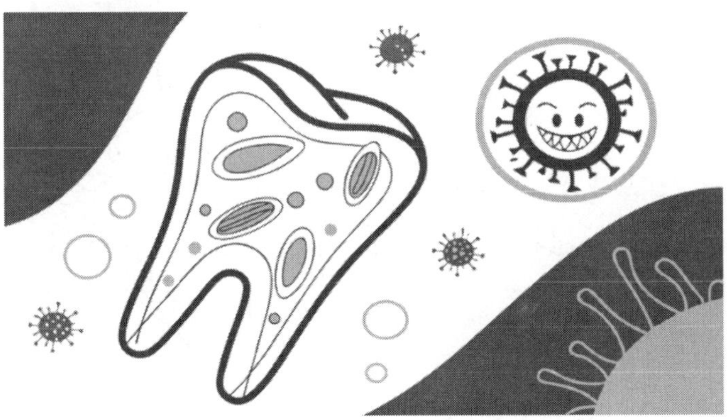

치아우식증은 구강 내 세균이 음식물 중 탄수화물을 분해하며 생성하는 산에 의해 치아의 단단한 조직이 점진적으로 파괴되는 감염성 질환이다. 흔히 충치라고 불리며, 발생 과정은 다음과 같다.

먼저, 음식물 찌꺼기와 세균이 섞여 치아 표면에 끈적끈적한 막인 치태를 형성한다. 이 치태 속 세균은 우리가 섭취하는 설탕이나 탄수화물을 분해하여 산을 만들어낸다. 생성된 산은 치아의 가장 바깥층인 법랑질의 무기질 성분을 녹이는 탈회 과정을 유발한다. 탈회가 지속되면 법랑질에 미세한 구멍이 생기기 시작하고, 시간이 경과함에 따라 법랑질 아래의 상아질까지 손상된다. 상아질은 법랑질보다 무기질 함량이 낮아 산에 더 취약하며, 따라서 우식 진행 속도가 더욱 빨라진다.

치아우식증의 주요 원인균으로는 뮤탄스 연쇄상구균(Streptococcus mutans)과 락토바실러스(Lactobacillus)가 대표적이다. 뮤탄스 연쇄상구균은 치아 표면에 잘 부착하는 능력이 뛰어나고 산을 활발하게 생성하여 초기 우식 발생에 중요한 역할을 한다. 반면, 락토바실러스는 산성 환경에서 잘 생존하며 우식 병소 내에서 주로 발견되어 우식 진행과 관련이 깊다.

치아우식증을 예방하고 관리하기 위해서는 철저한 구강 위생 관리가 필수적이다. 올바른 칫솔질은 하루에 두 번 이상, 3분 동안 꼼꼼하게 시행하여 치태를 물리적으로 제거하는 가장 기본적인 방법이다. 칫솔이 닿기 어려운 치아 사이의 음식물 찌꺼기와 치태를 제거하기 위해서는 치실이나 치간 칫솔을 사용하는 것이 효과적이다. 불소는 치아의 법랑질을 강화시켜 산에 대한 저항력을 높이고, 초기 우식 부위의 재광화를 촉진하는 역할을 한다. 따라서 불소 함유 치약 사용, 불소 용액 양치, 치과에서의 불소 도포 등이 충치 예방에 도움이 된다. 정기적인 치과 검진을 통해 초기 우식을 조기에 발견하고 적절한 치료를 받는 것 또한 중요하다. 식습관 조절도 예방에 중요한데, 설탕이나 단순 탄수화물 섭취를 줄이고, 섭취 빈도를 제한하는 것이 좋다.

치아우식증은 적절한 예방 조치와 관리를 통해 충분히 예방 가능한 질환이다. 규칙적인 구강 위생 관리 습관과 정기적인 치과 검진은 건강한 치아를 유지하는 데 매우 중요하다.

2) 아구창

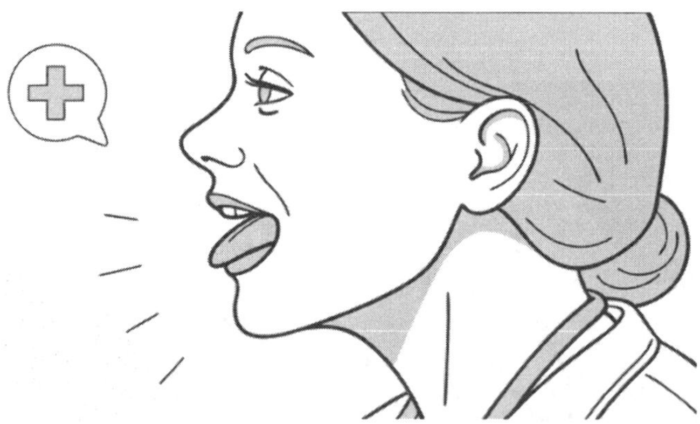

아구창은 칸디다 알비칸스라는 곰팡이가 입안에서 과도하게 증식하여 발생하는 감염 질환이다. 혀, 잇몸, 입천장, 볼 안쪽 등에 하얗고 얇은 막이나 반점 형태로 나타나며, 이를 긁으면 붉게 짓무르거나 피가 날 수 있다.

정상적으로 입안에 소량 존재하는 칸디다균은 면역력 저하, 항생제 사용, 스테로이드 흡입제 사용 후 제대로 헹구지 않음, 구강 건조증, 당뇨병, 불결한 의치 관리 등의 상황에서 균형이 깨지고 과도하게 증식하여 아구창을 유발한다.

주요 증상으로는 입안의 하얀 막 또는 반점, 이를 긁었을 때의 붉어짐이나 출혈, 구강 내 통증 또는 불편감, 음식 섭취 시 따가움, 미각 변화 등이 나타날 수 있으며, 입술 주변 갈라짐이 동반되기도 한다.

아구창은 주로 임상 증상을 통해 진단하며, 필요시 병변을 긁어 현미경 검사를 통해 칸디다균을 확인한다. 치료는 항진균제 연고나 액체 약물을 직접 바르거나 복용하며, 심한 경우 전신 항진균제 투여가 필요할 수 있다.

예방을 위해서는 규칙적인 칫솔질과 필요에 따른 항균 가글 사용, 스테로이드 흡입제 사용 후 구강 헹굼, 의치 청결 유지, 구강 건조 예방, 면역력 관리, 항생제 남용 방지 등이 중요하다.

아구창은 비교적 흔하게 발생하지만, 적절한 치료와 관리를 통해 쉽게 회복될 수 있다. 특히 면역력이 약한 사람들은 평소 구강 건강 관리에 더욱 신경 써야 한다.

3) 치주염

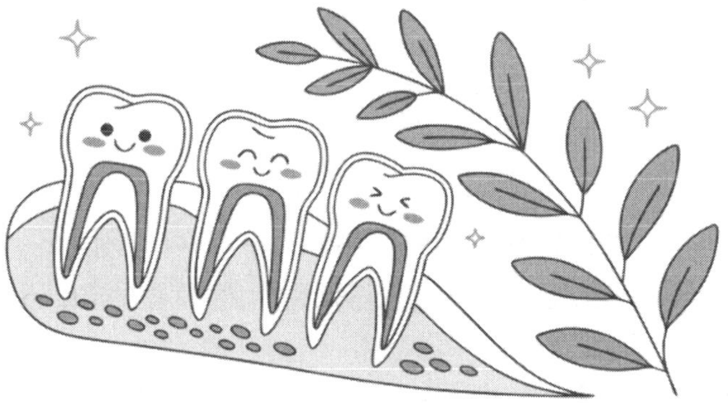

치주염은 잇몸과 치아를 지지하는 뼈 주변 조직에 생기는 만성 염증 질환이다. 치아 표면에 쌓이는 세균막인 치태와 굳어진 치석이 원인이며, 이 속의 세균이 만드는 독소와 염증 물질이 잇몸에 염증을 일으킨다. 초기에는 잇몸이 붓고 붉어지며 칫솔질 시 피가 나는 치은염으로 시작되지만, 방치하면 잇몸과 치아 사이가 벌어져 치주낭이 생기고 염증이 깊어져 치조골이 파괴된다. 결국 치아가 흔들리다 빠지게 된다.

주요 원인균은 포르피로모나스 진지발리스, 아그레가티박터 액티노미세템코미탄스 등 다양한 혐기성 세균이다. 흡연은 가장 큰 위험 요인이며, 나이, 유전, 전신 질환(특히 당뇨병), 스트레스, 잘못된 구강 위생 습관 등도 영향을 미친다.

증상으로는 잇몸이 붓고 피가 남, 잇몸 내려앉음, 치아 사이 벌어짐, 심한 입 냄새, 씹을 때 불편함, 치아 흔들림 등이 나타난다.

진단은 치과 검사, 치주낭 깊이 측정, 방사선 촬영 등으로 이루어진다. 치료는 스케일링, 치근활택술 같은 비수술적 방법과 염증 조직 제거, 뼈 재생 수술 등이 있다. 치료 후 꾸준한 유지 관리가 필수적이다.

예방을 위해서는 올바른 칫솔질과 치실 사용, 정기적인 치과 검진과 스케일링이 중요하다. 금연하고 건강한 생활 습관을 유지하며 전신 질환을 잘 관리하는 것도 도움이 된다. 치주염은 만성 질환이므로 꾸준한 관리와 조기 치료가 치아 상실을 막고 건강한 구강 상태를 유지하는 데 중요하다.

4. 세균성 식중독

1) 포도상 구균에 의한 식중독

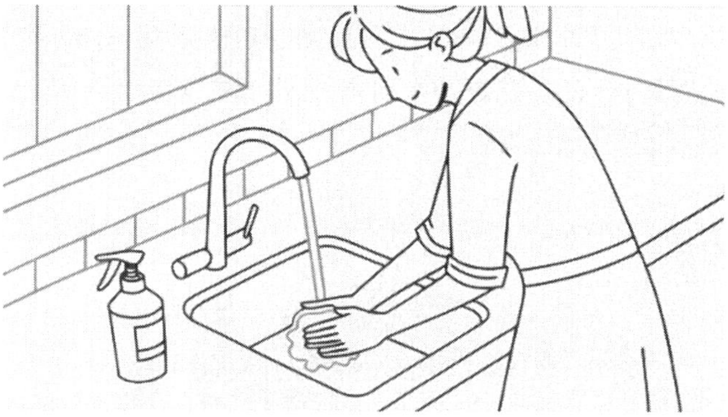

포도상구균 식중독은 황색포도상구균이 음식 내에서 증식하며 생성하는 독소 때문에 발생하는 세균성 식중독이다. 황색포도상구균은 피부, 코, 목 등에 흔히 존재하며, 열에 약하지만 이 균이 만든 독소는 열에 강해 가열해도 파괴되지 않는다.

주된 원인은 오염된 손으로 음식을 취급하거나, 조리된 음식을 실온에 오래 방치하여 균이 증식하고 독소가 생성되는 것이다. 덜 익힌 음식이나 오염된 조리 도구도 원인이 될 수 있다.

증상은 섭취 후 30분~6시간 내에 갑작스러운 구토, 설사, 복통, 메스꺼움 등으로 나타난다. 발열은 심하지 않은 편이며, 대부분 1~2일 내에 자연적으로 회복되지만, 심한 경우 탈수 등의 합병증이 발생할 수 있다.

예방을 위해서는 손을 깨끗이 씻고, 조리된 식품은 빨리 섭취하거나 냉장 보관하며, 충분히 가열하여 섭취해야 한다. 조리 도구는 위생적으로 관리하고, 상처가 있는 사람은 식품 취급을 피하는 것이 좋다.

포도상구균 식중독은 독소형 식중독이므로, 독소가 생성된 후에는 가열해도 안전하지 않다는 점을 명심하고 철저한 식품 위생 관리가 중요하다.

2) 살모넬라 식중독

살모넬라 식중독은 살모넬라균에 오염된 음식을 섭취하여 발생한다. 살모넬라균은 가축이나 애완동물의 장에 흔히 존재하며, 오염된 축산물(특히 덜 익힌 달걀, 닭고기), 동물과의 접촉, 오염된 환경이나 조리 도구, 부적절한 식품 보관 등이 원인이다.

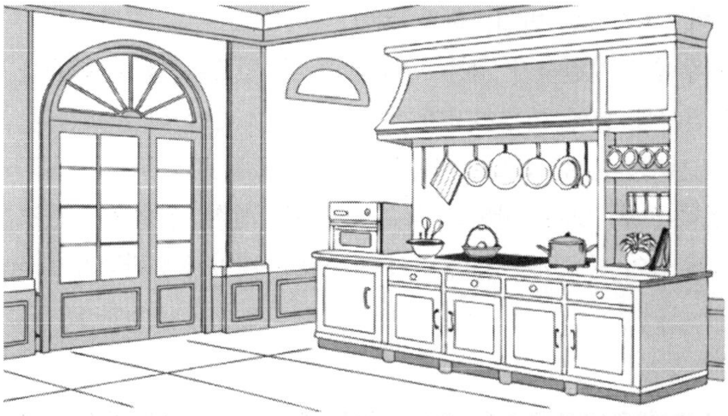

잠복기는 6~72시간이며, 주요 증상은 설사, 복통, 발열, 구토, 두통, 오한, 근육통 등이다. 증상은 보통 2~7일 지속되지만, 노약자, 영유아, 임산부, 면역 저하자에게는 심각한 합병증을 유발할 수 있다.

예방을 위해서는 육류, 가금류, 달걀 등을 충분히 익혀 먹고, 식품 취급 전후, 화장실 사용 후, 동물 접촉 후에는 손을 깨끗이 씻어야 한다. 날고기와 익힌 음식을 손질할 때 칼, 도마를 구분하여 사용하고, 냉장 보관이 필요한 식품은 적정 온도에서 보관하며, 안전한 물을 사용하는 것이 중요하다. 소화기 증상이 있는 사람은 식품 조리를 피해야 한다.

살모넬라균은 낮은 온도에서도 증식할 수 있으므로 냉장 보관 식품도 안심할 수 없으며, 충분한 가열 조리를 통해 예방하는 것이 가장 효과적이다.

3) 세균성 이질

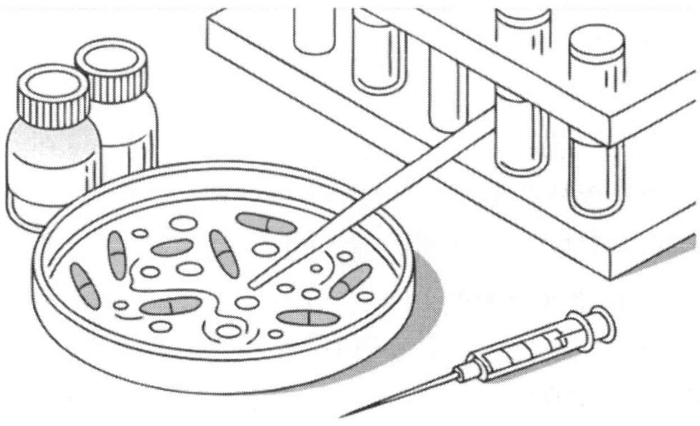

세균성 이질은 시겔라균 감염으로 발생하는 급성 장염이다. 오염된 물이나 음식, 환자와의 직접 접촉을 통해 전파되며 전염력이 매우 강하다.

주요 원인균은 시겔라 디젠테리에, 플렉스네리, 보이디, 소네이 등이다. 감염은 주로 대변-경구 경로로 이루어지며, 위생 불량 환경에서 발생하기 쉽다.

잠복기는 1~7일이며, 초기에는 발열, 복통 등이 나타나고 이후 혈액, 점액이 섞인 설사가 특징적인 증상이다. 배변 후에도 시원하지 않은 느낌이 들 수 있으며, 심한 복통을 동반하기도 한다.

진단은 대변 배양 검사를 통해 이루어지며, 치료는 수분 및 전해질 보충이 기본이다. 심한 경우 항생제를 사용하며, 지사제는 일반적으로 사용하지 않는다.

예방을 위해서는 올바른 손 씻기, 안전한 식수 및 음식 섭취, 위생적인 환경 관리, 환자 격리 및 접촉자 관리, 해충 방제 등이 중요하다. 전염력이 강하므로 개인위생 관리가 특히 중요하다.

4) 콜레라

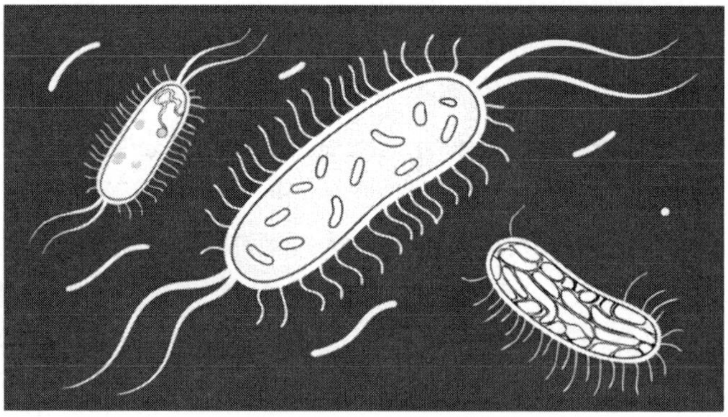

콜레라는 콜레라균에 오염된 물이나 음식을 섭취하여 발생하는 급성 세균 감염병이다. 갑작스러운 심한 물 설사가 특징이며, 구토를 동반하기도 한다. 이로 인해 심한 탈수가 빠르게 진행되어 적절한 치료를 받지 않으면 사망에 이를 수 있다.

원인균은 비브리오 콜레라균이며, 오염된 식수, 해산물(특히 날것), 환자의 대변이나 구토물에 오염된 음식을 통해 전파된다. 사람 간 직접 접촉으로는 감염 가능성이 낮다. 위생 불량 지역에서 유행하기 쉽다.

잠복기는 수시간에서 5일 정도이며, 주요 증상은 복통이나 발열 없이 시작되는 심한 물 설사이다. 설사는 쌀뜨물과 같은 양상을 보이며, 심한 경우 하루에 많은 양을 배설할 수 있다. 구토가 흔히 동반된다. 심한 설사와 구토로 인해 탈수 증상(갈증, 피부 건조, 소변 감소, 혈압 저하, 빠른 맥박 등)이 나타나고, 심하면 쇼크 상태에 이를 수 있다.

진단은 임상 증상과 대변 검사를 통해 콜레라균을 확인하여 내린다. 치료의 핵심은 신속한 수분 및 전해질 보충이며, 심한 탈수에는 정맥 주사가 필요하다. 항생제는 균 배출 기간을 단축시키고 증상 완화에 도움을 줄 수 있다. 환자는 격리 치료하며, 대변 및 구토물 관리가 중요하다.

예방을 위해서는 손을 깨끗이 씻고, 물은 끓여 마시거나 소독된 물을 마셔야 한다. 음식은 충분히 익혀 먹고, 해산물은 날것으로 피한다. 조리 환경을 위생적으로 관리하고, 콜레라 유행 지역 방문 시 예방 수칙을 철저히 지킨다. 필요에 따라 예방 백신 접종을 고려할 수 있다.

콜레라는 예방과 신속한 치료가 중요한 질병이다. 개인위생 관리를 철저히 하고 안전한 식수와 음식을 섭취하는 것이 최선의 예방법이다.

5) 장염비브리오에 의한 위장염

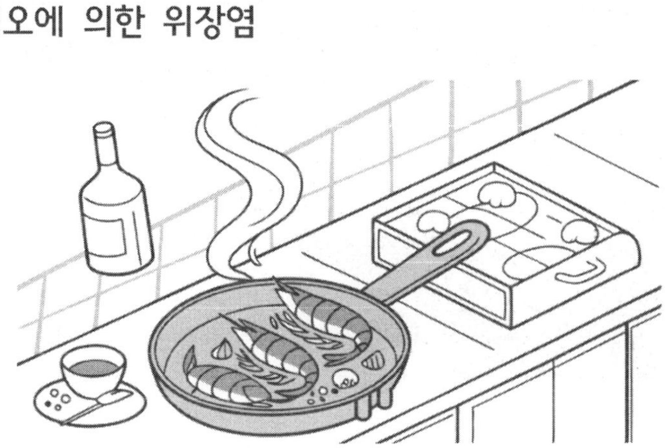

장염비브리오 위장염은 장염비브리오균 때문에 생기는 식중독이다. 주로 여름철에 날것이나 덜 익힌 해산물을 먹으면 걸린다.

원인은 바닷물에 사는 장염비브리오균이다. 따뜻한 바다에서 잘 번식하며, 멍게, 조개, 낙지, 생선회 등에 많다. 오염된 해산물을 먹거나, 오염된 도구로 다른 음식을 손질했을 때 감염될 수 있다.

증상은 음식을 먹고 4~30시간 안에 나타난다. 갑자기 심한 복통이 오고, 물 설사를 자주 한다. 심하면 설사에 피가 섞이기도 한다. 배가 아프고 설사를 하면서 토하기도 하고, 열이 조금 날 수도 있다.

대부분 1~3일 안에 낫지만, 심하면 탈수될 수 있다. 건강한 사람은 괜찮지만, 노약자나 만성 질환자는 더 심할 수 있다.

진단은 증상과 해산물 섭취 여부를 보고, 대변 검사로 균을 확인한다.

치료는 물을 충분히 마시는 것이 기본이다. 심하면 링거를 맞고, 항생제를 쓰기도 한다. 설사약은 함부로 쓰지 않는다.

예방하려면 해산물을 꼭 익혀 먹어야 한다. 날 해산물을 손질할 때는 조심하고, 쓴 도구는 깨끗이 씻는다. 날 음식과 익힌 음식을 따로 보관하고, 해산물을 사 오면 바로 냉장고에 넣는다. 해산물을 만지기 전후, 음식 만들기 전후에는 손을 깨끗이 씻는다. 장염비브리오균은 열에 약하므로 익혀 먹으면 안전하다.

6) Escherichia coil 위장염

대장균 위장염은 특정 종류의 대장균이 일으키는 질병이다. 대장균은 원래 장에 있지만, 일부는 독소를 만들거나 장에 문제를 일으켜 설사, 복통 등을 유발한다.

주된 원인은 오염된 음식이나 물을 섭취하는 것이다. 덜 익힌 고기, 살균되지 않은 유제품, 오염된 채소나 과일, 정수되지 않은 물 등이 원인이 될 수 있다. 감염된 사람이나 동물과의 접촉을 통해 옮기도 한다.

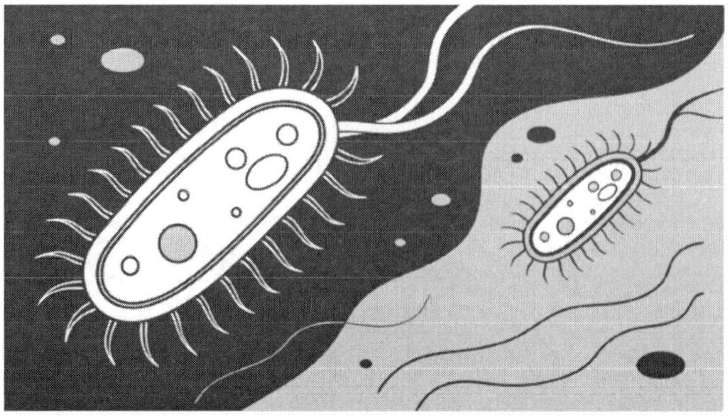

대장균 위장염은 종류에 따라 증상이 다르다. 피가 섞인 설사를 하는 경우, 물 설사를 심하게 하는 경우, 열이 나는 경우 등 다양하다. 심한 경우에는 합병증이 생길 수도 있다.

진단은 증상과 대변 검사를 통해 어떤 대장균에 감염되었는지 확인하여 내린다.

치료는 주로 물을 충분히 마시면서 증상을 완화하는 것이다. 심한 경우 수액을 맞기도 한다. 항생제는 의사의 판단에 따라 제한적으로 사용한다.

예방을 위해서는 손을 깨끗이 씻고, 음식은 충분히 익혀 먹으며, 물은 끓여 마시는 것이 중요하다. 날 음식과 익힌 음식을 구분해서 보관하고, 위생적인 환경을 유지해야 한다.

대장균 위장염은 다양한 증상을 나타낼 수 있으므로, 예방에 힘쓰고 증상이 나타나면 병원을 방문하여 진료를 받는 것이 좋다.

7) Campylobacter에 의한 위장염

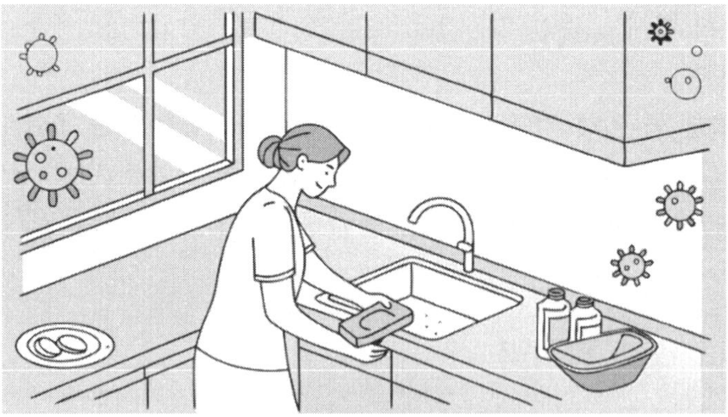

캄필로박터 위장염은 캄필로박터균 감염으로 발생하는 흔한 세균성 식중독이다. 주로 덜 익힌 가금류 섭취나 오염된 물을 통해 감염된다.

원인균은 캄필로박터 제주니이며, 오염된 육류 취급 시 교차 오염, 살균되지 않은 유제품, 감염된 동물 분변 등을 통해서도 전파될 수 있다.

잠복기는 2~5일이며, 초기 증상은 발열, 두통, 근육통 등이다. 이후 심한 복통, 설사(때로는 혈변), 오심, 구토 등이 나타나며, 증상은 2~7일 지속된다. 드물게 관절염 합병증이 발생할 수 있다.

진단은 대변 배양 검사를 통해 캄필로박터균을 확인한다.

치료는 대부분 자연 회복되지만, 탈수 예방을 위해 수분 보충이 중요하다. 심한 경우 항생제를 사용하기도 한다.

예방을 위해서는 육류를 충분히 익혀 먹고, 생고기와 다른 식품 간 교차 오염을 방지하며, 생고기 취급 후 손을 깨끗이 씻어야 한다. 살균되지 않은 유제품 섭취를 피하고, 지하수는 끓여 마시는 것이 좋다.

8) Yersinia 위장염

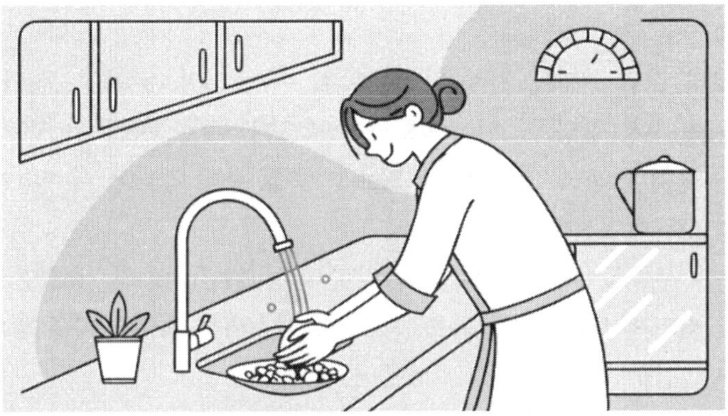

예르시니아 위장염은 예르시니아균 감염으로 발생하는 위장 질환이다. 주요 원인균은 예르시니아 엔테로콜리티카와 예르시니아 슈도튜버큘로시스이며, 오염된 돼지고기, 살균되지 않은 유제품, 오염된 채소 등을 통해 감염될 수 있다. 저온에서도 잘 자라 냉장 보관 식품도 주의해야 한다.

잠복기는 1~10일이며, 주요 증상은 심한 복통(특히 오른쪽 아랫배), 설사, 발열, 구토 등이다. 어린이에게는 발열, 복통, 설사가, 성인에게는 장염과 관절염이 동반되는 경우가 많다. 드물게 피부 발진이 나타나기도 한다.

진단은 증상 확인과 대변, 혈액 검사를 통해 균을 분리하여 확진한다.

대부분 자연 회복되지만, 탈수 예방을 위해 수분 보충이 중요하다. 심한 경우 항생제 치료를 고려한다.

예방을 위해서는 돼지고기를 충분히 익혀 먹고, 살균된 유제품을 섭취하며, 안전한 물을 마셔야 한다. 손을 깨끗이 씻고, 날 음식과 익힌 음식을 분리하여 보관하는 것이 중요하다. 냉장 보관 식품도 충분히 가열하여 섭취하는 것이 안전하다.

9) Hellcobacter pylorl에 의한 위장염

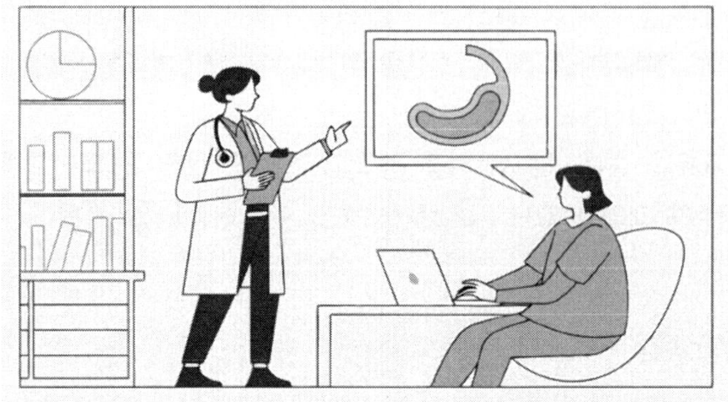

헬리코박터 파일로리는 위 점막에 사는 나선균으로, 만성 위염, 위궤양, 십이지장궤양의 주요 원인이며 위암 위험을 높인다. 감염 경로는 명확하지 않으나, 주로 사람 간 접촉으로 추정된다. 침, 구토물, 대변 오염된 물이나 음식, 내시경 등 의료 기구를 통해 전파될 수 있다. 주로 어린 시절에 감염되며, 만성 감염으로 이어진다.

감염 자체는 대부분 무증상이다. 그러나 지속되면 만성 위염(속쓰림, 소화불량, 복부 팽만감, 식욕 부진), 위궤양 및 십이지장궤양(심한 복통, 속쓰림, 메스꺼움, 구토, 식후 통증, 위장관 출혈, 천공)을 유발할 수 있다. 만성 감염은 위암 위험을 증가시킨다.

진단은 요소 호기 검사, 혈액 검사(항체 측정), 내시경 검사(조직 검사), 대변 항원 검사 등으로 한다.

치료는 헬리코박터 파일로리균이 확인되고 위염, 위궤양, 십이지장궤양 등이 있거나 위암 가족력이 있는 경우에 시행한다. 주로 1~2주 동안 항생제와 위산 억제제를 병용한다. 치료 성공 여부는 치료 종료 후 요소 호기 검사 등으로 확인한다.

예방을 위한 특별한 수칙은 없으나, 개인위생 관리를 철저히 하는 것이 중요하다. 음식을 함께 먹을 때는 개인 접시를 사용하고, 물은 끓여 마시는 것이 도움이 될 수 있다. 헬리코박터 파일로리 감염은 흔하지만 모든 감염자가 위장 질환으로 진행되지는 않는다. 그러나 위장 질환의 중요한 원인이므로 증상이 있거나 위험 요인이 있는 경우에는 적극적인 진단과 치료가 필요하다.

5. 바이러스성에 의한 질병

1) 유행성 이하선염

유행성 이하선염은 볼거리 바이러스 감염으로 생기는 급성 전염병이다. 주로 침샘 중 가장 큰 이하선에 염증이 생겨 볼이 붓고 아픈 것이 특징이다.

바이러스는 감염된 사람의 침이나 콧물로 퍼져 공기를 통해 전염된다. 환자와 가까이 있거나 같은 공간에 있으면 쉽게 감염될 수 있다. 전염력은 증상 나타나기 1~2일 전부터 나타난 후 5일까지다.

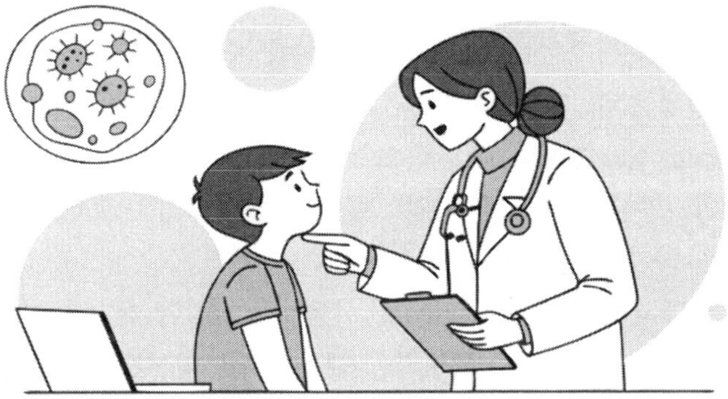

잠복기는 보통 2~3주다. 처음에는 열, 두통, 근육통, 식욕 부진 같은 감기 증상이 나타날 수 있다. 이후 귀밑 이하선이 붓고 아프기 시작하며, 보통 양쪽 볼이 붓는다. 붓기는 1주일에서 열흘 정도 가고, 음식을 씹거나 삼킬 때 통증이 심해진다.

합병증으로는 뇌수막염, 고환염, 난소염, 췌장염, 청력 손실 등이 드물게 나타날 수 있다.
진단은 볼이 붓는 특징적인 증상으로 한다. 필요하면 혈액 검사나 소변 검사로 바이러스 항체를 확인한다.

특별한 치료약은 없고, 충분히 쉬면서 물을 많이 마시는 등 증상 완화 치료를 한다. 열이나 통증에는 해열진통제를 먹을 수 있고, 부은 부위에는 냉찜질이나 온찜질이 도움이 된다.

예방은 MMR(홍역-볼거리-풍진) 백신을 2회 접종하는 것으로 효과적이다. 환자가 생기면 전염기간 동안 격리하고, 접촉자는 백신 접종 여부를 확인해야 한다.

2) Cytomegalovirus에 의한 감염증

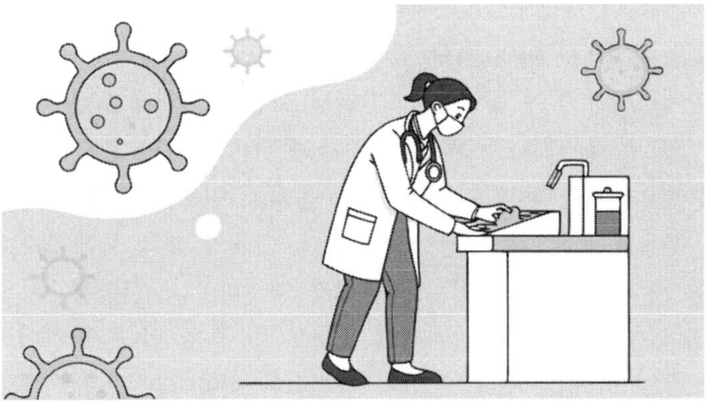

거대세포 바이러스(CMV) 감염증은 흔한 바이러스 감염으로, 대부분 건강한 사람은 증상이 없거나 가볍게 앓고 지나간다. 하지만 면역력이 약한 사람이나 신생아에게는 심각한 질병을 일으킬 수 있다.

CMV는 감염된 사람의 체액을 통해 전파된다. 태아 감염, 직접 접촉(타액, 소변 등), 성 접촉, 수혈, 장기 이식, 영유아 간 접촉 등이 경로이다. 전염력은 강하지 않으나, 밀접하고 지속적인 접촉 시 감염될 수 있다.

건강한 사람은 무증상이거나 가벼운 감기 유사 증상을 보인다. 면역 저하자는 폐렴, 망막염, 간염 등 심각한 질병이 발생할 수 있다. 선천성 CMV 감염은 아기에게 다양한 선천적 이상을 유발할 수 있으며, 후유증이 남기도 한다.

진단은 바이러스 배양, 혈청 검사(항체 확인), 유전자 검사(PCR), 조직 검사 등으로 이루어진다. 신생아는 뇌 CT 촬영을 하기도 한다.

건강한 사람은 자연 회복되지만, 면역 저하자나 신생아의 심각한 감염은 항바이러스제로 치료한다.

예방 백신은 없으며, 철저한 손 위생, 위생적인 생활 습관, 임산부의 주의가 중요하다.

CMV 감염은 흔하지만, 대부분 큰 문제 없이 지나간다. 다만 면역력이 약하거나 임신부에게는 심각할 수 있으므로 예방에 신경 써야 한다.

3) A형 간염

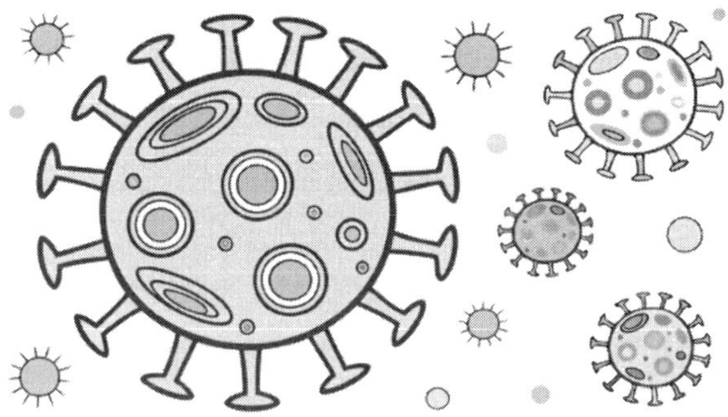

A형 간염은 A형 간염 바이러스(HAV) 때문에 생기는 급성 간 질환이다. 만성으로 진행되지는 않지만, 심하면 심각한 간염으로 이어질 수 있다.

주로 입을 통해 바이러스가 몸에 들어온다. 감염된 사람의 대변에 묻은 바이러스가 손이나 물건을 통해 다른 사람 입으로 옮겨진다. 오염된 물이나 음식, 덜 익힌 조개류를 먹으면 쉽게 걸린다. 감염된 사람과 접촉하거나 손을 제대로 씻지 않고 음식을 만지면 옮길 수 있다. 위생이 안 좋은 곳이나 사람이 많은 곳에서 집단으로 발생하기도 한다. 드물게 피를 통해 옮기도 한다.

잠복기는 2주에서 7주 정도다. 처음에는 몸살처럼 열, 피로감, 근육통, 식욕 부진 등이 나타난다. 속이 메스껍고 토하기도 하며, 배가 아프고 설사를 할 수도 있다. 시간이 지나면 황달이 나타나 눈이나 피부가 노랗게 변하고, 소변 색깔이 진해진다. 어린이는 증상이 가볍거나 없을 수 있지만, 나이가 많을수록 증상이 심하다.

진단은 피 검사로 한다. 피에서 A형 간염 바이러스에 대한 특정 항체가 나오면 알 수 있다. 간 기능이 나빠지면 간 효소 수치나 빌리루빈 수치가 올라간다.

특별한 치료약은 없고, 증상을 완화하고 간 회복을 돕는 치료를 한다. 충분히 쉬고 영양을 보충해야 한다. 심한 경우 수액 치료를 받는다. 술이나 간에 부담 주는 약은 피해야 한다. 대부분 합병증 없이 회복되고 만성 간염으로 진행되지 않는다.

예방은 예방 백신 접종과 개인 위생 관리가 중요하다. 생후 12~23개월에 1차 접종 후 6~12개월 뒤 2차 접종을 권장한다. 위험군 성인도 접종하는 것이 좋다. 손을 깨끗이 씻고, 음식은 익혀 먹으며, 물은 끓여 마셔야 한다. 조개류는 꼭 익혀 먹고, 과일은 껍질을 벗겨 먹는 것이 좋다. 설사 증상이 있는 사람은 음식을 만들지 않아야 한다. 예방 백신으로 충분히 막을 수 있는 병이므로, 예방 접종과 철저한 개인 위생 관리를 통해 감염 위험을 줄이는 것이 중요하다.

4) 급성로타바이러스(위)장염

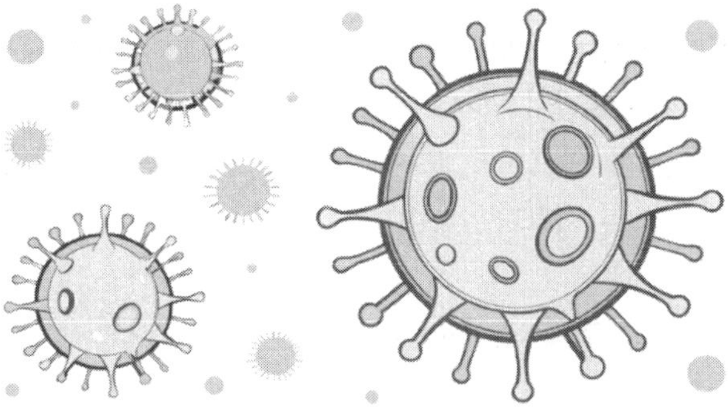

급성 로타바이러스 위장염은 로타바이러스 감염으로 생기는 소화기 질환이다. 전염성이 매우 강하며, 특히 영유아에게 심한 설사를 일으키는 주요 원인이다.

주로 감염된 사람의 대변을 통해 입으로 전파된다. 환자와 직접 접촉하거나 오염된 환경에 노출될 경우 쉽게 감염된다. 어린이집 등 집단 생활 시설에서 유행하기 쉽다.

잠복기는 1~3일이며, 초기에는 발열, 콧물 등 감기 증상이 나타날 수 있다. 이후 심한 구토와 물 같은 설사가 특징적이다. 탈수가 쉽게 나타나 심한 경우 위험할 수 있다. 증상은 보통 4~7일 지속된다.

진단은 대변 검사로 로타바이러스 항원을 확인한다.

특이적인 치료제는 없으며, 탈수 예방 및 교정이 중요하다. 경구 또는 정맥 수액 보충을 하고, 증상에 따라 해열제나 항구토제를 사용할 수 있다. 지사제는 권장되지 않는다. 설사가 멎으면 부드러운 음식부터 섭취한다. 모유 수유아는 계속 모유를 먹인다.

예방은 백신 접종이 효과적이다. 생후 2개월부터 정해진 일정에 따라 2~3회 경구 백신 접종이 권장된다. 개인 위생 관리도 중요하며, 손을 깨끗이 씻고 환자의 배설물은 소독해야 한다.

5) 충수염

충수염은 맹장 끝에 붙은 충수에 염증이 생기는 병이다. 흔히 맹장염이라고 잘못 알려져 있다. 제때 치료하지 않으면 충수가 터져 복막염 같은 심각한 합병증을 유발할 수 있다.

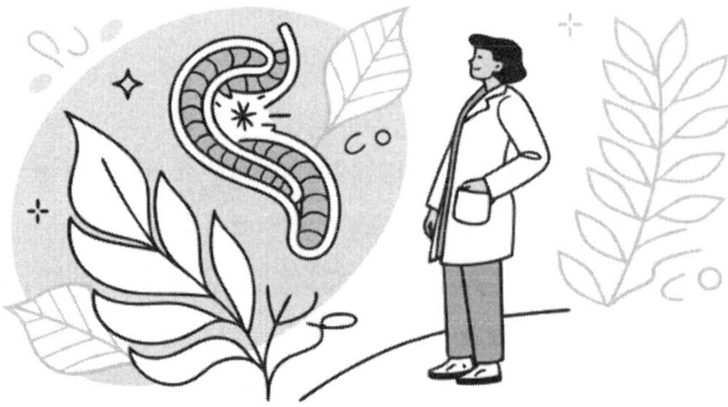

주된 원인은 충수 내부가 막히는 것이다. 아이들은 림프 조직이 커져 막히고, 어른들은 딱딱한 변이 막는 경우가 많다. 드물게 이물질이 막기도 한다. 충수가 막히면 세균이 증식하여 염증이 생긴다.

초기에는 배꼽 주위나 윗배가 아프다가 오른쪽 아랫배로 통증이 옮겨가 심해진다. 오른쪽 아랫배를 누르면 아프고, 뗐을 때 더 아프다. 식욕이 없고, 속이 메슥거리거나 토하기도 한다. 열이 조금 날 수도 있다.

진단은 증상과 진찰로 한다. 혈액 검사로 염증 반응을 확인하고, 복부 초음파나 CT 촬영으로 충수 상태를 확인한다.

주된 치료는 수술로 충수를 제거하는 것이다. 복강경 수술을 많이 한다. 수술 전후로 항생제를 사용한다. 초기에는 항생제 치료만으로 되는 경우도 있지만, 재발 위험이 있다.
충수염이 의심되면 바로 병원에 가야 한다. 방치하면 충수가 터져 위험하다.

6. 원충에 의한 질환

1) 아베마성 이질

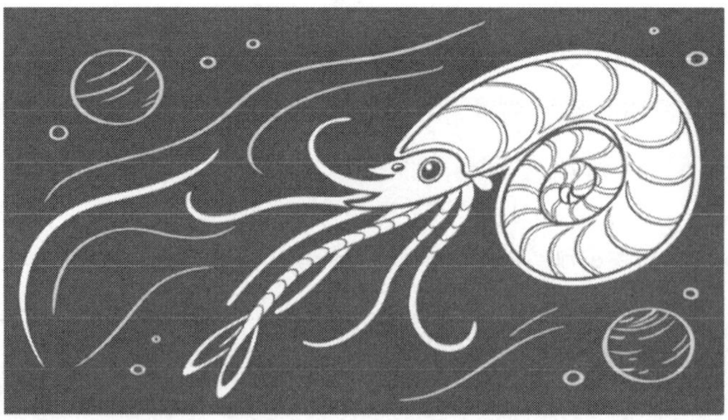

아메바성 이질은 이질아메바라는 원충 때문에 생기는 대장 질환이다. 위생 상태가 안 좋은 곳에서 주로 발생하며, 설사, 복통을 일으키고 심하면 간 등에 고름을 만들 수 있다.

감염은 주로 낭포형이라는 형태로 오염된 물이나 음식을 먹어서 생긴다. 더러운 손으로 음식을 만들거나, 파리나 바퀴벌레가 옮기기도 한다. 감염된 사람의 대변에 직접 또는 간접적으로 접촉해서 입으로 들어갈 수도 있고, 성관계로도 옮을 수 있다.

몸속에 들어온 낭포형은 대장에서 영양형으로 바뀌어 대장 점막에 염증과 궤양을 만든다. 일부는 다시 낭포형으로 변해 대변으로 나가 다른 사람에게 옮겨진다.

증상은 없을 수도 있지만, 나타나면 배가 아프고, 변을 자주 보고 싶어지고, 묽은 설사를 한다. 심해지면 열이 나고 설사에 피나 점액이 섞여 나온다. 간에 고름이 생기는 간농양이 가장 흔하며, 열, 오른쪽 윗배 통증, 체중 감소 등을 일으킨다.

진단은 대변 검사로 아메바를 확인하거나, 피 검사로 항체를 확인한다. 간농양 등 다른 장기 감염은 CT나 MRI로 확인한다. 대장 내시경으로 대장 궤양을 확인하고 조직 검사를 할 수도 있다.

치료는 항아메바제를 사용한다. 장에만 있는 경우와 간농양이 생긴 경우 약물 치료가 다르다. 증상이 없는 보균자도 치료해야 한다.

예방은 손을 깨끗이 씻고, 물은 끓여 마시거나 정수된 물을 마시는 것이다. 채소나 과일은 깨끗하게 씻어 먹고, 음식은 충분히 익혀 먹어야 한다. 위생 상태가 안 좋은 곳으로 여행 갈 때는 물과 음식을 특히 조심해야 한다.

2) 람블편모충증

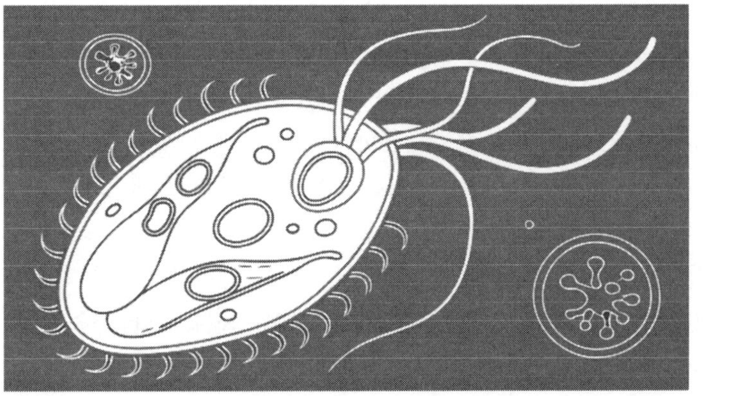

람블편모충증은 람블편모충이라는 원충에 감염되어 생기는 소장 질환이다. 전 세계적으로 발생하며, 특히 위생 상태가 좋지 않은 곳에서 흔하다. 오염된 물이나 음식을 통해 전파되며, 여행자 설사의 주요 원인이기도 하다.

감염은 람블편모충의 낭포를 섭취하여 발생한다. 낭포는 감염된 사람이나 동물의 대변으로 배출되어 물이나 음식을 오염시킨다. 적은 수의 낭포로도 감염될 수 있으며, 낭포는 환경에서 비교적 오래 생존한다.

잠복기는 보통 1~2주이다. 증상은 설사(기름지고 냄새가 심함), 복통, 복부 팽만감, 구역, 구토, 체중 감소, 피로감 등 다양하게 나타난다. 만성 감염 시 흡수 장애를 유발하여 체중 감소, 지방변,

유당 불내성 등이 나타날 수 있다. 약 절반의 감염자는 무증상이다.

진단은 대변 검사를 통해 람블편모충의 낭포나 영양형을 확인한다. 여러 번 검사해야 진단율을 높일 수 있다. 치료는 메트로니다졸, 티니다졸 등의 항원충제를 사용한다. 설사가 심하면 수분 및 전해질 보충을 병행한다.

예방을 위해서는 손을 깨끗이 씻고, 오염이 의심되는 물은 끓여 마시거나 정수하여 마셔야 한다. 음식은 위생적으로 준비하고 충분히 익혀 먹는다. 위생 상태가 좋지 않은 지역 여행 시 물과 음식 섭취에 주의해야 한다.

3) 대장 발란티듐증

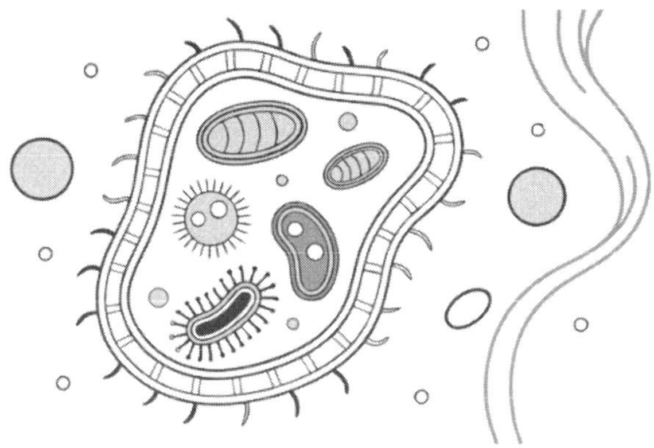

대장 발란티듐증은 발란티듐 콜리라는 원충이 대장에 감염되어 생기는 병이다. 주로 돼지를 숙주로 하며, 위생 상태가 안 좋은 곳에서 더 흔하다.

감염은 낭포를 먹어서 생긴다. 낭포는 감염된 사람이나 돼지의 대변으로 나오고, 오염된 물이나 음식을 통해 입으로 들어간다. 돼지가 주요 숙주이며, 사람 간 전파도 가능하다.

대부분 무증상이지만, 증상이 나타나면 경미한 복통과 설사부터 심한 이질과 비슷한 증상까지 다양하다. 심한 경우 점액성 혈변, 심한 복통, 구토, 탈수 등이 나타날 수 있고, 대장 궤양이나 장 천공 같은 합병증이 생길 수도 있다.

진단은 대변 검사로 원충을 확인한다. 여러 번 검사해야 할 수 있다. 대장 내시경으로 대장 점막 이상을 확인하고 조직 검사를 할 수도 있다.

치료는 테트라사이클린, 메트로니다졸 등의 항원충제를 사용한다. 설사가 심하면 수분 보충 치료를 한다.

예방을 위해서는 손을 깨끗이 씻고, 오염된 물은 끓여 마시거나 정수해서 마셔야 한다. 음식은 깨끗하게 씻고 익혀 먹으며, 특히 돼지고기는 충분히 익혀야 한다. 분변을 위생적으로 처리하고, 돼지 사육 환경을 개선하는 것도 중요하다.

19장. 비뇨생식기계와 성매매 감염질환

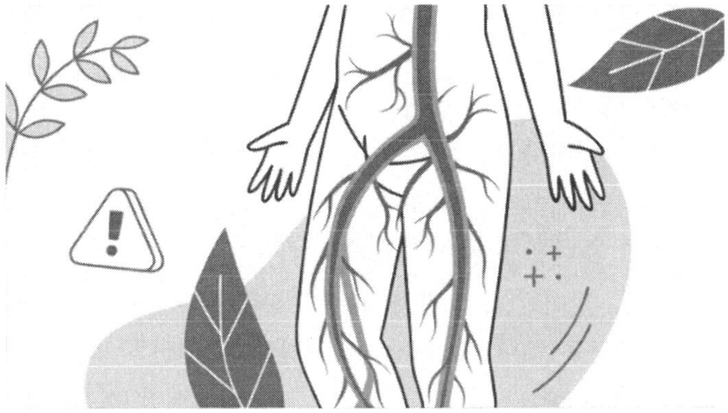

비뇨생식기계와 성매개 감염질환은 성 접촉으로 옮는 다양한 병이다. 세균, 바이러스, 원충 등이 원인이며, 남녀 모두에게 영향을 준다.

남성은 요도염, 전립선염 등을 일으켜 배뇨통, 요도 분비물, 고환 통증이 나타날 수 있다. 여성은 질염, 자궁경부염 등을 일으켜 질 분비물 증가, 가려움증, 하복부 통증, 비정상 출혈이 있을 수 있다.

주요 질환은 임질, 클라미디아, 매독, 헤르페스, 인유두종바이러스 감염증, 트리코모나스증 등이다. 초기 증상이 없거나 가벼울 수 있지만, 방치하면 불임, 만성 골반통, 자궁외 임신, 암 등의 합병증을 유발할 수 있다.

예방을 위해서는 콘돔을 정확히 사용하는 안전한 성관계가 중요하다. 정기적인 검진으로 조기 발견 및 치료하는 것도 중요하다. 성매개 감염질환은 누구에게나 생길 수 있으며, 숨기거나 방치하면 자신과 파트너 모두에게 위험하다. 의심 증상 시 즉시 병원을 찾아 진료받아야 한다.

1. 비뇨생식기계의 구조와 기능

1) 비뇨기계

비뇨기계는 몸속 노폐물 중 수용성 노폐물을 걸러내 소변으로 배출하고, 체내 수분, 전해질, 산-염기 균형을 유지하는 중요한 기관들의 모임이다. 신장, 요관, 방광, 요도로 이루어져 있다.

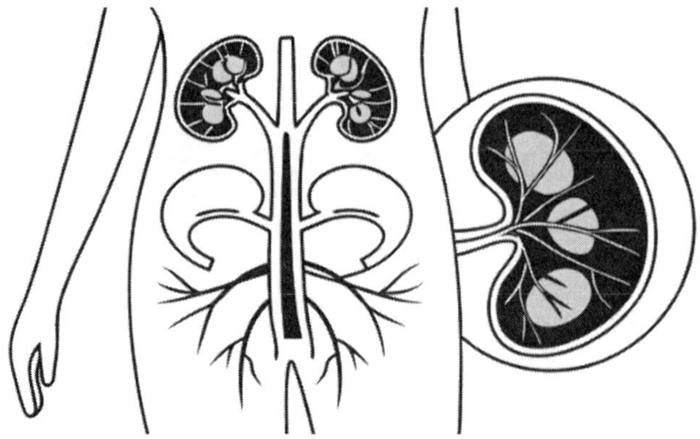

신장은 한 쌍의 강낭콩 모양 기관으로, 혈액을 여과하여 소변을 만든다. 신장 안에는 네프론이라는 기능 단위가 있어 노폐물을 걸러내고 필요한 물질은 재흡수한다. 또한, 혈압 조절 호르몬인 레닌, 적혈구 생성 촉진 호르몬인 에리트로포이에틴, 칼슘 흡수를 돕는 활성형 비타민 D를 생성한다.

요관은 신장에서 만들어진 소변을 방광으로 옮기는 가늘고 긴 관이다. 좌우 한 쌍이 있으며, 연동 운동으로 소변을 방광으로 밀어낸다. 요관의 좁은 부위는 요로 결석이 잘 걸리는 곳이다.

방광은 골반 앞쪽에 있는 근육 주머니로, 소변을 저장한다. 성인의 방광은 약 500-700ml의 소변을 저장할 수 있다. 방광벽은 배뇨근으로 되어 있고, 아래쪽 방광 경부에는 소변 배출을 조절하는 내부 및 외부 요도 괄약근이 있다.

요도는 방광에 저장된 소변을 몸 밖으로 내보내는 관이다. 남성의 요도는 길고, 여성의 요도는 짧다. 남성의 요도는 정액 배출 통로 역할도 한다. 요도 끝에는 외부 요도구가 있으며, 요도 괄약근의 조절을 받는다. 여성의 요도는 짧아 요로 감염에 취약하다.

비뇨기계는 노폐물 배설, 체액 및 전해질 균형 유지, 산-염기 균형 유지, 혈압 조절, 호르몬 생성 등 다양한 기능을 수행하여 우리 몸의 항상성을 유지하는 데 필수적인 역할을 한다.

2) 생식기계

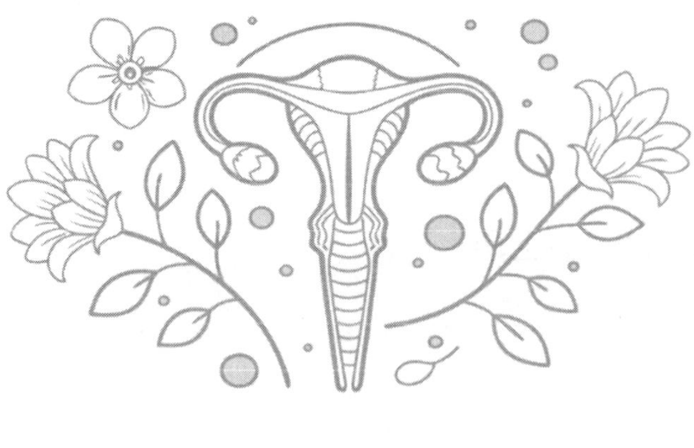

생식기계는 정자와 난자를 만들고, 수정과 임신을 돕는 기관들의 모임이다. 성호르몬을 분비하여 이차 성징과 생식 기능을 조절한다. 남성과 여성의 생식기계는 구조와 기능이 다르다.
남성 생식기계는 고환에서 정자를 만들고, 부고환에서 성숙시킨다. 정관을 통해 이동하여 정낭과 전립선에서 분비되는 액체와 섞여 정액이 된다. 요도를 통해 음경을 거쳐 외부로 배출된다. 음낭은 고환의 온도를 조절한다.

여성 생식기계는 난소에서 난자를 만들고, 난관을 통해 자궁으로 이동한다. 수정은 주로 난관에서 일어난다. 자궁은 태아가 자라는 곳이다. 자궁경부는 자궁과 질을 연결한다. 질은 성교 및 출산 통로이다. 외음부는 외부 생식 기관이다.

남성과 여성의 생식기계는 생식이라는 공통된 목표를 가지지만, 구조와 역할은 다르다. 호르몬 분비를 통해 신체 기능에 영향을 미친다.

2. 비뇨생식기계 정상 상재균

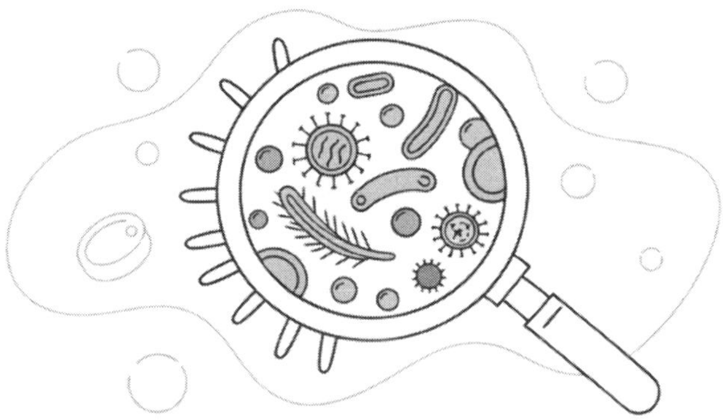

비뇨생식기계에는 다양한 미생물이 살고 있다. 이들은 정상 상재균으로, 우리 몸과 공생하며 건강 유지에 중요한 역할을 한다.

요도에는 *Staphylococcus epidermidis*, *Streptococcus* spp., *Corynebacterium* spp., *Lactobacillus* spp. 등이 소량 존재한다. 이들은 외부 병원균의 정착을 막고 면역 체계 발달에 기여한다. 여성은 요도가 짧아 질 세균이 요도 입구에 있기도 하다.

여성의 질에는 *Lactobacillus* spp.가 주를 이룬다. 락토바실러스는 젖산을 생성하여 질 내부를 산성으로 유지, 병원균 증식을 억제한다. 항균 물질도 생성한다. 소량의 다른 혐기성/호기성 세균도 존재하며, 균형이 깨지면 질환이 발생할 수 있다.

남성 외부 생식기에는 피부 정상 상재균과 유사한 *Staphylococcus* spp., *Streptococcus* spp., *Corynebacterium* spp. 등이 있다. 포피 내부 습한 환경은 세균 증식에 유리하며, 위생 관리가 소홀하면 염증이 생길 수 있다.

정상 상재균은 공간/영양분 경쟁, 항균 물질 생성, 면역 체계 자극 등을 통해 우리 몸을 보호한다. 균형이 깨지면 감염 질환이 발생할 수 있으므로, 건강한 생활 습관과 적절한 위생 관리를 통해 균형을 유지하는 것이 중요하다.

3. 비뇨기계 감염

1) 세균매개 감염증

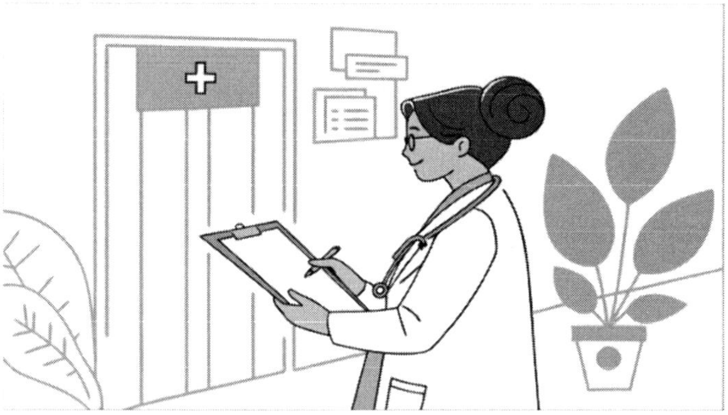

바이러스도 비뇨기계 감염을 일으킬 수 있지만, 세균 감염보다 덜 흔하다. 바이러스는 비뇨기계 세포에 직접 침투하거나, 다른 부위 감염과 동반되어 증상을 나타낸다.

아데노바이러스는 출혈성 방광염을 유발하여 혈뇨, 배뇨통, 빈뇨를 일으킬 수 있다. 헤르페스 바이러스는 요도염이나 방광염을 일으켜 배뇨통, 요도 분비물을 유발할 수 있다. 거대세포 바이러스는 면역 저하자에게 신장염을 일으켜 신장 기능 저하, 혈뇨를 유발할 수 있다. 볼거리 바이러스는 드물게 신장염을 일으켜 옆구리 통증, 발열을 동반할 수 있다. HIV는 면역 저하로 이차 감염 위험을 높여 비뇨기계 질환을 유발할 수 있다.

바이러스는 혈액을 통해 전파되거나, 드물게 요도를 통해 상행성 감염을 일으킨다. 성기 헤르페스는 성 접촉으로 직접 전파될 수 있다.

진단은 소변 검사로 염증 소견을 확인하고, 바이러스 배양, 유전자 검사, 혈청 검사 등으로 원인 바이러스를 확인한다.

치료는 대부분 증상 완화 치료로 자연 치유되지만, 헤르페스 바이러스에는 아시클로버, CMV에는 간시클로비르 등 항바이러스제를 사용하기도 한다.

예방은 손씻기 등 개인 위생 철저, 안전한 성관계, 면역력 강화, 백신 접종 등이 있다.

바이러스 매개 비뇨기계 감염은 덜 흔하지만, 심각한 증상을 유발할 수 있으므로 주의해야 한다. 증상 시 병원을 방문하여 진단과 치료를 받는 것이 중요하다.

4. 생식기계 감염

1) 세균매개 감염증

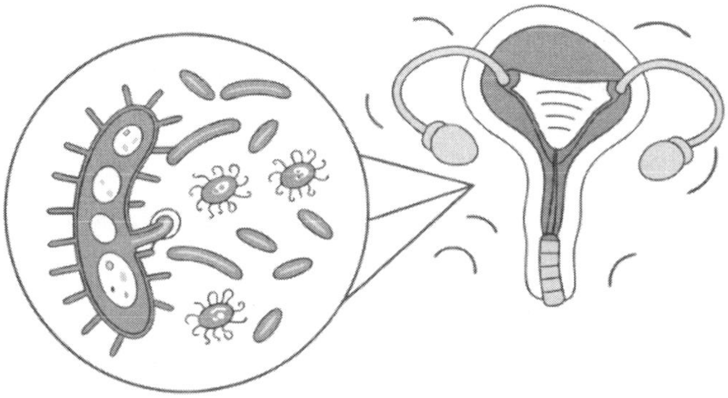

세균은 생식기계 감염의 흔한 원인으로, 성 접촉을 통해 주로 전파되지만 다른 경로로도 감염될 수 있다. 클라미디아 감염증은 가장 흔한 세균성 성병 중 하나로, 여성은 무증상인 경우가 많으나 질 분비물, 배뇨통, 생리 외 출혈 등이 나타날 수 있고, 남성은 배뇨통, 요도 분비물 등이 있을 수 있다. 치료하지 않으면 불임과 같은 합병증을 유발할 수 있다.

임질은 남성에게 요도 분비물과 배뇨통을, 여성에게는 자궁경부염이나 골반염을 일으킬 수 있으며, 무증상인 경우도 많다. 매독은 초기 무통성 궤양 이후 전신으로 퍼져 심각한 손상을 초래할 수 있는 심각한 성병이다. 세균성 질염은 질 내 세균 불균형으로 인해 발생하며, 악취 나는 질 분비물과 가려움증을 유발할 수 있다. 마이코플라즈마 및 유레아플라즈마 감염증은 비특이적 증상을 보이며 다양한 비뇨생식기계 염증을 일으킬 수 있다. 연성하감은 성기 궤양과 림프절 부종을 특징으로 하는 성병이다.

증상은 분비물, 배뇨 시 통증, 성기 부위의 이상, 하복부 통증, 비정상적인 출혈, 고환 통증 등 다양하며, 무증상 감염도 흔하다. 진단은 병력 청취, 신체 검진, 소변, 질 또는 요도 분비물 검사, 혈액 검사, PCR 검사 등을 통해 이루어진다. 치료는 항생제를 사용하며, 감염된 사람과 성 파트너 모두 함께 치료해야 재감염을 예방할 수 있다. 예방을 위해서는 콘돔을 정확하게 사용하고, 안전한 성관계를 가지며, 정기적인 성병 검진을 받는 것이 중요하다. 성병 진단 시에는 반드시 치료를 받고 파트너에게도 알려 함께 치료받도록 해야 한다.

2) 바이러스성 매개질환

바이러스는 생식기계 감염의 또 다른 주요 원인이며, 주로 성 접촉을 통해 전파된다. 세균 감염과 달리 만성적인 경과를 보이거나 암과 관련될 수 있어 주의해야 한다.

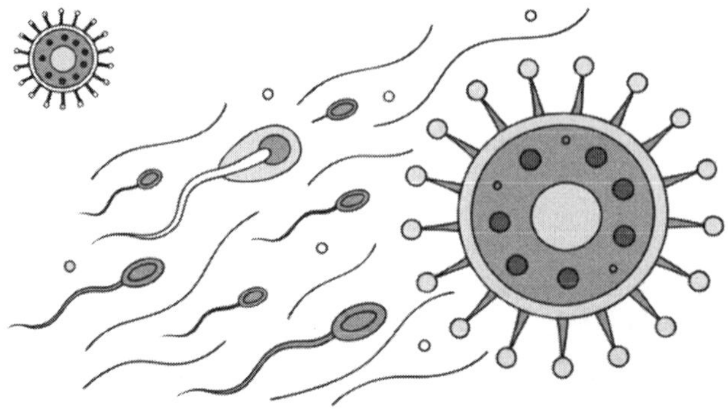

헤르페스 심플렉스 바이러스 감염증은 성기나 항문 주위에 물집과 궤양을 유발하며, 통증, 가려움증, 배뇨 곤란을 동반한다. 최초 감염 시 증상이 심하고 재발이 잦다. 임신 중 감염은 신생아에게 위험할 수 있다. 인유두종바이러스 감염증은 가장 흔한 성병 중 하나로, 저위험군은 생식기 사마귀를, 고위험군은 자궁경부암 등 생식기 암의 원인이 된다. HIV 감염증은 면역 체계를 파괴하여 AIDS를 유발하며, 생식기 감염 자체보다는 이차 감염 위험을 높인다. 거대세포 바이러스 감염증은 건강한 성인은 대부분 무증상이지만, 면역 저하자에게는 비뇨생식기계 증상을 유발할 수 있다.

증상은 성기 주변의 물집, 궤양, 사마귀, 통증, 가려움증, 비정상적인 분비물, 배뇨 시 불편감, 하복부 통증 등이 나타날 수 있다.

진단은 시진, 바이러스 검사(PCR, 배양), 혈청 검사, 여성의 경우 자궁경부 세포 검사 및 HPV 검사 등을 통해 이루어진다.

치료는 헤르페스의 경우 항바이러스제를 사용하여 증상 완화 및 재발 억제를 목표로 한다. HPV는 사마귀 제거 치료를 하고, 고위험군 감염은 정기 검진 및 전암 병변 치료를 한다. HPV 백신으로 예방할 수 있다. HIV는 항레트로바이러스 치료로 바이러스 증식을 억제한다. CMV는 건강한 성인은 대개 치료가 필요 없지만, 면역 저하자에게는 항바이러스제를 사용한다.

예방은 콘돔 사용, 성 파트너 수 줄이기, HPV 백신 접종, 정기적인 성병 검진이 중요하다. 성기 이상 증상 시 즉시 병원을 방문해야 한다.

3) 진균성 매개질환

진균류는 생식기계 감염의 흔한 원인으로, 특히 여성에게 칸디다 질염 형태로 잘 나타난다. 칸디다 알비칸스 곰팡이가 과도하게 증식하여 발생하며, 성병은 아니지만 성관계로 증상이 악화될 수 있다.

주요 증상은 심한 질 가려움증, 흰색/노란색의 걸쭉한 질 분비물, 외음부 붉어짐/부어오름, 배뇨통/성교통 등이다.

진단은 병력 청취, 신체 검진, 질 분비물 검사(현미경 확인, 배양 검사), 질 pH 측정 등으로 한다.

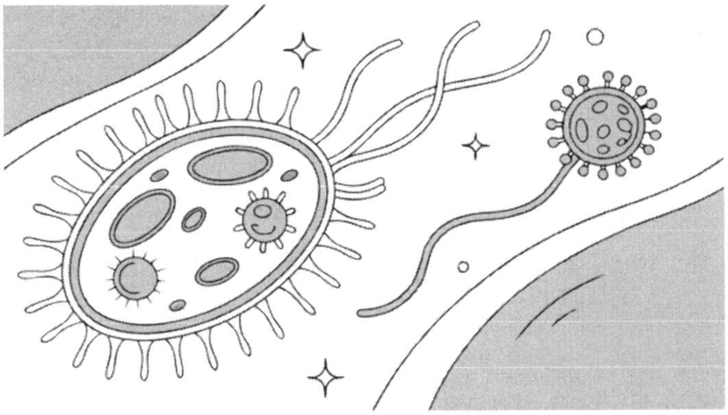

치료는 클로트리마졸, 미코나졸 등 국소 항진균제나 플루코나졸 등 경구 항진균제를 사용한다. 재발이 잦을 수 있으며, 재발성 감염 시 장기 억제 치료가 필요할 수 있다. 증상 있는 성 파트너와 함께 치료하는 것이 좋다.

예방을 위해 면 소재 속옷 착용, 꽉 끼거나 습한 옷 피하기, 질 세정제 과도한 사용 피하기, 당뇨병 환자 혈당 조절, 항생제 사용 시 의사 상담 등이 필요하다.

진균류는 생식기계 감염의 중요한 원인이며, 적절한 진단과 치료로 증상 완화 및 재발 방지가 가능하다. 증상 시 산부인과 상담이 중요하다.

4) 트리코모나스증

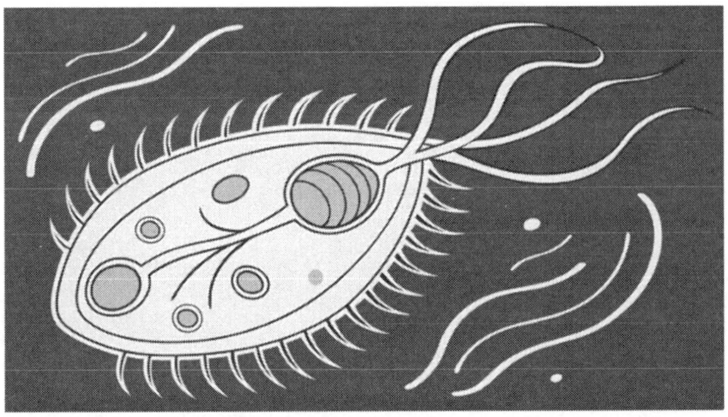

트리코모나스증은 트리코모나스 바지날리스라는 원충에 의해 생기는 성병이다. 성 접촉으로 쉽게 전파되며, 여성에게 특징적인 증상을 유발할 수 있지만 남성은 대부분 무증상이다.

여성에게 나타나는 주요 증상은 악취가 나는 황록색 또는 회색의 거품 섞인 질 분비물 증가, 외음부 가려움증 및 작열감, 배뇨통, 성교통 등이다. 질 점막이 붉게 붓기도 한다. 남성은 증상이 거의 없거나 경미한 요도염 증상만 나타날 수 있다.

진단은 질 분비물이나 요도 분비물을 현미경으로 검사하여 움직이는 원충을 확인하는 습식 도말 검사, 분비물을 배양하여 원충 증식을 확인하는 배양 검사, 원충 DNA를 검출하는 PCR 검사 등이 있다.

치료는 메트로니다졸 또는 티니다졸과 같은 항생제를 복용하며, 감염자와 성 파트너 모두 함께 치료해야 재감염을 막을 수 있다. 치료 기간 동안 금주해야 한다.

예방을 위해서는 콘돔을 정확하게 사용하고, 새로운 성 파트너와의 관계 시 감염 여부를 확인하며, 성 파트너 수를 줄이는 것이 중요하다. 정기적인 성병 검진을 통해 조기에 발견하고 치료하는 것도 중요하다. 성병 진단 시 반드시 파트너에게 알리고 함께 치료받아야 한다. 질 세척은 피하는 것이 좋다.

트리코모나스증은 치료가 가능하지만, 방치하면 골반염, 불임 등의 합병증을 유발할 수 있으며, HIV 감염 위험을 높일 수도 있으므로 조기 진단과 치료가 중요하다.

20장. 중추신경계의 감염질환

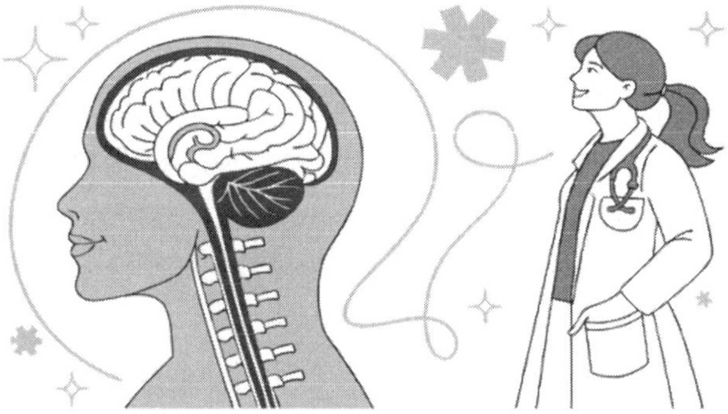

중추신경계 감염은 뇌와 척수에 병원체가 침입하여 발생하는 심각한 질환이다. 세균, 바이러스, 진균 등이 원인이며, 감염 부위에 따라 뇌수막염, 뇌염, 뇌농양 등으로 나뉜다.

뇌수막염은 수막에 염증이 생겨 고열, 심한 두통, 목 경직 등을 유발하며, 뇌척수액 검사로 진단하고 원인균에 따라 치료한다. 뇌염은 뇌 실질 염증으로 발열, 두통, 의식 변화, 경련 등이 나타나며, 뇌척수액 검사, 뇌파 검사, 뇌 영상 검사 등으로 진단 후 치료한다. 뇌농양은 뇌에 고름이 생겨 두통, 발열, 의식 저하, 국소 신경 증상 등을 보이며, 뇌 영상 검사로 진단 후 항생제 치료나 수술적 배농을 시행한다.

예방을 위해서는 백신 접종, 개인 위생 철저, 모기 매개 질환 예방, 기저 질환 관리 등이 중요하다. 중추신경계 감염은 심각한 후유증을 남길 수 있으므로, 의심 증상 시 즉시 병원을 방문하여 진료받아야 한다.

1. 중추신경계의 구조

중추신경계는 뇌와 척수로 이루어진 우리 몸의 핵심 통제 시스템이다. 뇌는 머리뼈 안에 있으며, 대뇌, 소뇌, 뇌간으로 나뉜다. 대뇌는 좌우 반구로 나뉘어 사고, 감각, 운동 등 고등 기능을 담당한다. 소뇌는 운동 조절과 균형 유지에 중요한 역할을 한다. 뇌간은 뇌와 척수를 연결하며, 호흡, 심박 등 생명 유지 기능을 담당한다. 뇌 내부에는 뇌척수액으로 채워진 뇌실이 있어 뇌를 보호하고 영양을 공급한다.

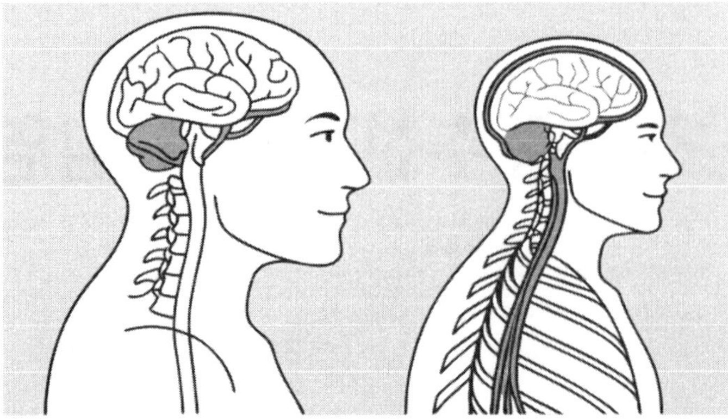

척수는 뇌간에서 시작하여 척추관을 따라 뻗어 있으며, 뇌와 말초 신경계 사이의 정보 전달 통로이자 반사 작용의 중추이다. 척수는 신경 세포체와 시냅스로 이루어진 회색질이 안쪽에, 신경 섬유 다발로 이루어진 백질이 바깥쪽에 위치한다. 척수에는 31쌍의 척수 신경이 연결되어 몸과 뇌 사이의 감각 및 운동 정보를 양방향으로 전달한다. 척수 역시 뇌척수액과 수막이라는 보호막에 의해 외부의 물리적 충격으로부터 안전하게 보호받는다.

결론적으로, 뇌는 대뇌, 소뇌, 뇌간의 세 부분으로, 척수는 회색질과 백질의 구조로 이루어져 있으며, 이들은 긴밀하게 상호작용하며 우리 몸의 모든 기능을 조절하고 통합하는 데 필수적인 역할을 수행하는 복잡하고 정교한 시스템이다.

2. 중추신경계의 방어

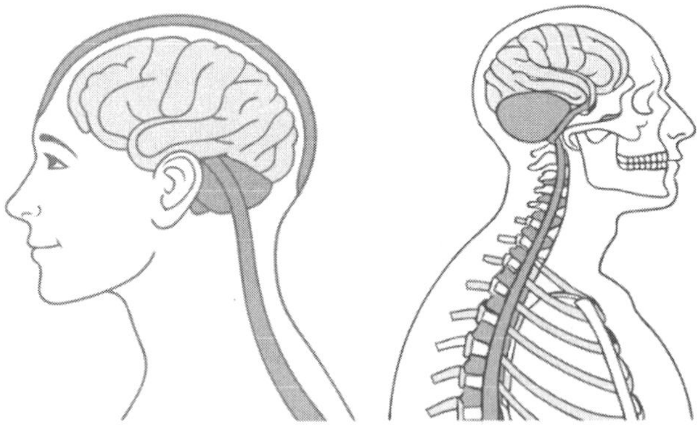

중추신경계는 뇌와 척수로 이루어진 우리 몸의 핵심 통제 시스템이다. 뇌는 머리뼈 안에, 척수는 척추관 안에 위치한다. 이들은 외부의 위협으로부터 스스로를 보호하기 위한 다층적인 방어 시스템을 갖추고 있다.

첫 번째 방어선은 물리적 장벽이다. 단단한 뼈 구조인 두개골은 뇌를, 척추는 척수를 외부 충격으로부터 강력하게 보호한다. 또한, 뇌와 척수를 둘러싼 세 겹의 막인 뇌척수막은 충격을 흡수하고 조직을 지지하며, 거미막밑 공간의 뇌척수액은 추가적인 완충 역할을 한다.

두 번째 방어는 화학적 장벽인 혈액-뇌 장벽이다. 뇌의 모세혈관 내피 세포는 매우 치밀하게 연결되어 있어 혈액으로부터 뇌 조직으로의 물질 이동을 엄격히 제한한다. 이는 유해 물질, 독소, 대부분의 약물, 면역 세포의 뇌 진입을 막아 뇌의 미세 환경을 안정적으로 유지하는 데 중요하다.

세 번째는 체액성 방어인 뇌척수액이다. 뇌실과 거미막밑 공간을 채우고 있는 이 액체는 뇌와 척수를 물리적으로 보호하고, 영양을 공급하며, 노폐물을 제거하는 역할을 한다. 또한, 일부 면역 감시 기능도 수행한다.

마지막으로 세포성 방어를 담당하는 미세아교세포가 있다. 중추신경계의 고유한 면역 세포인 미세아교세포는 뇌와 척수 내에서 외부 침입자나 손상된 세포를 감시하고 제거하며, 감염이나 손상 시 염증 반응을 유도한다. 혈액-뇌 장벽 때문에 말초 면역 세포의 뇌 진입이 어렵기 때문에 미세아교세포의 역할이 더욱 중요하다.

이처럼 중추신경계는 뼈, 막, 특수 혈관 장벽, 체액, 고유 면역 세포 등 다양한 방어 기전을 통해 외부의 위협으로부터 효과적으로 보호받고 있다.

3. 중추신경계의 감염질환

1) 바이러스에 의한 질병

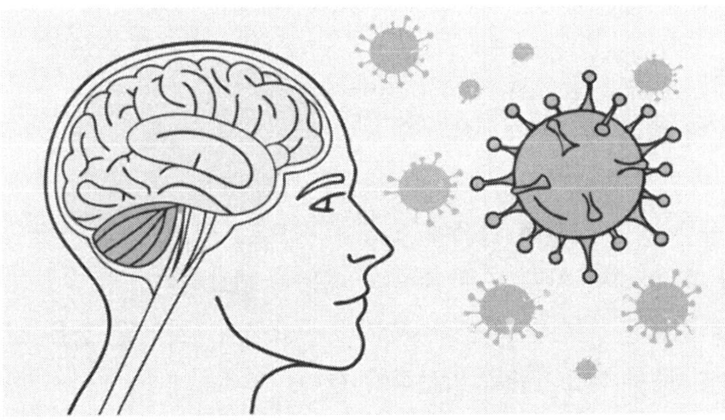

바이러스는 중추신경계에 침투하여 뇌수막염, 뇌염 등 다양한 질환을 유발한다. 증상과 심각도는 바이러스 종류와 감염 부위에 따라 다르다.

바이러스성 뇌수막염은 수막 염증으로 발열, 두통, 목 경직 등을 유발하며, 대부분 자연 회복되지만 일부는 심각한 합병증을 일으킬 수 있다. 바이러스성 뇌염은 뇌 실질 염증으로 발열, 두통, 의식 변화, 마비 등을 유발하며, 심하면 사망에 이를 수 있다. 수두-대상포진 바이러스는 뇌수막염, 뇌염, 척수염 등 다양한 신경계 합병증을 일으킬 수 있다. 폴리오는 척수 마비를 유발하며, 광견병은 치명적인 뇌척수염이다. HIV는 이차 감염을 통해 신경계 질환을 유발할 수 있다.

진단은 임상 증상, 신경학적 검사, 뇌척수액 검사, 뇌 영상 검사, 바이러스 유전자 검사 등을 종합하여 내린다. 치료는 대부분 증상 완화 치료를 중심으로 하며, 특정 바이러스에는 항바이러스제를 사용한다. 광견병은 예방이 최선이다.

예방은 백신 접종, 개인 위생 철저, 매개체 관리, 동물 접촉 주의 등이 중요하다.

2) 세균에 의한 중추신경계 감염증

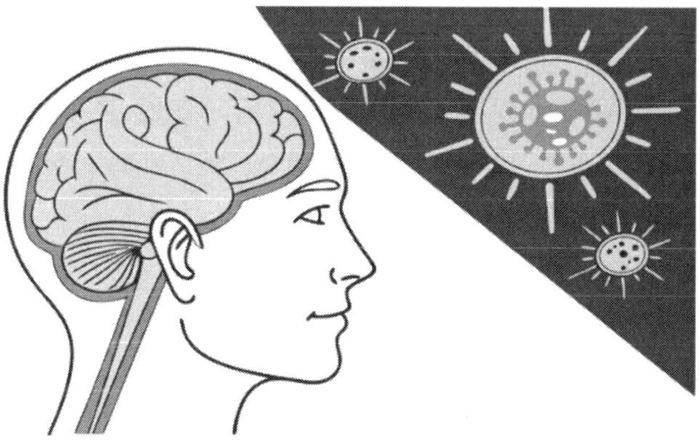

세균은 중추신경계에 침입하여 심각한 감염을 일으킬 수 있으며, 이는 생명을 위협하거나 심각한 후유증을 남길 수 있다. 주요 질환은 세균성 뇌수막염, 뇌농양, 경막외/경막하 농양이다.

세균성 뇌수막염은 수막에 세균 감염으로 발생하며, 고열, 심한 두통, 목 경직이 특징이다. 뇌척수액 검사로 진단하고, 신속한 항생제 치료가 필수적이다.

뇌농양은 뇌 조직 내 고름 형성으로, 서서히 진행되는 두통, 발열, 의식 저하 등이 나타나며, 뇌 CT/MRI로 진단 후 항생제 치료 또는 수술적 배농을 시행한다.

경막외/경막하 농양은 경막 바깥쪽/안쪽에 고름 축적으로, 국소 통증, 발열, 신경학적 증상을 유발하며, MRI로 진단 후 항생제 치료 또는 수술적 배농이 필요하다.

세균성 중추신경계 감염은 신속한 진단과 치료가 중요하며, 지연될 경우 심각한 결과를 초래할 수 있다. 의심 증상 시 즉시 의료기관을 방문해야 한다.

3) 진균류에 의한 중추신경계 감염증

진균류는 주로 면역 저하 환자에게 중추신경계 감염을 일으키며, 다양한 종류와 증상을 보인다.

크립토콕쿠스증은 *Cryptococcus* 효모균이 원인으로, 크립토콕쿠스 뇌수막염 형태로 나타나 두통, 발열, 목 경직 등을 유발한다. 뇌척수액 검사로 진단하고 항진균제로 치료한다.

아스페르길루스증은 *Aspergillus* 곰팡이가 원인으로, 뇌농양, 뇌경색 등을 일으킬 수 있다. 뇌 영상 검사 등으로 진단하고 항진균제를 사용하며, 수술적 치료를 병행하기도 한다.

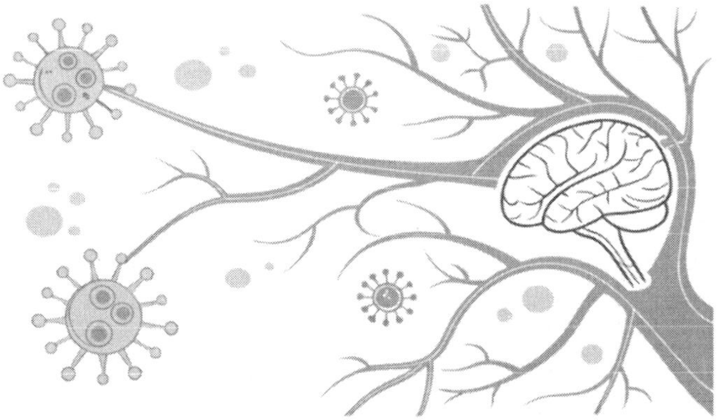

칸디다증은 *Candida* 효모균이 혈행성으로 전파되어 뇌농양, 뇌수막염 등을 유발한다. 뇌척수액 검사 등으로 진단하고 항진균제를 사용한다.

뮤코르증은 털곰팡이류가 원인으로, 면역 저하 환자에게 발생하여 뇌를 침범하고 두통, 안면 통증, 시력 저하 등을 유발한다. 조직 생검 등으로 진단하고 항진균제와 수술적 치료를 병행한다.

진균류에 의한 중추신경계 감염은 진단과 치료가 어렵고 예후가 불량한 경우가 많아, 면역 저하 환자의 예방 및 조기 진단이 중요하다.

4) 원충류에 의한 중추신경계 감염증

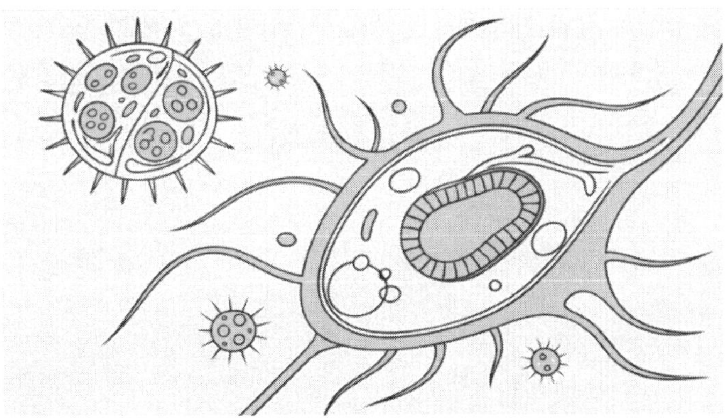

원충류는 다양한 경로로 중추신경계에 침입하여 심각한 감염을 일으킬 수 있으며, 이는 종종 생명을 위협하거나 심각한 신경학적 후유증을 남길 수 있다. 주요 원충류에 의한 중추신경계 감염증은 다음과 같다.

톡소플라스마 뇌염은 *Toxoplasma gondii*라는 세포 내 기생 원충이 원인이다. 주로 고양이 분변에 오염된 토양이나 덜 익힌 육류 섭취를 통해 감염된다. 면역력이 저하된 환자, 특히 HIV/AIDS 환자에게 흔히 발생하며, 뇌에 여러 개의 농양을 형성하여 두통, 발열, 혼돈, 경련, 마비, 언어 장애 등 다양한 신경학적 증상을 유발할 수 있다.

진단은 뇌 MRI나 CT에서 특징적인 병변을 확인하고, 혈액 검사에서 톡소플라스마 항체 양성을 보이는 것으로 한다. 치료는 설파디아진과 피리메타민을 병용하며, 면역 저하 환자는 유지 치료가 필요할 수 있다.

아프리카 수면병은 *Trypanosoma brucei*라는 편모충류 원충이 체체파리의 흡혈을 통해 전파되는 질환이다. 초기에는 발열, 림프절 부종, 피부 발진 등의 증상이 나타나고, 후기에는 원충이 중추신경계를 침범하여 수면 장애, 성격 변화, 운동 실조, 혼수 등을 유발한다. 진단은 혈액, 림프절액, 뇌척수액에서 원충을 확인하는 것으로 하며, 뇌척수액 검사는 질병의 진행 단계를 파악하는 데 중요하다. 치료는 질병 단계에 따라 수라민, 펜타미딘, 멜라르소프롤 등 다양한 항원충제를 사용하며, 중추신경계 침범 시에는 독성이 강한 약물이 필요할 수 있다.

아메바성 뇌수막염은 *Naegleria fowleri*라는 자유 생활 아메바가 오염된 담수를 통해 코 점막으로 침입하여 후각 신경을 따라 뇌로 이동하여 발생하는 급성 뇌수막염이다. 심한 두통, 발열, 구토, 목 경직, 후각 및 미각 이상, 성격 변화, 발작, 혼수 등을 유발하며, 치사율이 매우 높다. 진단은 뇌척수액에서 움직이는 아메바를 확인하거나 배양, 유전자 검사를 통해 이루어진다. 치료는 암포테리신 B 등을 병용하지만 예후는 매우 불량하다.

뇌 말라리아는 *Plasmodium falciparum*이라는 말라리아 원충이 얼룩날개모기의 흡혈을 통해 전파되어 발생한다. 심한 열성 질환으로, 뇌를 침범하면 의식 저하, 혼수, 경련, 신경학적 이상을 유발하며, 특히 소아에게서 사망률이 높다. 진단은 혈액 도말 검사에서 말라리아 원충을 확인하는 것으로 한다. 치료는 아르테미시닌 기반 병합 요법 등의 항말라리아제를 신속하게 투여해야 한다.

원충류에 의한 중추신경계 감염은 드물지만 발생 시 심각한 결과를 초래할 수 있으므로, 정확한 진단과 신속한 치료가 중요하다. 감염 위험 지역에서는 개인 위생 및 매개체 관리에 주의하여 예방하는 것이 최선이다.

21장. 눈, 귀의 감염질환

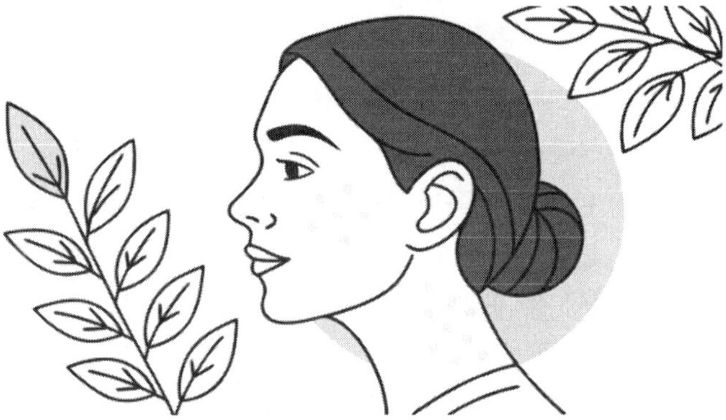

피부는 넓은 표면으로 외부 접촉이 잦아 감염에 취약하다. 세균, 바이러스, 진균 등이 원인이다.

세균 감염의 대표적인 예는 농가진이다. 주로 아이들에게 생기며 물집과 딱지가 특징이다. 봉와직염은 피부 깊숙이 염증이 생겨 붉게 붓고 통증이 심하다. 모낭염은 털 구멍에 염증이 생기는 뾰루지 형태이다.

바이러스 감염은 단순 포진, 수두, 대상포진, 사마귀 등이 있다. 단순 포진은 입술 등에 물집이 무리 지어 생긴다. 수두는 가려운 물집이 온몸에 돋고, 대상포진은 띠 모양으로 물집과 통증이 나타난다. 사마귀는 인유두종바이러스 감염으로 다양한 형태의 구진이 생긴다.

진균 감염은 습한 환경에서 잘 생기는 무좀, 백선, 어루러기 등이 있다. 무좀은 발에 생겨 가렵고 피부가 벗겨진다. 백선은 몸에 둥근 붉은 반점을 유발한다. 어루러기는 피부에 얼룩덜룩한 반점을 만든다.

진단은 병변 모양과 증상으로 하며, 필요시 검사를 한다. 치료는 원인에 따라 항생제, 항바이러스제, 항진균제 등을 사용한다. 예방을 위해 손 위생을 철저히 하고, 피부 상처를 주의하며, 습한 환경을 피하는 것이 중요하다.

1. 눈의 구조

눈은 빛을 감지하여 시각 정보를 뇌로 전달하는 정교한 감각 기관이다. 여러 구조가 협력하여 시각 기능을 수행한다.

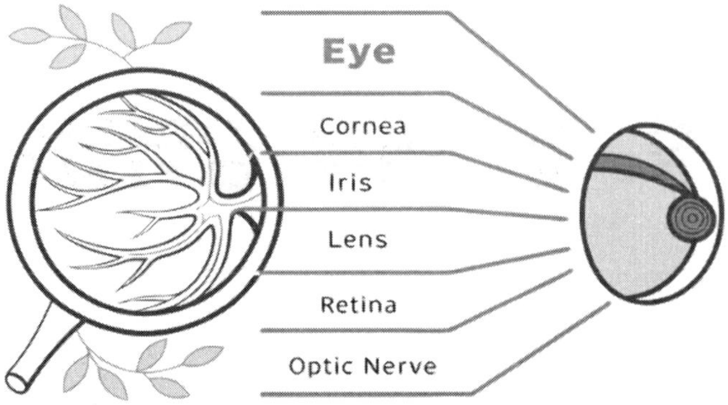

눈의 가장 바깥층은 외안부로, 빛이 처음 통과하는 각막은 투명한 막으로 빛을 굴절시켜 망막에 초점을 맞추는 역할을 한다. 공막은 흰자위로, 눈의 형태를 유지하고 외부 충격으로부터 안구를 보호하는 질긴 막이다. 결막은 눈꺼풀 안쪽과 공막 앞부분을 덮는 얇은 점막으로, 눈을 촉촉하게 유지하고 외부 자극을 막는다. 눈꺼풀과 눈썹, 속눈썹은 눈을 보호하고 이물질이 들어가는 것을 방지한다. 눈물샘은 눈물을 생성하여 눈 표면을 촉촉하게 하고 이물질을 씻어내며, 눈물관을 통해 과도한 눈물이 배출된다.

중간층인 중안부는 혈관이 풍부하며, 맥락막은 망막에 산소와 영양분을 공급한다. 섬모체는 맥락막의 앞부분에 위치하며, 수정체의 두께를 조절하여 초점을 맞추는 섬모체근과 방수를 생성하는 섬모체 상피로 이루어져 있다. 홍채는 각막과 수정체 사이에 있는 색깔 있는 막으로, 동공의 크기를 조절하여 눈으로 들어오는 빛의 양을 조절한다.

가장 안쪽층인 내안부는 빛을 감지하는 망막이다. 망막에는 명암을 감지하는 간상세포와 색깔과 세밀한 부분을 감지하는 원추세포가 분포한다. 황반은 망막의 중심 부위로 시력이 가장 예민하며 원추세포가 밀집되어 있다. 시신경 유두는 시신경 섬유가 모이는 맹점이다. 수정체는 홍채 뒤에 있는 투명한 볼록렌즈로, 섬모체의 조절에 따라 두께를 변화시켜 망막에 빛의 초점을 정확하게 맞춘다.

눈 내부에는 방수와 유리체라는 액체가 채워져 있다. 방수는 각막과 수정체 사이의 전안부와 홍채와 수정체 사이의 후안부를 채우는 맑은 액체로, 안압을 유지하고 영양분을 공급한다. 유리체는 수정체 뒤쪽의 넓은 공간을 채우는 젤 형태의 투명한 물질로, 안구의 형태를 유지하고 망막을 지지한다.

이처럼 눈은 다양한 구조들이 유기적으로 작용하여 빛을 감지하고 시각 정보를 처리하여 우리가 세상을 인식할 수 있도록 하는 놀라운 기관이다.

2. 눈의 방어기구

눈은 외부 환경에 직접 노출되어 여러 겹의 방어 기구를 갖추고 있다. 물리적 방어로는 눈꺼풀이 외부 충격과 이물질로부터 눈을 보호하며, 깜빡임 운동으로 눈물을 순환시켜 건조를 막고 이물질을 제거한다. 눈썹과 속눈썹은 먼지 등의 유입을 막는 역할을 한다. 결막은 안구 표면을 덮어 물리적 장벽을 형성하고, 공막은 안구 형태를 유지하며 내부 구조를 보호한다.

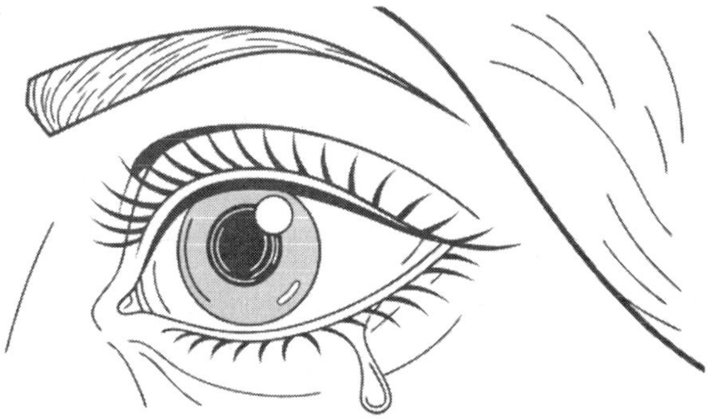

화학적 방어의 핵심은 눈물이다. 눈물은 눈 표면을 촉촉하게 유지하고 이물질을 씻어내는 것 외에도, 리소자임이라는 항균 효소를 함유하여 세균 감염을 예방한다. 또한, 면역글로불린과 같은 항체도 포함되어 있어 특정 병원체에 대한 방어 작용을 수행한다.

반사 작용은 위험 상황에 대한 신속한 대응을 가능하게 한다. 갑작스러운 밝은 빛이나 접근하는 물체에 대한 눈 깜빡임 반사는 눈을 즉각적으로 보호한다. 눈에 자극적인 물질이 들어왔을 때 과도하게 눈물을 분비하는 눈물 반사는 화학적 자극으로부터 눈을 보호하는 역할을 한다.

이처럼 눈은 물리적 장벽, 화학적 방어, 반사 작용 등 다양한 방어 기전을 통해 외부의 위협으로부터 스스로를 보호하며 건강한 시력을 유지하도록 돕는다. 하지만 방어 시스템이 약화되거나 과도한 자극에 노출되면 손상이나 감염이 발생할 수 있으므로 주의가 필요하다.

3. 눈의 감염질환

1) 결막염

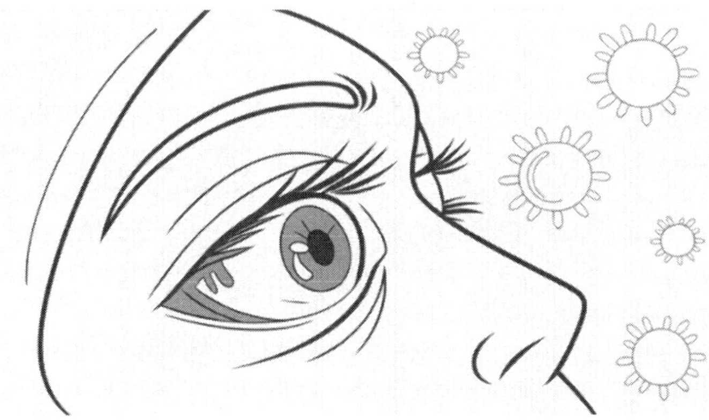

결막염은 눈의 흰자위와 눈꺼풀 안쪽을 덮는 얇은 막인 결막에 염증이 발생하는 흔한 안과 질환이다. 원인은 다양하며, 감염성과 비감염성으로 크게 나눌 수 있다.

감염성 결막염은 바이러스, 세균, 클라미디아 또는 임균과 같은 성병균에 의해 발생한다. 바이러스성 결막염은 가장 흔하며, 눈곱, 충혈, 눈물, 이물감 등을 동반하고 전염성이 강하다. 세균성 결막염은 끈적거리고 누런 화농성 눈곱이 특징이며, 충혈, 눈꺼풀 부종, 이물감을 동반하고 항생제 치료가 필요하다. 클라미디아나 임균성 결막염은 성인과 신생아 모두에게 발생할 수 있으며, 심한 염증과 합병증을 유발하여 적극적인 치료가 요구된다.

비감염성 결막염은 알레르기 반응이나 외부 자극에 의해 발생한다. 알레르기성 결막염은 꽃가루, 집먼지진드기 등에 대한 과민 반응으로 심한 가려움증, 충혈, 눈물, 맑은 콧물 등을 동반하며 계절성 또는 만성적으로 나타날 수 있다. 자극성 결막염은 화학 물질, 연기, 바람 등에 의해 발생하며, 충혈, 이물감 등의 증상을 보이고 원인 물질 제거 시 호전된다.

결막염의 일반적인 증상으로는 눈의 충혈, 눈곱, 눈물 과다, 가려움증, 이물감, 눈꺼풀 부종 등이 있다. 원인에 따라 특징적인 증상이 나타날 수 있으며, 심한 경우 빛 공포증을 호소하기도 한다.

진단은 주로 병력 청취와 눈 상태 확인을 통해 이루어지며, 필요한 경우 눈곱 분비물 검사나 알레르기 검사를 시행하여 원인을 파악한다.

치료는 원인에 따라 다르다. 바이러스성은 대부분 자연 치유되지만 냉찜질이나 인공눈물로 증상을 완화할 수 있다. 세균성은 항생제 안약이나 연고를 사용한다. 알레르기성은 항히스타민제 안약이나 경구약, 스테로이드 안약 등으로 치료하며, 알레르기 유발 물질을 피하는 것이 중요하다. 자극성은 원인 물질을 제거하고 인공눈물로 눈을 보호한다.

예방을 위해서는 손 위생을 철저히 하고, 눈을 비비지 않으며, 개인 위생 용품을 공유하지 않는 것이 중요하다. 전염성 결막염 환자와의 접촉을 피하고, 콘택트렌즈 위생 관리를 철저히 하며, 알레르기 유발 물질을 피하는 것도 도움이 된다. 결막염은 흔하지만 불편함을 초래하고 전염될 수 있으므로, 증상 발생 시 안과 진료를 받는 것이 중요하다.

2) 신생아 결막염

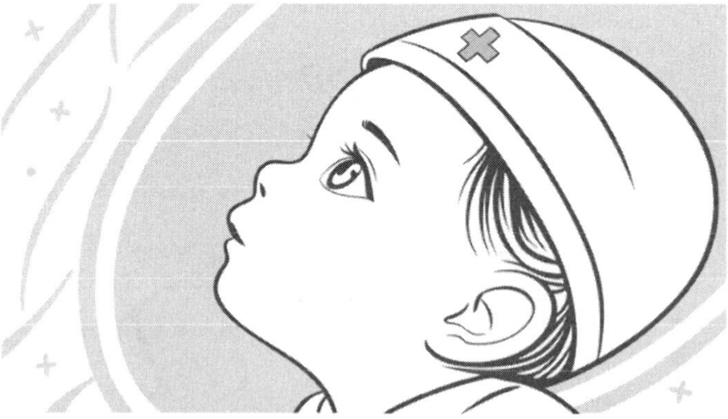

결막염은 눈의 가장 바깥쪽 흰자위(공막)를 덮는 얇은 막인 결막에 염증이 생기는 흔한 질환이다. 감염성 또는 비감염성 원인으로 발생한다.

감염성 결막염은 바이러스, 세균, 성병균이 원인이다. 바이러스성은 가장 흔하며, 눈곱, 충혈, 눈물, 이물감을 동반하고 전염력이 강하다. 세균성은 누런 화농성 눈곱이 특징이며 항생제 치료가 필요하다. 클라미디아, 임균성 결막염은 심한 염증과 합병증을 유발하여 적극적인 치료가 요구된다.

비감염성 결막염은 알레르기 또는 외부 자극으로 발생한다. 알레르기성은 가려움, 충혈, 눈물, 콧물 등을 동반하며 계절성 또는 만성적이다. 자극성은 화학 물질, 연기 등으로 인해 충혈, 이물감 등을 보이며 원인 제거 시 호전된다.

주요 증상은 충혈, 눈곱, 눈물, 가려움, 이물감, 눈꺼풀 부종 등이다. 진단은 시진과 병력 청취로 하며, 필요시 분비물 또는 알레르기 검사를 시행한다.

치료는 원인에 따라 다르다. 바이러스성은 자연 치유되나 증상 완화 치료를 한다. 세균성은 항생제를 사용한다. 알레르기성은 항히스타민제, 스테로이드 등으로 치료하며, 유발 물질 회피가 중요하다. 자극성은 원인 제거 및 인공눈물을 사용한다.

예방을 위해 손 위생을 철저히 하고, 눈을 비비지 않으며, 개인 용품 공유를 피한다. 전염성 환자와의 접촉을 피하고, 콘택트렌즈 위생 관리를 철저히 하며, 알레르기 유발 물질을 피하는 것이 중요하다. 증상 발생 시 안과 진료를 받는 것이 좋다.

3) 각막염

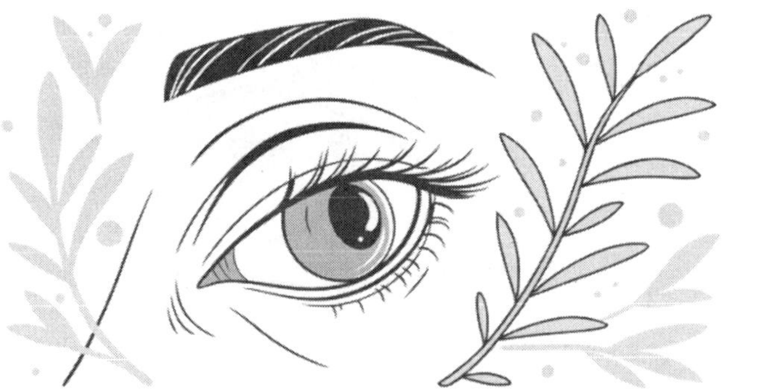

각막염은 눈의 검은자위인 각막에 염증이 생기는 질환으로, 시력 저하를 유발할 수 있다. 감염성과 비감염성 원인이 있다.

감염성 각막염은 세균, 바이러스, 진균, 아메바 등이 원인이다. 세균성은 콘택트렌즈 관리 소홀, 외상, 건조 등이 유발하며 심한 통증과 빠른 진행을 보인다. 바이러스성은 헤르페스 등이 원인으로 재발이 잦고 감각 저하를 동반한다. 진균성은 외상, 만성 질환, 면역 저하가 위험 요인이며 치료가 어렵다. 가시아메바 각막염은 오염된 물 사용 시 발생하며 심한 통증과 시력 저하를 일으킨다.

비감염성 각막염은 건성안, 외상, 알레르기, 자가면역 질환, 약물, 신경 마비 등이 원인이다. 눈물 부족, 물리적 상처, 알레르기 반응, 자가면역 질환 등이 각막에 염증을 유발할 수 있다.

주요 증상은 눈 통증, 충혈, 눈물, 눈부심, 시력 저하, 이물감 등이며, 감염성일 경우 눈곱이 동반될 수 있다.

진단은 세극등 현미경 검사로 각막 상태를 확인하며, 감염 의심 시 각막 긁어냄 검사나 배양 검사를 시행한다.

치료는 원인에 따라 다르다. 감염성은 항생제, 항바이러스제, 항진균제, 항아메바제 등을 사용하며 심할 경우 수술이 필요할 수 있다. 비감염성은 인공눈물, 소염제, 스테로이드 점안액 등을 사용한다.

예방을 위해 콘택트렌즈 위생 관리, 눈 외상 예방, 안구 건조증 관리, 손 위생 철저, 정기적인 안과 검진이 중요하다. 의심 증상 시 즉시 안과 진료를 받아야 한다.

4) 트라코마

트라코마는 클라미디아 트라코마티스 세균의 만성 감염으로 발생하는 눈 질환이다. 위생 불량한 저개발국에서 흔하며, 예방 가능한 실명의 주요 원인이다.

원인은 특정 클라미디아 혈청형으로, 눈/코 분비물 직접/간접 접촉, 오염된 손, 물건, 파리 등으로 전파된다. 어린이 감염과 전파에 중요하며, 열악한 위생, 물 부족, 과밀 환경이 확산을 부추긴다.

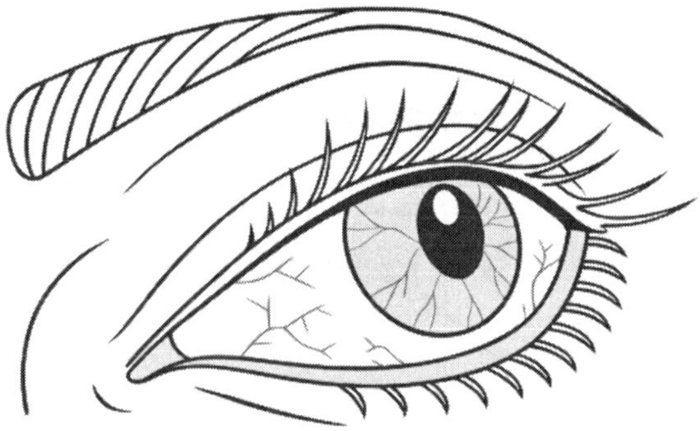

증상은 서서히 진행된다. 초기엔 경미한 결막염 유사 증상으로 결막에 작은 여포, 충혈, 눈물, 가려움이 나타난다. 진행되면 염증 심화, 여포 확대/융합, 눈 자극/통증/눈물/눈부심이 심해진다. 만성 염증은 결막에 흉터를 만들고, 속눈썹이 눈 안으로 자라는 속눈썹난생을 유발해 각막을 찌른다. 지속적 자극은 각막 혼탁으로 시력 저하와 실명을 초래한다.

진단은 특징적 임상 증후로 한다. 유행 지역선 세극등 현미경으로 결막 여포, 염증, 흉터, 속눈썹 방향을 관찰한다. 필요시 결막 검체로 클라미디아균 검출 검사를 한다.

치료는 단계별로 다르다. 초기엔 경구 아지트로마이신 단회 투여나 테트라사이클린/에리스로마이신 연고 수 주 점안한다. 집단 발생 지역은 전체 주민 항생제 투여하기도 한다. 속눈썹난생은 수술로 속눈썹 제거/눈꺼풀 교정해 각막 손상 예방한다. 심한 각막 혼탁 시 각막 이식 고려한다.

예방은 SAFE 전략이 핵심이다. 수술, 항생제, 얼굴 청결, 환경 개선이 중요하다. 개인 위생, 깨끗한 물 사용, 위생적 환경 조성이 필수며, 조기 진단과 치료로 확산 방지 및 실명 예방해야 한다.

5) 안와봉소염

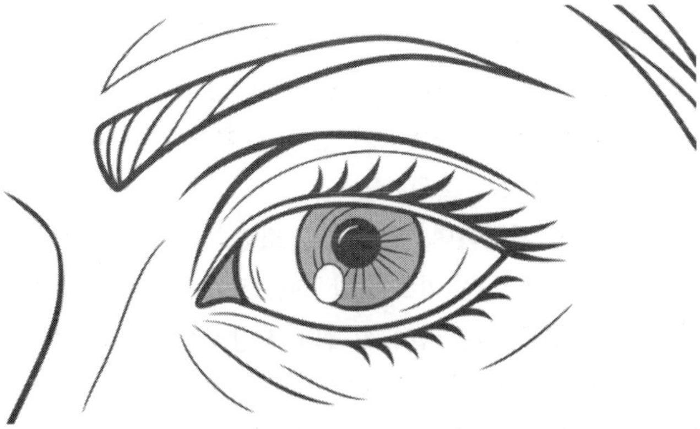

안와봉소염은 눈 주위 조직, 특히 안와 내 지방과 근육에 발생하는 심각한 세균 감염이다. 안구 뒤쪽 깊숙이 염증이 파급된 상태로, 시력 손실 등 심각한 합병증을 유발할 수 있는 응급 질환이다.

주요 원인균은 황색포도상구균, 연쇄상구균 등이며, 부비동염 파급이 가장 흔한 감염 경로이다. 치아 감염, 안와 외상 후 감염, 혈행성 전파로도 발생할 수 있다.

주요 증상은 눈 주위의 심한 통증, 부종, 발적, 열감이다. 안구 운동 제한으로 눈 움직임 시 통증 심화, 복시, 안구 돌출이 나타날 수 있다. 시력 저하, 색각 이상, 동공 반응 저하 등 시신경 압박 증상과 발열, 권태감 등 전신 증상이 동반될 수 있다.

진단은 임상 증상과 함께 CT 촬영이 필수적이며, MRI도 도움이 된다. 혈액 검사로 염증 반응을 확인하고, 필요시 농양 배양 검사를 시행한다.

치료는 광범위 항생제 정맥 투여가 핵심이며, 농양 형성 시 수술적 배농이 필요할 수 있다. 치료가 지연되면 시력 상실, 뇌수막염 등 심각한 합병증이 발생할 수 있으므로, 의심 증상 시 즉시 의료기관을 방문해야 한다. 조기 치료 시 예후는 비교적 양호하다.

4. 귀의 구조

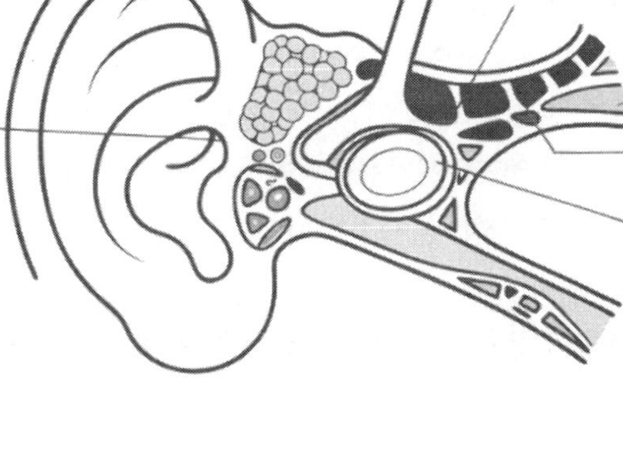

귀는 소리 감지와 평형 유지를 담당하는 복잡한 감각 기관이다. 외이, 중이, 내이 세 부분으로 나뉜다. 외이는 귓바퀴와 외이도로 구성되어 소리를 모으고 전달하며 이물질을 막는다. 중이는 고막, 이소골, 유스타키오관으로 이루어져 음파 진동을 증폭하여 내이로 전달하고 중이 압력을 조절한다. 내이는 달팽이관과 전정기관으로 나뉜다. 달팽이관은 소리 진동을 전기 신호로 변환해 청신경을 통해 뇌로 전달하며, 전정기관은 몸의 움직임과 균형을 감지해 전정신경을 통해 뇌로 전달한다. 청신경과 전정신경은 함께 뇌로 연결된다.

귓바퀴는 소리의 방향 감지에 기여하며, 외이도는 소리를 고막까지 효율적으로 전달한다. 고막은 음파에 따라 진동하고, 이 작은 진동은 이소골(망치뼈, 모루뼈, 등자뼈)에 의해 증폭된다. 유스타키오관은 중이의 압력을 외부와 같게 유지하여 고막의 정상적인 기능을 돕는다.

내이의 달팽이관 내부 유모 세포는 증폭된 진동을 신경 신호로 바꾸어 청각 정보를 뇌로 전달한다. 전정기관의 반고리관과 난형낭, 구형낭은 회전 및 선형 움직임, 중력 변화를 감지하여 평형 감각 정보를 뇌에 전달한다.

결론적으로, 귀는 외부 소리를 신경 신호로 변환하는 청각 시스템과 몸의 균형을 유지하는 평형 감각 시스템이 통합된 기관이다. 각 부분의 정밀한 구조와 조화로운 작용 덕분에 우리는 소리를 듣고 균형을 유지하며 생활할 수 있다.

5. 귀의 방어기구

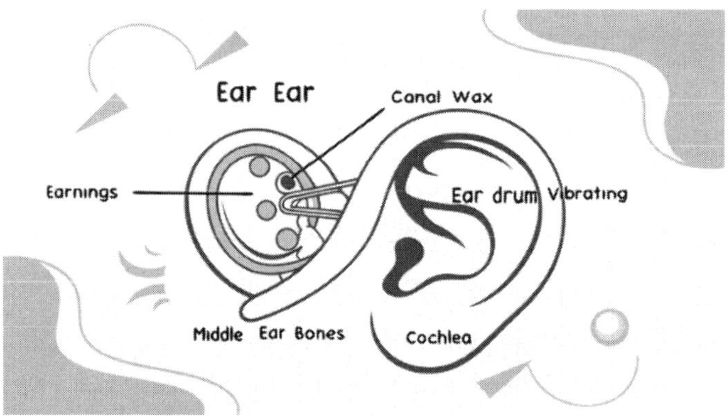

귀는 외부 세계의 소리를 섬세하게 감지하는 핵심 감각 기관이기에, 스스로를 보호하기 위한 다층적인 방어 체계를 갖추고 있다. 구조적으로 귓바퀴는 소리 모음과 함께 이물질의 직접적인 유입을 막는다. 굽은 외이도는 외부 충격이 고막에 직접 전달되는 것을 방지하며, 외이도 벽의 털과 귀지는 먼지, 세균 등의 침입을 차단하고 포착한다. 귀지는 외이도 피부를 보호하고 윤활하게 유지하는 역할도 수행한다. 외이도 피부 자체의 자정 작용은 귀지와 함께 포착된 이물질을 자연스럽게 외부로 배출한다.

고막은 외부의 음파를 중이로 전달하는 동시에, 물리적인 충격으로부터 중이를 보호하는 일차 방어선이다. 중이 내부의 이소골은 큰 소리와 같은 외부 자극에 대해 움직임을 조절하여 내이를 보호하는 간접적인 방어 기능을 수행하기도 한다.

이처럼 귀는 외부의 다양한 위협에 효과적으로 대응하기 위해 정교하게 설계된 구조와 능동적인 생리적 방어 기전을 유기적으로 통합하여 작동시킨다. 귓바퀴의 굴곡, 외이도의 형태, 털과 귀지의 존재, 고막의 위치, 그리고 중이의 반사 작용까지, 각 요소는 귀를 외부의 위험으로부터 보호하는 중요한 역할을 수행한다. 하지만 이러한 방어 체계에도 불구하고 강한 소음이나 물리적인 충격, 부적절한 관리는 귀 건강에 심각한 손상을 초래할 수 있으므로, 평소에 귀를 소중히 여기고 적절한 관리를 통해 건강한 청력을 유지하는 것이 중요하다. 귀의 이러한 다층적인 방어 기전은 우리가 일상생활에서 안전하게 소리를 듣고 외부 환경과 소통할 수 있도록 돕는 근본적인 토대이다.

6. 귀의 감염질환

1) 와이염

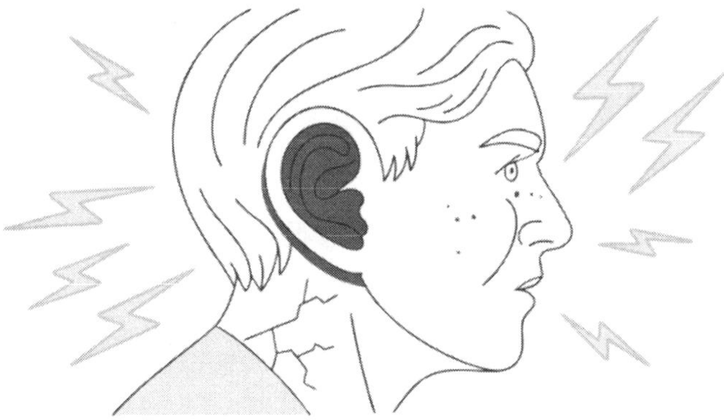

귀는 외부 환경과 직접 접촉하여 다양한 감염 질환에 취약하다. 그중 외이염은 귓바퀴에서 고막에 이르는 외이도 피부 및 피하 조직에 염증이 발생하는 흔한 질환이다. 주요 원인은 세균, 곰팡이, 바이러스 감염, 알레르기 반응, 피부 질환의 이차 염증 등이다. 특히 습한 환경, 귀 과도 청소, 이어폰 장시간 착용 등이 발생 위험을 높인다.

주요 증상은 귀 통증, 가려움증, 귀 분비물, 먹먹함, 청력 저하 등이다. 통증은 귓바퀴를 당기거나 귀 주변을 누를 때 심해진다. 분비물은 맑은 액체부터 고름까지 다양하게 나타나며, 냄새가 날 수 있다. 외이도 부종이나 염증으로 인해 청력 저하가 발생하기도 한다.

외이염은 급성과 만성으로 나뉜다. 급성은 갑자기 발생하여 짧은 기간 동안 증상이 나타나고, 만성은 장기간 지속되거나 반복적으로 재발한다. 만성 외이염은 외이도 피부가 두꺼워지거나 좁아져 청력 저하를 유발할 수 있다.

진단은 증상과 이경 검사를 통해 이루어지며, 필요시 분비물 배양 검사를 시행한다. 치료는 원인균과 염증 정도에 따라 항생제, 항진균제, 스테로이드 성분의 귀약을 사용하며, 통증 조절을 위해 진통제를 복용할 수 있다. 농양이나 심한 부종 시에는 외과적 처치가 필요할 수 있다.

예방을 위해서는 귀에 물이 들어가지 않도록 주의하고, 물놀이 후에는 귀를 완전히 건조시켜야 한다. 귀를 과도하게 후비거나 자극하지 않으며, 이어폰 등을 청결하게 관리하고 장시간 착용을 피하는 것이 좋다. 귀에 이상 증상이 나타나면 즉시 의료기관을 방문하여 진단과 치료를 받는 것이 중요하다. 방치 시 만성 외이염이나 중이염 등의 합병증을 유발할 수 있으므로 주의해야 한다.

2) 중이염

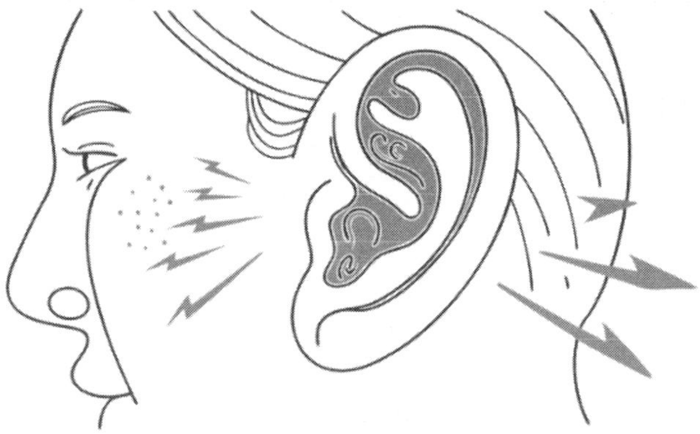

중이염은 고막 안쪽 중이에 염증이 생기는 질환으로, 특히 소아에게 흔하다. 주원인은 감기와 같은 상기도 감염으로, 코나 목의 염증이 이관을 통해 중이로 확산되어 발생한다. 알레르기, 세균 또는 바이러스 감염, 이관 기능 장애도 원인이 될 수 있다. 소아는 이관 구조상 감염에 더 취약하다.

주요 증상은 귀 통증이며, 소아는 귀를 잡아당기거나 보챌 수 있다. 중이에 액체가 차면서 청력 저하가 나타날 수 있고, 귀 먹먹함이 느껴지기도 한다. 심한 경우 고막이 터져 고름 형태의 귀 분비물이 나올 수 있으며, 발열, 두통, 구토 등이 동반될 수 있다.

진단은 이경 검사를 통해 고막 상태를 확인하고, 고실 측정법으로 중이 내 압력을 측정한다. 청력 저하 시 청력 검사를 시행할 수 있다.

치료는 원인과 증상에 따라 다르다. 세균 감염 시 항생제를 사용하며, 통증과 발열에는 진통제나 해열제를 쓴다. 알레르기 동반 시 콧물약이나 항히스타민제를 사용할 수 있다. 심한 통증이나 고막 팽창 시 고막 절개술을 시행할 수 있으며, 삼출성 중이염이 반복되면 환기관 삽입술을 고려한다.

예방을 위해 감기 예방에 힘쓰고, 코를 세게 풀지 않으며, 간접흡연을 피해야 한다. 소아는 예방접종을 제때 하는 것이 도움이 된다. 귀에 통증이나 불편함이 느껴지면 즉시 병원을 방문하여 진료를 받아야 한다. 중이염을 방치하면 만성 중이염이나 청력 손실 등의 합병증을 유발할 수 있으므로 주의가 필요하다.

3) 급성 중이염

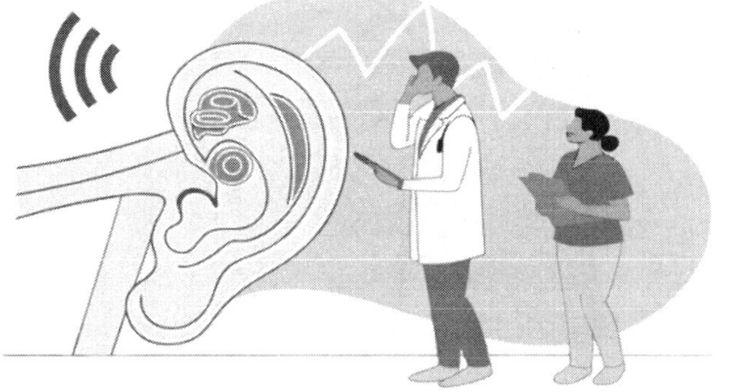

급성 중이염은 귀의 중간 부분, 즉 고막 안쪽에 염증이 발생하는 질환으로, 갑작스럽게 시작되는 특징을 지닙니다. 이는 세균이나 바이러스가 이관을 통해 중이강으로 침투하여 발생하며, 특히 어린 아이들에게서 흔하게 나타나는 질병이지만 성인에게도 발생할 수 있습니다. 주요 증상으로는 극심한 귀 통증이 동반되며, 마치 귀를 찌르는 듯하거나 욱신거리는 느낌으로 나타나 일상생활에 큰 불편함을 초래합니다. 이러한 통증은 밤에 더욱 심해져 수면을 방해하기도 합니다.

귀 통증과 함께 청력 저하가 나타날 수 있습니다. 소리가 잘 들리지 않거나 먹먹하게 느껴지는 증상은 염증으로 인해 중이강 내 압력이 증가하거나 고막의 진동이 제대로 이루어지지 않기 때문에 발생합니다. 또한, 발열 증상이 동반되는 경우가 많으며, 몸살이나 두통과 같은 전신 증상이 나타나기도 합니다. 심한 경우에는 고막이 터지면서 귀에서 고름이 흘러나오는 이루 증상이 발생할 수 있으며, 이루가 나오면 통증은 일시적으로 완화될 수 있지만, 이는 염증이 심화된 결과이므로 반드시 적절한 치료가 필요합니다.

급성 중이염의 원인은 다양하지만, 가장 흔한 원인은 세균 감염입니다. 폐렴구균이나 헤모필루스 인플루엔자균과 같은 세균이 주된 원인균으로 작용하며, 감기와 같은 바이러스 감염 후 이차적으로 세균 감염이 발생하기도 합니다. 알레르기 또한 이관의 기능을 저하시켜 중이염 발생의 위험을 높일 수 있습니다.

급성 중이염이 의심될 경우, 반드시 이비인후과를 방문하여 정확한 진단을 받는 것이 중요합니다. 의사는 귀 내시경을 통해 고막의 상태를 확인하고, 필요에 따라 청력 검사나 고막 천자 등의 추가적인 검사를 시행할 수 있습니다. 치료는 주로 항생제 투여를 통해 이루어지며, 세균 감염이 확인된 경우에 처방됩니다. 항생제는 의사의 지시에 따라 정해진 기간 동안 꾸준히 복용해야 하며, 증상이 호전되었다고 임의로 복용을 중단해서는 안 됩니다. 통증 완화를 위해 진통제를 복용할 수 있으며, 충분한 휴식과 수분 섭취 또한 회복에 도움이 됩니다. 급성 중이염은 적절한 치료를 받지 않으면 만성 중이염, 삼출성 중이염, 심지어 청력 손실과 같은 심각한 합병증을 유발할 수 있으므로, 초기 진단과 치료가 매우 중요합니다.

4) 삼출성 중이염

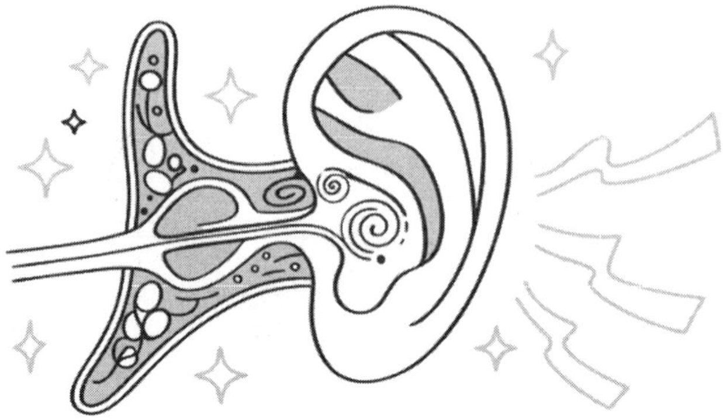

삼출성 중이염은 중이강 내에 염증 없이 액체가 고이는 질환이다. 급성 증상은 미미하지만 지속적인 액체는 다양한 문제를 일으킨다. 주요 원인은 중이강 압력 조절 및 분비물 배출을 담당하는 이관의 기능 장애이다. 감기, 알레르기, 구조적 문제 등이 이관 기능 이상을 유발할 수 있다.

주요 증상은 난청으로, 귀가 먹먹하거나 소리가 작게 들릴 수 있다. 특히 저음 영역에서 잘 나타난다. 귀에 꽉 찬 느낌, 이명, 드물게 경미한 어지럼증을 동반하기도 한다. 소아는 증상 표현이 어려워 TV 볼륨을 높이거나 귀를 자주 만지는 행동으로 나타날 수 있다.

자연적으로 호전되는 경우도 있지만, 증상 지속 시 치료가 필요하다. 치료 목표는 중이강 내 액체 제거 및 이관 기능 정상화이다. 초기에는 약물 치료를 시도하지만, 효과가 없으면 수술적 치료를 고려한다.

고막 절개술은 고막을 절개하여 액체를 배출하는 방법이다. 환기관 삽입술은 고막에 작은 튜브를 삽입하여 중이강 환기를 돕고 재발을 방지한다. 환기관은 일정 기간 후 자연 탈락하거나 제거한다.

삼출성 중이염은 급성 염증이 없어 간과하기 쉽지만, 지속적인 청력 저하는 학습 및 언어 발달에 영향을 줄 수 있다. 따라서 난청 증상이 지속되면 전문의 진료를 통해 정확한 진단과 적절한 치료를 받는 것이 중요하다. 특히 소아의 경우 조기 진단과 관찰이 필수적이다.

5) 만성 중이염

만성 중이염은 중이 염증이 3개월 이상 지속되는 상태로, 급성 중이염의 만성화, 이관 기능 이상, 고막 천공으로 인한 반복 감염 등이 원인이다. 드물게 진주종이 염증을 유발하기도 한다.

주요 증상은 지속적 또는 간헐적인 이루(고름, 진물)와 난청이다. 이루는 악취를 동반하며 감기나 물놀이 시 악화될 수 있다. 난청은 경도에서 중등도까지 다양하게 나타나며 진행될수록 심해진다. 이명, 귀 먹먹함, 드물게 어지럼증이나 안면 신경 마비가 나타날 수 있다. 고막 천공이나 함몰이 관찰되기도 한다.

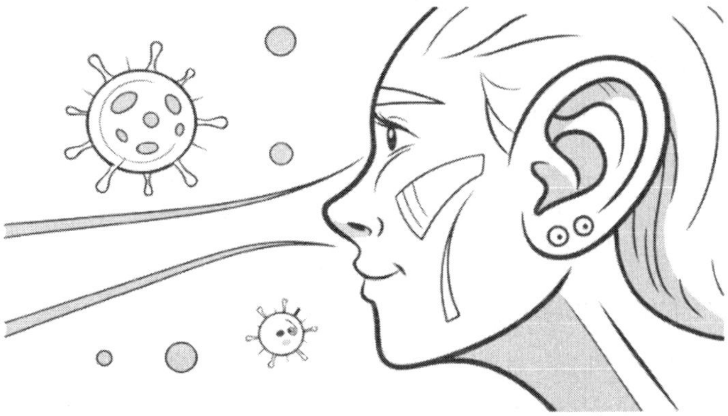

진단은 병력 청취와 이경/현미경 검사를 통해 이루어진다. 고막 상태, 이루 양상 등을 확인하고 청력 검사로 난청 정도를 파악한다. 필요시 CT 촬영으로 염증 범위나 진주종 유무를 확인하며, 이루 배양 검사로 원인균을 파악한다.

치료 목표는 염증 제거, 청력 보존, 합병증 예방이다. 초기에는 항생제 점이액이나 경구 항생제를 사용한다. 만성 염증은 약물만으로 완치 어렵고 수술적 치료가 필요할 수 있다. 수술은 고막 성형술, 고실 성형술, 유양돌기 절제술 등이 있으며, 염증 정도와 손상 범위에 따라 결정된다. 고막 성형술은 천공된 고막을 막고, 고실 성형술은 염증 조직 제거 및 이소골 재건, 유양돌기 절제술은 유양돌기 염증 제거 수술이다.

만성 중이염은 재발 가능성이 있고 심각한 합병증을 유발할 수 있으므로 꾸준한 관리와 정기적인 진료가 중요하다. 귀에 이상 증상이 있다면 즉시 전문의와 상담하여 적절한 치료를 받아야 청력 보존과 합병증 예방에 도움이 된다.

6) 진주종성 중이염

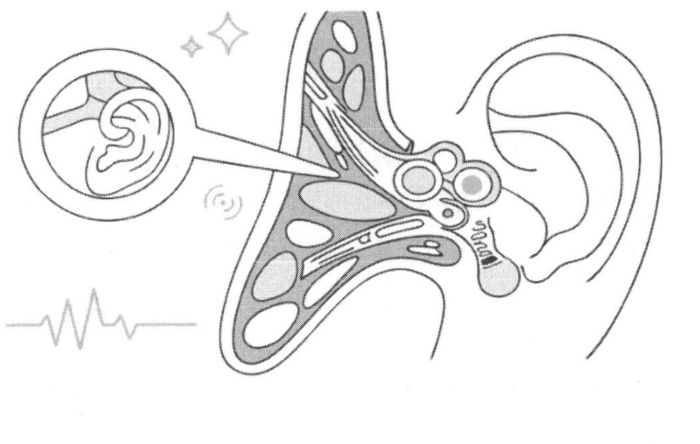

진주종성 중이염은 중이강 내 비정상적인 각질 덩어리인 진주종이 형성되어 발생하는 만성 염증 질환이다. 뼈를 파괴하는 성질을 지녀 심각한 합병증을 유발할 수 있으며, 주로 고막 함몰로 인한

주머니에 각질과 콜레스테롤이 축적되어 발생한다. 만성 이관 기능 장애나 중이염 후유증이 주요 원인이며, 선천적인 경우도 드물게 있다.

주요 증상은 악취가 나는 이루(고름)와 진행성 난청이다. 진주종이 주변 조직을 파괴하며 염증을 일으키고, 난청은 청소골 손상으로 점차 심해진다. 귀 통증, 이명, 어지럼증이 동반될 수 있으며, 심한 경우 안면 신경 마비나 뇌막염, 뇌농양 같은 심각한 합병증까지 유발할 수 있다.

진단은 이경 및 현미경 검사로 특징적인 각질 덩어리나 고막 함몰 주머니를 확인하고, 청력 검사로 난청 정도를 파악한다. CT 촬영은 진주종 범위와 뼈 파괴 정도를, MRI는 연조직 침범 여부를 확인하는 데 필수적이다. 이루가 있다면 세균 배양 검사를 통해 적절한 항생제를 선택한다.

치료는 수술적 제거가 원칙이다. 약물 치료는 염증 조절에 도움을 줄 뿐 진주종 자체를 없앨 수 없다. 수술 목표는 진주종 완전 제거, 중이 구조 회복, 청력 보존, 합병증 예방이다. 고실 성형술 및 유양돌기 절제술 등을 통해 진주종을 제거하고 손상된 청소골을 재건한다.

재발률이 높아 수술 후에도 정기적인 경과 관찰이 중요하다. 이루, 난청, 어지럼증 등의 증상 재발 시 즉시 의료진과 상담해야 한다. 조기 진단과 적극적인 치료가 청력 보존과 심각한 합병증 예방에 가장 중요하다.

7) 메니에르씨병

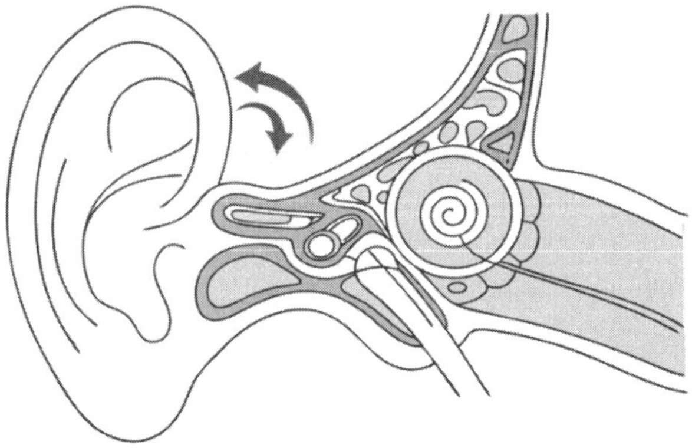

메니에르병은 내이 내림프액 압력 이상으로 발작성 어지럼증, 변동성 난청, 이명, 귀 먹먹함이 반복되는 질환이다. 정확한 원인은 불명확하나 내림프 수종이 주요 병태생리로 여겨진다. 자가면역, 바이러스 감염, 유전, 혈관 이상, 알레르기, 스트레스 등이 발병에 관여할 수 있다.

주요 증상은 갑작스런 심한 회전성 어지럼증으로 수십 분에서 수 시간 지속되며, 구토, 식은땀을 동반하기도 한다. 어지럼증 전 귀 충만감이나 이명이 심해지는 전조 증상이 나타날 수 있다. 난청은 초기 저음역에서 변동적으로 나타나 어지럼증과 함께 악화와 회복을 반복하나, 진행 시 영구적으로 심해질 수 있다. 이명은 주로 낮은 음조로 난청과 동반되며, 귀 먹먹함은 압력감이나 막힌 느낌으로 어지럼증 시 심해진다. 증상 정도와 빈도는 환자마다 다양하다.

진단은 임상 증상, 청력 검사, 전정 기능 검사 결과를 종합한다. 청력 검사에서 초기 저음역 감각신경성 난청이 특징적이며, 전기와우도 검사, 온도 안진 검사 등이 도움이 될 수 있다. MRI는 유사 질환 감별에 활용된다.

치료는 급성기 증상 완화와 발작 예방, 청력 보존에 초점을 맞춘다. 급성기에는 항히스타민제, 진토제 등을 사용한다. 장기적으로 저염식이, 수분 섭취, 스트레스 관리, 카페인/알코올 제한 등 생활 습관 개선이 중요하다. 이뇨제, 베타히스틴 등이 사용되며, 심한 경우 고실 내 스테로이드/겐타마이신 주사, 수술적 치료(내림프낭 감압술, 전정 신경 절단술 등)를 고려할 수 있다. 만성 질환이므로 꾸준한 관리와 환자 스스로의 노력이 중요하다.

의학미생물학

2025년 4월 30일 초판인쇄
2025년 5월 2일 초판발행

지은이 : 최명식
펴낸이 : 이상태
펴낸곳 : 청구문화사
주 소 : 120-831 서울특별시 서대문구 성산로11길 15
전 화 : 02) 332-0541(代) FAX : 02) 337-9577
등 록 : 1990년 11월 2일 제9-247호

정가 25,000원

ISBN 978-89-5616-960-6 93510